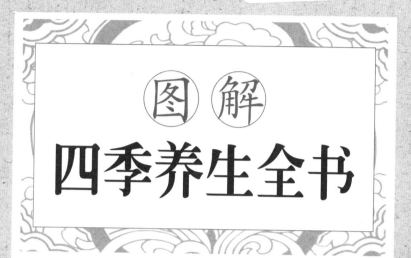

图解

四季养生全书

蔡向红 编著

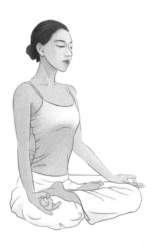

天津出版传媒集团

天津科学技术出版社

图书在版编目（CIP）数据

图解四季养生全书 / 蔡向红编著 . —— 天津：天津
科学技术出版社，2017.5（2023.12 重印）

ISBN 978-7-5576-2527-6

Ⅰ.①图… Ⅱ.①蔡… Ⅲ.①养生（中医）—图解
Ⅳ.① R212-64

中国版本图书馆 CIP 数据核字（2017）第 056183 号

图解四季养生全书

TUJIE SIJI YANGSHENG QUANSHU

策 划 编 辑：杨　譞
责 任 编 辑：张　跃
责 任 印 制：兰　毅

出　　　版： 天津出版传媒集团
　　　　　　 天津科学技术出版社
地　　　址：天津市西康路 35 号
邮　　　编：300051
电　　　话：（022）23332490
网　　　址：www.tjkjcbs.com.cn
发　　　行：新华书店经销
印　　　刷：德富泰（唐山）印务有限公司

开本 720×1 020　1/16　印张 29　字数 610 000
2023 年 12 月第 1 版第 3 次印刷
定价：68.00 元

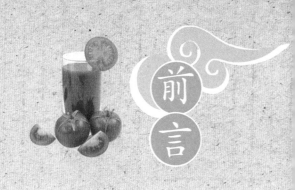

四季养生，是中医养生学中重要的核心内容之一，正如《黄帝内经》里所说："故智者之养生也，必顺四时而适寒暑。""顺四时而适寒暑"，这是中医养生学里的一条极其重要的原则，也可以说是健康长寿的法宝。四时即指春夏秋冬四季。一年有四时气候的更迭、阴阳寒热的变化，作为自然界的一员，人类的生命活动及健康状况都与这些变化息息相关。故欲得安康，必须要顺应四季的变化以调摄人体，以达到阴阳平衡、脏腑协调、气血充盛、经络通达、情志舒畅的养生保健目的。这一点在两千多年前人们就发现了，"逆之则灾害生，从之则疴疾不起"。

顺应四时进行养生，即四季养生，也就是指按照一年四季气候阴阳变化的规律和特点进行调养，从而达到养生和延年益寿的目的。理解四季养生的内涵，需要明白中医养生学四季阴阳消长、转化的概念。古代中医认为，一年中有春、夏、秋、冬四时寒热温凉的变化，是一年中阴阳消长形成的。冬至阳生，由春到夏是阳长阴消的过程，所以有春之温，夏之热；夏至阴生，由秋至冬是阴长阳消的过程，所以有秋之凉，冬之寒。在一年四季中，春夏属阳，秋冬属阴。自然节气也随着气候的变迁而发生春生、夏长、秋收、冬藏的变化。基于这些观念，中医的四季养生要求人们在春夏之时，要顺其自然保养阳气，在秋冬之时，亦应保养阴气，所以历来有"春夏养阳，秋冬养阴"之说。这就要求人们凡精神活动、起居作息、饮食五味等都要根据四时的变化，进行适当的调节。在作息时间上，也要顺应四时的变化，做到"起居有常"，春夏"夜卧早起"，秋季"早卧早起"，冬季"早卧晚起"。在饮食五味上，摄取更要有规律，过饥、过饱或饮食偏嗜均能伤害脏腑，影响身体健康，蔬菜瓜果的食用亦有一定的季节性。此外，"五脏应四时，各有收受。"根据四时气候的特点，人们还总结出春养肝、夏养心、长夏养脾、秋养肺、冬养肾的五脏调养法。

四季养生虽然是一个古老的健康理念，但现代医学研究也证明了它的科学性，季节更替会导致天气变化，而这些变化对人体的生理都有着很大影响。例如，不同的季节手指血流速度不同，对寒冷引起的皮肤温度反应也不同，即使冬夏保持相同室温，仍会表现出反应差异，提示血管运动中枢有四季节律。对于现代人来说，自觉将养生作为一种生活习惯，运用科学的养生之道，调节机体，祛病健身，健康、长寿完全可以实现。就像一首健康歌诀中所说的那样："二十岁养成习惯，四十岁指标正常，六十以前没有病，健健康康离退休，八十以前不衰老，轻轻松松一百岁。"

本书以《黄帝内经》《易经》《本草纲目》为基础，挖掘了历代养生名著《遵生八笺》《寿亲养老新书》等精髓思想，汇集了历代名医、圣人先贤的养生秘方，也综合了数千年来流传民间的养生经验、长寿经验，以及现代医学保健知识，全面阐释了四季养生的理论、原则和方法，是针对国人体质和现代生活方式特点而编写的居家养生保健全书。

全书由"总论""春之篇""夏之篇""秋之篇""冬之篇"组成。其中，"总论"全面阐释人与天是如何相连、相通的，解读《黄帝内经》里蕴含的四季养生智慧，以及遵循"天人合一"的原则。"春之篇""夏之篇""秋之篇""冬之篇"中，分别教会读者从具体节气、食疗进补、生活起居、运动休闲、美容护肤、情志调理和防病祛病等方面，系统地掌握各个季节保健养生的智慧。

《黄帝内经》中说懂得养生之道的人方能"尽终其天年，度百岁乃去"，但愿在本书的帮助下，每一位读者都学会"四季养生"的方法，真正领会到古代中医养生智慧，把握好养生的关键，走上健康长寿之道。

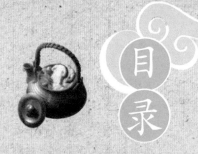

目录

总 论 | 顺应四季以养生，天人合一

春之篇｜欲与天地同寿，养生从春天做起

第三章　阳春三月，补好身体全年都健康

第四章　阳气初生，生活起居追随"春"的旋律

第五章　万物复苏，全身筋骨也要舒展起来

夏之篇　把握阳气生发，抓住健康命脉

第三章　夏季进补，关键在于"清"和"苦"

第四章　生活起居养好阳，才能"生长"不"生病"

第五章　夏日运动，讲究一个"轻"字

秋之篇｜平定内敛，收获大自然的金秋祝福

第六章　秋"收"，容颜也要跟着收获

第七章　调情养志，让"秋悲"渐行渐远

第八章　丰收季节，远离疾患静享安逸

第九章　过好申酉戌三时，天天享受诗意"清秋"

冬之篇　养精蓄锐，为生命银行增加储蓄

第一章　立冬到大寒，冬天送给人类的六份厚礼

第五章　冬天动一动，少生几场病

第六章　让你的美丽在冬天绽放

第七章　心安气顺，欢欢喜喜过寒冬

第八章　冬季防病祛病，与健康不见不散

第九章　过好亥子丑三时，天天享受静美的"冬季"

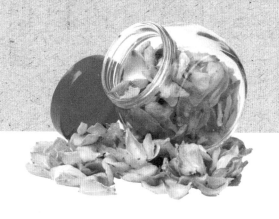

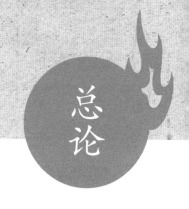

顺应四季以养生，天人合一

●为什么我们都会周而复始地"春困秋乏夏打盹"？为什么自古就有"女子伤春，男子悲秋"之说？为什么大多数女人都会有规律的月经？为什么"夏天一碗绿豆汤，解毒去暑赛仙方"？为什么老北京自古沿袭冬季涮羊肉的饮食习俗……想解开这些谜团，我们不得不从养生的一大重要核心思想说起，即天人合一。春暖夏暑，秋凉冬寒，只有做到天人合一——顺应四时、道法自然，我们才能携手健康，长命百岁。

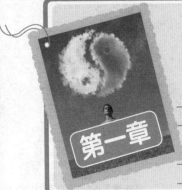

第一章

人以天地之气生，四时之法成

◎《素问·宝命全形论》里说："人以天地之气生，四时之法成。"这旨在告诉人们，人类的生命源于天地日月，人体要靠天地之气提供的物质条件而获得生存，同时还要适应四时阴阳的变化规律，才能发育成长。正因如此，历代养生家都主张养生要因人、因时、因地制宜，全面配合。

"人是运气的产物"，养生重在养人

中医作为祖国千百年传承并发展下来的一门古老学问，承载着炎黄子孙同疾病斗争数千年的经验和理论知识。它不仅是中国传统文化中的宝贵遗产，也是世界医学的重要组成部分，一直指导着中国人如何未病先防、治病疗疾，当然还包括我们今天的保健养生。大家都有这样的经历：去看西医时，医生往往会用各类仪器来检查你的身体，然后再用测试得到的各种参照系数作为检查指标，来衡量你的

身体是否出现病变、异常。而中医就大有不同了。他们不是拿仪器来作参照系，而是综合考虑天、地和人。因为中医研究的不是病，而是人的生命规律。最经典的元气论就认为，气分为"天气""地气"与"中和之气"，三气"交而为合"，"相亲相爱"，以养万物众生。人是天地中和之气的产物，人欲长生不老，就应修其根本，以养气、炼气为主要手段来实现这一目标。如道教养生中的导引行气、服食药

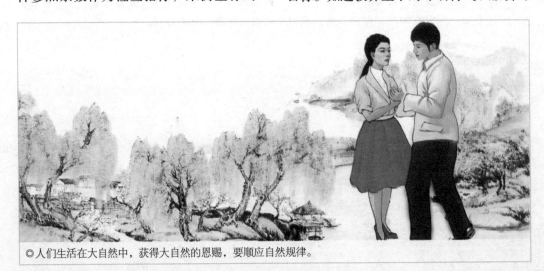

◎人们生活在大自然中，获得大自然的恩赐，要顺应自然规律。

	春季	气机生发 万物复苏	保卫体内阳气 疏调气机 补肝养血
顺应四季养生	夏季	阳热已盛 万物繁茂	保持愉快稳定的情绪 不要长时间待在空调房中 多喝水，及时补充盐分
	秋季	阳气渐收 万物成熟	收敛神气以养内脏 宜早睡早起 食用养阴润燥、滋阴润肺的食物
	冬季	草木凋零 水寒成冰	宜早睡晚起，顺应天地闭藏之势 安静自若，不过分扰动阳气 神志藏于内，补养肾精

饵、房中补导等，其目的就在于炼气、养气，使人体元气充实，精神旺健，最终能够健康长寿。不仅如此，《黄帝内经》还指出，运气就是运动着的气。这运动着的气在自然界的表现就是春、夏、秋、冬——春温，夏热，秋凉，冬寒，构成了自然界一切事物春生、夏长、秋收、冬藏的规律。《黄帝内经》中说"春天养生，夏天养长，秋天养收，冬天养藏"，养生与自然变化有着密切的关系。只有顺应自然物候的更替和变化，才能真正做到合理养生、益寿延年。

我们养生就应当顺应天命，这样才能尽其天年，达到所谓的"顺其自然"。老子在《道德经》中说："人法地，地法天，天法道，道法自然。"这句话是说人必须"法地"，地又必须"法天"，天又必须"法道"，道还必须"法自然"。"道法自然"才使"人""地""天""道""自然"五者之间和谐统一。只有这样，才能真正接近天地，离天地越近，越能获得天地的滋养。

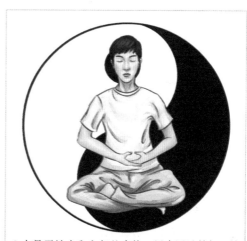

◎人是天地中和之气的产物，只有通过养气、炼气，才能达到养生保健的目的。

四季养生小贴士

在阴阳论中，手指一般代表头，手掌一般代表内脏，手背一般代表我们的背部。内脏经脉之气出来后首到之处就是手指，所以人体的手指是非常敏感的，人体内脏的问题也会很快通过手指反映出来。无名指太短者，说明先天元气不足，常三焦经失调，总有说不出的不舒服，即整体细胞的代谢出现了问题，这就需要在平时多注意补元气了。

天有日月星，地有水火风，人有精气神

古人认为，天有三宝"日月星"，地有三宝"水火风"，人有三宝"精气神"。养生，主要养的就是人的"精气神"。古代养生家遵循正确的修炼方法，往往能够获得健康和高寿。中医有"精脱者死""气脱者死""失神者亦死"的说法，可见"精气神"三者，是人体生命存亡的关键所在。只要人能保持精足、气充、神全，自然会祛病延年。《灵枢·本藏篇》云："人之血气精神者，所以养

生而周于性命者也。"（人体血气精神的相互为用，是奉养形体，维护生命的根本。）可见古人对这三方面的调护、摄养极为重视。那么，人的精气神到底是什么呢？"精"就是食物的精华，说明养生首要在于良好的饮食，充沛的营养；"气"可以当作是外在之气，如"地气""清气"等，代表了人们生存的外在环境，气还可以当作是人体的元气；而神则代表了人的思想、心灵、精神和灵魂及其表现。

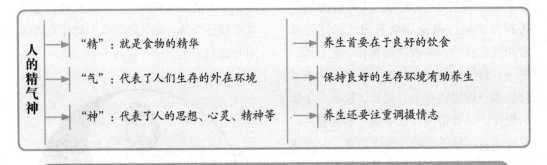

人的精气神

→ "精"：就是食物的精华 → 养生首要在于良好的饮食

→ "气"：代表了人们生存的外在环境 → 保持良好的生存环境有助养生

→ "神"：代表了人的思想、心灵、精神等 → 养生还要注重调摄情志

四季养生小贴士

对于养精来说，根本的措施就是合理的膳食营养。合理膳食就是根据身体的需要，调整膳食结构，科学配餐。注重蛋白质、碳水化合物、脂肪、矿物质、维生素、水、膳食纤维等营养素的比例，粮食、果蔬和动物性食物的合理搭配。"五谷宜为养，失豆则不良，五畜适为益，过则害非浅，五菜常为充，新鲜绿黄红，五果当为助，力求少而数，气味合则服，尤当忌偏独，饮食贵有节，切切勿使过。"这是中华民族对传统膳食结构的精辟论述。

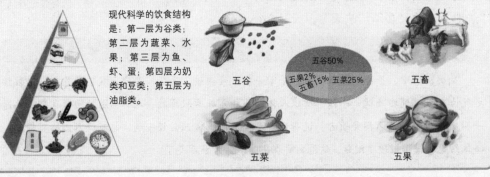

现代科学的饮食结构是：第一层为谷类；第二层为蔬菜、水果；第三层为鱼、虾、蛋；第四层为奶类和豆类；第五层为油脂类。

五谷

五谷50%
五果2% 五畜15% 五菜25%

五畜

五菜

五果

天气变化，与我们的健康息息相关

健康与环境密切相关，人生活在大气中，时时刻刻都要受到天气变化的影响，要保持健康就要注意遵行天气的变化来调整自己的起居饮食，达到养生、保健的目的。一般来说，天气可以通过以下几个方面来影响我们的身体健康。

① 日照对健康的影响

适量的阳光照射，能使人体组织合成维生素D，并且促进钙类物质的吸收。生长中的幼儿，如光照不足易导致软骨病。阳光对人的精神状况也有很大影响：阴雨笼罩的日子容易产生烦恼，阳光普照时心情往往比较舒畅。在炎热的夏季，如果阳光照射时间过长，有可能得日射病，发病急骤，头痛头晕、耳鸣眼花、心烦意乱，并可诱发白内障等疾病。太阳光作用于眼睛可影响人的脑垂体，调节抗利尿激素、

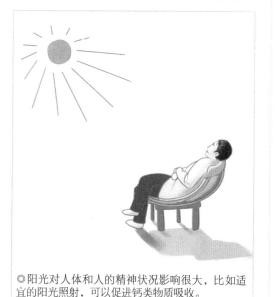

◎阳光对人体和人的精神状况影响很大，比如适宜的阳光照射，可以促进钙类物质吸收。

控制人的排尿量。

② 风对健康的影响

在自然环境中，风是无时无刻都存在的，只是有时微弱，有时猛烈。风的存在，对人体健康也随时在影响，只是有时对人体健康有益，有时对人体健康不利。

风作用于人的皮肤，对人体体温起着调节作用，决定着人体的对流散热，并影响人体出汗的散热率。据有关部门研究发现，当风的速度大于1米/秒时，就会影响人体的体温调节和感觉。当气温高时（≥36℃）风会加剧人体汗液的蒸发，从而使人的体温调节不良；当气温较低时，风能加强热传导和热对流，促使人的身体热量散失较多而引起感冒。温和的风则能够使人精神焕发，提高人的紧张性，持续的猛烈的大风能引起人精神兴奋，并阻碍人的正常呼吸。

③ 气压对健康的影响

在高湿环境下，气压每上升1百帕（百帕为气压单位），多死亡2人，而自然风速每增大1米/秒，少死亡7人。当气压下降、天气阴沉时，人的精神最容易陷入沮丧和抑郁状态，表现为神情恍惚、六神不安，婴幼儿还可能产生躁动哭闹现象。当气压下降配合气温上升、湿度变小时，最容易诱发脑溢血和脑血栓。气压陡降、风力较大，患偏头痛病的人会增多，干燥的热风由于带电，能使空气中的负离子减

少，这时候人往往心神不安，反应迟钝，办事效率下降，交通事故增多。

④ 气温对健康的影响

人的体温恒定在37℃左右，人体感觉最舒适的环境温度为20~28℃，而对人体健康最理想的环境温度在18℃左右。人体对冷热有一定的适应调节功能，但是温度过高或过低，都会对人体健康有不良影响。冬季环境温度在4~10℃之间时，容易患感冒、咳嗽、生冻疮；4℃以下时最易诱发心脏病，且死亡率较高。春季气温上升，有助于病毒、细菌等微生物的生长繁殖，增加了被虫咬的机会，传染病容易流行；夏天当环境温度上升到30~35℃时，皮肤血液循环旺盛，人会感到精神疲惫、思维迟钝、烦躁不安。35℃以上时容易出汗，不思饮食，身体消瘦，体内温度全靠出汗来调节。由于出汗消耗体内大量水分和盐分，血液浓度上升，心脏负担增加，容易发生肌肉痉挛、脱水、中暑。

⑤ 湿度对健康的影响

夏天湿度大（尤其是我国南方），汗水聚集在人体皮肤表面，蒸发散热困难，造成体温升高、脉搏跳动加快，使人感到闷热难受，食欲下降，容易出现眩晕、皮

疹、风湿性关节炎等疾病。当气温在26℃以上，空气湿度大于70％时，人容易发怒。当气温升到30℃，湿度大于50％时，中暑人数会急剧增加。冬季空气干燥，鼻黏膜、嘴、手、脚皮肤弹性下降，常常会出现许多微小裂口。冬季呼吸道疾病、肺心病发生率最高。气象环境因素引起的疾病大多具有季节性，天气突然变化时，往往在几天内骤然增加许多感冒、哮喘、胃溃疡穿孔以及咯血的病人。这种现象主要是由于机体难以随气候的变化及时调节而诱发疾病。

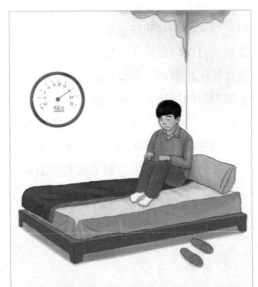

◎湿度对人的影响：空气湿度适中，人感觉舒畅，空气湿度过高或过低均易引发人的情绪变化，甚至引发疾病。

四季养生小贴士

当阴雨天气来临，气压和气温下降，湿度上升时，风湿性关节炎和有创伤的部位会发生与天气相应的变化，这时患者能感觉到隐隐作痛。在阴雨连绵、雾气笼罩的梅雨和秋雨季节，能使人意志消沉，沮丧抑郁。不过久晴之后遇上一场暴风雨，空气中负离子大量增加，可使人头脑清晰、情绪安定欢快。

月亮有盈亏变化，气血有盛衰循环

中医认为：月亮的盈亏变化会直接影响到人的气血、经络之气的盛衰，这种变化会对防病治病和养生保健产生奇妙的影响。《素问·八正神明论》就说过："月始生，则血气始精，卫气始行；月廓满，则血气实，肌肉坚；月廓空，则肌肉减，经络虚，卫气去。"月亮的盈亏变化对人体产生如此大的影响，与月球对地球的引潮力有关。

现代医学研究证实，月球引潮力与地磁场力对人体的干扰较大，会影响人体内的激素、电解质平衡，导致生理、心理上的各种变化，使疾病的发病率明显高于常态，甚至犯罪率、交通事故发生率、人的食量在这一时间段也会出现突然变化。这种引潮力还会影响人的心脑血管，使已狭窄的血管因受压而变形，血压波动幅度增大，血液流动受阻，容易发生血栓、动脉痉挛、脑血管破裂等情况，诱发心绞痛、中风猝死等。月相变化对人的心理也有影响，满月时人的情绪比平时紧张，容易激动和失眠，癫痫病发作的可能性更大。

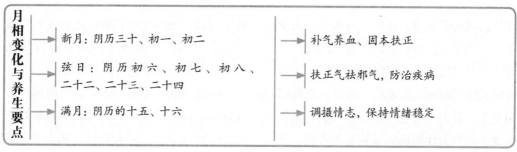

月相变化与养生要点	新月：阴历三十、初一、初二	补气养血、固本扶正
	弦日：阴历初六、初七、初八、二十二、二十三、二十四	扶正气祛邪气，防治疾病
	满月：阴历的十五、十六	调摄情志，保持情绪稳定

每月阴历三十、初一、初二，月球位于太阳和地球之间。地球上的人们正好看到月球背离太阳的面，因而在地球上看不见月亮，称为新月或朔。此月相与太阳同升同落，只有在日食时才可觉察它的存在。因为此时月缺无光，白天阳气渐弱，夜晚阴气渐虚，人的机体抵抗力下降，是以风心病、肺心病、冠心病、心绞痛、心肌梗死、脑梗死等疾病易在此时发作或加重。患有上述疾病的人在这几天内要注意及时添加衣服，避免感受风寒邪气，还要保持情绪稳定。

此时亦应注意补气养血、固本扶正，

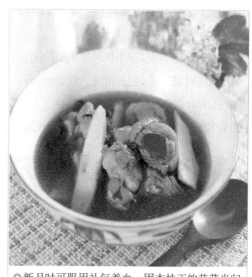

◎新月时可服用补气养血、固本扶正的黄芪当归鸡汤。

可在朔日正午时分（中午11点至下午1点）服用补气生血的黄芪当归鸡汤：将鸡腿1只切小块，氽烫后去血水，与当归5克、黄芪15克、清水1000克放入锅内，大火煮开后改小火煮至鸡腿熟烂，加盐、酒调味后食用，连服3天。午时是手少阴心经最旺盛的时候，此时服药能使药液迅速抵达病所，有助于药力发挥。

此外，坚持晚上9~10时就寝，睡前拍打后背，先拍正中，再拍两侧，从上至下50~100次，能振奋心阳，有助于夜间体内血液循环。

每月的阴历初六、初七、初八、二十二、二十三、二十四出现的月相统称弦日，月初三天为上弦日，月末三天为下弦日，均处于月周期涨落潮的中间段。上弦日白天阳气渐长，夜晚阴气渐生；下弦日白天阳气渐衰，夜晚阴气减弱。这段时间是支气管炎、肺炎、传染性肝炎、慢性胆囊炎等感染性疾病的易发和加重期，尤其是上弦日的下半夜和清晨，下弦日的下午和傍晚是犯病的危险期。

呼吸系统不太好的中老年人，可服用玉屏风制剂来扶正气祛邪气，防治疾病。取黄芪360克、白术（炒）120克、防风120克粉碎加工制成药丸，或到当地药店

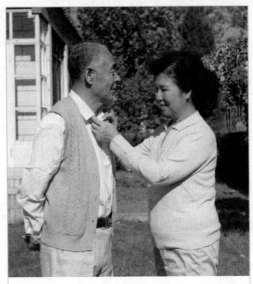

◎呼吸系统不好的中老年人，要及时防寒保暖，注意气候变化。

购买成药。同时加强营养，注意气候冷热变化，及时防寒保暖（特别重视背部保暖），尽量不与呼吸道病人接触。

阴历十四、十五、十六，月球运行到地球的外侧，即太阳、月球位于地球的两侧。月球亮面全部对着地球，称为满月或望。这段时间明月高悬，人体内的血液压力就会变低，血管内外的压力差、压强差特别大，容易引起心脑血管的意外，有这方面疾病的人要引起注意。

可见，要想气血顺畅、除病祛邪，我们还要跟随月节律进行身体保养。

四季养生小贴士

女人比男人更容易受到月节律的影响，女人每个月的月经跟月节律的变化关系密切。明代医药学家李时珍就说过："女子，阴类也，以血为主。其血上应于太阴，下应海潮，月有盈亏，潮有潮汐，月事一月一行，与之相符，故谓之月水、月信、月经。"

人体自有气场，影响整个生命

说到气场，大家可能觉得很玄妙，其实气是万物生存的根本，宇宙周围有大气场，人体小宇宙也有自己的小气场，这种气场是我们看不见摸不到甚至感觉不到的，但是它却影响着我们的整个生命。

中医养生经常谈到气血，这里的气是指在人体内部巡行的气，是形成人体的最基本物质基础。真气、元气、精气、正气、邪气都是对气的不同称谓。人们常说的豪气万丈、一息尚存、气息微弱，本质上其实都是在说人体内气的盛衰。

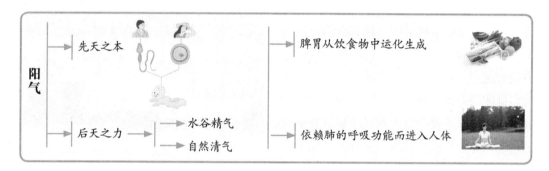

阳气	先天之本		脾胃从饮食物中运化生成
	后天之力	水谷精气	
		自然清气	依赖肺的呼吸功能而进入人体

真气是先天的父母精气和天地之气以及谷气合并而成的。《黄帝内经》说："真气者，所受于天，与谷气并而充身者也。"先天之气对人的成长十分重要。父母虚弱多病的，孩子就会先天真气不足，体虚多病。如果后天的培养再不精心，孩子就很容易夭折。人活着就是不断消耗人体真气的过程，真气耗尽人的生命也就结束了。不过先天真气的充足与否并不能决定人的寿命长短，后天的养护也非常重要。有的人先天真气是很充足的，但后天根本不注意保养，每天熬夜透支身体，也可能早早就去世了；有的人虽然先天不足但是后天很注意养生，讲究居住的环境，每天呼吸新鲜空气，吃得也很讲究，也可能长寿。

后天之气就是指天地之气，也就是我们时刻离不开的氧气，是从我们周围的气场中获得的，由此可见人所处环境以及气场的重要性。谷气则是人体吸收

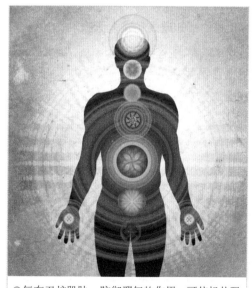

◎气有卫护肌肤、防御邪气的作用，可使机体强健，少发疾病。

营养物质所化生的精气，即水谷精微，也就是我们平常所吃的食物。人体的气就是由这三种气组成，《黄帝内经·素问·脏象论》中说："人禀气而生，由气而化形。"庄子讲"人之生，气之聚也，聚则为生，散则为死"，都说明人是靠气来维持生命活动的。

讲了人体的气，我们再来讲讲气场。气场其实就是人所生活的环境，人体后天所需要的气都是由周围的气场获得的，风水养生强调的就是"气"，好的气场可以使我们达到天时地利人和的境界，有利于我们身体的健康。所以，人要生存，一个好的环境非常重要。古人对风水地理的重视，也是建立在重气的理论基础上。注重山环水抱，注重空气清新与流通，注重水质与植被的相互融合，气的清香洁美来源于环境的优美。一个好的区域地理——山清水秀，鸟语花香，天清地洁，住在那里的人必定是身体健康，地灵人美。

我们都知道候鸟是夏天在北方生活，秋天来临就要飞到南方去，这就是因为它明白自己需要的气场，当北方渐渐变得寒冷，这种环境已经让它感觉不适应，

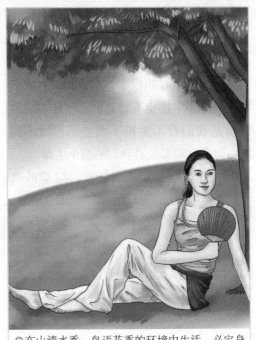

◎在山清水秀、鸟语花香的环境中生活，必定身心健康，地灵人美。

它就要飞到南方重新寻找适合自己的生存环境。候鸟尚且知道选择生存的气场，作为人来说却有很多无奈，但是我们还是要在自己能够掌控的范围内，尽量改善周围环境，比如经常保持居室通风顺畅，每周做一次大扫除，节假日去郊外呼吸新鲜空气，等等，这对于营造一个健康的气场、保养我们的身体都有积极意义。

四季养生小贴士

人的情感气场、思维气场会受到美好的大自然的物质气场的熏染而高尚豁达。反之，人的器官在各种杂气、毒气或长期恒定的一种气场之中受到侵害、腐蚀，其思维、情感气场也必定会低迷或亢燥。反映到行为上，给个人、家庭、社会带来的危害则极为深远。这也可以解释为什么城市人总是觉得压抑郁闷，而农村人却相对更加开朗豁达，就是因为城市人生活的气场拥挤繁杂混乱，而农村人生活的气场则自在清净悠然。

自然气候对人体经脉气血的影响

古人非常重视人体与自然界的对应，并且很早就总结出，人体经脉气血的变化与自然气候的变化有一定的关系，入侵人体的邪气性质也会影响气血的变化。

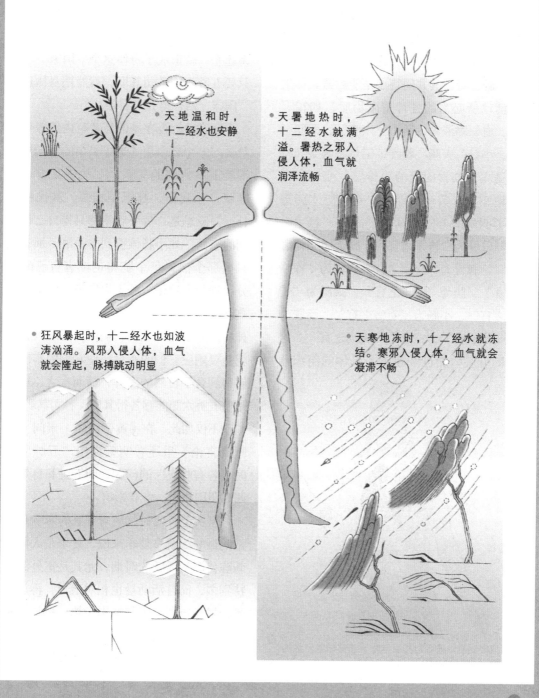

● 天地温和时，十二经水也安静

● 天暑地热时，十二经水就满溢。暑热之邪入侵人体，血气就润泽流畅

● 狂风暴起时，十二经水也如波涛汹涌。风邪入侵人体，血气就会隆起，脉搏跳动明显

● 天寒地冻时，十二经水就冻结。寒邪入侵人体，血气就会凝滞不畅

我们的五脏六腑，本性最为"天真"

《黄帝内经》的第一篇就是《上古天真论》。所谓天真，是指本性，就是本性最为天真。在我们的身体中五脏六腑的本性是天真的，它们处于一种非常和谐自足的状态当中。所谓"五脏"，即心、肝、脾、肺、肾，其共同特点是能贮藏人体生命活动所必需的各种精微物质，如精、气、血、津液等；所谓"六腑"，即胆、胃、小肠、大肠、膀胱、三焦，其共同特点是主管饮食的受纳、传导、变化和排泄糟粕。《黄帝内经》中对五脏六腑进行了明确的分工。其中，心为"君主之官"，肝为"将军之官"，肺为"相傅之官"，脾胃为"仓廪之官"，肾为"作强之官"，胆为"中正之官"，大肠为"传导之官"，小肠为"受盛之官"，膀胱为"州都之官"，三焦为"决渎之官"。这里的五脏六腑已经超越了具体的组织器官，上升为一个国家的若干种官职，通过这几种官职把同类功能的组织器官整合在一起，没有提到名字的器官都归这些有名称的官员统帅，再通过经络把各个器官联系起来，就形成了身体这个"国家"了。只要五脏六腑各司其职，就能把身体这个"国家"治理得井井有条。

曲黎敏教授在她的《黄帝内经养生智慧》一书中曾引用《老子》中的一句话来形容五脏六腑的关系："故美其食，任其服，乐其俗，高下不相慕，其民故曰朴。"意思是，每个脏腑都只得自己该得到的东西，如小肠该得到的是液，那它就只要那个液；每个脏腑也都有自己的本分，如脾主运化、肝主生发等，谁也不羡慕谁的"工作"，可见它们的本性是非常朴实的。由此可见，我们保养五脏六腑，就是要顺应它们的本性，使它们的本性能够得到合乎自然的发挥，简而言之，也就是使五脏六腑能够各得其所、各司其职。

不仅如此，在《黄帝内经·素问·金匮真言论》里还曾明确提出"五脏应四时，各有收应"的问题，即五脏和自然界四时阴阳相应，各有影响。

事实上，四时气候对五脏的影响是非常明显的。就拿夏季来说，夏季是人体的新陈代谢最活跃的时期，尤其是室外活动特别多，而且活动量也相对增大，再加上夏天昼长夜短、天气特别炎热，故睡眠时间也较其他季节少一些。这样，就使得体内的能量消耗很多，血液循环加快，出汗

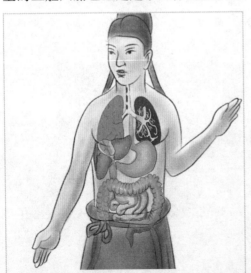

◎只要五脏六腑各司其职，处于非常和谐自足的状态，身体就会健康安适。

亦多。因此，在夏季，心脏的负担特别重，如果不注意加强对心脏功能的保健，很容易使其受到损害。由此可见，中医提出"心主夏"的观点是正确的。

还需要说明的一点是，在我国古代，对一年季节的划分，有四季和五季两种方法，因人体有五脏，故常用五脏与五季相配合来说明人体五脏的季节变化。四季就是春、夏、秋、冬，这个很好理解。那么五季是怎么划分的呢？原来，长夏这个季节被从四季抽出来以后，就成了春、夏、长夏、秋、冬五季了。

对此，张其成教授在其著作中阐释道："因为春、夏、秋、冬各有三个月，在它们最后一个月就是三月、六月、九月和十二月中，分别把后18天抽出来，共72天，这72天就是一个'时'，叫长夏。"如果将一年分为五季，那就刚好与五行和人体的五脏一一对应了。五行即金、木、水、火、土，五季即秋、春、冬、夏、长夏，五脏即肺、肝、肾、心、脾。

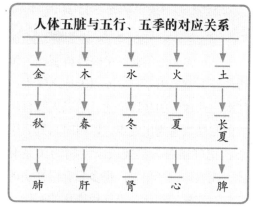

人体五脏与五行、五季的对应关系				
金	木	水	火	土
秋	春	冬	夏	长夏
肺	肝	肾	心	脾

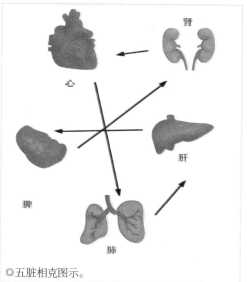

◎五脏相克图示。

四季养生小贴士

法时养生，就是养生要和天时气候同步。说得具体一点儿，就是热天有热天的养生原则，冷天有冷天的养生道理。总的原则就是要顺应天时养生，也就是要按照大自然的阴阳变化来调养我们的身体。法时养生的精髓是四季养生，按照春、夏、秋、冬四季温、热、凉、寒的变化来养生，也就是养生要和天时气候同步。四季养生的总原则就是春夏养阳、秋冬养阴，也就是说在春、夏季节保养阳气，在秋、冬季节保养阴气。这是因为身体与天地万物的运行规律一样，春、夏、秋、冬分别对应阳气的生、长、收、藏。比如，春季，人体阳气顺应自然，向上向外疏发，因此要注意保卫体内的阳气，凡有损阳气的情况都应避免。如果违背了这个规律，就会破坏身体的自然生发，有损健康。

一起细数身体对大自然的应和

早在2000多年前，中医经典著作《黄帝内经》就提出了："人以天地之气生，四时之法成"的精辟论述，它以人和自然界的密切联系为出发点，以四时六气为中心，把气候对人类健康及发病的关系具体、完整地诠释出来。很多患有慢性病的朋友有这样的经验，当气候变化的时候，有些病往往会发作或加重。其实气候变化和疾病之间是有一定的联系的，现代科学初步揭示了气象条件与疾病的关系。

研究发现：77％的心肌梗死患者，54％的冠心病患者对气候变化的感受性升高。在高气压控制下的气候条件里，特别在冬季寒潮天气里，急性心肌梗死发病率最高。这主要是寒冷刺激，使人体血管收缩，周围血管阻力增加，血压升高，心肌需要的指数（心率与血压的乘积）相应增高，加之患者本身的冠状动脉狭窄，导致心肌缺血、缺氧现象加重，所以到了冬初，心肌梗死患者特别多。

胃及十二指肠溃疡病也具有季节性复发的特征。溃疡并发症常因天气骤变而诱发。病变部位虽在胃及十二指肠，但致病原因往往与神经系统的功能有关。当大脑皮质和自主神经的调节功能因骤冷、雨淋、气压变化而失调时，就可引起胃酸及胃蛋白酶分泌增加、胃壁紧张性收缩及蠕动增强、局部血管痉挛、胃黏膜营养障碍，从而使溃疡加重。医学研究人员分析了345个胃及十二指肠溃疡并发出血或穿孔的病例，发现天气变化越突然越急骤，所引起的生理、病理反应也越大，主要表现是胃酸分泌和黏膜的改变。

关节炎病人对气候的变化更加敏感。人体的各个关节虽然对气候的变化有一定

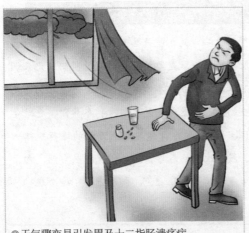

◎天气骤变易引发胃及十二指肠溃疡病。

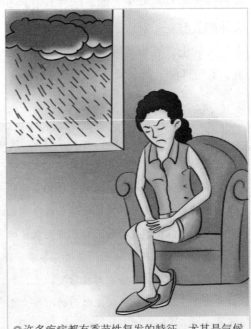

◎许多疾病都有季节性复发的特征，尤其是气候骤变时，比如风雨来临时，关节炎患者关节会出现疼痛。

的适应能力，但是这种适应能力由于年龄和健康状况的不同而有明显的差异。若病人关节的功能已遭到破坏，则每当风雨到来之前，常常会出现疼痛。研究发现，关节疼痛的诱发并不是个别气象因素的作用，而是气象因素综合影响的结果，其中影响最显著的是气压和温度的变化。如果气压低、温差大，则多数病人的症状会明显加重。

还有，患有慢性支气管炎、支气管哮喘、肺气肿、肺心病等慢性肺部疾病者，在秋末冬初气候突变时，容易使旧病复发或加重。这是因为寒冷会降低人体呼吸道的抵抗力，破坏其防疫功能。由于全身受凉、呼吸道温度降低、毛细血管收缩、血液流量减少，加之寒冷使黏膜上皮的纤毛活动减慢，气管排出细菌、异物的功能减弱，因而易引起感染或使原有的疾病复发及加重。

许多人都会有这样的体会，即气候阴晴冷热的变化，往往对人的情绪产生一定的影响。每当秋高气爽或风和日丽的时候，人们往往精神乐观通达、心情舒畅；当寒风阴雨、干燥闷热的时候，人们的心情就会变得烦躁易怒或抑郁低沉。这是因为气候的突然变化会影响人体的生理功能，而生理功能的变化又能影响人的精神状态。

气候的变化对身体健康的影响也很大，最突出的是不良的气候条件很容易使人着凉感冒。感冒虽然一年四季都会发生，但是发病较多的是冬春两季，在这期间又尤以寒潮袭来时发病最多。寒潮袭来时，气温大幅度下降，如保暖不及时，机体容易着凉感冒，特别是老年人及体弱多病者，由于身体的抵抗力差，更容易发病。另外，如果冬季气候该冷不冷，空气中的多种细菌、病毒就会趁机大量繁殖，从而增加传染病的感染机会。

从养生保健角度来看，我们要减轻气候对健康的影响，注意天气预报是最简便的方法。根据气候变化来增减衣物，调理饮食，调整心态等，是降低气候对自身健康影响的最好办法。

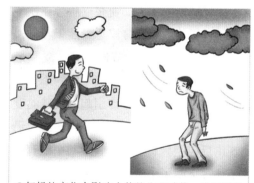

◎气候的变化会影响人体的生理功能，进而影响人的精神状态。当风和日丽时，人们往往心情舒畅；当寒风阴雨时，人则会变得抑郁低沉。

四季养生小贴士

气候变化与癌症也有一定的关联。美国科学家克拉斯诺指出："子宫颈癌及肺癌的发生与较高的气温有关，而消化系统的恶性肿瘤往往是在较冷气候下频频发生。"英国研究人员在对大不列颠、瑞典和挪威妇女乳腺癌的发病率进行研究后发现，恶性肿瘤常常在较冷的气候条件下发生得更为频繁。一些科学家认为，某些病毒性癌症媒介只有在特定的温度下才能幸存。

一年四季，身体也有不同节律

人类作为大自然的一分子，生命过程是遵循着一定的自然规律而发生发展的。大自然是我们活动的场所，自然界存在着我们赖以生存的必要条件，自然界的变化直接或间接地影响着我们的身体，使之发生相应的生理和病理变化。换句话说，人类的生理和病理变化不仅有其自身的规律性，而且与天地自然的变化规律息息相通。

因此，顺应人体生理和天地变化来养生治病，应是我们养生与康复的基本原则。

天地环境的变化和人体生理的相关性，如某些生理现象的四季节律、月节律、日节律、气候差异、地理差异等，已愈来愈多地被现代科学研究所证实。例如：有人结合现代研究发现了人体内有多方面的年周期变化，如血浆皮质醇在秋冬季节每日平均浓度和分泌总量高于春夏；血中T3和T4浓度有季节性改变，夏季最低，冬季最高；有学者证实不同的季节手指血流速度不同，对寒冷引起的皮肤温度反应也不同，即使冬夏保持相同室温，仍表现出反应差异，提示血管运动中枢有四季节律，证明了中医对四时阴阳节律认识的正确性。

在月节律方面，越来越多的资料表明，人体的体液代谢与月球引力的作用密

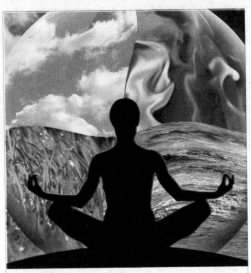

◎养生要符合四季的气候变化，顺应生理节律和天地变化养生治病，便可避开病邪，人也可气血充足，五脏安康，延年益寿。

切相关。其他诸如体内某些激素的昼夜节律变化，气温对人体自主神经系统和内分泌功能的影响，湿度对人体的热代谢和水盐代谢的影响，风对人体的热代谢和精神神经系统的影响，太阳辐射的生物效应等气候和环境变化对人体生理病理的影响，已被许多学者所证实。这些，我们都将在后面进行详细讲解。

人体在四季中的节律变化	
→	自然界的节律变化规律：春天，万物复苏，阳气开始活跃；夏天，阳光强烈，阳气也达到一年中最高潮的时候；秋天，阳气由"长"转为"收"；到了冬天，阳气由"收"转"藏"，阴气升腾。
→	正常人体生理现象随季节的变换而变化，春天的时候，阳气开始活跃，并趋向于体外；夏天时，阳气达到最旺盛的时候；秋天时，体表的阳气逐渐减少，毛孔开始关闭；到了冬天，阳气便会收敛，沉到肾水之中，安静地休养，为来年的生发做好准备。

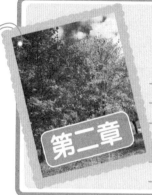

第二章

解密《黄帝内经》四季不生病的智慧

◎《黄帝内经》作为我国传统医学四大经典著作之一，是我国医学宝库中现存成书最早的一部医学典籍，被誉为中国的"医家之宗"。这部医学宝典，在养生方面阐述了很多科学的卓见，对于我们今天养心、养性、养生，有着不可估量的指导意义。其中，关于四季不生病的智慧，就是在告诉我们——做什么、如何做，才能最养生、最长寿。

♥ 解读《黄帝内经》中的"四气调神大论"

《黄帝内经》中讲到"四气调神大论"：四气，指春夏秋冬四时的生化特点；调，调理、调摄；神，指精神情志活动。主要告诫人们要顺应四时气候变化以调摄精神情志，保持机体内阴阳的相对平衡，达到身体健康的目的。

春季三月，万物复苏，自然界欣欣向荣。为了适应这种自然环境，人们应该晚睡早起，起床后到庭院里散步，披散开头发，穿着宽松的衣物，不要使身体受到拘束，以便使精神承受春天万物的生发而舒畅活泼，充满生机。对待事物，也要顺应此时的生长之性，不应该抑制其生发。这正是顺应"春生"的养生法则。如果违背了这种规律，则会伤及肝脏，以致夏天容易发生寒性病变，出现阳气不足的病症。

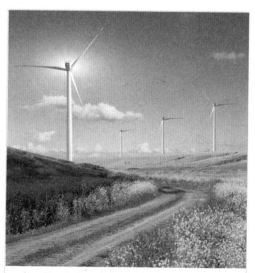

◎春三月，顺应"春生"的养生法则，人们应该宽衣散发，放松身心，迎接春天万物的生发。

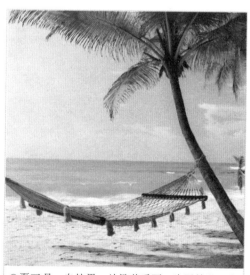

◎夏三月，自然界一片繁荣秀丽，为了养生，人们应该晚睡早起，保持心情舒畅。

夏季三月，天气下降、地气上升，天地、阴阳相互交汇，自然界一片繁荣秀丽。此时人们应该晚睡早起，并保持愉快、舒畅的心情。这样能够使阳气充分宣泄。这正是顺应夏季的养生法则。如果违背了这种法则，就会损伤心脏，以致秋天易发疟疾，减少了供养秋天的精气，致使冬季也较易生病。

秋季三月，秋高气爽，暑湿消失，自然界丰收平定。此时，秋季阳气渐收，阴气生长，故保养体内阴气成为首要任务，而养阴的关键在于防燥，这一原则应具体贯彻到生活的各个方面。起居上，人们应早睡早起，大体以与鸡活动的时间一致为宜。精神情绪要保持安定平静，以缓解秋凉对人体的伤害；内敛神气而不外泄，可保持平定，有助于肺的清肃。这就是秋季的养生法则。如果违背，则会对肺脏有损伤，以致冬天容易发生完谷不化所致的泄泻，从而减少了供给冬天贮藏的精气。

冬季三月，水冷成冰，地寒而裂，自然界草木凋零，万物伏藏。这时人们要减少活动，不要扰动体内的阳气。要早睡晚起，到太阳升起的时候再起床，才能避免寒气侵袭。精神情绪要保持平静，同时还应当躲避寒气，注意保暖，不要轻易使皮肤开泄而出汗，以免阳气散失。这就是冬季的养生方法。如果违背了这个原则，就会伤害肾脏，以致春天会发生痿病和厥病，而且供给春天的生发之精气就减少了。

如果违背了春季的养生原则，那么人体内的少阳之气就不能生发，从而使肝气抑郁发生病变；如果违背了夏季的养生原则，人体内的太阳之气便不能旺盛，就会发生心气内虚的病症；如果违背了秋季的养生原则，体内的太阴之气便不能收敛，就会发生肺热喘息胸闷的病症；如果违背了冬季的养生原则，体内的少阴之气便不能闭藏，就会发生肾气虚惫的病症。

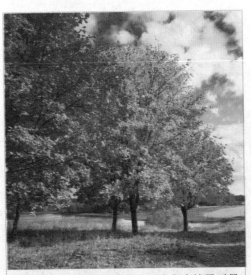

◎秋三月，自然界丰收平定，人们应该早睡早起，保持心情安宁。

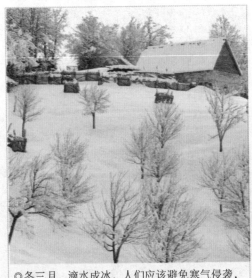

◎冬三月，滴水成冰，人们应该避免寒气侵袭，保持心情平静，注意保暖。

健康长寿的根本："法于阴阳，和于术数"

在《黄帝内经·素问》中，有这样一段记载：

一天，黄帝问岐伯："余闻上古之人，春秋皆度百岁，而动作不衰；今时之人，年半百而动作皆衰者，时世异耶？人将失之耶？"

岐伯答道："上古之人，其知道者，法于阴阳，和于术数……"

事实上，"法于阴阳，和于术数"，这八个字就是《黄帝内经》提出的日常养生保健的总原则。对此，我们需要先介绍一下何为"阴阳"。

经常听到人们说"阴盛阳衰"或者"阴阳调和"，但是真正了解阴阳的人却很少。其实，阴阳是我国古代的哲学概念，是事物相互对立统一的两个方面，它是自然界的规律，世界万物的纲领，事物变化的根源，事物产生、消灭的根本。认为阴阳是处处存在的，凡是明亮的、兴奋的、强壮的、热的、运动的、上面的、外

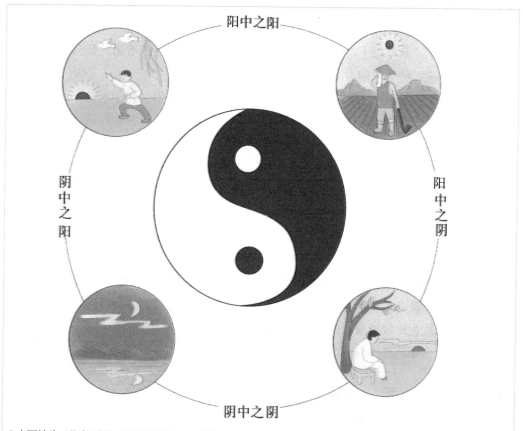

阳中之阳

阴中之阳

阳中之阴

阴中之阴

◎中医认为"阳根于阴，阴根于阳"，事物总体的阴阳属性可以互相转化。即阴阳中复有阴阳。例：白昼光明为阳，夜晚黑暗为阴。而白天的上午，阳的特征不断增加，为阳中之阳；下午太阳西斜，阳的特征渐减，为阳中之阴；晚上的前半夜，阴的特征渐增，为阴中之阴，后半夜阴的特征渐减，为阴中之阳。

面的事物，都是"阳"；而凡是属于阴暗的、沮丧的、衰弱的、冷的、静的、下面的、里面的事物则都是"阴"。

中医认为："阴"代表储存的能源，具体到形上包括血、津液、骨、肉，性别中的雌性等。而"阳"则代表能源的消耗，是可以通过人体表面看到的生命活力，无形的气、卫、火，性别中的雄性等都属于阳，而"阳"的这种生命活力靠的是内在因素的推动，即"阴"的存储。

在我们国家，西北的温度要较东南低得多，为什么会出现这样大的差别呢？《黄帝内经》中说："西北方阴也，东南方阳也。"阳就是用，就是释放。阴就是体，就是收藏。从地域上讲，整个西北方向以收藏为主，整个东南方向以释放为主，所以就产生了温度上的差异。

"阴阳"的收藏也相当于人体内部的新陈代谢，是吸收和释放的过程。阴的收藏是合成代谢，而阳却是分解代谢。总结起来就是"阴成形""阳化气"。比如我们吃的食物就是属"阴"，食物进入体内就会被消化吸收，供养生命活动的需求，这就是"阴成形"的过程，是一个同化外界物质向内的过程；而人吃饱后会感觉精力充沛，整个人显得很有活力、很精神，做事的时候思维也比较敏捷，这就是"阳化气"的过程，即消耗体内有形物质而释放能量的过程。

所谓"法于阴阳"，就是按照自然界的变化规律而起居生活，如"日出而作，日落而息"、随四季的变化而适当增减衣被等。所谓"和于术数"，就是根据正确

的养生保健方法进行调养锻炼，如心理平衡、生活规律、合理饮食、适量运动、戒烟限酒、不过度劳累等。

数千年前所提出的这些原则与方法，讲起来通俗易懂，做起来简单易行，但要真正做到却并非容易。因为现代人，特别是城市人的生活压力都很大，要供房供车，要辛苦地工作以避免在激烈的竞争中被淘汰，所以经常要加班、熬夜、应酬。还有些人很喜欢夜生活，很晚了也不睡觉，还在上网、唱卡拉OK。所以说，很多人往往是在失去健康的时候才懂得健康的重要，快要失去生命的时候才知道生命的可贵。老年性疾病的日益年轻化，中青年猝死人数的不断增加，都为我们敲响了警钟。

"法于阴阳，和于术数"，实际上整部《黄帝内经》都在诠释这八个字，这个养生之"道"不是抽象的、虚空的，它就实实在在地表现在我们每一个人普普通通的日常生活中。希望那些不注重自身健康的人要学会"法于阴阳，和于术数"，不要等到失去健康再后悔不已。

所以说，想要健康的生活习惯，主要还要靠自己调节，虽然实施起来会有困难，但只要坚持，就会看到好的结果。

四季养生小贴士

中医养生观认为，阴是阳的前提，人体只有注意养收、养藏，即养阴，才能有更多的能量供给人体的生命活动。所以，我们在养生时，一定要注意养阴惜阴，只有这样，生命才能更健康更持久。

四季养生宗旨：内养正气，外慎邪气

如今，关于"人与自然"的话题越来越受人们的关注。有些人认为，人主宰世界，可以与自然抗衡。也有些人认为，人是自然的一部分，只能顺从大自然。其实，客观而言，人对自然不是无能为力的。

从保健养生角度讲，疾病是可以预防的，只要五脏元真（真气）充实，营卫通畅（指人的周身内外气血流畅），抗病力强，则正气存内，邪不可干，人即安和健康。所以四季养生保健的根本宗旨在于"内养正气，外慎邪气"。

"内养正气"是养生的根本，任何一种养生方法的最终目的都是保养正气。保养正气就是保养人体的精、气、神。人体诸气得保，精和神自然得到充养，人体脏腑气血的功能也得到保障，即"五脏元真通畅，人即安和"。

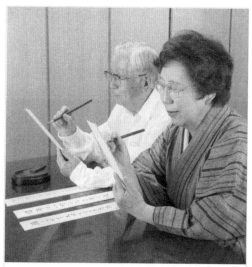

◎心静如水，不为外物所扰，内养正气，是长寿的秘诀。

在我国医学古籍《黄帝内经》记载了这样一次谈话：

黄帝问养生专家岐伯："为什么先人们能活上百岁身体还很健康，现在的人不到六十就过早衰老了？"岐伯说："古时候的人懂得对于四时不正之气的避让，以便使思想闲静，排除杂念。这样调和好了自身的正气，就不会得病了。"黄帝听了，觉得很有道理，便照岐伯的方法修炼了起来。

黄帝注意在日常生活中处处约束自己，消除不切实际的欲望，使心情尽可能地安定。由于精神专注，他劳动虽很辛苦，但并不觉得疲劳。由于在物质上没有奢望，所以他心情一直很舒畅。吃饭时，不管是什么他都不嫌弃。所穿衣服不管是质地好的还是差的，他都很开心。他喜欢与民同乐。虽然他是国家的领袖，但他尽职尽责，为百姓造福，从不自以为尊贵。

因为黄帝心静如水，加上他长期坚持，从不懈怠，所以他不受外界的干扰，常保有"天真之气"，这应该是他长寿的秘诀了。

"外慎邪气"则是警惕外界一切可以致病的因子，主要是从有病要早治、生活要节制等方面来调摄养生。

中医认为，邪气刚入于人体之表，应当即时治之，"勿使九窍闭塞，如此则营卫调和"，病邪就不会由表入里，病势也就不会由轻变重而损害正气，是养生祛病益寿之妙法。

外慎邪气的另一个方面是指对自己的生活注重节制，忌"贪"字。比如：起居有常，起卧有时，从不贪睡，每天坚持锻炼身体，并做一些力所能及的体力劳动；衣着打扮应当以舒适为宜，根据气候的变化而适当增减着装，但不要因为天气寒冷就穿着过暖，也不要因为天热贪凉而过少穿衣；饮食方面则要讲究五味适中，五谷相配，饮食随四时变化而调节，忌贪饮暴食偏食；在心理健康方面，应当注重陶冶情操，坦然怡然地待人接物，不以物喜，不以己悲，良好的心态自然能够改善身体状况，减轻乃至避免机体发生病患的可能。

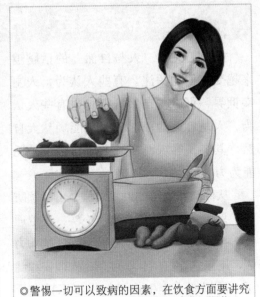

◎警惕一切可以致病的因素，在饮食方面要讲究五味适中、五谷相配，注意随四时变化而调节。

正气与邪气

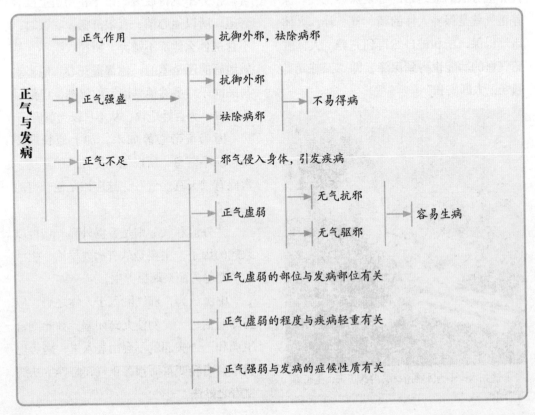

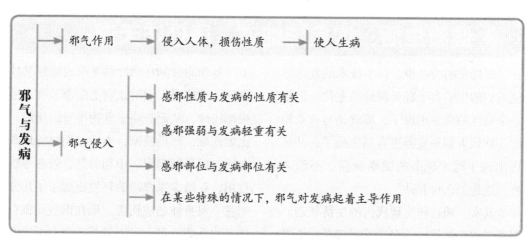

邪气与发病

邪气作用 → 侵入人体，损伤性质 → 使人生病

邪气侵入
- 感邪性质与发病的性质有关
- 感邪强弱与发病轻重有关
- 感邪部位与发病部位有关
- 在某些特殊的情况下，邪气对发病起着主导作用

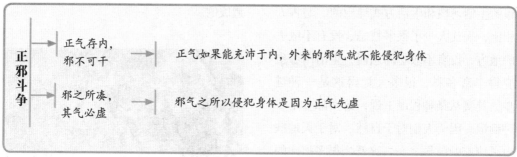

正邪斗争

正气存内，邪不可干 → 正气如果能充沛于内，外来的邪气就不能侵犯身体

邪之所凑，其气必虚 → 邪气之所以侵犯身体是因为正气先虚

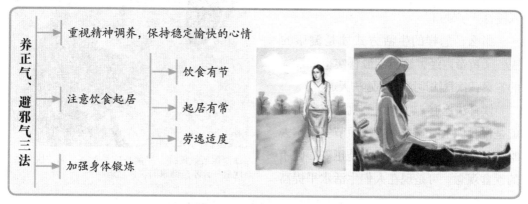

养正气、避邪气三法
- 重视精神调养，保持稳定愉快的心情
- 注意饮食起居
  - 饮食有节
  - 起居有常
  - 劳逸适度
- 加强身体锻炼

四季养生小贴士

　　自然界分布着五行（即木、火、土、金、水）之常气，以运化万物。人体秉承着五行运化的正常规律，因此才有五脏生理功能。不仅如此，人们必须依赖于自然界所提供的物质而生存。所以，人与自然环境存在着不可分割的联系，自然和人的关系好比"水能浮舟，亦能覆舟"一样，既有有利的方面，也有不利的方面。

健康生活：饮食法地道，居处法天道

现代文明的进步，科学技术的发达，使人们的生活有了翻天覆地的变化，但是一个奇怪的现象出现了，那就是与古人相比，现代人似乎变得更容易生病了，甚至还出现了越来越多的疑难杂症、不治之症，这是怎么回事呢？

其实，通过研究现代人的生活状态，很容易得出结论：大多数疾病都是由不健康的生活习惯和生活方式导致的。与古人相比，现代人少了很多禁忌，没有不敢去的地方，没有不敢吃的东西，生活内容也变得丰富多彩，很多人觉得这是一种进步，其实从某种程度上说，这实际上是一种倒退。因为人们对于自然、对于天地缺少了应有的敬畏之心，这就为很多疾病的入侵打开了缺口。

那么，怎样的生活方式才是健康的呢？《黄帝内经》给出了最朴实也最根本的答案：饮食法地道，居处法天道。

饮食法地道，"地道"就是节气，也就是说我们平时吃东西要遵照节气规律去吃，尽量吃应季食品，这才是正确、健康的饮食观念。可是现在人们生活水平提高了，夏季的食品在寒冷的冬季也能轻易地得到，这使得人们对饮食上的季节观念越来越淡薄，从而忽略了食物本身的属性，比如西瓜，西瓜性寒，本应在炎热的夏季食用，以平衡阴阳、中和暑热，若在冬季食用，就给本来寒冷的环境更增添了几分寒意，对身体造成伤害。现在很多女孩有痛经的毛病，很大原因就是饮食上不注意造成的。

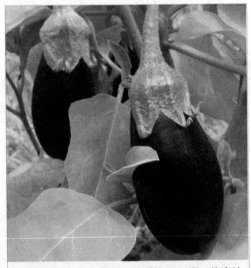

◎遵照节气规律，尽量吃应季食品，即"饮食法地道"，才是健康的饮食之道。

遵照节气规律适宜饮食

季节	气候特点	饮食特点
春季	春季是万物生长，阳气初生的时节，此时应该扶助阳气，增强抵御以风邪为主的外邪入侵。	在饮食上宜多食辛甘之品以助春阳，如韭菜、乌骨鸡、大葱、生姜、黑芝麻、山药、豆豉、花生、香菜等，以达到温补阳气、强筋壮骨的作用。
夏季	夏季炎热多雨水，此时人体阳气向外，阴气潜伏在内里，易伤津耗气。	在饮食上宜多食西瓜、苦瓜、桃、草莓、番茄、绿豆、黄瓜、冬瓜、莲藕、莲子、薏苡仁等，以达到解渴消暑、清热利湿、养阴生津的作用。

接上表

季节	气候特点	饮食特点
秋季	秋季气候凉爽干燥，此时阳气渐收，阴气渐长，人体的代谢也开始阳消阴长地过渡。	在饮食上宜多食芝麻、蜂蜜、枇杷、菠萝、乳品、甘蔗、百合、雪耳、苹果、柚子、柠檬、山楂等，以达到防燥护阴、润肺生津的作用。
冬季	冬季气候寒冷，阳气潜藏，阴气盛极，此时应当遵循"秋冬养阴"的原则。	在饮食上即不宜生冷，也不宜燥热，最宜食用羊肉、鹅、鸭、核桃、红枣、板栗、萝卜、木耳等，以达到滋阴潜阳，补益肾精的作用。

居处法天道，"天道"指日夜，是指人的起居应该顺应天地运转的自然规律，天亮就起床，让人体自身的阳气与天地的阳气一起生发。经常赖床的人会有这样的感觉，虽然早晨比平时多睡了一会儿，但是起床后并没有精神抖擞，反而不如早起的时候舒服，这就是由于赖床使体内阳气没有生发起来的缘故。同样，天黑了就应该睡觉，不要贪恋夜生活，不要经常熬夜，这样才能使阳气潜藏起来，以阴养阳。

另外，生活水平的提高也让很多人过着一种恒温的生活，夏天热了可以开空调，冬天冷了有暖气，鲜有机会出汗或感受寒冷，违背了自然规律的我们必然会受到惩罚，于是，一些所谓的富贵病接踵而至，让人们在享受高质量生活的同时也付出了昂贵的代价。一些人也意识到了生活中的这些问题，于是开始想方设法加以改变和弥补，如很多都市人开始利用节假日去郊外享受大自然，到农庄从事一些体力劳动，以减缓不健康的生活方式带给自己的危害。从本质上说，这其实就是人们在长期远离自然后的一种本能。

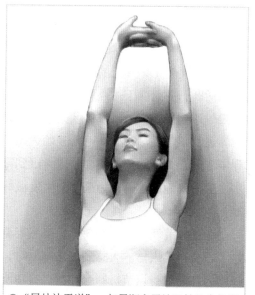

◎ "居处法天道"，起居顺应天地运转的自然规律，天亮即起床，天黑即休息，才是正确的生活方式。

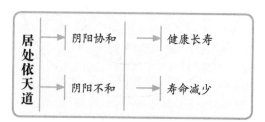

居处依天道 → 阴阳协和 → 健康长寿
居处依天道 → 阴阳不和 → 寿命减少

"圣人春夏养阳、秋冬养阴，以从其根"

如果悉心研究一下历史，我们会发现一个规律：历朝历代的统治者和被统治者之间出现较大矛盾并表现在外化的时候，常常是春夏之交这个人心易动的时期，也就是三、四、五、六这几个月。因此，贤明的统治者都尽量在春夏之交缓解矛盾。黄帝就认为，在春夏之季对人民群众要"生而不杀，欲而无夺，奖而不罚"。

其实，治国安民的大业与养生之道也是相通的。《素问·四气调神大论篇》中说："夫四时阴阳者，万物之根本也。所以圣人春夏养阳，秋冬养阴，以从其根，故与万物沉浮于生长之门。逆其根，则伐其本，坏其真矣。"这就是讲，一年里，春夏秋冬四时（四季）阴阳的变化，是天地自然界万物生命演变过程中生、长、收、藏的根本所需。春天，万物复苏，阳气开始活跃；夏天，阳光强烈，阳气

◎四季五行方位养生图。

也达到一年中最高潮的时候；秋天，阳气由"长"转为"收"；到了冬天，阳气由"收"转"藏"，阴气升腾。

深谙养生之道的人，也就是能够掌握自然界变化规律并能顺应这个变化规律的人，会适时地在春、夏季节保养阳气以顺应生长的需要，在秋、冬季节保养阴气以适应收藏的需要，这样顺从了天地自然生命发展的根本规律，就能与万物一样，在生、长、收、藏的生命过程中正常地运动发展。如果违逆了这个规律，就会戕害生命力，破坏人身真元之气，损害身体健康。

大家可能会有疑问：春夏季节天气逐渐热了，为什么还要养阳？那样岂不更热了？秋冬季节天气逐渐转冷，为什么还要养阴？如此不就更冷了吗？

这是因为正常人体的阳气与阴气随季节的变换而变化，春天的时候，人体阳气开始活跃，并趋向于体外；夏天时，人体的阳气达到最旺盛的时候；秋天时，人体的体表的阳气逐渐减少，毛孔开始关闭；到了冬天，人体的阳气便会收敛，沉到肾水之中，安静地休养，为来年的生发做好准备。

春夏时节气候转暖而渐热，自然界温热了，会影响人体。人感到暑热难耐时，一则人体的自身调节机制会利用自身功能即大量消耗阳气，来调低自身温度抗暑热以适应外界环境的变化；二则天热出汗也会大量消耗阳气，汗虽为津液所化，其性

质为阴，但中医认为，汗为心之液，所以汗的生成，也有阳气的参与。

秋冬时节气候转冷而渐寒，自然界寒冷了，也会影响人体，人感到寒冷时，一则人体的自身调节机制会利用自身功能大量调动阳气，来调高自身温度抵御严寒以适应外界环境的变化；二则秋冬季节阳气入里收藏，中焦脾胃烦热，阴液易损。

在《黄帝内经》看来，冬天的时候，人体气机慢慢地开始外散，到夏天的时候，所有的阳气已经外散到了末梢，就会出汗。由于夏天阳气到了末梢，人体内部就形成了一个寒的格局，就是我们的五脏六腑里是寒虚的，是阴的格局。

所以说，春夏之时阳虚于内，秋冬之时阴虚于内。在养生保健上就要做到"春夏养阳、秋冬养阴"，以使人体阴阳达到平衡。正如清代著名医家张志聪所谓"春夏之时，阳盛于外而虚于内，所以养阳；秋冬之时，阴盛于外而虚于内，所以养阴"。这也是为什么在饮食

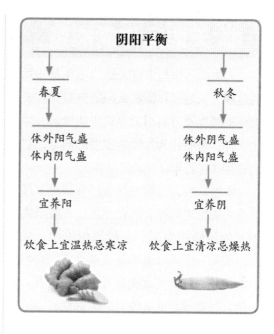

上，夏天宜温热，秋冬忌燥热的原因。

民间有句谚语说："冬吃萝卜夏吃姜，不用医生开药方"。其实就是说我们平时养生要顺应四季气候变化的规律，随时随地调节身体的阴阳，使身体的阴阳保持平衡，这样，便可避开病邪，人也可气血充足，五脏安康，延年益寿。

四季养生小贴士

秋冬养阴并不代表这两个季节就不用养阳了。因为对于人体来说，阳代表能动的力量，即机体生命功能的原动力。阳化气，人们把阳和气连起来叫阳气；阴代表精、血、津液等营养物质，即机体生命功能的基本物质。阳气是人体生存的重要因素，由阳气生成的生命之火，是生命的动力，是生命的所在；阴成形，通常又把它叫作阴液。阴液是有形物质，濡养了人体形态的正常发育及功用。阴所代表的精、血、津液等物质的化生皆有赖于阳气的摄纳、运化、输布和固守，只有阳气旺盛，精血津液等物质的化生以及摄纳、运化、输布和固守才有依赖。只有阳气的能动作用，才能维持人体生命的正常功能。它不仅主宰了人的生命时限，而且还确定了人体五脏六腑的功能状态。所以，不论何季，"养阳"都是非常重要的。

❤ 天地运作需能量，脏腑健康先输养

人体的运作与宇宙天地的运作是一样的道理，天地运作需要太阳的热量，需要地球磁场以及万有引力等提供能量，人体也一样，脏腑作为人体最重要的器官，它们的运作也需要有充足的营养。

中医认为，脏腑的气血盛衰状况直接关乎人的生老病死，气血充足、五脏坚固的人的抗病能力强，一般很少生病。反之，如果一个人气血不足，那么首先影响到的就是五脏。气血就像五脏的"粮食"一样，气血不足就会使五脏闹饥荒，五脏不肯正常工作，各种疾病就会乘虚而入。

假如心脏没"吃饱"，就会心慌、气短、胸闷，特别想休息，然后出现间歇，心跳得越来越慢，开始痛。这些症状其实是在提醒你，它饿了、累了，需要血来补充。在这里需要特别注意的是，此时并非血液的流动受阻，而是要从增加血液的总量上入手。

肝脏"吃不饱"，它的工作量就会减少，以前吃一斤肉，它都能转化成人体所需要的能量，而在吃不饱的情况下，一斤肉它只能转化七两，余下的三两以脂肪的形式弃置在肝脏里，形成脂肪肝，或者堆积在血管里形成高血脂。

如果肾脏没"吃饱"，就不能保质保量地完成人体排毒工作，身体内的各种毒素就不能及时排出体外，从而引发尿酸、尿素过高。

如果胰脏"吃饱"了，就能奉献给人体充足的胰岛素。胰脏"吃不饱"，糖不能被正常代谢，多余的糖留在血管里，会造成血糖升高。

因此，平时要注意合理饮食，做到营养丰富均衡。这样才能保证人体内血的质量和浓度。保证了胃肠的消化吸收能力，就能让人血量充足。

知道了血的重要，下面我们来看气。中医所说的气是由先天之精气、水谷之精气和吸入的自然界清气组成的。先天之精气其实代表的是先天之本的肾。肾为一身之阳，就像人体内的一团火，温煦、照耀着全身。如果生命是一棵大树，那么肾脏就是树根。对于肾脏，中医里永远只存在着补，从没有泻的说法。不能给肾脏撤火，更不能灭火，只有通过不断地、适度地添加"燃料"，才能让肾火烧得长久而旺盛。补气就是补肾、暖肾、保暖、驱寒，气血充足就是身体内血液的量足、质

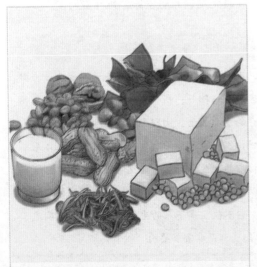

◎脏腑正常运作，需要有充足的气血供应，故平时要注意合理饮食，做到营养丰富均衡。

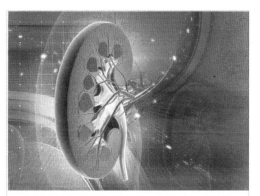

◎先天之精气代表的是先天之本的肾。而肾为一身之阳，肾气充足，生命力才旺盛。

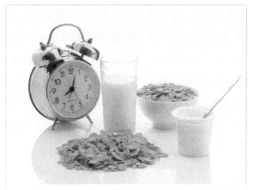

◎一日三餐要定时定量，好好吃饭是调养脾胃的基础。

优，肾气足，基础体温偏高，各脏器功能正常，代谢旺盛，血脉畅通；气血两亏就是身体内血液的量少、质劣，肾气虚，基础体温低，各脏器功能低下，代谢缓慢，血脉运行不畅。因此，我们要特别注意身体血气的补充。

下面就为你提供一些简单、有效的气血储存方法。

❶ 好好吃饭

中医讲究：脾胃为后天之本，气血生化之源，所以要想气血充沛，必须要先把脾胃调养好才行，而好好吃饭就是调养脾胃的基础。因此，一日三餐要注意饮食营养的搭配。

❷ 好好睡觉

肝脏的特点是：卧则回血，坐立向外供血。因此，一定要好好睡觉，养护肝脏。

❸ 好好休息

应适当参加体育锻炼和文娱活动，积极休息。如果是心理疲劳，千万不要滥用镇静剂、安眠药等，应找出引起感情忧郁的原因，并求得排解。

四季养生小贴士

桂圆味美，能补血安神，补养心脾。它又称龙眼。之所以得龙眼这个名字，是因为它的种子圆黑光泽，种脐突起呈白色，看似传说中"龙"的眼睛。新鲜的龙眼肉质细嫩，汁多甜蜜，美味可口。鲜龙眼制成干果后，即为中药里的桂圆。

《本草纲目》记载，桂圆味甘，性温，无毒，入心脾二经，有补血安神、健脑益智、补养心脾的功效。桂圆还有补益作用，对病后需要调养及体质虚弱的人有辅助疗效。一般人都可以食用，尤其适合心悸、失眠、神经衰弱、记忆力低下、贫血等患者食用，也适宜于老年人气血亏虚及妇女产后虚弱乏力者食用。因含糖分较高，糖尿病患者当少食或不食；凡外感未清，或内有郁火、痰饮气滞及湿阻中满者忌食龙眼。因龙眼肉中含有嘌呤类物质，故痛风患者不宜食用。桂圆每次食用不可过量，否则会生火助热。

该冷的时候冷着过，该热的时候热着过

《黄帝内经》里说，夏季属火，主生长、主散发，夏天多晒太阳、多出汗，可借阳气的充足来赶走身体里的积寒。但现代人通常都处于有空调的环境下，整个夏天都很少出汗，这样反而会让体内的寒气加深，抑制散发，秋天就会得痰症（呼吸方面的病），降低了适应秋天的能力。

中国还有句老话叫"冬天不冷，夏天不热，迟早要坐病。"冬天的时候，由于人的气血是闭藏的，如果通过外界的人为条件把屋子和身体捂得太热了，本来应该闭藏的气血就会向外耗散，气血都耗散出去了，人就会生病，在《黄帝内经》里这叫"冬不藏精，春必病瘟"。在冬天，本来是要冷着过，但你却一直在暖洋洋的屋里待着，这样全身的毛孔是开着的，如果突然间出来进入到外面较低的气温中，就会感冒。

所以，建议大家，冬天该冷的时候就让它冷点，即使要开空调、烧暖气也应该把温度控制在20℃左右，不能太高。

再说夏天，人们的生活条件好了，上班，办公室开空调；下班，家里开空调；坐车，或者自己开车，车里也有空调，甚至睡觉的时候也开着空调。现在不少人在夏天有浑身不舒服的感觉，睡一觉起来胳膊和腿就疼了，这就是因为经常待在空调下的缘故。所以夏天大家要热着点儿过，尽量少开空调，可以准备把扇子，扇子扇的风都是自然的风，对自己的身体无害。如果实在热得不行，要开空调的时候，就一定不要怕费电，多开窗通风。不只是空调，即使你用电风扇也不要对着自己吹，要让它冲着墙吹，这样可以有一个回旋的余地。

◎冬天冷着过，不要穿得太厚，以免突然间外出，气血外散，感染疾病。

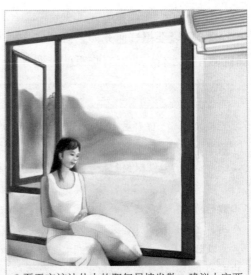

◎夏天应该让体内的阳气尽情发散，建议大家要热着点儿过，尽量少开空调，多吹自然风。

❤ "不时不食"，顺时而"食"

按照中医的理论，一年四季的气候变化是春生、夏长、秋收、冬藏，人的身体也是如此。中医讲究天人合一，特别注重顺应自然。因此，顺时而"食"也是膳食养生的关键。《黄帝内经》中说"不时不食"，就是要求我们，饮食一定要顺应大自然的规律，说白了就是大自然什么时候给，我们就什么时候吃。

目前，我们有各种先进的栽培技术，一年四季都可以买到自己想吃的东西。现在再讲"不时不食"似乎有点儿过时了，但这里还是要提醒您：尽量吃应季的东西。因为，无论什么食物，只有当季才生长得最为饱满、最有营养，虽然通过一些栽培技术在别的季节也能吃到，但是只有其形而没有其神。

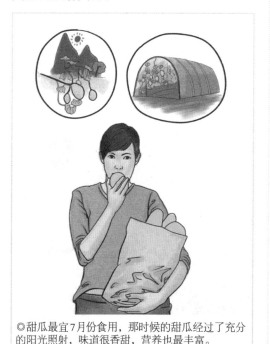

◎甜瓜最宜7月份食用，那时候的甜瓜经过了充分的阳光照射，味道很香甜，营养也最丰富。

就像我们很常见的甜瓜，一般是7月份才成熟，那时候的甜瓜经过了充分的阳光照射，味道很香甜，放在屋子里比空气清香剂还好使，但现在大棚里种的甜瓜，5月份就上市了，看上去也是甜瓜的样子，但是根本不好吃，有的甚至都是苦的，完全失去了应有的风味，营养功效自然也比不上自然成熟的。有些催熟的食物，不光味道不好，人吃了还会生病，就是因为它的生长过程中用了很多化学药剂。所以，我们吃东西一定要吃应季的，不仅经济实惠而且对身体有好处，我们吃东西不能只为了尝鲜或者寻求一种心理上的满足，吃得放心、吃得健康才是最重要的。

在关于什么季节该吃什么食物方面，很多民间习俗就是很好的答案：韭菜有"春菜第一美食"之称，"城中桃李愁风雨，春到溪头荠菜花"，荠菜也是很好的春菜，"门前一株椿，春菜常不断"……这些都是符合自然规律的；夏天有"君子菜"苦瓜，"夏天一碗绿豆汤，解毒去暑赛仙方""夏季吃西瓜，药物不用抓"……夏天多吃这些食物可以解暑除烦，对身体是有好处的；秋天各种水果都上市了，"一天一苹果，医生不找我""新采嫩藕胜太医"，还有梨、柑橘等都是不错的选择；冬天最常吃的就是大白菜，此外冬季是进补的好时节，可以多吃些羊肉、牛肉等温补的食物，可以补中益气，来年有个好身体。

四季的关键时令：春分、秋分、夏至、冬至

一年有24个节气，对养生来说，每个节气都有不同的保养法。而其中最值得我们注意的节气有四个，分别是春分、夏至、秋分、冬至。我国古代习惯以立春、立夏、立秋、立冬表示四季的开始。春分、夏至、秋分、冬至则处于各季的中间，这四个节气都是养生的关键。

❶ 春分与秋分

春分（3月20～21日）和秋分（9月22～24日），都是太阳光直射赤道，地球各地的昼夜时间相等的日子，所以古代春分秋分又称为"日夜分"，民间有"春分秋分，昼夜平分"的谚语。

由于春分节气平分了昼夜、寒暑，人们在保健养生时应注意保持人体的阴阳平衡状态。人体中的气血也是一对阴阳，血为阴为体，气为阳为用。血为气之母，气为血之帅。气不足，易得淤积之病，如肿瘤、血栓等；气太过，易得脑出血之类的病。所以，只有气血平衡，人才能健康。饮食调养应保持机体功能协调平衡，禁忌偏热、偏寒、偏升、偏降的饮食误区，如在烹调鱼、虾、蟹等寒性食物时，必佐以葱、姜、酒等温性调料，以达到阴阳互补之目的。

前面我们也讲了，春天的时候，气血从体内向体外生发；秋天的时候，气血从体外向体内收敛。而春分和秋分的时候，人的气血都是一半在外面，一半在里面。所以这两个节气人最应该到室外活动，如春分时的踏青郊游，秋分时的九九重阳登高观景，都可使人心旷神怡，调节情绪，帮助气血运行。

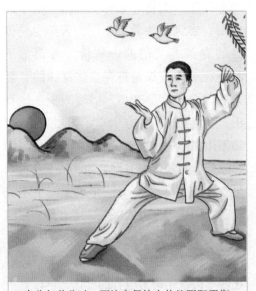

◎春分与秋分时，要注意保持人体的阴阳平衡，经常到户外活动，以助气血运行。

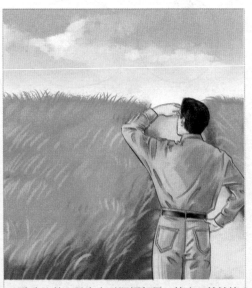

◎秋分的养生重点在于调摄起居、情志，精神情绪要保持安定平静，以缓解秋凉对人体的伤害。

② 夏至与冬至

夏至（6月21～22日），那天太阳直射北回归线，是北半球一年中白昼最长的一天。白天最长，阳气就最旺，相应的阴气就最弱。阳气最盛就要消减，阴气最弱就要增加。所以，夏至的到来是阳气盛极而衰，阴气开始萌芽的时候。

冬至（12月21～23日）则恰恰相反。冬至太阳直射南回归线，白天在一年中最短的一天。白天最短，阳气最弱，阴气就最盛。阳气最弱就要增加，阴气最盛就要减少。所以，冬至的到来就是阴气盛极而衰，阳气开始萌芽。

这两个节气都是阴阳处于极度交替的时候，所以这两个节气是非常特殊的，也是最值得我们注意的。很多中老年人在这两个节气里都会有或多或少不舒服的感觉，而对于一些重病患者就更危险了。民间有句古话说，冬至和夏至都是"收入"的时候。其实就是在阴阳极度交替时没有注意调养造成的。那在这两个节气里如何养生呢？很简单，阴气弱就养阴，阳气弱就养阳，具体地说就是在夏至里要加倍注意保养心阴，克制心阳，不要让心火太旺；在冬至里要加倍注意保养肾阳，不要让肾阴过寒。做到这两点最好的方法就是多睡觉。正如我们提倡多睡子午觉一样，冬至是一阳生，夏至是一阴生，这时候多睡觉就可以很好地养护微弱的阳或阴，这样可以有效保护你的身体健康。

总之，我们的日常养生一定要遵循自然界的规律，谁违背了这个规律，谁就会受到惩罚。

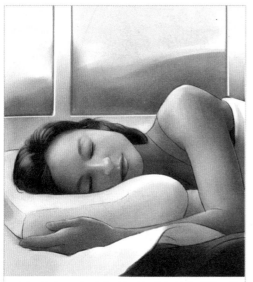

◎夏至与冬至时，阴阳处于极度交替的时候，养生的关键是让身体舒适，多睡觉。

四季养生小贴士

春分、秋分、夏至、冬至是自然界天地阴阳之气升降变化及消长的转折时期，人与此相应，也会表现出阴阳变动更为明显甚至剧烈之势，如果人体内在的自稳功能不能对此做出适当的反应，就无法与自然界的阴阳节律相适应，从而出现阴阳失衡的疾病状态。对此，各时令期间不妨请专业医师进行一下"节气灸"。所谓"节气灸"，是在特定的时令节气，选择具有强壮作用的腧穴进行艾灸，以温壮元阳，激发经气，调动机体潜能，提高机体抗病与应变能力。"节气灸"以其简、便、验、廉的优势，为我国历代医家及百姓所喜闻乐见并沿用至今，在传统防病保健领域里占有特殊的地位。

养生跟着季节走

　　养生就是按照一年四季阴阳的变化规律和特点，调节人体各部分的功能，从而达到健康长寿的目的。比如顺应春夏生长之阳气盛而养阳，顺应秋冬收藏之阴气盛的特点而养阴，也就是我们通常所说的"春夏养阳，秋冬养阴"。

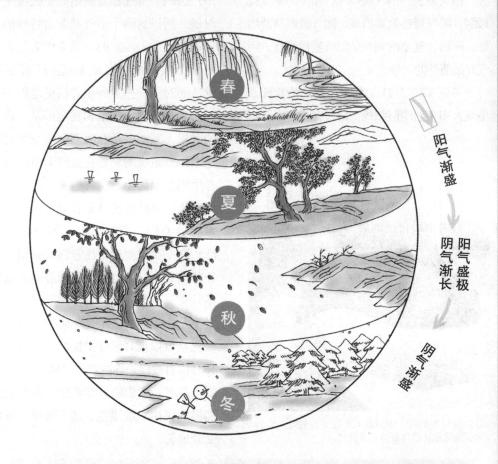

阳气渐盛

阳气盛极
阴气渐长

阴气渐盛

春　万物发陈，人气在肝。养生要晚睡早起，起床后要散步，呼吸新鲜空气，穿着要宽松。

夏　万物生机勃勃的季节，人气在心。养生要晚睡早起，保持心情舒畅。

秋　阳气渐收，人气在肺。养生要早睡早起，收敛精神而不使其外散，并且还要适时进补，以免遭到阴气的伤伐。

冬　万物潜藏，人气在肾。养生要早睡晚起，远离寒冷的刺激，注意保暖。

不同的季节，疾病对人体入侵各有偏好

《黄帝内经》中说，春季邪气伤人，多病在头部；夏季邪气伤人，多病在心；秋季邪气伤人，多病在肩背；冬季邪气伤人，多病在四肢。所以，我们要知道，如何在春季做好头部保养，秋季保护好肩背等。

① 春季的头部保养

春天是万物复苏的季节，天气一暖和，什么害人虫都出来了，这时候邪气最容易从头部入侵人体。所以我们要保养好头部，防止疾病入侵人体。下面介绍一种简单有效的方法：先用双手十指自然屈指并拢；用指端自前向后、自中绕至两侧，对整个发际较有力地划摩数次；再用十指依前顺序较有力地一点一点地按压数遍；再用十指依前顺序做短距离往返搔抓数遍；最后用十指依前顺序轻缓按摩数遍，每2～3小时一次。

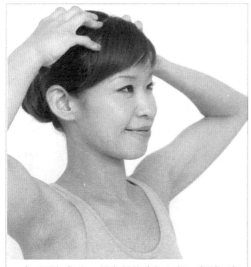

◎春天邪气伤人，最容易从头部入侵，所以要保养好头部，经常进行头部按摩。

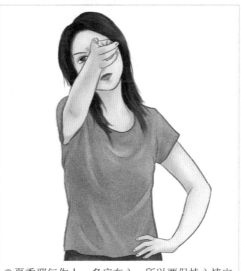

◎夏季邪气伤人，多病在心，所以要保持心情安静，尽量少发脾气。

② 夏季保养好心

在前面我们也提到，夏季对应的是心，养心是关键。夏天的时候，人容易心情烦躁，动不动就发脾气。这是因为夏天气血都到外面来了，里面的气血都相对地不足，所以遇见点儿事就容易生气发火。因此，我们一定要记住，夏天要忌怒，别发脾气，或者尽量少发脾气。夏天的时候，本来你的气血都在外面了，你再一发脾气，血压就上来了，哪里还能健康？

③ 秋季做好肩背部的保养

一到秋天，有些人就开始出现肩背部疾病，这就是邪气入侵的缘故。所以，我们要学会应对之道。这里我教大家一个简单方法：我们把手心贴在缺盆

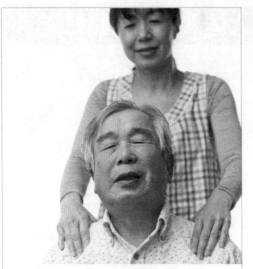

◎秋季邪气伤人，多病在肩背，所以要注意肩背部的保健与保暖。

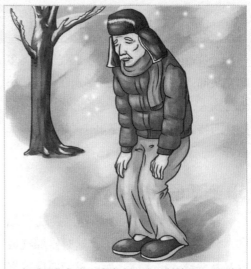

◎冬季邪气伤人，多病在四肢，所以要给双腿保暖，经常拍打活动双腿。

处（人吸气时两肩的锁骨处会形成一个窝，这个窝的中间就是缺盆穴），轻轻地蠕动，慢慢地提捏，提捏的劲道采取"落雁劲"，就好像是大雁落沙滩那样，看似轻柔，但内带劲力。没事的时候多做做就可缓解肩膀疼痛。

中医里非常强调后背的养生。因为后背为阳，太阳寒水主之，所以很容易受寒。古语有"背者胸中之腑"的说法，这里的腑就是指阳。所以，我们在生活中要十分注意后背的养生，晚上睡觉的时候，一定要盖住肩膀。很多年轻的妈妈为了照顾孩子，跟孩子一起睡，盖一床被子，这就容易出现一个问题，因为孩子身体小，一床被子往往盖不住孩子的肩膀，导致孩子的缺盆处受风，引起肩背痛。所以做家长的要注意这个问题。

❹ 冬季做好四肢的保养

冬季到来，气温降低，冷风不断，干

裂、脱皮、粗糙、暗沉等皮肤问题一一出现。相信大家给自己脸部已经做好了防御措施，但却忽视了身体四肢的保养。其实，冬季的病邪很容易从四肢，尤其是双腿入侵人体，这点上了岁数的人可能体会更深。天气冷了，腿就觉得不舒服，伸展不开，遇到个潮湿的天气，腿还疼。所以，冬季我们要记得给双腿保暖外，还要经常拍打活动双腿。

四季养生小贴士

古时候的女人都是跪坐，把腿放在后面，这样可以把下焦气堵住、锁住，使气不外泄，这就是女人的藏；古时候男人的坐一定是要"虎背熊腰"，两手撑膝，两只手的手心劳宫穴正好护在膝盖上，男人这样可以固摄胃气。冬季，大家可以学学古人的坐法，这样四肢及全身都会感到非常舒服。

"一日分为四时"，天天都是养生好时节

古人认为，每一天的养生也有4个最关键的时段，一天也像一个四季，早上是春天，中午是夏天，太阳落山是秋天，半夜是冬天，而这也正是《黄帝内经》中所说的"一日分为四时，朝则为春，日中为夏，日入为秋，夜半为冬"。

一天当中，人体内的阳气与自然界的阳气有同步的变化。如《黄帝内经》所言，清晨人体阳气开始发生；中午时分阳气升至顶点，呈现隆盛状态；傍晚黄昏时分则阳气渐趋于体内，阴气开始增长；到了夜晚，体表阳气已微，阴气渐增，至夜半增至顶点，呈现隆盛之态。一年里面，阳气的生、长、化、收、藏，有这么一个过程。在一天里，人也是这样的，要跟着阳气的变化做好"生、长、收、藏"四项工作。

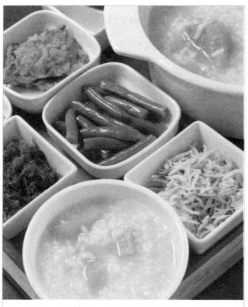

◎一日要依时养生，比如早上吃早餐，进食稀饭等流质食物，才不会受邪气的侵扰。

中国有句老话叫"一年之计在于春，一天之计在于晨"。早上，对我们来说是一个非常重要的阶段，关系着一天的身体与精神状况。首先，我们应天亮就起床，让人体自身的阳气与天地的阳气一起生发。经常赖床的人会有这样的感觉，虽然早晨比平时多睡了一会儿，但是起床后并没感觉精神抖擞，反而不如早起的时候舒服，这其实就是由于赖床，体内阳气没有生发起来的缘故。

其次，应好好吃个早餐，多喝点儿粥、豆浆等温热的流质食物，少吃饼干类的干食，对提振胃气、补充阳气很有好处，不仅养胃，也有利于食物的消化。

另外，早上尽量保持心情愉快，不知你有没有这样的经历：早上起来时心情好，非常高兴，那么这一天也都会很高兴；相反，早上心情不好，挤公交车时跟人吵了一架，或者跟家人闹别扭了，心情郁闷，那么这一天你都高兴不起来，工作效率也提不上去。所以，早上一定要想法让自己高兴起来。怎么做到这一点呢？每天早晨起床后，不要急着洗脸，要对着镜子，向镜子里的你微笑。为什么要在起床的时候？按照心理学的研究，刚起床时是人从潜意识进入到意识的分界线，是从潜意识到意识的过渡时刻，这个时候保持快乐的心态，或者经常鼓励自己，那么这一天你就可以变得很愉快，很快乐。

中午阳气达到顶点，这个时候建议大

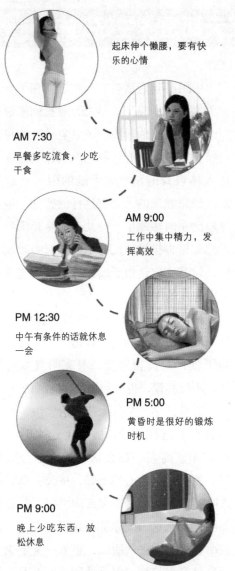

起床伸个懒腰，要有快乐的心情

AM 7:30
早餐多吃流食，少吃干食

AM 9:00
工作中集中精力，发挥高效

PM 12:30
中午有条件的话就休息一会

PM 5:00
黄昏时是很好的锻炼时机

PM 9:00
晚上少吃东西，放松休息

家睡个午觉。这也是古人说的子午觉。所谓子午，是子时和午时，即中午11点到1点，半夜11点到1点。半夜十一点到一点的时候，人的阳气来复了，阳气开始初生，并逐渐增强，一直到正午11点，阳气最旺盛；一到午时，阴气开始初生了，阴气逐渐生长，一直到半夜的11点达到最盛。所以子时和午时，一个是阳气初生的时候，一个是阴气初生的时候，不论阴气和阳气，在初生的时候都是很弱小的，需要我们保护它。

太阳西下时阳气渐虚，汗孔也随之闭密。所以到了晚上阳气收藏的时候，不要再扰动筋骨，不要受雾露的侵袭。到了深夜，阳气降到最低点，体内出现一片阴霾之气，这个时候就不要吃夜宵了，因为身体没有动力来消化它，不但不能吸收，还会影响睡眠。另外，晚上11点到1点的时间段内，如果你处在睡眠状态的话，阳气刚刚来复，它不会耗散掉，如果这时候你很好地睡觉了，高血脂、糖尿病发作概率就小。如果违反了阳气在这个时间的活动规律，那么形体就会受邪气的困扰而衰薄。

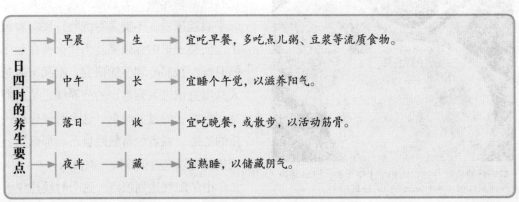

一日四时的养生要点			
早晨	生	宜吃早餐，多吃点儿粥、豆浆等流质食物。
中午	长	宜睡个午觉，以滋养阳气。
落日	收	宜吃晚餐，或散步，以活动筋骨。
夜半	藏	宜熟睡，以储藏阴气。

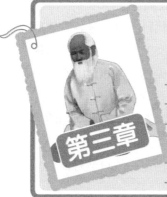

顺天时地利，长寿又有何难

◎人究竟能够活到多少岁？自古以来这就是一个争论不休的话题，中医学对此还提出了一个形象的概念——天年。所谓"天年"，就是人的天赋寿命、自然寿命。经过多年的调查与研究，诸多医家发现人类的天年至少应该在120岁之上。然而，现代人动不动就生病，活到100岁的都少之又少，如何才能够活到120岁呢？顺应天时地利保养身体即可。

♥ 人类的实际寿命远不止100岁

相关研究人员通过走访许多长寿之乡，探访当地的老人，并翻阅了古今中外大量相关的书籍，最终研究得到了一个非常令人惊讶的结论：原来，那些活过百岁

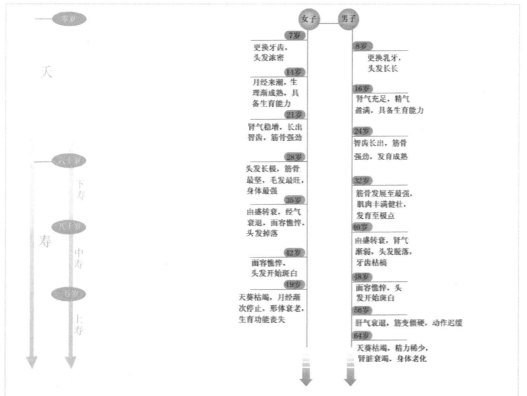

女子　男子

7岁
更换牙齿，头发浓密

8岁
更换乳牙，头发长长

14岁
月经来潮，生理渐成熟，具备生育能力

16岁
肾气充足，精气盈满，具备生育能力

21岁
肾气稳增，长出智齿，筋骨强劲

24岁
智齿长出，筋骨强劲，发育成熟

28岁
头发长极，筋骨最坚，毛发最旺，身体最强

32岁
筋骨发展至最强，肌肉丰满健壮，发育至极点

35岁
由盛转衰，经气衰退，面容憔悴，头发掉落

40岁
由盛转衰，肾气渐弱，头发脱落，牙齿枯槁

42岁
面容憔悴，头发开始斑白

48岁
面容憔悴，头发开始斑白

49岁
天葵枯竭，月经渐次停止，形体衰老，生育功能丧失

56岁
肝气衰退，筋变僵硬，动作迟缓

64岁
天葵枯竭，精力稀少，肾脏衰竭，身体老化

天

寿

蒙岁

六十岁
下寿

八十岁
中寿

百岁
上寿

◎《黄帝内经》认为人类正常的寿命应该可以逾百岁，之后才逐渐衰老而逝。但由于起居无常、饮食不当、劳逸无度等问题，往往导致人类的健康不佳，提早衰老，或生病、早衰亡。

的老寿星们，并不是通过什么奇特的方法延长了自己的寿命，他们只不过是活到了我们每个人都应该活到的年龄。

在我国的文献记载中，寿命最长的一个人就是彭祖。据说他是颛顼的玄孙，历经唐虞夏商等代，活了880岁。不过，对于这一记载，不少人提出了质疑。由于年代久远，关于彭祖活到880岁的真实性我们已经无法考证，但近代一些有确切记录的人类寿命，也足以让我们震惊：中国贵州的龚来发，1996年去世时147岁；伊朗老妇穆赫辛，161岁时才去世；英国的弗姆·卡恩活了209岁，经历了12个王朝……

如果说上面这些记载离我们还有些遥远，那么我们当今的"中国十大寿星排行榜"就可以说是"铁证如山"了。2008年，一项长寿明星评选活动中，由众多健康专家、医学家等从中评选出了长寿明星男女各10名。其中，生活在新疆喀什的萨迪克·萨伍提老人和生活在乌鲁木齐的买合甫·孜汗分别以121岁、118岁位居男、女寿星排行榜榜首，而另外18位老人最小的也都超过了110岁。这些老人虽然早已过了耄耋之年，但大部分人身体健康、精神矍铄，说起话来掷地有声。

那么，人到底能活多少岁呢？我国现存最早的医学典籍《黄帝内经》认为，人至少要活到100岁，如《素问·上古天真论》里说："尽终其天年，度百岁乃去。"另外，《尚书》又提出"一曰寿，百二十岁也"，即活到120岁，才能叫作活到了应该活到的岁数。哲学家王充提出："百岁之寿，盖人年之正数也。犹物

至秋而死，物命之正期也。"

不仅如此，现代科学也通过各种缜密的推理，算出了人类的自然寿命，其结论与我国古代医学的见解非常相似。常见的推算方法主要有以下3种：

一是性成熟期测算法。哺乳动物的最高寿命相当于性成熟期的8～10倍，人在13～15岁性成熟，因此人的自然寿命应为110～150岁。

二是细胞分裂次数与分裂周期测算法。哺乳动物寿命是其细胞分裂次数与分裂周期的乘积，人体细胞自胚胎开始分裂50次以上，分裂周期平均为2～4年，因此人的自然寿命应为120岁左右。

三是生长期测算法。哺乳动物的最高寿命相当于其生长期的5～7倍，人的生长期为20～25年，因此人的自然寿命应当为100～175岁。

总之，无论用哪种方法推算，人的寿命都应该在120岁之上，但是我们现在的人均寿命远远不到100岁。那么，究竟是什么夺走了我们本应好好活在世上的这几十年时间呢？这个问题值得人们深思。

四季养生小贴士

寿命的长短是受多种因素影响的，除了先天禀赋的强弱之外，还与后天给养、居住条件、社会制度、经济状况、医疗卫生条件、环境、气候、体力劳动、个人卫生等多种因素有关。一个人要想活到天年，必须在一年四季、一天四时都注意完善生活中的各项保养。

现代人为什么动不动就生病

《黄帝内经》中有："今时之人不然也，以酒为浆，以妄为常，醉以入房，以欲竭其精，以耗散其真，不知持满，不时御神，务快其心，逆于生乐，起居无节，故半百而衰也。"大家一定要记住，《黄帝内经》讲人动不动就会生病，都是因为习惯造病，而不是遗传，是人的生活习惯、生活习性严重违背了身体内部的运行规律和自然的正常状态而造成的。

"以酒为浆"，现在的人，嗜酒如命，其实酒很容易让人丧失理性，而且大量或经常饮酒，还会使肝脏发生酒精中毒而致发炎、肿大，影响生殖、泌尿系统。

"以妄为常"，现在的人，想怎么做就怎么做，胡乱地作息和生活，完全不按照自然规律行事，该睡觉的时候不睡觉，该吃饭的时候不吃饭，该结婚的时候不结婚，非要等到困极了再睡，饿极了再吃，

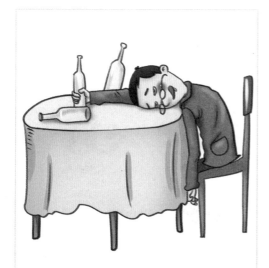

◎《黄帝内经》认为人动不动生病，乃习惯使然。比如人经常过量饮酒，就易患高血压。

年岁大了再结婚，其实所有这些违背人体、自然规律的做法都是非常损耗人体能源的，从而导致疾病和过早衰老。

开始的时候，我们提到了有些人认为人患病都是遗传的原因，其实遗传的不是病，而是类似于长辈的生活习惯和生活习性。比如说高血压，一个人得了高血压不是因为父母有高血压自己也注定要患高血压，而是自己的生活习惯与父母的生活习惯相似，如吃多盐的食物、经常嗜酒、情绪易怒等，这些都是患高血压的原因。

"醉以入房，以欲竭其精，以耗散其真"，人要控制好自己，不能纵欲，因为人的精液是"阴精"的最高浓缩，而阴精是难成易亏的，所以房事若不节制，精液输出过多，就要导致物质短缺，"肾阴虚"便由此而至。房事养生的要诀在于得其节宣之和，既不能纵欲，又不能禁欲，真正做到静心节欲以养阴，顺天时避虚而保精。

"不知持满，不时御神"，用现代的话来说就是人不知足，总是追求身外之物，而且穷追不舍，最后闹得身心疲惫、烦恼多多。其实人体是很自足的，人的幸福也很简单，只要吃的喝的住的满足人体的需要，人就会获得健康和快乐，何必苦苦追求身外之物。即使有一天得到了，你或许只是开心一会儿，而后又开始艰苦的追求之旅，这说明一个什么问题呢？就是说，人可以有追求，但是不能因为追求而失去快乐和健康。

食物有四气五味，四季吃不好会得病

药物有"四气""五味"之分，食物同样有"四气""五味"的不同，由于气和味的特点而作用各异。所谓"四气"，即食物有寒、热、温、凉四性；"五味"即辛、甘、酸、苦、咸。前者依据食物被吃入人体内所发生的反应而定，后者主要是根据食物本来的滋味而划。讲究食物的食性和功能，则是中医饮食疗法的基础。所以，熟练地运用饮食疗法，能因时、因地、因人制宜地进食某些食物，便可祛病健身，并达到延年益寿的目的。

1 食物的四气

食物的"四气"是指食物具有寒、凉、温、热四种不同的性质，食物的四气具有不同的功用，具体如下。

（1）寒性、凉性食物

这类食物一般具有清热、生津、解暑、泻火、解毒、止渴、养阴之功，适用于阳气旺盛、内火偏重者，或暑天食用。如粳米、小米、绿豆、赤小豆、豆腐、豆浆、西瓜、香蕉、梨、柑、柿、甘蔗、鸭肉、兔肉、牡蛎、黄瓜、白菜、蓑菜、芹菜、冬瓜、丝瓜、萝卜、蟹、鳗鱼、甲鱼、田鸡、蜂蜜、竹笋、苦瓜、番茄、菠菜、莙荙、西洋菜、紫菜、赤菜等。

寒性或凉性的食品，如绿豆、柿子、梨、西瓜、鸭肉等都对人非常适宜。

（2）温性、热性食物

这类食物大多有温中、散寒、补阳、暖胃之功，适于阳虚畏寒者或冬令进食，热病及阴虚火旺的人就应忌食。如糯米、豆油、酒、醋、大枣、荔枝、红糖、羊肉、牛肉、猪肉、雀肉、虾、鸡、鳞鱼、葱、姜、韭菜、大蒜、辣椒、胡椒、茴香等。

绿豆　　　　　赤小豆

甲鱼　　　　　苦瓜

冬瓜　　　　　芹菜

◎阳气旺盛、内火偏重的人非常适宜食用寒性或凉性的食品。

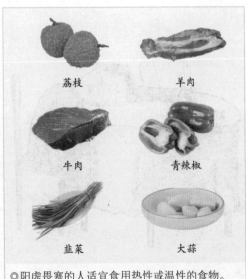

荔枝　　　　　羊肉

牛肉　　　　　青辣椒

韭菜　　　　　大蒜

◎阳虚畏寒的人适宜食用热性或温性的食物。

食物的温热寒凉属性也要因人、因时、因地而异，只有灵活运用，才能维持人体内部的阴阳平衡，使生命健康运转。而因人而异进行食补尤为重要。一般来说，体力劳动者因为经常晒太阳，体内热气较多，需多进补寒凉食物以滋阴降火，办公室一族待在温度适宜的室内，极少出汗，吃寒凉的食物可能伤身。因此，搞清食物的寒热属性才能真正补对，吃好强身。

另外，食性还要与四时气候相适应，寒凉季节要少吃寒凉性食品，炎热季节要少吃温热性食物，饮食宜忌要随四季气温而变化。

❷ 食物的五味

所谓五味，即是指食物的辛、甘、酸、苦、咸五种味道。具体如下。

（1）辛味食物

辛味能行气，通血脉。常见的辛味食

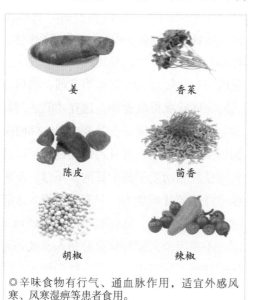

◎辛味食物有行气、通血脉作用，适宜外感风寒、风寒湿痹等患者食用。

物有生姜、香菜、陈皮、茴香、胡椒、辣椒等。胃痛、腹痛、痛经患者，可以吃些辣椒、茴香、桂皮等有行气、散寒、止痛作用的食物；外感风寒的人可以吃些有辛辣味的生姜、葱白等食品；风寒湿痹患者则宜饮用白酒或药酒，以辛散风寒、温通血脉。

（2）甘味食物

甘味有滋养、补脾、缓急、润燥、强壮的作用，气虚、血虚、阴虚、阳虚以及五脏虚赢的人比较适宜。常见的甘味食物有山药、红枣、粳米、鸡肉、麦芽糖、甘草等。甘味食物还能消除肌肉紧张和解毒，但甜食不能过量摄入，否则易发胖。

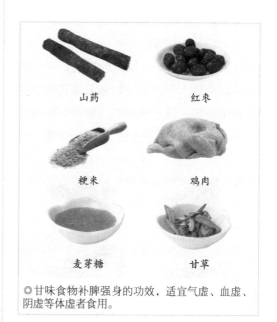

◎甘味食物补脾强身的功效，适宜气虚、血虚、阴虚等体虚者食用。

（3）酸味食物

酸味能增进食欲、健脾开胃、增强肝脏功能，提高钙、磷的吸收率。久泻、久痢、久咳、久喘、多汗、虚汗、尿频、遗精、滑精等患者宜食用。常见的酸味食物有乌梅、

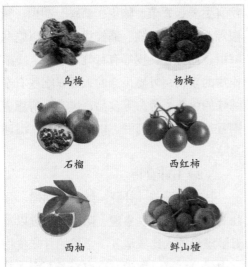

◎酸味食物能增进食欲、健脾开胃、增强肝脏功能，适宜久泻、久喘等患者食用。

杨梅、石榴、柚子、山楂、西红柿、柠檬、苹果、橘子、李子、金樱子等。

（4）苦味食物

苦味具有清泄、燥湿的功能，适宜热证、湿证病人食用。比如苦瓜味苦性寒，用苦瓜佐餐，能达到清热、明目、解毒、泻火的效果，适宜热病烦渴、中暑、目

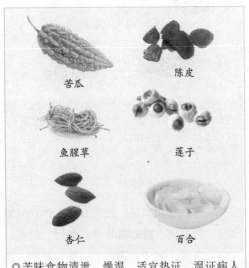

◎苦味食物清泄、燥湿，适宜热证、湿证病人食用。

赤、患疮疡及疖肿的患者。茶叶苦甘而凉，能够清利头目、除烦止渴、消食化痰。常见的苦味食物有苦瓜、陈皮、鱼腥草、桔梗、莲子、杏仁、百合、可可、苦荞等。

（5）咸味食物

咸味能软坚散结、润下，对结核、便秘患者比较适宜，而具有咸味的食物，多为海产品和某些肉类。常见的咸味食物有盐、海带、海藻、海蜇、牡蛎、猪肉、鸭肉、乌贼鱼、鹿茸、鳖甲、慈姑等。其中，海蜇味咸，可清热、化痰、消积、润肠，对痰热咳嗽、痰核、痞积胀满、小儿积滞、大便燥结者最为适宜。海带味咸，有软坚化痰的功效。猪肉味咸，滋阴润燥，适宜热病津伤、燥咳、便秘的人食用。

食物除五味外，还有淡味、涩味，习惯上把淡附于甘味，把涩附于咸味。

人食五味来调养身体，但如果使用不当，不但对人不利，反而有害。也就是说，饮食中的五味，吃好了对身体有益，吃不好对人体有害，易导致疾病的发生。所以我们要知道食物禁忌的道理，根据自己的身体状况摄取食物，这样才能达到好的效果。也就是说，食补要根据人体阴阳偏盛偏衰的情况，有针对性地进补，以达到调整脏腑功能平衡的目的。不过，辛酸味也好，苦甘咸也罢，只有均衡摄入才能滋养身体。所以，吃任何东西都要做到节制，不要因个人喜好而过分摄入，要每种味道都摄入一点点，这样才能保证生命活动所需。

五味与五脏疾病的治疗

中医认为，五脏与五味有一一对应的关系，当某一脏发生病变时，就是根据五脏所喜之味采取或补或泻的方法。

中医认为

肝气喜散，应服用辛味药物促其散，用辛味药补，用酸味药泻。

心适宜软，应服咸味药使其软，用咸味药补，用甘味药泻。

脾喜弛缓，应服甜味药使其缓，用甘味药补，用苦味药泻。

肺喜收敛，要服酸味药使其收，用酸味药补，用辛味药泻。

肾喜坚实，应服苦味药使其坚实，用苦味药补，用咸味药泻。

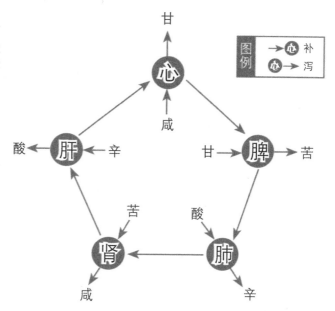

五味与五脏

《黄帝内经》中多次提到五味与五脏的关系，五味分别归走五脏，五脏分别有各自的喜好之味，五味又分别滋养五脏，具体内容为：

分类	五味与五脏的关系	内容出处
五味所入	酸入肝，辛入肺，苦入心，咸入肾，甘入脾。	《素问·宣明五气篇》
五脏所欲	心欲苦，肺欲辛，肝欲酸，脾欲甘，肾欲咸。	《素问·五脏生成篇》
五味所生	酸生肝，苦生心，甘生脾，辛生肺，咸生肾。	《素问·阴阳应象大论》
五味所走	酸走筋，辛走气，苦走血，咸走骨，甘走肉。	《灵枢·九针论》

春夏秋冬，食补养生各有要义

"因时养生"，是中医养生学的一条重要原则。一年四季，春温，夏热，秋凉，冬寒。气候的变化，会给人体带来不同程度的影响。因此，机体的营养结构要随季节的变化予以协调，注意各个季节的科学饮食及食补方式，合理安排饮食。

我国传统中医养生"四季侧重"的原则认为，春季肝脏当令，人体阳气开始生发，养阳益肝非常重要，预防肝脏瘀滞不畅，并提倡春季养肝食为先和以脏补脏的方法。结合这一养生特点，从现代营养学的角度来看，早春的膳食原则应该是高蛋白、高维生素、充足热量的均衡膳食。比如，多吃鸡、鸭血、醋、菠菜、卷心菜、花菜、银耳、蘑菇等食物，可起到护肝养阳之功效。

夏季是一年中阳气最盛的季节，气候炎热而生机旺盛。很多人都非常注重夏季的"降火"保健，从中医的角度看，人体内的火可分为实火和虚火两种。症状重、来势猛的属实火；症状轻、时间长又反复发作的是虚火。

人们往往习惯性地认为夏天气温高，人体内自然就"火"大了，多喝点儿菊花、金银花等，不仅能解渴消暑，还能驱走内火，但是要知道，食欲下降、口舌生疮、失眠、腹泻等症状都是整日茶不离嘴的"凉茶过敏"症状。所以，体质虚弱的人还是主要以饮食调理为主。夏季养生食补要以清补、助阳、滋阴为目的，降心火，养肺气。要特别注意少食热性食物，如羊肉、花椒等，以免伤脾肺之气。

秋季养生一般说来可以分为初秋、中秋和晚秋三个阶段。

初秋之时，欲食之味宜减辛增酸，以养肝气。古代医学家认为，秋季草木零

鸡肉　　　　菠菜

卷心菜　　　花菜

银耳　　　　香菇

◎春季宜食补肝，膳食原则是高蛋白、高维生素等，可进食鸡肉、菠菜。

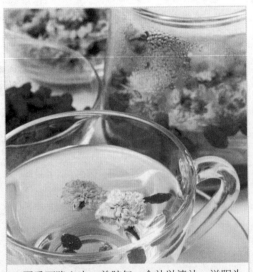

◎夏季要降心火，养肺气，食补以清补、滋阴为目的，可多喝点儿菊花茶等。

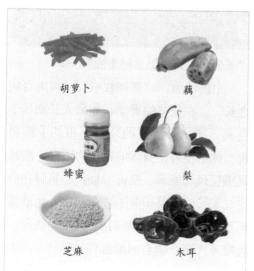

◎秋季宜进补养之物；中秋多吃新鲜少油食品及维生素含量丰富的食物，如胡萝卜、藕、蜂蜜等。

落，气清风寒，节约生冷，以防疾病，此时宜进补养之物以生气。

中秋炎热，气候干燥，容易疲乏。此时首先应多吃新鲜少油食品。其次，应多吃含维生素和蛋白质较多的食物。现代医学认为，秋燥症应多食含维生素A、B族维生素、维生素C、维生素E类食品，如胡萝卜、藕、梨、蜂蜜、芝麻、木耳等以养血润燥，提高抗秋燥、抗病能力。

晚秋季节，心肌梗死发病率明显增高。此时日常饮食中注意多摄入含蛋白质、镁、钙丰富的食物，既可有效预防心脑血管疾病，也可预防脑血管意外的发生。切忌进食过饱，尤其晚餐以八分饱为宜，晨起喝杯白开水，以冲淡血液。日间，多喝淡茶，坚持每天喝两三杯茶水，对心脏有保健作用。

冬季是四季之中人体进补的最好时节，俗话说："冬季进补，春季打虎；冬季不补，春季受苦。"人们应该利用这个好时节来补益身体。冬季利用饮食养生的方法，是进补的最佳选择。冬季饮食养生的总原则是：

（1）适量进食高热量的饮食以补充消耗的热量。

（2）增加温热性食物的摄入量以增强机体的御寒能力。

（3）补充足够的维生素和矿物质。也就是说，冬季除了应该适当多进食一些五谷杂粮外，还应该注意补充足够的蛋白质、维生素、矿物质及适量的脂肪。

传统养生学认为，冬季应该多食用一些偏温热性的食物，特别是能够温补肾阳的饮食，以增强机体的御寒能力。

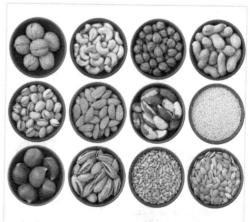

◎冬季是进补的最好时节，可进食五谷杂粮等高热量食物以御寒，补充足够的维生素和矿物质。

四季养生小贴士

概括来讲，一年四季，气候不同，人体状况也不同，食补养生应该结合季节特点和自身体质，选择合适的补养食品，这样才能将食补养生的效果发挥到最佳。

"夏病秋发，冬病夏治"

千百年来，中医里一直盛行这样一个理念：夏病秋发，冬病夏治。很多人都非常困惑，夏天的病为什么到秋天才发作？冬天生病了为什么要等到夏天才能彻底治好呢？这些看似不合理的事情，却隐含着深刻的养生治病的道理。

① 酷暑贪凉，夏病秋发

进入夏季以后，人们会因气温高、湿度大、体内的水分难以蒸发而感到炎热难耐，因此，很多人想尽一切办法防暑降温。其实，过于贪凉并不好，会给很多疾病埋下隐患。如果将夏季中猛吹空调、无节制地吃冷饮、经常熬夜等看作是发芽的种子，人体是培育这些种子的温床的话，秋季所收获的"果实"则必然是感冒、胃病、颈椎病、腰肌劳损等疾病。原因就是夏天人们透支了健康，秋天只得去医院"还债"。这是怎么回事呢？

中医认为："寒则收引""风为百病之长"。在炎热的夏季，如果人长期处于空调、风扇等冷气的环境，再加上睡得晚，休息不好，身体的抵抗力下降，就极易感受风邪寒邪。肌肉、韧带、肌腱在冷空气下长时间处于收缩痉挛状态，血液循环不能正常流畅，积滞在瘀血中的肌酸、乳酸等代谢产物会刺激血管与神经，产生疼痛影响肌肉的正常活动，就会引发关节、颈椎等方面的疾病。

所以，要预防这些疾病"秋后算账"，就要改变夏天里的一些不良生活习惯。尽量早睡早起，培养好的生活规律，不要一味迷恋冷气，饮食要得当，多运动。身体抵抗力强了，疾病也就离你远远的了。

② 冬天生的病为什么要夏天治

所谓冬病，一般是指易于在冬季发病或者在冬季病情容易加重的疾病。中医认为，"冬病"主要是人体易于受寒气侵袭的疾病。常见的"冬病"有感冒、支气管炎、支气管哮喘、慢性阻塞性肺气肿、过敏性鼻炎、风湿与类风湿性关节炎、老年畏寒症以及属于中医脾胃虚寒类疾病。这些疾病发作呈明显的季节性，并且在秋冬季发病率高，常反复发作。

所谓夏治就是针对冬季容易发作的疾病，在夏天的时候进行对症治疗，以期通过改善人体的阴阳平衡，来达到使冬天发

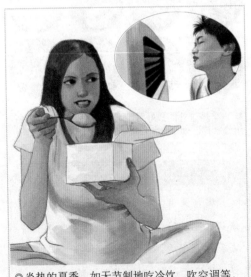

◎炎热的夏季，如无节制地吃冷饮、吹空调等，极易感受风邪寒邪，导致疾病"秋后算账"。

病率降低或减缓病情的目的，坚持数年后，有些疾病甚至可以根治。

以冻疮为例。冬天的时候，不少人手足上长冻疮，一开春就慢慢地自然痊愈。有的医生会建议您在夏天的时候用生姜或者辣椒用力摩擦手足，到了来年冬天，冻疮就不会复发了。这是因为，易患冻疮的人，多为体内阳气不足，入冬以后，体内阴寒之气渐盛，血液循环就受到阻碍，肌肤失于濡养，就会发生冻疮。如果在春夏阳气旺盛之际，用生姜等摩擦手足，一方面借助夏季阳气生发，人体阳气随之旺盛，体内凝寒之气易解，可以扶阳祛寒；另一方面可以为秋冬储备阳气，到冬天体内就有足够的阳气去对抗阴寒之气，从而达到调整阴阳，提高抗病能力的目的。

"冬病夏治"属于中医的内病外治法，其中使用最多的是敷贴疗法。通常采用药物在特定的穴位上进行敷贴，起到鼓舞正气，驱逐宿邪痰饮和瘀血，疏通经络，活血通脉，温经散寒等作用，使人体阳气充沛，抗寒能力增强，经络气血贯通。并可针对个体体质不同，通过益肺、健脾、补肾等药物扶助人体的阳气，纠正虚寒体质，使气血流通顺畅，水谷精微输布正常，从而达到治本的目的。

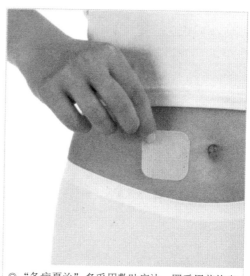

◎ "冬病夏治"多采用敷贴疗法，即采用药物在特定的穴位上进行敷贴，起到疏通经络、扶助阳气、防病治病的目的。

四季养生小贴士

"冬病夏治"是传统中医"治未病"的一种防治疗法，其根据是《素问·四气调神大论》中"春夏养阳，秋冬养阴"的原则。具体来说，对阳虚体征者，利用夏季气温升高，人体阳气上升，经络气血通达充沛之机，施以药物、灸法以鼓正气，助其体内阳气生长，祛除体内沉寒痼疾，从而达到"治未病"的目的。

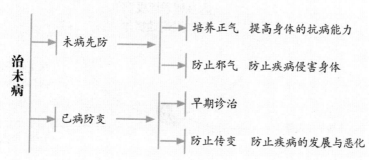

四时阴阳之气的运行

气到来得早、晚、高、低等与季节的变化、地势的高低有关。下图所示为四时之气的运行规律。

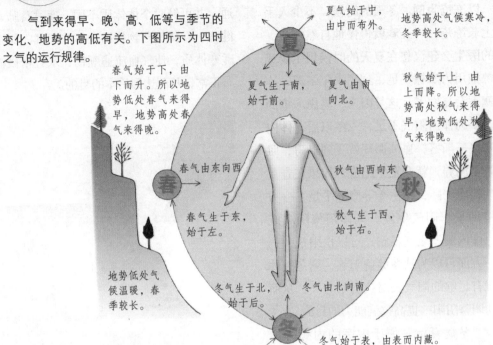

夏气始于中，由中而布外。

地势高处气候寒冷，冬季较长。

春气始于下，由下而升。所以地势低处春气来得早，地势高处春气来得晚。

夏气生于南，始于前。

夏气由南向北。

秋气始于上，由上而降。所以地势高处秋气来得早，地势低处秋气来得晚。

春气由东向西

秋气由西向东

春气生于东，始于左。

秋气生于西，始于右。

地势低处气候温暖，春季较长。

冬气生于北，始于后。

冬气由北向南。

冬气始于表，由表而内藏。

疾病的隐和显

人体感受了外邪，有时候并不会马上表现出来，而是经过一段潜伏期之后才显现出来。人体在四季感受外邪和发病的规律如右图所示。

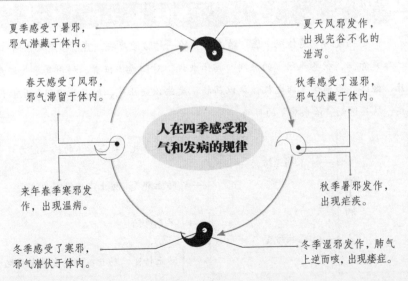

夏季感受了暑邪，邪气潜藏于体内。

夏天风邪发作，出现完谷不化的泄泻。

春天感受了风邪，邪气滞留于体内。

秋季感受了湿邪，邪气伏藏于体内。

人在四季感受邪气和发病的规律

来年春季寒邪发作，出现温病。

秋季暑邪发作，出现疟疾。

冬季感受了寒邪，邪气潜伏于体内。

冬季湿邪发作，肺气上逆而咳，出现痿症。

养颜，也要顺应四季的"生长收藏"

《黄帝内经》中讲道："智者之养生也，必顺四时而适寒暑，和喜怒而安居处，节阴阳而调刚柔。"四季轮回，寒暑更替是人类赖以生存的必要条件。春生、夏长、秋收、冬藏是生物适应四季气象变化形成的普遍规律。人类在长期的进化过程中，获得了适应自然变化的能力，表现为"人与天地相应"。

所以，人的各种生理功能，有着与天地自然变化几近同步的节律性和适应外界变化做出自我调整的能力。简言之，就是要法时，养颜亦是如此。违背了大自然的规律，不仅我们的身体会受惩罚，就连容颜也会受影响。就拿女性在冬天穿短裙来说，虽然漂亮，但是由于下肢受凉导致血行不畅，时间久了，不仅皮肤会长斑，脸色也会显得毫无生气，绝对得不偿失。所以，养颜也要顺应自然，遵守四季的"生长收藏"法则。

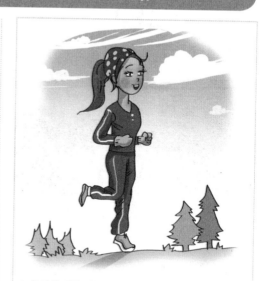

◎春暖花开的季节应该多活动，以促进身体内部气机的生发，让容颜苏醒。

① 春季养"生"，让容颜与万物一起复苏

春天是阳气生发的季节。首先，春天要晚睡早起，不要睡得太多，否则会阻碍身体内部气机的生发，肤质当然也包括在其中。春暖花开的季节应该多活动，节假日的时候可以去踏青游玩，一方面放松心情，一方面唤醒冬季里沉睡的身体，还能呼吸天地之间的清气，是很快乐的体验。

春天是肝气最足、肝火最旺的时候。这时候人也容易上火。对此，肌肤也会有

所反映，如长几颗痘痘等。那么如何解决呢？很简单，肝胆相表里，通过胆经可以抒发肝之郁气，这样还会使肌肤更加光泽红润，痘痘的发生率也大大降低。此外，早春天气，乍暖还寒，有时还会倒春寒，所以一定要注意增减衣服，所谓"春捂"，就是说早春要穿暖一点儿，不要急于脱冬衣，尤其是不能为了凸显身材和美丽，过早地穿裙装和露脚面的船鞋。

② 夏季养"长"，适当宣泄体内瘀滞

夏季是天地万物生长、葱郁茂盛的时期。这时，大自然阳光充沛，热力充足，万物都借助这一自然趋势加速生长发育。人在这个季节也要多晒太阳、多运动，多出汗，宣泄出体内的瘀滞，这样才能使气血通畅，为以后的收藏腾出地方。如果在

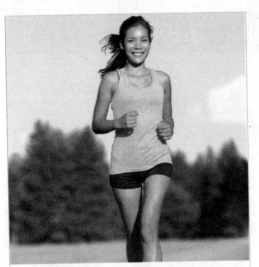

◎夏季人要多晒太阳、多运动，多出汗，以宣泄出体内的瘀滞，减少痘痘、粉刺等问题。

夏天宣泄得不够，不仅到了秋冬季节想进补的话根本就补不进来，脸上也很容易出现粉刺。

还有，中医认为长夏（农历6月，阳历7~8月间）属土，五脏中的脾也属土，长夏的气候特点是偏湿，"湿气通于脾"，也就是说湿气与脾的关系最大。如果体内湿气很重，肌肤也会有所反映，如痘痘、斑点及某些疹子。所以，夏季要养"长"，也是养脾的大好时机。

那么，我们在夏天应该怎样"养长"呢？

第一，要保证睡眠。中午的时候人们总是精神不振、昏昏欲睡，因此有条件的话可以增加午休的时间，以消除疲劳，保持精力充沛。

第二，要保证营养。夏季天热气压低，人体消耗大，所以这时候更应该注意养自己的身体，增加营养，多吃绿叶蔬菜和瓜果，早晚时喝点儿粥或汤是大有好处的，尤其是绿豆汤或粥，既能生津止渴、清凉解暑，又能滋养身体。

第三，要及时补水。多喝凉白开水，不能用饮料代替开水。

第四，不能贪凉。《黄帝内经》里说，"防因暑取凉"，这是告诫人们在炎热的夏天，在解暑的同时一定要注意保护体内的阳气，因为天气炎热，出汗较多，毛孔处于开放的状态，这时机体最易受外邪侵袭。所以不能过于避热趋凉，如吃冷饮、穿露脐装、露天乘凉过夜，用凉水洗脚，这些都会导致中气内虚，令暑热和风寒等外邪乘虚而入。

第五，保持心静。夏天容易使人心烦，特别是在气温高、无风、早晚温度变化不明显时，就更容易使人心胸憋闷，产生烦躁和厌烦情绪，从而诱发精神疾病。所以夏天应该清心寡欲，闭目养神。

❸ 秋季养"收"，应处处收敛不外泄

秋季的三个月，是万物收获的季节。此时秋风劲急，气温下降，地气内敛，外现清明，人们也应该早睡早起，收敛精神而不外散，以缓和秋季肃杀的伤伐，使神气安定。这是秋季养生的法则，如果违背了这个法则，就会伤损肺脏，不仅到了冬季会出现顽固不化的泄泻，供给冬季收藏的物质和能量减少，随之还会出现皮肤紧绷、干燥等肤质问题。

那么，我们应该如何在秋季进行"养收"呢？

第一，早睡早起。秋季，自然界的阳

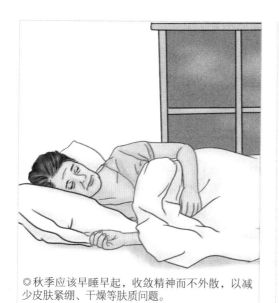

◎秋季应该早睡早起，收敛精神而不外散，以减少皮肤紧绷、干燥等肤质问题。

气由疏泄趋向收敛、闭藏，在起居方面要合理安排睡眠时间，早卧早起。晚上10点就睡觉，晚上11点之后就能养肝胆之气，不然你的肝胆是养不好的。

在这里要特别提醒老年朋友，随着年龄的增加，老年人的气血阴阳俱亏，会出现昼不精、夜不瞑的少寐现象。古代养生专家说，老人宜"遇有睡意则就枕"，也就是说什么时候困了什么时候就睡，这是符合养生原则的。

第二，使志安宁。肾藏志，顺应了秋收之气，就能使肾经不妄动。所以在秋季的时候性生活要有所收敛，以养精气。

第三，饮食调养。秋天气候干燥，应防"秋燥"，膳食应贯彻"少辛增酸"原则，尽可能少食葱、姜、蒜、韭菜等辛味之品，多食酸味果蔬，如雪梨、鸭梨，生食可清火，煮熟可滋阴、润肺而防燥。

秋季易伤津液，故饮食还要以防燥护阴、滋阴润肺为基本准则。多食芝麻、核桃、糯米、蜂蜜、乳品等可以起到滋阴润肺、养血的作用。

第四，谨防感冒。立秋后，又进入了伤风感冒的高发季节。特别是当工作环境通风不好时，感冒更容易在办公室之间迅速传播。在感冒流行时可用陈醋熏蒸居室。经常使用冷水洗脸洗鼻，也有助于感冒预防。一些简单的自我保健小方法也能预防感冒，如擦迎香、浴面、摩百会、擦涌泉等穴位。

第五，内心宁静。秋季日照减少，花木开始凋谢，特别是霜降之后。"无边落木萧萧下"，常使人触景生情，心中产生凄凉、忧郁、烦躁等情绪变化。因此秋季养肺就要注意精神情志方面的养生，培养乐观情绪，可以参加一些登山赏红叶等有意义的活动。我国古代民间就有重阳节登高赏景的习俗，登高远眺，饱览奇景，有心旷神怡之感，可使一切忧郁、惆怅顿然消失，又调剂生活，实为人间乐事。

❹ 冬季养"藏"，养肾防寒是关键

冬季的主气为寒，寒为阴邪，易伤人体阳气，阴邪伤阳后，人体阳气虚弱，生理功能受到抑制，就会产生一派寒象，常见情况有恶寒、脘腹冷痛等。另外，冬季是自然界万物闭藏的季节，人体的阳气也要潜藏于内，由于阳气的闭藏，人体新陈代谢水平相应降低。因而需要生命的原动力"肾"来发挥作用，以保证生命活动适应自然界的变化，人体能量和热量的总来源在肾，也就是人们常说的"火力"，

"火力"旺说明肾脏功能强，生命力也强。这在肤质和气色上同样有反映。

《黄帝内经·灵枢·天年》中黄帝问大医岐伯，有人不能寿终而死的原因。岐伯回答："薄脉少血，其肉不实，数中风寒……故中寿而尽也。"其中"数中风寒"便是早亡的一个重要原因。所以我们要健康，要长寿，就要防寒。现在很多人，尤其是时尚女性，冬天的时候上身穿得厚厚的，下面却只穿条裙子。这样的装束虽然美丽，但对身体的伤害是无穷的。俗话说："风从颈后入，寒从脚下起"。虽然血总是热的，但很多人气血虚弱，或阳气不足，新鲜血液很难循环到脚上去，没有热血的抵挡，寒气便会乘虚从脚下侵入，所以为了您的健康请穿上棉鞋、厚袜子和暖裤吧。

冬季属阴属水，要藏得住才能保证春季的生发。因此，冬季一定要养好肾阴，要收敛，澡都要少洗，每周一到两次，但可以每天用热水泡脚。这样才能养住体内已经收敛的阳气，所谓"无扰乎阳"。衣服要穿暖，多晒太阳，冬天不宜洗冷水澡也不提倡冬泳，以免阳气耗损太大；多吃温补性食物，这些食物能温暖人身，驱除寒邪，温热性食物主要指温热及养阳性食物，如羊肉、牛肉、鸡肉、鹿茸等，冬天以炖食最好。其中，羊肉和鸡是冬天温补的主要肉食品。羊肉的膻味可用花椒、料酒及大蒜去除。

另外，中医认为肾藏精，是人的生命之本。房事不节，会损伤肾精，久而久之，便会使肾气亏损，产生精神萎靡，耳目失聪，面容憔悴，皮肤干枯等未老先衰的症状。冬季与肾脏相应，因此这个季节应节制性生活，以保肾固精。

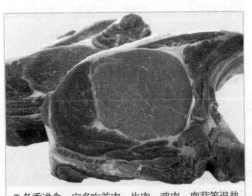

◎冬季进食，宜多吃羊肉、牛肉、鸡肉、鹿茸等温热及养阳性的食物，以温暖人身，祛除寒邪。

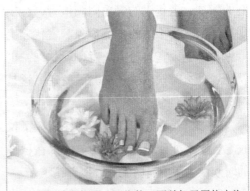

◎冬季要养好肾阴，要收敛，可以每天用热水泡脚，以驱除体内寒邪。

四季养生小贴士

　　一年四季，自然万物都随着季节的变更而变化，人的皮肤同样也随着季节的更换发生着微妙的变化。无论春、夏、秋、冬，爱美的女性都关注着自己的皮肤，不让美丽随着季节的变换而流逝。因此，我们要通过养生、调理，让美丽内外统一，这样的美，才是真正的美。

四季变迁，房事也应随之调节

一年四季的变化，不仅影响自然界的植物，而且影响人的房事。人的机体也是一个小天地，和自然界一样有四季的变化，而且受自然界变化的影响。人应该根据四季的变迁来调节自己的房事，以适应自然界春生、夏长、秋收、冬藏的变化规律。

春天，万物复苏，自然界充满生机，欣欣向荣，各种生物都处于生长繁殖的季节。在这百花齐放，鸟语花香的时节，人的生殖功能和内分泌功能也相对旺盛，性欲相对高涨，春天赋予人生发之气，适当的性生活有助人体气血调畅，是健康的。必须注意，性生活过分频密，势必损伤身体。在春季，有的羚羊过度交配，导致双脚不能举步，成为虎、狮的食物。

◎人应该根据四季的变迁来调节自己的房事，以适应自然界春生、夏长、秋收、冬藏的变化规律。

夏季，生物茂盛，花开结果。由于天气炎热，人体气血运行加速，新陈代谢加快，身体处于高消耗的状态。人应与其相应，保持心情愉快，情绪舒畅，避免过分激动，房事应适当减少。如果这时过度房事，无疑增加能量消耗，损伤阳气，不利于身体健康。

秋季，天高气爽，秋风劲急，万物肃杀。秋天养生总的原则是要休身养性，思绪宁静，不让意志外驰，以适应秋季寒凉肃杀的气候。对房事而言，具体的养生方法就是性欲的兴奋冲动不能像春天生发之性的冲动，也不能像夏天阳亢之性的兴奋，而是要有所收敛，房事应有所减少，以保精固神，蓄养精气。

冬季，天气寒冷，冰封雪飘，万物闭藏，虫蛇冬眠，养精蓄锐，以待来年春天生长发育。人也不例外，冬季气温较低，人的新陈代谢也随之降低，与此相应，适当节制房事，以保养肾阳之气，使精气内守，避免耗伤精血。

四季养生小贴士

《黄帝内经》里说："阴阳四时者，万物之始终也，死生之本也。逆之则灾害生，从之则苛疾不起，是为得道。"人的性生活，作为一种生命活动，一种自然界中的现象，当然不能例外。我们需要根据季节不同适当调整房事，这样对防止性功能障碍，保证身体健康有一定帮助。

♥ 最佳季节受孕，生出最健康的宝宝

在当今社会，不少年轻夫妇为了让孩子能按正常年龄上学，非要把孩子生在上半年，甚至不惜选择剖宫产。其实，适时结婚生子，不仅是人生的两个关键时刻，更是对我们生命的最大护佑。花到了时候会开，果子到了季节会结，人也要顺着自然的这一规律，该要孩子的时候就得要个孩子。那么什么时候是最佳怀孕期呢？

中医认为，最适合女人怀孕的季节是春天和秋天。因为冬天的时候，人的气血都到里面来了，它以肾气为主。同时，冬天重在藏精，夏天的时候所有气血都到外面来了，里面的气血是最弱的。如果在夏天和冬天这两个季节里夫妻生活过多，对身体来讲是一种损害，所以在中国古代养生里面，讲究夏避三伏，冬避三九。

《黄帝内经》还有一句话叫"冬不藏精，春必病瘟"。就是这时候，正常的夫妻生活可以有，但是一定要注意节制。而春天和秋天的时候，正好是气血最旺盛的时候，气血一个是从外边往里边走，一个是从里边向外面走，这时候整个自然界的气候，一个是春花之实，一个是秋收之实，这两个时间，是怀孕最好的时候。

至于男女生育的最佳年龄，《黄帝内经》里讲女人在28岁的时候身体处于最佳时期，35岁以后身体状况开始衰退。这就是说女人在28岁左右生育是最好的，最晚不能超过35岁。男人在32岁的时候身体状况最好，40岁的时候身体素质开始下滑，所以男人最好在这一时期完成生育。

四季养生小贴士

因早孕阶段最怕病毒感染，一旦孕妇感染病毒，畸胎率会显著增高，而初春是病毒多发及传播的季节，所以初春时期不宜怀孕。除此之外，下列几种情况下也是不宜怀孕的：

（1）大量吸烟饮酒后。

（2）在新婚蜜月、旅游期。

（3）心情不舒畅时。

（4）长期接触小动物，如猫、狗等。

（5）男女任何一方患急性传染病及女方患心、肝、肾等慢性疾病时。

（6）正在患病或大病初愈身体还没恢复。

（7）长期使用抗癌、抗癫痫等药物时。

（8）口服避孕药者，停药不足6个月。

（9）刚刚接受了放射治疗或其他有害物质。

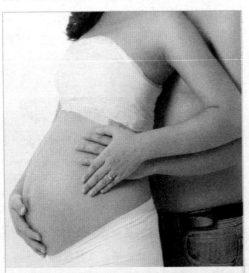

◎中医认为，最佳受孕季节是春天和秋天，因为在这两个季节里人的气血最旺盛。

♥ 天有二十四节气，养生有二十四要诀

二十四节气是我国古代人民为适应"天时""地利"，取得良好的收成，在长期的农耕实践中，综合了天文与物候、农业气象的经验所创设。

从古人对节气最早的命名，如《尚书》记载的"日中""宵中"等，可知二十四节气的形成与太阳有着密切的关系。"节"的意思是段落，"气"是指气象物候。

每个节气的专名均含有气候变化、物候特点和农作物生长情况等意义。而同在蓝天下，人其实是和农作物一起生长的。所以，养生完全可以随着节气走。

① 立春（2月3～5日）

立春养生要注意保护阳气，保持心境愉悦的好心态。此时生活在北方地区的人不宜太快地脱去棉服，应多参加室外活动，克服倦怠思眠状态。

饮食调养方面宜食辛甘发散之品，不宜食酸收之味，有目的地选择大枣、豆豉、葱、香菜、花生等进食。

② 雨水（2月18～20日）

雨水节气着重强调"调养脾胃"。饮食调节方面宜多吃新鲜蔬菜、多汁水果以补充人体水分，少食油腻之物，以免助阳外泄，应少酸多甜，以养脾脏之气。可选择韭菜、百合、豌豆苗、荠菜、春笋、山药、藕等。

③ 惊蛰（3月5～7日）

惊蛰节气的养生要根据自然物候现象、自身体质差异进行合理的调养。

阴虚者：形体消瘦，手足心热，心中时烦，少眠，便干，尿黄，不耐春夏，多喜冷饮。饮食要保阴潜阳，多吃清淡食物，如糯米、芝麻、蜂蜜、乳品、豆腐、鱼等。太极拳是较为合适的运动项目。

阳虚者：多形体白胖，手足欠温，小便清长，大便时稀，怕寒喜暖。宜多食壮阳食品，如羊肉、鸡肉、鹿肉等。散步、慢跑、太极拳、五禽戏及日光浴都是适合的锻炼项目。

④ 春分（3月20～21日）

由于春分节气平分了昼夜、寒暑，人们在保健养生时应注意保持人体的阴阳平衡状态。此时人体血液和激素水平也处于相对高峰期，易发非感染性疾病，如高血压、月经失调、痔疮及过敏性疾病等。饮食调养应保持机体功能协调平衡，禁忌偏热、偏寒、偏升、偏降的饮食误区，如在烹调鱼、虾、蟹等寒性食物时，必佐以葱、姜、酒等温性调料，以达到阴阳互补之目的。

⑤ 清明（4月4～6日）

乃天清地明之意，是高血压的易发期。在调摄过程中应当减轻和消除异常情志反应，保持心情舒畅，选择动作柔和、

动中有静的太极拳作为首选锻炼方式；避免参加竞赛性质的活动和负重性活动。饮食应定时定量，形体肥胖者，应多食瓜果蔬菜。老年高血压者应特别强调低盐低脂饮食。

养宜以清爽、清淡的素食为主，常吃具有清热、利湿作用的食物，如赤小豆、绿豆、冬瓜、丝瓜、黄瓜、藕等；忌食膏粱厚味、甘肥滋腻、生湿助湿的食物，如动物脂肪、海腥鱼类等。

❻ 谷雨（4月19～21日）

谷雨节气以后是神经痛的发病期，如肋间神经痛、坐骨神经痛、三叉神经痛，等等。肋间神经痛在治疗上离不开疏肝行气、活血通络的原则。坐骨神经痛病因不外乎风、寒、湿邪侵袭经络，应辨证施治，使营卫调和而弊病得解。三叉神经痛常突然发作，呈闪电样、刀割样难以忍受，针灸对此有较好的治疗效果。

❼ 立夏（5月5～7日）

在整个夏季的养生中要注重对心脏的特别养护。

立夏节气常常衣单被薄，即使体健之人也要谨防外感，一旦患病，不可轻易运用发汗之剂，以免汗多伤心。老年人更要注意避免气血瘀滞，以防心脏病的发作。故立夏之季，情宜开怀，安闲自乐，切忌暴喜伤心。清晨可食葱头少许，晚饭宜饮红酒少量，以畅通气血。具体到膳食调养中，我们应以低脂、低盐、清淡为主。

❽ 小满（5月20～22日）

在小满节气的养生中，我们要特别提出"未病先防"的养生观点。

小满节气是皮肤病的高发期，饮食调

❾ 芒种（6月5～7日）

芒种节气里要注意增强体质，避免季节性疾病和传染病的发生，如中暑、腮腺炎、水痘等。起居方面要顺应昼长夜短的季节特点，晚睡早起，适当地接受阳光照射（避开太阳直射，注意防暑），利于气血运行、振奋精神；中午最好能小睡一会，时间以30分钟至1个小时为宜，以消除疲劳，有利于健康。精神调养方面，应使自己保持轻松愉快的心情，忌恼怒忧郁，这样可使气机得以宣畅、通泄。

❿ 夏至（6月21～22日）

夏至节气里环境温度过高，空气湿度大，人体内热量不易散发现象。因此养生要顺应夏季阳盛于外的特点，注意保护阳气。同时要注意防暑，如喝消暑保健粥等。起居调养，以顺应自然界阳盛阴衰的变化，宜晚睡早起。

⓫ 小暑（7月6～8日）

小暑之季，气候炎热，人易心烦不安，疲倦乏力。

在自我养护和锻炼时，我们应按五脏主时，夏季为心所主而顾护心阳，平心静气，确保心脏功能的旺盛，故夏季养生重点突出"心静"二字就是这个道理。

⑫ 大暑（7月22～24日）

大暑是一年中最热的节气。

大暑是养生保健"冬病夏治"的最佳治疗时机，如慢性支气管炎、肺气肿、支气管哮喘、腹泻等阳虚证。

⑬ 立秋（8月7～9日）

秋内应于肺，肺在志为悲（忧），悲忧易伤肺，所以在进行自我调养时切不可背离自然规律。起居应开始"早卧早起，与鸡俱兴"。早卧以顺应阳气之收敛，早起为使肺气得以舒展。着衣不宜太多。

⑭ 处暑（8月22～24日）

据《月令七十二候集解》说："处，去也，暑气至此而止矣。"意思是炎热的夏天即将过去了。随着天气转凉，很多人会有懒洋洋的疲劳感，出现"秋乏"。因此，此时首先调整的就是睡眠时间，要保证充足睡眠，改掉夏季晚睡习惯，争取晚上10点前入睡，以比夏天增加1小时睡眠为好，并保证早睡早起。

其次，要注意护脐。肚脐部位的表皮最薄，皮下没有脂肪组织，极易受寒气侵袭，引起急性腹痛、腹泻、呕吐等疾病。

⑮ 白露（9月7～9日）

白露节气中要避免鼻腔疾病、哮喘病和支气管病的发生。特别是对于那些因体质过敏而引发的上述疾病，在饮食调节上更要慎重。凡是因过敏引发的支气管哮喘的病人，平时应少吃或不吃鱼虾海鲜、生冷炙烩腌菜、辛辣酸咸甘肥的食物，最常见的有带鱼、螃蟹、虾类、韭菜花、黄花菜、胡椒等，宜食清淡、易消化且富含维生素的食物。

⑯ 秋分（9月22～24日）

秋季九十天的中分点。养生中也应本着阴阳平衡的规律，使机体保持"阴平阳秘"的原则。精神调养最主要的是培养乐观情绪，收敛神气。九九重阳登高观景可使人心旷神怡，也是调节精神的一方良剂。

⑰ 寒露（10月8～9日）

"金秋之时，燥气当令"，如果调养不当，人体会出现咽干、鼻燥、皮肤干燥等一系列的秋燥症状。所以暮秋时节的饮食调养应以滋阴润燥（肺）为宜，应多食用芝麻、糯米、粳米、蜂蜜、乳制品等柔润食物，少食辛辣之品。

⑱ 霜降（10月23～24日）

霜降时节，养生保健尤为重要，民间有谚语"一年补透透，不如补霜降"，足见这个节气对我们的影响。作为秋季的最后一个节气，此时天气渐凉，秋燥明显，燥易伤津。

霜降养生首先要重视保暖，其次要防秋燥，运动量可适当加大。饮食调养方面，此时宜平补，要注意健脾养胃，调补肝肾，可多吃健脾养阴润燥的食物，玉蜀黍、萝卜、栗子、秋梨、百合、蜂蜜、淮山、奶白菜、牛肉、鸡肉、泥鳅等都不错。

⑲ 立冬（11月7~8日）

冬季养生应顺应自然界闭藏之规律，以敛阴护阳为根本。在精神调养上力求其静，控制情志活动，保持精神情绪的安宁，使体内阳气得以潜藏。起居调养强调"养藏"，早睡晚起，日出而作，保证充足的睡眠，有利于阳气潜藏，阴精蓄积。饮食调养要少食生冷，但也不宜燥热，应有的放矢地食用一些滋阴潜阳、热量较高的膳食，同时也要多吃新鲜蔬菜以避免维生素的缺乏。

⑳ 小雪（11月22~23日）

小雪节气前后，天气时常阴冷晦暗，此时人们的心情也会受其影响，特别是那些患有抑郁症的朋友更容易加重病情。抑郁症的发生多由内因即七情过激所致，七情包括了喜、怒、忧、思、悲、恐、惊七种情志的变化，调神养生对患有抑郁症的朋友就显得格外重要。

㉑ 大雪（12月6~8日）

大雪节气后，天气越来越凉。雪后的大风使气温骤降、咳嗽、感冒的人比平时

多。有些疾病的发生与不注意保暖有很大关系，所以要注意保暖。

㉒ 冬至（12月21~23日）

冬至是养生的大好时机，主要是因为"气始于冬至"。自此，生命活动开始由盛转衰，由动转静。此时科学养生有助于保证旺盛的精力而防早衰，达到延年益寿的目的。冬至时节饮食宜多样，谷、果、肉、蔬合理搭配，适当选用高钙食品。中老年朋友尤其是中年人，静神少虑，应劳而勿过，节欲保精，欲不可纵。

㉓ 小寒（1月5~7日）

人们在经过了春、夏、秋近一年的消耗后，脏腑的阴阳气血会有所偏衰，合理进补既可及时补充气血津液，抵御严寒侵袭，又能使来年少生疾病，从而达到事半功倍的养生目的。在冬令进补时应食补、药补相结合，以温补为宜。

㉔ 大寒（1月20~21日）

大寒是一年中的最后一个节气。古有"大寒大寒，防风御寒，早喝人参、黄芪酒，晚服杞菊地黄丸"之法。

四季养生小贴士

二十四节气准确地反映了季节、气候等自然现象的变化。养生专家指出，人与自然界是统一的整体，一年二十四节气变化不一，会引起人的生理和心理功能不断地发生变化。所以，二十四节气不仅是指导农业生产的"圣经"，也是指导人们养生、保健的秘宝。针对每个节气的时令特点，分别从饮食、运动、精神、防病保健等方面全方位地保养自己，才能轻松颐养天年。

日出日落，跟着太阳去养"阳"

世间万物都离不开太阳，失去了太阳一切生物就失去了生命力，人也一样。医学经典《黄帝内经》中就曾说道："阳气者，若天与日，失其所则折寿而不彰。"明代著名医学家张景岳注曰："生杀之道，阴阳而已。阳来则物生，阳去则物死。"也就是说，人的生命系于"阳气"，只有固护阳气，才能百病不生，人们才能拥有鲜活的生命力。而我们养生的重点就在于养护身体内的阳气。

人体内的阳气在中医里又叫"卫阳"或"卫气"，"卫气"是肾中阳气所化生，出自下焦，滋养于中焦，升发于上焦。这里的"卫"就是保卫的意思，阳气是人体的卫士，它能够抵制外邪，保卫人体的安全。卫气在发挥其功能时，必须依靠中焦脾胃化生水谷精微之气。卫气虚则易汗易感冒。

人生活在天地之间，会感受到自然界的不同的气候变化，中医将其分为"风、热（暑）、湿、火、燥、寒"六种气候，称之为"六气"。在正常情况下，六气是万物生长的条件，人类在长期的进化过程中，对六气已具有了适应能力，故六气对人体是无害的。当气候变化异常，六气发生太过或不及，或非其时而有其气（如春天应温而反寒，秋天应凉而反热等）以及气候变化过于急骤（如暴冷、暴热等），在人体的正气不足，抵抗力下降之时，六气才能成为致病因素，侵犯人体而发生疾病。在这种情况下，反常的六气便称为六淫。由于六淫是不正之气，所以又称其为"六邪"，属于外感性的致病因素。六淫邪气多经体表皮毛或口鼻侵袭人体，其病多与季节、气候及居处环境有关。如春季多风，故多风证，冬季寒冷，乃多寒证，暑夏季节气候潮湿或久居潮湿环境，则易患湿证，秋季干燥，则患燥证等。为什么有的人爱生病，而有的人却安然无恙呢？区别就在于他们体内的阳气充足与否。总是爱生病的人体内阳气不足，病邪很容易侵入人体，而体内阳气充足的人则能够抵挡外邪的入侵。所以，那些身患各种疑难杂病、重病或慢性病的人，基本上都是卫阳不固、腠理不密的，以致外来的各种邪气陆续占领人体并日积月累而成。

导致疾病的原因除去自然界的"六淫邪气"，还有人体内部的七情。七情即

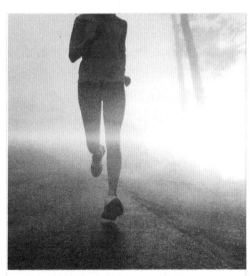

◎《黄帝内经》中曾说道："阳气者，若天与日，失其所则折寿而不彰。"养阳气最简单的方法就是跟着太阳走。

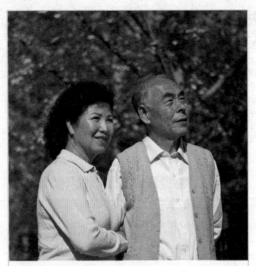

◎每天晒半个小时太阳，可帮助老人养好阳气，促进骨骼中钙质的吸收。

喜、怒、忧、思、悲、恐、惊七种情志变化，是机体的精神状态。七情是人体对客观事物的不同反映，在正常的情况下，一般不会使人致病。但突然强烈或长期持久的情感刺激，超过了人体本身的正常生理活动范围，使人体气机紊乱，脏腑阴阳气血失调，便会导致疾病的发生，由于它是造成内伤病的主要致病因素之一，故又称"内伤七情"。如：大怒伤肝、暴喜伤心、思虑伤脾、忧悲伤肺、惊恐伤肾等。而人的情绪就是在阳气不足的情况下起伏最大，阳气充足的人通常比较乐观、通达，阳气不足的人则容易悲观绝望。所以，养好阳气，人的情绪也会慢慢地好起来，整个人充满了精神与活力，由于七情过度而导致的病也就离我们远去了。

那么阳气要如何养呢？其实，天地之间最大的阳气就是太阳，太阳的变化直接影响着人体阳气的变化。长期待在写字楼里的人总是感觉没有活力，如果能每天抽

时间晒晒太阳，就会觉得整个人都精神很多，这是太阳给我们的力量。所以我们说：人只有跟着太阳走，才能找到内在的力量。但是，现在跟着太阳走的人非常少了。古人"日出而作，日落而息"是跟着太阳走的，但是现代人很难做到，每天要起很早去上班，晚上太阳早下山了，还得加班加点地工作，一天都见不到太阳的脸。古人"锄禾日当午"，夏天在太阳底下干活，虽然汗流浃背但是身体阳气充足，不会得这样那样的怪病，但是现代人却坐在空调屋里吃着冰西瓜，偶尔出门也要涂防晒霜、撑遮阳伞，恐怕被太阳晒到，身体里的阳气根本生发不起来。太阳是最好的养阳药，我们却利用不起来，这真是一种极大的损失与浪费。

为了养好阳气，建议大家经常抽出时间晒晒太阳，特别是在寒冷的冬季，晒太阳就是一种最好的养阳方式。阳光不仅养形，而且养神。养形，就是养骨头。用西医的说法就是：多晒太阳，可以促进骨骼中钙质的吸收。所以，多晒太阳就是老年人养骨的最好方式。对于养神来说，常处于黑暗中的人看事情容易倾向于负面消极、处于光明中的人看事情正面积极，晒太阳有助于修炼宽广的心胸。

四季养生小贴士

晒太阳的时间不要太长，半小时左右就行，什么时候的太阳感觉最舒服就什么时候去晒。晒太阳时一定不要戴帽子，让阳光可以直射头顶的百会穴，阳气才能更好地进入体内。

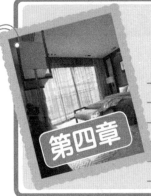

每天都是一个完美的春夏秋冬

◎中医认为，人体内的经气就像潮水一样，会随着时间的流动，在各经脉间起伏流注，且每个时辰都会有不同的经脉"值班"。如果能够顺应这种经脉的变化，采用不同的方法，就可以达到良好的养生效果。可这种理论的道理何在？经脉与时辰，时辰与四季，五脏五行与时辰到底有什么关系呢？本章一一为您解答。

第四章

♥ 时辰让我们更深入地认识大自然

在讲时辰养生之前，我们先来说说时辰这个话题。时辰是古代的计时单位，相当于我们现在的两个小时。古代没有钟表，但人们又需要时间来安排一日的活动，于是聪明的古人根据太阳的升落，天色的明暗将一天划分为不同的时段。

这种划分法最早见于殷商甲骨的卜辞中，当时就有"旦"（清晨）、"夕"（傍晚）、"明"（黎明）、"日中"（中午）、"昃日"（下午）、"昏"（黄昏）等记载。后来，随着人们的不断实践和对自然认识的深入，时段的划分也越来越细了。古代没有电，因此夜晚的活动也比较少，这从《左传》《淮南子》等所记载的时段昼多而夜少便可以看出。汉武帝的时候推行了"太初历"，自此以后历法开始变得越来越精密。一昼夜开始被划分为十二个时段，再用十二地支来代表，便有了十二时辰之说。这十二时辰分别为子、丑、寅、卯、辰、巳、午、未、申、酉、戌、亥，它们所对应

的时段依次为夜半、鸡鸣、平旦、日出、食时、隅中、日中、日昳、晡时、日入、黄昏、人定。这十二时段是我国古人借助他们看到的一些有代表性的自然特征和生物特征来计时的方法。比如把半夜鸡叫称作"鸡鸣"，把天黑要睡觉的时间命为"人定"，早上吃饭的时间叫作"食时"，吃晚饭的时间叫作"晡时"。这时也许会有人问那中午吃饭的时间叫作什么呢？原来古时候的人一天只吃两顿饭，所以压根就不存在午餐时间。剩下的八个时段都是指太阳运行的位置，可见古人有多聪明，在那个时候就懂得用太阳在天空的位置来划分时间。

在《黄帝内经》的记载中，如《灵枢·卫气行》《灵枢·经别》等篇都有"十二辰"的记载。这十二辰就是十二时辰。也正是由于被中医奉为经典的《黄帝内经》有不同的时段划分方法，而时段与脏腑经脉的配属也全是一样的，所以至今依然存在不同记时法和不同配属的问题。

十二个时辰，对应十二个正经管家

古人将一天分为十二个时辰，与之相对应的，人体也有十二条经络，我们称之为"十二正经"，每条正经各有所主的脏腑。"十二正经"是人体的主干线。气血按十二时辰的阴阳消长有规律地流注于十二经脉之中，而人体各脏腑的功能也会随时间的推移而发生相应的变化。经与体内无数条脉络相互交错（经为干线，络为旁支），在人体内形成一张大网，将人体连成一个有机的整体，使人体的活动保持着阴阳的协调统一。所以要平衡阴阳，首先要养好经络。

十二经脉的交接顺序是从肺经始，而大肠经，而胃经，而脾经，而心经，而小肠经，而膀胱经，而肾经，而心包络经，而三焦经，而胆经，而肝经，复从肝经注入肺经，周而复始，循环无端，日夜运行五十周。

为什么经脉自手太阴至手阳明……至足厥阴，复至手太阴地有序交接呢？营血的流注之所以从手太阴经开始，肺经之所以为十二经之首是由于两点原因：其一，因为营血属阴，阴血必赖气之统帅和推动，肺主气，故其运行每周必从手太阴肺经开始。其二，营血的化生，虽然始于中焦，但水谷精微之气须"上注于肺脉，乃化而为血"（《灵枢·营卫生会篇》），所以营血的运行必从肺经开始。

但是这种时经配属关系的机理又是什么呢？其实，时辰与经脉配属的实质，是每值某经所配属之时，则该经功能活动相对旺盛，自身敏感性增加。因而，能对针灸等治疗效果产生影响。这一配属和时辰与脏腑配属同一道理，是人类在长期生存并适应这个具有明显节律变化的环境中所形成的。

十二时辰经络气血流注表

上午

时辰	寅虎3—5时	卯兔5—7时	辰龙7—9时	巳蛇9—11时
流注经络	手太阴肺经	手阳明大肠经	足阳明胃经	足太阴脾经
起止穴	中府—少商	商阳—迎香	承泣—厉兑	隐白—大包
主要任务	熟睡	起床、排便	吃早餐	吸收早餐、工作

中午

时辰	午马11—13时	未羊13—15时	申猴15—17时	酉鸡17—19时
流注经络	手少阴心经	手太阳小肠经	足太阳膀胱经	足少阴肾经
起止穴	极泉—少冲	少泽—听宫	睛明—至阴	涌泉—俞府
主要任务	午餐、午睡	消化吸收	喝水、学习、工作	吃晚饭

下午

时辰	戌狗19—21时	亥猪21—23时	子鼠	丑牛
流注经络	手厥阴心包经	手少阳三焦经	手厥阴心包经	足厥阴肝经
起止穴	天池—中冲	关冲—丝竹空	瞳子髎—足窍阴	
主要任务	休闲以愉悦身心	入睡	睡眠的黄金时间	安睡以养阴养血

每一个时段，都与我们的脏腑相配属

不仅十二经脉与时辰相配属，五脏也有相应的时段配属。如果将一昼夜分为鸡鸣、平旦、日中、黄昏、合夜五个时段，那么这五个时段各配属一脏，这配属方法还有两种。

第一种配属法是指根据五脏所在部位及其功能特点，以上下腹背区分阴阳，并与昼夜阴阳时段相互联系而配属的方法。如《素问·金匮真言论》中所云："平旦至日中，天之阳，阳中之阳也。日中至黄昏，天之阳，阳中之阴也。合夜至鸡鸣，天之阴，阴中之阴也。鸡鸣至平旦，天之阴，阴中之阳也。"这里的"合夜"，即"始夜"，是指天开始由明转黑的时间段。这种时段划分，除黄昏到合夜外，其他的时段都是相连贯的，即合夜→鸡鸣→平旦→黄昏。从以上可以看出，黄昏至合夜也应当称为一个时段。按此法就将一昼夜划分为五个时段，这五个时段恰好与五脏相配。《素问·金匮真言论》中还说道："背为阳，阳中之阳，心也。背为阳，阳中之阴，肺也。腹为阴，阴中之阴，肾也。腹为阴，阴中之阳，肝也。腹为阴，阴中之至阴，脾也。"这段话明显地指出了四时段与四脏的配属关系：鸡鸣至平旦配肝，平旦至日中配心，日中至黄昏配肺，合夜至鸡鸣配肾。但这五脏中的"脾"又与哪一时段相配呢？文中讲到"脾之至阴"，什么是"至阴"？"至阴"就是指从阳到阴，这里的"至"是到的意

思。而黄昏至合夜这个时段正好是从阳开始转阴的时候，故与脾相配。那么，五脏与时段的配属关系就如下图所示：

心　　肺　　脾　　肾
┌─→平旦──→日中──→黄昏──→合夜──→鸡鸣─┐
└─────────────────肝←─────────────────┘

而五脏又有五行的属性，那么五脏的这个五行属性，又分别与五个时段相配属，这种配属法便是第二种配属法。关于五脏与昼夜时段的相配关系，主要是从什么时段五脏病症的病情与其他时段相比会有所好转而表现出来的。如果得的是肝病，则平旦时段会有好转；得的是心病，则日中时段会有好转；若是脾得了病，则日时段会出现起色；而肺得了病的话，则下晡时段会有所好转；倘若不幸是肾得了病，则到了夜半时会见起色。这里的时段划分又是十二时段划分法，但无论是什么时段分法，以上的文字已明确地显示出五脏与五时及五行的配属关系，即平旦（木）配肝，日中（火）配心，日（土）配脾，下晡（金）配肺，夜半（水）配肾。

这两种配属法因为依据不同，所以在时段与脏腑的配属关系上也有所不同。

明白五脏与时段的配属关系，就能"对症下药"，比如肝不好，在平旦这个时段治疗、滋养效果最好，而心脏不好的，则在日中吃药或吃补品效果最好。总之，每一个时段都与我们的脏腑相配属，因时养脏才有效。

从十二时辰叙说五行与五脏

在古人的观念里，金、木、水、火、土是构成世界的基本物质，宇宙间的一切事物，都是由这些物质的运动变化构成的。其实不管是自然界中的阴阳和五行，还是人体的阴阳和五行，最注重的是这种人和大自然的有机统一，即"天人合一"。

人体的五脏同样也可以分为五行，即肝为木、心为火、脾为土、肺为金、肾为水。按照五行相生的逻辑，肝藏血可以济心，这就是木生火；心的阳热可以温暖脾气，是火生土；脾透过运化功能产生的精微可以滋养肺部，是土生金；肺气的下行有助于肾水，是金生水；肾精又可以补肝，为水生木。

中医学将人体主要生命活动归纳为肝、心、脾、肺、肾五脏功能活动系统，并且由于"天人相应"的关系，此五个系统也必然是与天时、五行相应的。如夏气属火热，通于心；秋气属燥金，通于肺；冬气属寒水，通于肾；土气为五行之母，阴阳皆在，故脾应四季。像一年四季的寒暑阴阳变化一样，在一天中也有相似的冷热阴阳变化，因此五脏在一天中也有相应的时段相对应。

俗话说："一日也是小四季"，朝（寅卯）为春便与肝相配属，日中（巳午）为夏便与心相配属，日入（申酉）为秋便与肺所配属，夜半（亥子）为冬便与肾所配属。而由于脾应四季，所以辰戌丑未配属脾。其实，所谓的日养生就是四季养生在一天之中的缩影，它们的理论依据和养护精髓都是融会贯通的。

关于脾脏的特殊性，文中已经多次提到。它为什么不像其他脏腑那样有相应的时段和季节呢？也就是说它为什么那么特殊呢？那是因为"脾为孤脏，中央土以灌四旁"，其功能强大而特殊，不是其他四脏所能比的，正是由于脾脏的重要性和独特性，其配属时间，也较为广泛。

事实上，脾脏在人体生命活动中，不单单是气血生化之源，而且还是今身气机转运的"枢轴"，若中土气机不利，则心肝肺肾四脏气机皆因之滞塞，因而成为辨别各种病症缓急的最"急"者。就此而论，脾脏的配属时辰也应当比其他各脏长。古今医学家普遍认为，脾主四时，在不断的医疗实践中，也多应用脾旺辰戌丑未四时的理论。所以，脾在十二时辰中就占据了三分之一的地盘，辰戌丑未都是它的了，你说它重要不重要？因此，一定把脾给养好。

时辰与脏腑的配属关系，在人体中的表现就是：在五脏相配属的时辰，此脏的生理功能相对比较旺盛。如果在配属的时辰当旺不旺，或者过于旺了，这都是病态的表现。由于五脏属五行，五行相生相克，因此有些时候这个病态表现不仅是本脏病情变化的征兆，也会影响到相关的脏腑，尤其是与之相克的脏腑。

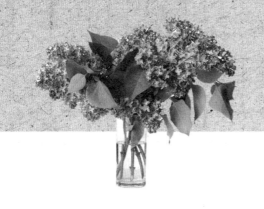

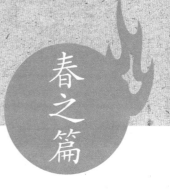

春之篇

欲与天地同寿，养生从春天做起

　　●春季阳气生发、大地回春、万象更新、生机盎然，是一年中最好的季节，也是养生保健的重要时节。我们想要与天地同寿，必须从春天就开始保养自己的身体。在这个万物复苏的季节，人体的各个组织器官功能逐渐活跃，尤其肝脏最需要补充足够的养分，以适应全身活动、生发之需。因此，此季节养生应把握春主生发的特点，注意保养肝脏旺盛的生理功能，从而适应自然界生机勃发的变化。此外，春季"百草回芽，百病发作"，肝炎、风温病等季节性高发疾患更需要防治兼行。

立春到谷雨，春天送给人类的六份厚礼

◎春季从立春开始，历经雨水、惊蛰、春分、清明、谷雨共6个节气。然而，却很少有人真正全面地了解它们。要知道，这六个节气并不是被偶然"冠名"的，它们的由来、各自的气象特点、养生和保健的宜忌等，都属于天地运行规律的一部分。掌握了它们的变化规律，选择顺应它们要求的保养方式，我们便可以轻松实现春季预防疾病、延年益寿的目的。

第一章

岁首开年春意满，立春养"生"最重要

立春是一年中的第一个节气，在每年的2月4日左右，"立"为开始之意，立春就是春天的开始，表明严冬已经过去，万物复苏的春季来临。立春是春天的开始，对于已经适应了严冬环境的人体来说是从内到外的改变，人体自身要积极应对这种大环境的改变，做好有效防御措施，健康平稳地度过这一换季期。

在立春时节的养生，要着眼于"生"字，春季是一个万物复苏、充满生机和活力的季节，其实人的身体与大自然是相通的，春季也是人体阳气生发的季节，此时的养生重点就是养好人体的阳气，让它生发起来，使新陈代谢从冬天恢复过来，尽快适应春天的气候，得以正常运行。

另外，按自然界的属性，春属木，与肝相应。肝主疏泄，在志为怒，恶抑郁而喜调达。因此，在春季养生方面就要注意养肝，戒暴怒，忌忧郁，做到开朗乐观，心境平和，使肝气得以生发，达到养肝护肝之目的。

在生活习惯方面，立春是春季刚刚开始，寒冬已过，但气温回升还需要一段时间，所以"春捂"非常重要，不要急于脱掉厚重的冬衣，以免疾病侵袭。《千金要方》主张春时衣着宜"下厚上薄"。《老老恒言》亦云："春冻半泮，下体宁过于暖，上体无妨略减，所以养阳之生气。"在饮食方面，应考虑这一节气阳气初生的特点，多吃辛甘发散之品，不宜食酸收之味。因为，在五脏与五味的关系中，酸味入肝，具收敛之性，不利于阳气的生发和肝气的疏泄，可以多选择大枣、豆豉、葱、香菜、花生等食品。

立春养生中的另一重要方面就是防病保健，初春时节，天气由寒转暖，各种致病细菌、病毒也随之生长繁殖。温热毒邪开始活动，流感、流脑、麻疹、猩红热、肺炎也在此时发生。为避免春季疾病的发生，首先要消灭传染源；其次是要常开窗，保持室内空气清新；还要加强锻炼，提高自身免疫力。

春回地暖草如丝，雨水养生重"脾胃"

雨水是一年的第二个节气，在每年的2月18日前后，雨水以后，冰雪开始融化，雨量开始增多，空气湿润，气温也逐渐回暖。

雨水时节，在养生方面最需要强调的是"调养脾胃"，中医认为，脾胃为"后天之本""气血生化之源"，脾胃的强弱对于人体健康长寿来说至关重要。为什么说雨水节气时要注意调养脾胃呢？这还得从中医的五行学说讲起。

在五行学说里面，肝属木，木性可曲可直，条顺畅达，有生发的特性，故肝喜条达而恶抑郁，有疏泄的功能。而脾（胃）属土，土性敦厚，有生化万物的特性，脾又有消化水谷，运送精微，营养五脏、六腑、四肢百骸之功效，为气血生化之源。五脏在病理上是相互联系相互影响的，按照五行的生克理论，木克土，即肝木过旺克伐脾土，也就是说，如果肝木疏泄太过，脾胃就会气虚；若肝气郁结太甚，脾胃则因之气滞。所以，春季养生既要注意养护肝木的生发之机，又要注意不要生发太过而伤及脾胃。

调养脾胃最重要的在于调畅肝脏，保持肝气调和顺畅。在饮食上要保持均衡，食物中的蛋白质、碳水化合物、脂肪、维生素、矿物质等要保持相应的比例。同时还要保持五味不偏，尽量少吃辛辣食品，多吃蔬菜水果。比较适合春天的食物包括：韭菜、香椿、百合、豌豆苗、茼蒿、荠菜、春笋、山药、藕、芋头、萝卜、荸荠、甘蔗等。

在起居方面，应该顺应自然，晚睡早起，劳逸结合，保护生机遵循自然变化的规律，使生命过程的节奏随着时间、空间和四时气候的改变而进行调整，以达到调养脾胃、延年益寿的目的。

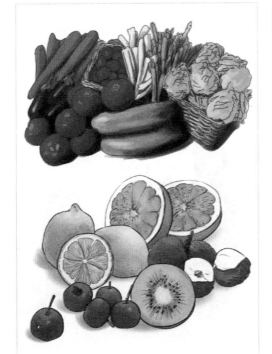

◎雨水养生最需要的是调养脾胃，这就需要人们平时多吃蔬菜水果以补充人体所需的水分。

四季养生小贴士

雨水的时候，保养应考虑脾胃升降生化功能，用升发阳气之法，调补脾胃。除了上文中的方法，也可以在遵医嘱的情况下，选择药物调养。如选用沙参、西洋参、决明子、白菊花、首乌粉及补中益气汤等。

神州大地待惊雷，惊蛰养生依体质

惊蛰，一年中的第三个节气，在每年的3月6日左右。"蛰"是藏的意思，此时天气回暖，春雷开始震响，惊蛰的意思就是，春雷响起，蛰伏的动物感受到了春天的温暖，开始出来活动了。俗话说"春雷一响，惊醒万物"，就是这个意思。不过万物不是被春雷惊醒的，而是被温暖的春天唤醒的。

惊蛰时节，我国的大部分地区都已进入农耕期，有谚语云："雷打惊蛰谷米贱，惊蛰闻雷米如泥。"这是说惊蛰时节如果听到雷声，就预兆这一年风调雨顺，会是个好年景。

关于惊蛰时的养生，也要根据自然物候现象、自身体质差异进行合理调养。所谓"体质差异"，实际上是指体质养生中因人养生的一个方面。在生长发育和衰老过程中，人体由于受先天和后天等多种因素的影响，形成了各具特点的心理、生理功能上的相对稳定特征，这种特征往往又决定着机体对某些致病因素的易感性和病变过程中的倾向性，因此在养生中要视个人体质而定，不能一概而论。

但是，由于外界环境、自身生活状态是不断改变的，一个人的体质也不是一成不变的，只要采取正确的养生方法，保持健康的生活习惯，是可以逐渐纠正体质上的偏颇，获得健康长寿的。

一般来说，在惊蛰节气，阴虚体质、阳虚体质、血瘀体质和痰湿体质四类人群应格外注意保养。

① 阴虚体质

这种体质的特点为形体消瘦，手足心热，或见面色潮红，两目干涩，视物模糊，皮肤偏干，眩晕耳鸣，心中时烦，睡眠差，大便干燥，尿黄，不耐春夏，多喜冷饮。

养生方法：阴虚体质多阴虚火旺，性情急躁，心烦易怒，这种类型的人应多修身养性，加强自我涵养，培养个人冷静沉着处事的能力；这种体质的人多畏热喜寒，炎热的夏天对他们来说是非常难熬的，所以建议有条件的人可以在夏季去一些凉爽怡人的地方游玩，应选择居住在环境安静、坐北朝南的房子里；在饮食上，阴虚体质的人应多吃清淡食物，如糯米、芝麻、蜂蜜、乳品、豆腐、鱼、蔬菜、甘蔗等，少食燥烈辛辣之品。

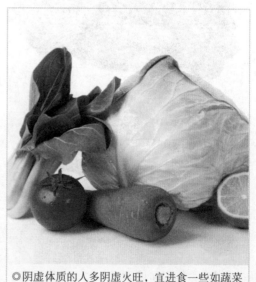

◎阴虚体质的人多阴虚火旺，宜进食一些如蔬菜类的清淡的食物。

❷ 阳虚体质

此种体质的人多形体白胖，或面色淡白，手足欠温，易出汗，喜热饮食，精神不振，睡眠偏多，小便清长，大便时稀。

养生方法：阳气不足的人常情绪不佳，情绪波动也比较大，因此要善于调节自己的情绪，多参加有益的社交活动；阳虚体质的人畏寒喜暖，冬季要注意保暖，春夏则应多晒太阳，每次至少15分钟，以提高在冬季时的耐寒能力。阳气不足的人还应该在春夏季节加强体育锻炼，散步、慢跑、太极拳、五禽戏等都是比较适合的运动项目；在饮食方面，这种类型的人应多吃羊肉、牛肉、鸡肉、鹿肉等壮阳食物。

❸ 血瘀体质

血瘀体质之人多面色晦滞，口唇色暗，肌肤干燥，眼眶黑暗。

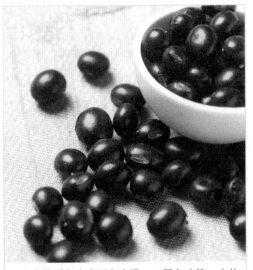

◎血瘀体质之人多面色晦滞，口唇色暗等，在饮食上宜多吃黑豆等具有活血化瘀作用的食品。

养生方法：血瘀体质的人应多做有助气血运行的运动项目，如交谊舞、太极拳、保健按摩等；此种体质的人多有气郁之症，因此培养乐观情绪很重要，精神愉快则气血和畅，有利于血瘀体质的改变；在饮食方面，应多吃具有活血化瘀作用的食品，如桃仁、黑豆、油菜、慈姑、醋等，山楂粥和花生粥是很好的选择。

❹ 痰湿体质

这类体质的人的特征是形体肥胖，肌肉松弛，面色无光，容易犯困，嗜食肥甘，懒动，嗜睡，身重如裹。

养生方法：痰湿之人多形体肥胖身重易倦，故应长期坚持散步、慢跑等活动，通过运动强健身体功能，健康脾胃功能，紧实皮肤；嗜睡者应逐渐减少睡眠时间，多进行户外活动，让日光使得身体功能活跃起来；饮食方面应多食健脾利湿、化痰祛湿的食物，如白萝卜、扁豆、包菜、蚕豆、洋葱、紫菜、芥菜、海蜇、荸荠、白果、枇杷、大枣、薏苡仁、红小豆等，少食肥甘厚味、饮料、酒类之品，且每餐不宜过饱。

四季养生小贴士

体质不是一成不变的，所以无论何种体质的人，都应该通过适当的调养逐渐改善自己的体质，向着健康的方向发展，只要能够一直坚持下去，效果就会慢慢显现出来。

春来遍是桃花水，春分养生调阴阳

每年的3月21日左右就是二十四节气中的春分。春分日是春季九十天的中分点，这一天南北半球昼夜相等。春分一到，雨水明显增多，全国平均地温已达0℃以上。此时，我国大部分地区的越冬作物已进入春季生长阶段，早稻也开始播种，正是春意融融的好季节。

由于春分节气平分了昼夜、寒暑，所以人们在这个节气的养生保健也要注意保持人体内部的阴阳平衡。

现代医学研究证明：人在生命活动的过程中，由于新陈代谢的不协调，可导致体内某些元素的不平衡状态出现，并因此导致早衰和疾病的发生。而一些非感染性疾病都与人体元素平衡失调有关。如心血管病和癌症的发生，都与体内物质交换平衡失调密切相关。平衡保健理论研究也认为，在人生不同的年龄段里，根据不同的生理特点，调整相应的饮食结构，补充必要的微量元素，维持体内各种元素的平衡，有益于我们的身体健康。

关于保持人体阴阳平衡的方法，《黄帝内经·素问》中说："调其阴阳，不足则补，有余则泻。"也就是说：虚则补，实则泻。如益气、养血、滋阴、助阳、填精、生津为补虚；解表、清热、利水、泻下、祛寒、去风、燥湿等则可视为泻实。总之，无论补或泻，都应坚持调整阴阳，获得机体平衡的原则，以科学方法进行养生保健，才能有效地强身健体，防止疾病。

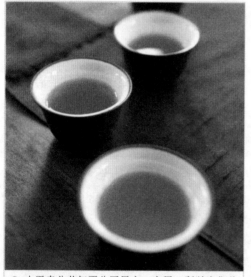

◎ 由于春分节气平分了昼夜、寒暑，所以人们此时养生要保持人体内部的阴阳平衡，虚则补，实则泻，才能强身健体。

四季养生小贴士

春分之时，天地阴阳交合，万物新生，人们可以适当地晚睡早起，在庭院散步，抒发情绪，保养生机。春季也是高血压病多发的季节，易发眩晕、失眠等症，所以人们应该继续秉承"春捂秋冻"的原则，不可骤减衣物，运动出汗后要及时回到室内，换下汗湿衣物。

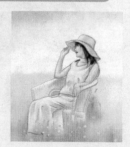

清明时节桃李笑，此时养生"补"为道

每年的4月5日前后为清明节气。清明，乃天清地明之意，此时我国大部分地区的日均气温已升到12℃以上。这个节气自古以来就是人们祭祖扫墓的日子，是中国人一个很重要的日子。

对于养生来说，清明时节基本上不会有寒流出现了，即使会出现几天的"倒春寒"现象，但气温的大趋势是在升高的。清明前后，比较显著的气候特点是多雨，天气比较阴凉，养生重点应该放在补肾壮阳上。

在中医理论中，肾不仅仅是一个有形的脏器，而是肾脏及与其相关的一系列功能活动的总称，如人的精神、骨骼、头发、牙齿等的病理变化都可能与肾有密切关系，其范围较西医要广。

肾的精气从作用来说可分为肾阴、肾阳两方面，肾阴与肾阳相互依存、相互制约，维持人体的动态平衡。当这一平衡遭到破坏后，就会出现肾阴、肾阳偏衰或偏盛的病理变化。

清明时节比较常见的阴阳失调证型有以下几种：

（1）阴虚阳亢证，常见的症状有：头痛头晕，耳鸣眼花，失眠多梦，腰膝酸软，面色潮红，四肢麻木。

（2）肝肾阴虚证，常见的症状有：头晕眼花，目涩而干，耳鸣耳聋，腰酸腿软，足跟痛。

（3）阴阳两虚证，这是非常严重的情况，常见的症状有：头目昏花，面色苍白，间有烘热，心悸气短，腰膝酸软，夜尿频多，或有水肿。

四季养生小贴士

防治阴阳失调证，应针对阴阳失调、本虚标实的病理，从调和阴阳、扶助正气着手，采用综合调养的方法，从饮食、起居、情志调适等方面多下功夫。饮食上，应合理地分配三餐，早要好，午要饱，晚要少。营养合理搭配，粗细搭配、荤素搭配，注意营养的均衡。起居则应依据季节气候的变化适当调节，遵循"春夏养阳、秋冬养阴"的原则，春夏早起晚睡，秋冬早睡晚起。另外，情绪起伏过大会影响人体的生理活动和气机变化，扰乱人体阴阳和气血，危害身体的健康。因此，平时应加强自身修养，遇事冷静而理智，宽容待人，控制情绪，不大喜大悲。同时，可多参加各种文体活动和社会活动，调节情绪，处理好人际关系。另外，还可以适当用中药进行调养。中医治病讲求辨证论治，整体治疗，根据身体的具体情况，找出病因，用中药调节阴阳的盛与衰，使之达到平衡，治愈疾病。调节阴阳失调，最主要的就是顺应自然规律，加强日常的调理，养成良好的生活和饮食习惯，预防各种疾病，且不受消极情志的影响，保持身心的健康。

谷雨青梅口中香，内外环境须统一

每年的4月20日前后为谷雨时节。谷雨，有"雨水生百谷"之意，是春季的最后一个节气。谷雨以后，气温回升速度加快，雨量开始增多，有利于谷类作物的生长，农业生产也进入繁忙时期。

谷雨以后，雨量开始增多，空气湿度逐渐增大。待空气潮湿到一定程度就会引起人体的不适反应。

谷雨节气后是神经痛的发病期，如肋间神经痛、坐骨神经痛、三叉神经痛等。同时由于天气转温，人们的室外活动增加，北方地区的桃花、杏花等开放；杨絮、柳絮四处飞扬，过敏体质的朋友应注意防止花粉症及过敏性鼻炎、过敏性哮喘等。

另外要注意的是，此时虽然气温回升较快，天气不再寒冷，但是由于雨量较多，早晚还是较凉，因此，早晚出门时要注意增减衣服，避免受寒感冒。

在饮食方面，这个节气应该多吃一些有滋阴养胃、降压降脂、抗菌消炎、清热解毒、祛除风湿、温补养血等功效的食物，例如冰糖芦荟、菊花鳝鱼、草菇豆腐羹、生地鸭蛋汤等。

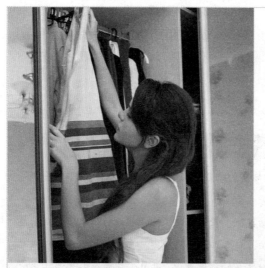
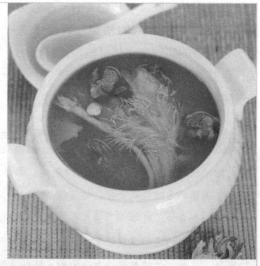

◎谷雨以后，气温回升很快，但早晚较凉，所以早晚出门时要注意增减衣服，谨防感冒。同时，可多吃一些有滋阴养胃、降压降脂、抗菌消炎、清热解毒、祛除风湿、温补养血等功效的食物。

四季养生小贴士

过敏体质的人，此时应重点防花粉过敏及过敏性鼻炎、过敏性哮喘等。此时尽量减少户外活动，避免与过敏源接触。在饮食上减少高蛋白质、高热量食物的摄入，出现过敏反应及时到医院就诊。

乍暖还寒，春季养生保肝为先

◎从生理学角度，肝脏是人体的"生命塔"。我们的各种代谢和解毒、免疫功能都靠肝脏承担。因此，它也相当于我们人体的代谢核心和"排毒工厂"，既是保护人体的忠臣，更是需要呵护的弱者。中医里明确指出，肝属木，应于春，所以在乍暖还寒的春季，我们一定要先注意保护好自己的肝脏。这也是春季养生的重中之重。

第二章

♥ "肝者，将军之官，谋虑出焉"

《素问·灵兰秘典论》讲道："肝者，将军之官，谋虑出焉。"说得直白些，肝脏相当于一个国家的将军，将军是主管军队，是力量的象征。清代医学家周学海在《读医随笔》中说：医者善于调肝，乃善治百病。由此，我们可以看出肝对人体健康具有总领全局的重要意义。

肝脏的生理特征和功能归纳起来主要有以下三方面：

❶ 肝主疏泄

疏泄，即传输、疏通、发泄。肝脏属木，主生发。它把人体内部的气机生发、疏泄出来，使气息畅通无阻。气机如果得不到疏泄，就是"气闭"，气闭

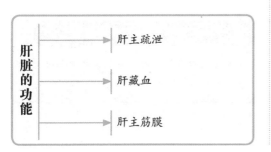

就会引起很多的病理变化，譬如出现水肿、瘀血、女子闭经等。肝就是起到疏泄气机的功能。如果肝气郁结，就要疏肝理气。此外，肝还有疏泄情志的功能。人都有七情六欲、七情五志，也就是喜、怒、哀、乐这些情绪。这些情志的抒发也靠肝脏。肝还疏泄"水谷精微"，就是人们吃进去的食物变成营养物质，肝把它们传输到全身。

❷ 肝藏血

肝脏有贮藏、调节全身血量的作用。当人体活动的时候，机体的血流量增加，肝脏就排出贮藏的血液，以供机体活动的需要；当人体在休息和睡眠时，机体需要血液量减少，多余的血液则贮藏于肝脏。故《黄帝内经》有"人卧血归肝"之说。肝藏血还表现在调整月经方面，血液除了供应机体营养的需要外，其余部分，在女子则下注血海成为月经，因此女子月经正常与否，与肝

藏血、司血海的功能密切相关，肝有血海之称，妇科有女子以肝为先天之说。若肝血不足，血液不溶筋则肢体麻木；血虚生风则头摇震颤；若藏血障碍，还可出现衄血、呕血、月经量过多等症。

❸ 肝主筋膜

筋膜，就是人体上的韧带、肌腱、筋膜和关节。筋性坚韧刚劲，对骨节肌肉等运动器官有约束和保护作用。肝主全身筋膜，与肢体运动有关筋膜正常的屈伸运动，需要肝血的濡养。全身的筋膜有赖于肝血的滋养，肝血充盛，筋膜才能强韧健壮。肝血充足则筋力劲强，使肢体的筋和筋膜得到充分的濡养，肢体关节才能运动灵活，强健有力；肝血虚衰亏损，不能供给筋和筋膜以充足的营养，那么筋的活动能力就会减退，筋力疲惫，屈伸困难。肝体阴而用阳，所以筋的功能与肝阴肝血的关系尤为密切。年老体衰的人，动作迟钝、运动失灵，就是因为肝血衰少，筋膜失其所养。许多筋的病变都与肝的功能有关。如肝血不足，血不养筋，或者热邪炽盛烧伤了肝的阴血，就会引起肝风内动，发生肢体麻木、屈伸不利、筋脉拘急，严重者会出现四肢抽搐、牙关紧闭、手足震颤、角弓反张等症状。

正是由于肝脏具有如此重要的作用，因此一旦出现问题，便严重影响人体其他器官的健康。我们发现，人体的许多常见疾病都与肝脏的功能失常有关：

（1）"肝开窍于目。"肝的精气充足，眼睛明亮，黑白清晰，炯炯有神，七八十岁目不眩花。如果肝火上延，可见双目肿赤；肝虚，则双目干涩、视物不清，重则患青光眼、白内障、视网膜脱落等症。

（2）"肝主筋，其华在爪。"肝的精气充足，方能养筋，筋壮，肢体灵活自如，指甲丰满，光洁，透明，呈粉色；肝虚，筋气不舒，活动迟钝，指甲脆弱，凹陷，不透明，缺少血色。

（3）"肝气条达，心平气和。"肝气条达顺畅，人的精力旺盛，心平气和，与人交往亲和友善。如果肝瘀气滞，则会易生怒火，目光凶灼，脸呈绛色，体内臭气鼓胀，不愿听人讲话。

（4）"肝阴足，血气旺。"肝阴，包括血液和全身筋与肌肉运动时所需要的润滑液。肝阴足，身体轻松，内心自信，不温不火；肝阴虚，则会头晕眼花，迎风流泪，腰膝酸软，筋张弛不利，失眠多梦，惊恐不安，烦躁，委屈爱哭，在女性则会表现为过早闭经或经血不止。

四季养生小贴士

肝脏统领健康全局，肝脏出了问题其他器官就会跟着"倒霉"，所以我们必须要加强对肝脏的护养，尤其在春季。

春天生机焕发，五脏六腑养肝为先

肝在中医五行当中属木，它的功能就像树木生长时的情形，春天草木萌发，焕发生机，正是肝气最足、肝火最旺的时候。这时候人最容易生气发火。如果再不注意休息，就会严重影响健康。另外，肝胆是相表里的，肝脏的火气要借助胆经的通道才能往外发，所以很多人会莫名其妙地感到嘴苦、肩膀酸痛、偏头痛、乳房及两胁胀痛、臀部及大腿外侧疼痛。这时你按摩一下肝经上的太冲穴，就可以达到止痛的效果。因为出现上述疼痛的地方就是胆经的循行路线，通过胆经来抒发肝之郁气，是最为顺畅的。

春天时，还容易有其他症状产生。有人经常会腿抽筋，有人经常会腹泻，有人经常困倦，这又是一种情形，就是"肝旺脾虚"。五行中肝属木，脾属土，二者是相克的关系。肝气过旺，气血过多地流注于肝经，脾经就会相对显得虚弱，脾主血，负责运送血液灌溉到周身，脾虚必生血不足，运血无力，造成以上诸般症状。这时可以服用红枣、山药薏米粥以健脾养血，脾血一足，肝脾之间就平和无偏了，这些症状也就能得到缓解。

此外，春天阳气萌生，肝火旺盛，人体的阳气开始不断地往外宣发，皮肤毛孔也舒展开，这时便很容易感染风寒，因此很多人都会染上咳嗽病，尤其是夜里咳嗽不止。这是因为肺属金，正好可抑制肝火（肝属木）的宣发（金克木），但春天是木旺之时，肝气最强大，任谁也抑制不了，于是就出现了"木火刑金"的情形。此时肺脏外有风寒束表，宣发功能受阻，内有肝火相逼，火气难发，于是只有借咳嗽来排解内火和外寒。所以春天千万不要少穿，以免着凉，导致久咳不止。老百姓常说要"春捂秋冻"就是这个原因。

◎肝属木，春天草木生成茂盛，正是肝气最旺之时，所以人要注意休息，以免影响肝脏的健康。

四季养生小贴士

《本草纲目》中记载了很多护肝的食物，其中有野生姜，性平、味甘，能"补肝明目"，常服有延年益寿的作用。用野生姜炖米汤就有很好的补养效果。

此外，肝脏有解毒功能，因此一些对肝脏好的食品也是优秀的排毒食品。如绿豆、小米，各类富含维生素C的水果如猕猴桃、鲜枣等，蛋白、牛奶、鱼类平时也可多吃一些。

养肝即养人，食物滋养为上策

肝脏主管人体的生发，春气通于肝，所以春季最易使肝旺。这个季节，养护好肝脏，才能保养好身体。

在诸多养肝方法中，食物滋养最为普遍，也是上策。总体而言，此时最重要的是饮食要清淡，尽量少吃或不吃辛辣、刺激性食物，这些食物会损伤肝气，直接影响到肝。如生姜、辣椒这些东西要尽量少吃。要多吃新鲜蔬菜、水果；平时不暴饮暴食或饥饱不匀，养成良好的饮食习惯。养肝血，则可以吃枸杞、当归、阿胶这些东西。

肝开窍明目，如果肝血不足，则易使两目干涩，视物昏花。中医有一句话："春令进补有诀窍，养肝明目是首要。"丹参黄豆汤是养肝的不错选择，即把丹参洗净放砂锅中，黄豆洗净用凉水浸泡1小时，捞出倒入锅内加水适量煲汤，至黄豆烂，拣出丹参，加蜂蜜调味更好。当然猪肝枸杞子汤和枸杞红枣鸡蛋汤效果也不错。

下面，我们再具体地向大家介绍一下春季养肝的几种方法。

① 以脏补脏鸡为先

鸡肝味甘而温，补血养肝，为食补养肝之佳品，较其他动物肝脏补肝的作用更强，且可温胃。具体用法是：取新鲜鸡肝3只，大米100克，同煮为粥服食。可治中老年人肝血不足、饮食不佳、眼睛干涩或流泪。此外，老年人肢体麻木者，也可用

鸡肝5只，天麻20克，两味同蒸服，每日一次，服用半月，便可见效。

② 以味补肝首选醋

醋味酸而入肝，具有平肝散瘀、解毒抑菌等作用。肝阳偏亢的高血压老年患者，每日可食醋40毫升，加温水冲淡后饮服；也可用食醋泡鸡蛋或醋泡黄豆，食蛋或豆，疗效颇佳。平素因气闷而肝痛者，可用食醋40毫升、柴胡粉10克冲服，能迅速止痛。

③ 以血补肝食鸭血

鸭血性平，营养丰富，肝主藏血，以血补血是中医常用的治疗方法。取鸭血100克、鲫鱼100克、白米100克同煮粥服食，可养肝血，辅治贫血，同时这也是肝癌患者的保肝佳肴之一。

④ 疏肝养血菠菜佳

菠菜为春天的应时蔬菜，它具有滋阴润燥、疏肝养血等作用，对肝气不舒及并发胃病的辅助治疗常有很好的疗效。

四季养生小贴士

养肝还有一条很重要的原则，就是多饮水、少饮酒。因为肝脏代谢酒精的能力是有限的，所以多喝酒必伤肝。同时要保持五味不偏，食物中的蛋白质、碳水化合物、脂肪、维生素、矿物质等要保持相应的比例。因此，不偏食不偏饮也很重要。

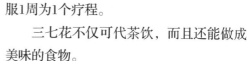

保肝救命，春天来杯三七花

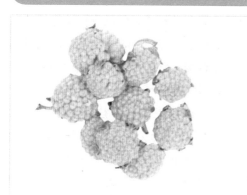

◎三七花具有保肝明目、降血压、降血脂、生津止渴、提神补气的功效。

三七花又称田七花，是三七全株中三七皂苷含量最高的部分，性味甘凉，具有保肝明目，降血压，降血脂，生津止渴，提神补气之功效。食用方法简便，可用开水泡饮，或同茶共同泡饮，每次4～6朵；每天一杯三七花，不仅保肝，而且可治疗多种疾病。

（1）高血压病：将三七花、槐花、菊花各10克混匀，分3～5次放入瓷杯中，用沸水冲泡，温浸片刻，代茶饮用。

（2）急性咽喉炎：将三七花3克、青果5克，盛入瓷杯中，冲入沸水泡至微冷时，可代茶饮，每日按此比例泡3次饮用即可。

（3）清热、平肝、降压：将三七花10克揉碎，用开水冲泡，代茶饮。

（4）眩晕：将三七花10克与鸡蛋2个同煮至熟，捞出蛋敲碎壳，再次放入煮至30分钟，食蛋饮汤，可分两次食饮。

（5）耳鸣：将三七花5～10克与酒50克混匀，入锅中放水煮沸，待冷食用，连

服1周为1个疗程。

三七花不仅可代茶饮，而且还能做成美味的食物。

三七花茄汁香蕉

原料：香蕉500克，干三七花末5克，番茄汁150克，全蛋淀粉、白糖、油、食盐、苏打粉、湿淀粉各适量。

制法：香蕉去皮，切成裹刀块，加全蛋淀粉、苏打粉、食盐沾裹均匀；干三七花末泡软备用。净锅加油，烧至六成热时，投入沾裹均匀的香蕉块，炸至外皮酥脆、色泽呈金黄时捞起，滗去余油。锅内留底油，下入番茄酱、白糖、泡软的三七花末翻炒，待白糖熔化后，用湿淀粉勾芡，然后投入炸好的香蕉块，推匀起锅即可。

功效：清热平肝，消炎降压，润肺止咳，开胃滑肠。

三七花煮鹅肝汤

原料：三七花10克，鹅肝150克，绿菜心50克，姜葱汁30克，湿淀粉25克，高汤、香油、鸡精、胡椒粉、食盐各适量。

制法：鹅肝切成片，加食盐、胡椒粉、湿淀粉拌匀入味；绿菜心洗净备用。汤烧沸，下姜葱汁、食盐、三七花、鹅肝片，至鹅肝片断生时，下绿菜心、鸡精推匀，起锅盛入汤碗内，淋香油即可。上述方法也可以煮肉、煮鸡。

功效：将鹅肝与三七花同烹，其味清鲜滑嫩可口。食之可补肝平肝、清热明目、降压降脂。

两个穴位藏大药，让肝从此不血虚

健康的身体是每个人永远追求的目标，但现实生活中往往因某些原因，导致很多人无法实现这个梦想，其中最大的敌人便是肝血虚。一旦肝血虚，随之而来的便是面容憔悴、头昏眼花、心悸失眠、手足发麻、脉细无力等，如不及时治疗，还会让疾病乘虚而入，引发各种肝胆上的大病，威胁身体健康。

那么，如何不用吃药就能补血呢？血海和足三里是首选。

血海穴属足太阴脾经，屈膝时位于大腿内侧，髌底内侧上2寸，股四头肌内侧头的隆起处，是治疗血症的要穴，具有活血化瘀、补血养血、引血归经之功。

每天9～11点刺激血海穴最好，因为这个时间段是脾经经气旺盛的时候，人体阳气处于上升趋势，所以直接按揉就可以了；每侧3分钟，力量不要太大，能感到穴位处有酸胀感即可，要以轻揉为原则，于21～23点再进行艾灸。

只要按照正确的方法刺激这两个穴位，就可以使肝脏祥和，气血生辉。

具体操作方法：每天中午饭前和饭后按揉两侧血海2分钟，最好交替进行，饭后按揉两侧足三里3分钟；晚上21～23点分别艾灸血海和足三里，每穴10分钟，根据每个人的耐热程度不同，以能感觉到皮肤发热但不烫为度，艾灸后喝一小杯温开水以补充流失的水分。

如果能长期坚持，你的肝脏就不会出现大问题。不但气血充足，而且肝上的病症可以得到缓解和好转。

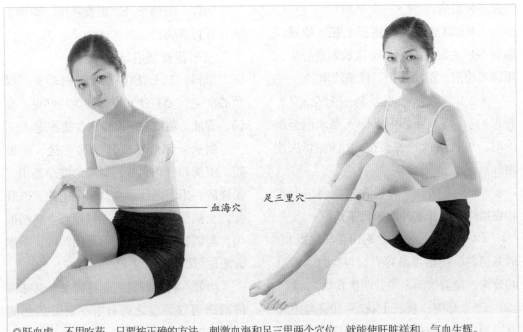

血海穴
足三里穴

◎肝血虚，不用吃药，只要按正确的方法，刺激血海和足三里两个穴位，就能使肝脏祥和，气血生辉。

想养肝，平时就不要乱发脾气

生活中，我们总能遇到一些脾气大的人，动不动就大发雷霆，即使是鸡毛蒜皮的小事。殊不知，从养生保健角度来讲，快乐可以增加肝血流量，活化肝细胞。而怒气不仅伤肝，也是古代养生家最忌讳的一种情绪。中医里明确指出，"怒气一发，则气逆而不顺。"肝为"将军之官"，而将军动怒肯定不是什么好事，因此，想要养肝，在平时应尽量保持稳定的情绪。

一般来说，动不动就想发脾气的人，在中医里被归类为"肝火上炎"，意指肝管辖范围的自律神经出了问题。在治疗上，一般会用龙胆泻肝汤来平肝熄火。透过发泄和转移，也可使怒气消除，保持精神愉快。新的科学研究显示，光是想到一些好玩的、有趣的事，这样的念头，也会增加脑内分泌更多使身心愉悦的化学物质。

肝疏泄气机、疏泄情志。如果一个人经常发怒，肯定会影响到肝。

当肝气郁结时，人就容易感觉郁闷，忧郁症就会接踵而至。因此应该注意保持

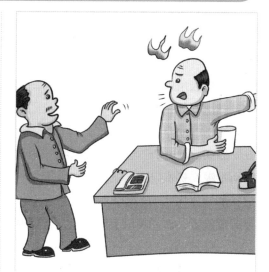

◎动不动就想发脾气的人，在中医里被归类为"肝火上炎"，意指肝管辖范围的自律神经出了问题。

情绪稳定，遇事不要太激动，尤其不能动怒，否则对肝脏损伤会很大。如果肝气过旺，中医称作肝火上炎，容易诱发高血压病。因此高血压病患者一定要注意保养肝气，保持情绪稳定和平和的心态。否则，很容易诱发脑卒中、脑梗死。如果情绪不稳定又有肝气虚的情况，就会引起虚脱。因此，保持情绪的稳定是养肝的重中之重。

四季养生小贴士

要想养肝，就不能过度疲劳。《黄帝内经》提到"肝为罢极之本"，就是说肝是主管疲劳的，或者说是耐受疲劳的。肝气足，就耐受疲劳；肝气不足，就容易觉得疲劳。所以不要经常疲劳工作，也不要疲劳运动。

在春季开展适当的户外活动，如散步、踏青、打球、打太极拳等，既能使人体气血通畅，促进吐故纳新，强身健体，又可怡情养肝，达到护肝保健的目的。服饰要宽松，头发最好散开，让形体得以舒展，气血不致郁积，肝气血顺畅，身体必然强健。

过度疲劳，肝脏比你还累

在如今这个竞争压力十足的快节奏社会，经常熬夜加班、过度娱乐等，在我们的生活中可谓是司空见惯了。为此，也有很多人想利用周末再进行补觉，然而却感觉自己怎么都睡不够，殊不知那是我们的身体发出"过劳"的抗议信号。

那么，"过劳"究竟是什么呢？如何去衡量呢？日本研究者认为：在以下27项症状和因素中占有7项以上，即是有过度疲劳危险者，占10项以上就可能在任何时候发生"过劳死"；在第1项到第9项中占两项以上或者在第10项到18项中占3项以上者也要特别注意。

（1）经常感到疲倦，忘性大。

（2）酒量突然下降，即使饮酒也没味道。

（3）突然有衰老感。

（4）肩部和颈部发木发僵。

（5）因为疲劳和苦闷而失眠。

（6）为一点儿小事也会烦躁、生气。

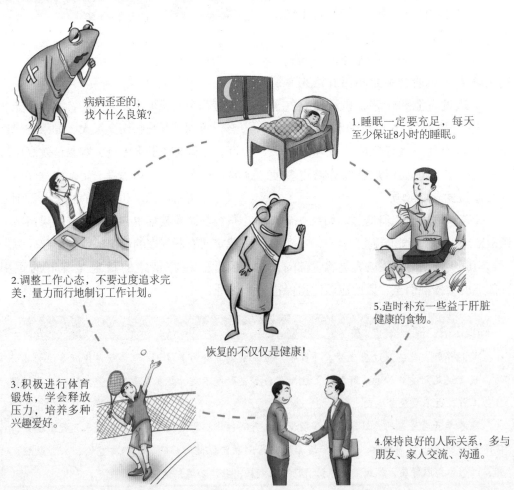

病病歪歪的，找个什么良策?

1.睡眠一定要充足，每天至少保证8小时的睡眠。

2.调整工作心态，不要过度追求完美，量力而行地制订工作计划。

5.适时补充一些益于肝脏健康的食物。

恢复的不仅仅是健康!

3.积极进行体育锻炼，学会释放压力，培养多种兴趣爱好。

4.保持良好的人际关系，多与朋友、家人交流、沟通。

（7）经常头痛和胸闷。

（8）发生高血压、糖尿病、心电图测试结果不正常。

（9）体重突然变化大，甚至出现"将军肚"。

（10）几乎每天晚上聚餐饮酒。

（11）一天喝5杯以上咖啡。

（12）经常不吃早饭，或吃饭时间不固定。

（13）喜欢吃油炸食品。

（14）一天吸烟30支以上。

（15）晚上10时也不回家或者12时以后回家占一半以上。

（16）上下班单程2小时以上。

（17）最近几年不参加体育运动，运动也不流汗。

（18）自我感觉身体良好而不体检。

（19）每天工作10小时以上。

（20）星期天也上班。

（21）经常出差，每周只在家住上两三天。

（22）夜班多，工作时间不规则。

（23）最近有工作调动或工作变化。

（24）升职或者工作量增多。

（25）最近加班时间突然增加。

（26）人际关系突然变坏。

（27）最近工作老是失误。

要知道，疲劳其实是我们身体发出的正常警告，适度的疲劳是在提醒你晚上应该舒舒服服地躺到床上，好好睡一觉以储备明天的能量。至于较长期的疲劳感，睡很久还是觉得全身乏力。更需要注意的是，过度疲劳还会使肝脏受到损伤。

所以，对于终日劳碌的我们，肝脏的保养刻不容缓。这就要求我们从日常作息以及生活态度着手，避免因过度疲劳而带来身体上的伤害。

（1）睡眠一定要充足，每天至少保证8小时的睡眠。

（2）调整工作心态，不要过度追求完美，量力而行地制订工作计划。

（3）积极进行体育锻炼，学会释放压力，培养多种兴趣爱好。

（4）保持良好的人际关系，多与朋友、家人交流、沟通。

（5）适时补充一些益于肝脏健康的食物。

（6）注意调节情志，化解心中的不良情绪，使自己保持一个好心情。

（7）改善环境，在居室内或工作桌上种植一些美丽的观赏植物。

（8）顺时养生，中医认为"肝与春气相应"。就是说肝脏与自然界春季生长之气相应，所以应把握春季这个养肝季节。

四季养生小贴士

凌晨1点到3点是肝脏进行修复的时间段，这个时间段如果不休息，就会导致肝血流量的减少，直接影响肝脏的营养以及氧气的供给，导致人体的免疫力下降，而且一些人原来已经受损的肝细胞也会难于修复并加剧恶化，威胁我们的生命。

远离肥胖，远离脂肪肝

脂肪肝，是指由于各种原因引起的肝细胞内脂肪堆积过多的病变。正常人在摄入结构合理的膳食时，肝脏的脂肪含量占肝脏重量的3%～5%，但在某些异常情况下，肝脏的脂肪量则明显增加。当肝脏的脂肪含量超过肝脏重量10%时，就称脂肪肝。

肥胖是造成脂肪肝的重要原因，营养素摄入不足也会引起脂肪肝，还包括酗酒、糖尿病、肝炎病人吃糖过多等原因。脂肪肝前期症状隐蔽，往往在体检时因无触痛性肝大而被发现，但也可因右上腹痛、触痛及黄疸而被发现。常有肝区疼痛或不适，食欲减退，脘腹痞胀，便溏，少数可有轻度黄疸。

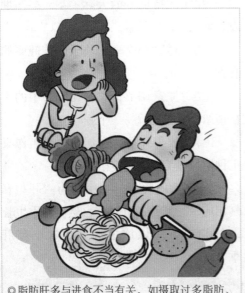

◎脂肪肝多与进食不当有关，如摄取过多脂肪、胆固醇或甜食以及长期饮酒等。

❶ 预防

预防脂肪肝的食物在我们生活中比皆是，人们只要稍加注意，应用于饮食之中，就能起到预防脂肪肝的极佳效果。多饮茶可降低血脂和胆固醇水平，增强微血管壁的韧性，抑制动脉粥样硬化。洋葱含前列腺素，有舒张血管、降低血压功能，还可预防动脉粥样硬化。大蒜能降脂并减少血中胆固醇，阻止血栓形成，有助于增加高密度脂蛋白，保护心脏动脉。每天吃3个以上苹果，即能维持血压正常。此外，牛奶、燕麦、玉米、鱼类、菊花茶等也能很好地预防脂肪肝生成。

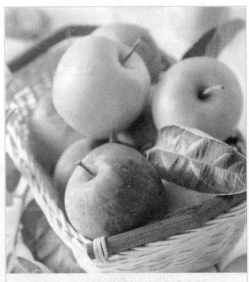

◎预防脂肪肝的食物在我们生活中俯拾即是，比如每天吃三个苹果，都能起到极佳的效果。

❷ 治疗

脂肪肝多与进食不当有关，如摄取过多脂肪、胆固醇或甜食以及长期饮酒等。

（1）供给适当热量，控制热量会使

体重逐渐下降，有利于肝功能恢复。忌用肉汤、鱼汤、鸡汤等。

（2）高蛋白可保护肝组织并促进已损害肝细胞的再生，防止脂肪浸润。控制碳水化合物摄入比减少脂肪更有利于减轻体重和治疗脂肪肝。特别要控制进食蔗糖、果糖、葡萄糖和含糖多的糕点等。

（3）饮食不宜过分精细，主食应粗细粮搭配，多吃蔬菜、水果及菌藻类，以保证摄入足够数量的食物纤维。这样既可增加维生素、矿物质供给，又有利于代谢废物的排出，对调节血脂、稳定血糖水平都有良好作用。

这里，再给脂肪肝患者推荐两款营养食谱。

赤豆薏芡炖鹌鹑

原材料：鹌鹑2只，猪肉100克，赤小豆25克，薏米、芡实各12克，生姜3片，盐5克，味精适量。

做法：（1）鹌鹑治净，斩大块；猪肉洗净，切中条。（2）赤小豆、薏米、芡实用热水浸透并洗净。（3）将材料放进炖盅，加沸水1500毫升，大火炖30分钟后转小火炖1小时，趁热加盐、味精调味即可。

专家点评：本品可消脂保肝，适合脂肪肝患者食用。

山楂荷叶茶

原材料：山楂、荷叶各10克，白糖适量。

做法：（1）山楂、荷叶分别用清水洗净备用。（2）锅洗净，置于火上，注入适量清水煮熟，再放入山楂、荷叶，煮5分钟即可关火。（3）加入白糖调匀即可饮用。

专家点评：此茶具有清热利水、帮助排石的功效，适合慢性病毒性肝硬化、尿路感染的患者食用。

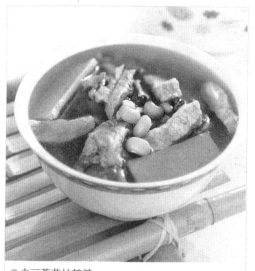
◎赤豆薏芡炖鹌鹑。

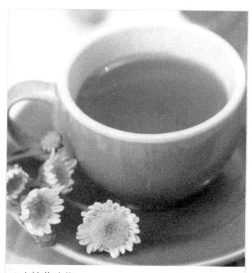
◎山楂荷叶茶。

营养你的肝，让它不再硬化

肝硬化由一种或几种病因长期或反复作用引起，是一种常见的慢性、进行性、弥漫性的肝病。特点主要表现为肝细胞变性坏死、肝细胞结节性再生、结缔组织增生及纤维化，导致正常肝小叶结构破坏和假小叶形成，肝逐渐变形，变硬而发展为肝硬化。晚期常出现消化道出血、肝性脑病、继发感染等严重并发症。引起肝硬化的病因很多，其中主要是病毒性肝炎所致，如乙肝、丙肝等。同时还有酒精肝、脂肪肝、胆汁淤积、药物、营养等方面的因素长期损害所致。

20～50岁男性为肝硬化的高发人群，发病多与病毒性肝炎、嗜酒、某些寄生虫感染有关。肝硬化患者常有肝区不适、疼痛、全身虚弱、倦怠和体重减轻等症状，也可以多年无症状显示。还会引起黄疸、厌食等并发症状。

1 预防

肝硬化多由肝炎等轻度肝脏疾病发展所致。要预防肝硬化，人们要注意补充蛋白质，多进食蛋、奶、鱼、瘦肉和豆制品。还要多吃含糖食物和水果补充糖类物质。也要多食新鲜蔬菜、水果和动物肝类补充维生素，尤其是特别注意补充B族维生素、维生素A和维生素C。

2 治疗

伴随肝硬化疼痛还时常有全身虚弱、厌食、倦怠和体重减轻等症状，这些主要通过饮食来调节。以低脂肪、高蛋白、高维生素和易于消化饮食为宜。做到定时、定量、有节制。早期可多吃豆制品、水果、新鲜蔬菜，适当进食糖类、鸡蛋、鱼类、瘦肉；当肝功能显著减退并有肝昏迷

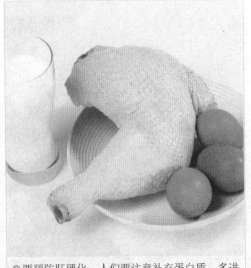

◎要预防肝硬化，人们要注意补充蛋白质，多进食蛋、奶、鱼、肉类、新鲜蔬菜、水果等。

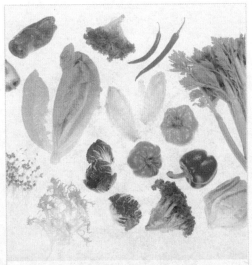

◎治疗肝硬化全身虚弱等症状，主要通过进食低脂肪、高蛋白、高维生素和易于消化饮食来调节。

先兆时，应对蛋白质摄入适当控制，提倡低盐饮食或忌盐饮食。食盐每日摄入量不超过1~1.5克，饮水量在2000毫升内，严重腹水时，食盐摄入量应控制在500毫克以内，水摄入量在1000毫升以内。

❸ 忌吃食物

禁忌进食酒、坚硬生冷和刺激性食物，也不宜进食过热食物以防并发出血；胆汁性肝硬化应禁食肥腻多脂和高胆固醇食物；有腹水时应忌盐或低盐饮食；肝昏迷时，应禁蛋白质；食道静脉曲张时应忌硬食，给流质或半流质为主；消化道出血时应暂时禁食，以静脉补充营养。

这里，给肝硬化患者推荐两款营养食谱。

枸杞炖甲鱼

原材料：甲鱼250克，枸杞30克，熟地黄30克，红枣10颗，盐、味精各适量

做法：（1）甲鱼治净。（2）枸杞、熟地黄洗净；红枣去核，洗净。（3）将甲鱼、枸杞、熟地黄、红枣一齐放入煲内，加开水适量，小火炖2小时，调入盐、味精即可。

专家点评：本品可滋阴养血、补益肝肾、软坚散结，适合肝硬化患者食用，既可缓解患者体虚症状，又有利于抑制肿瘤生长。

溪黄草泥鳅汤

原材料：溪黄草30克，活泥鳅200克，生姜2片，盐适量。

做法：（1）活泥鳅宰杀，去内脏，洗净，备用；溪黄草洗净备用。（2）锅洗净，置于火上，将泥鳅、溪黄草与生姜一起放入锅中，注入适量清水煮汤，小火煮2小时。（3）加入适量盐调味即可。

专家点评：本品能清热祛湿、健脾利水、凉血散瘀血，可辅助治疗慢性病毒性肝炎、肝硬化。

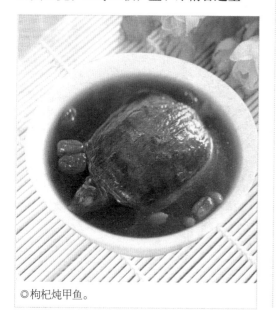

◎枸杞炖甲鱼。

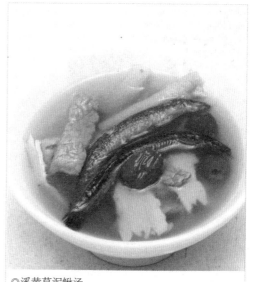

◎溪黄草泥鳅汤。

为肝脏排毒减负，解酒有门道

中医认为，吸烟喝酒会损害肝脏健康。肝脏是我们人体内最大的化工厂，摄入到体内的酒精有90%以上要通过肝脏代谢。在平时，少量饮酒对健康是有好处的，因为少量饮酒可以起到活血、化瘀、通经、生发阳气的作用，酒精也可以被肝脏分解、解毒和排泄。但是，如果大量饮酒（每天饮用量大于80克），就超过了肝脏的解毒能力，人就容易酒精中毒，甚至引发酒精性肝病。

酒精中的乙醇对肝脏的伤害是最直接，也是最大的。它能使肝细胞发生变性和坏死，一次大量饮酒，会杀伤大量的肝细胞，引起转氨酶急剧升高；如果长期过量饮酒，就会导致酒精性脂肪肝、酒精性肝炎，甚至酒精性肝硬化。

因为过量饮酒而引起的肝病，是一个逐步发展的过程，在多数情况下，人们并不知道自己患上了酒精性肝病，等到出现如肝区疼痛、全身无力、消化不良、食欲不振、恶心呕吐、腹胀等症状时，再到医院检查，就会发现肝功能已经出现异常，如转氨酶、转肽酶升高，这已是酒精性肝炎。如果不及时治疗则很容易发展成为酒精性肝纤维化和酒精性肝硬化，甚至危及生命。

所以，我们在平时饮酒一定要适量，如果出现酒精性肝病的症状，最好是马上戒酒并及时进行治疗。

对于平时喝酒，其实也是有技巧的。你一定很想知道，经常有应酬，如何做到既喝了酒还护了肝呢？下面就是最好的答案。

① 按理想速度饮酒

理想速度，即不超过肝脏处理能力的

◎如果每天饮酒大于80克，就超过了肝脏的解毒能力，人就容易酒精中毒，甚至引发酒精性肝病。

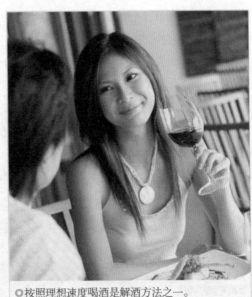

◎按照理想速度喝酒是解酒方法之一。

饮酒速度。肝脏分解酒精的速度是每小时约10毫升，酒中所含的纯酒精（乙醇）的量，可以通过酒瓶标签上标示的度数计算出来。举个例子，酒精度数为16%的250毫升酒，用250×0.16＝40毫升，那么酒精的量就是40毫升。

如果一个人花4个小时喝完，那么平均每小时摄入的酒精量是10毫升，刚刚符合肝脏的处理速度。

② 喝淡盐水

酒精有改变机体细胞内外水分平衡的作用。通常，体内水分的2/3都在细胞内，但是酒精增加后，细胞内的水分会移动到血管中，所以虽然整个身体的水分不变，但因细胞内的水分减少了，也会觉得干渴。"醒酒水"是缓解酒后不适的方法之一。在满满的一杯水中混入三小撮盐并一口喝下去，会刺激胃使食物易吐出。

③ 饮用运动型饮料和果汁

过量饮酒的第二天早上醒来，嗓子常常感觉很干渴，此时体内残留有酒精和有害物质乙醛，应想办法尽早将其排出体外。

含无机盐和糖分的饮料，除了有水分补给作用之外，还有消除体内酒精的作用。运动型饮料和果汁效果就很好，特别是运动型饮料，其成分构成接近人的体液，易被人体吸收，不仅对宿醉有效，饮酒时如果一起喝，也可防止醉得太厉害。

此外，用含有茶多酚和维生素C的茶，或者用柠檬和蜂蜜做成的蜜汁柠檬水，对于宿醉也很有效。但要注意饮料不要喝冰凉的，而要喝温热的。

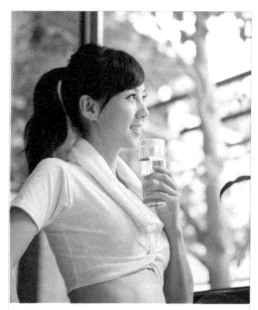

◎喝淡盐水也是解酒的一种好方法。

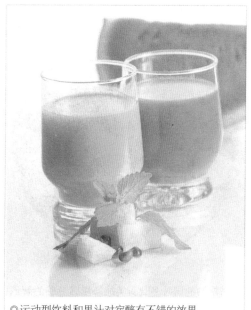

◎运动型饮料和果汁对宿醉有不错的效果。

④ 吃柿子

柿子是富含果糖和维生素C的水果，古时即被用作防止醉酒和消除宿醉的有效食品。甜柿中所含的涩味成分，可以分解酒精；所含的钾有利尿作用。

柿子叶也含有相当于柑橘数十倍的维生素C，其鲜嫩的幼芽可以炸着吃，或者干燥后做柿叶茶喝。

⑤ 多食贝类

以蚬贝为例，它的营养成分中，蛋白质的含量可以与鸡蛋相提并论，而且，由于含有均衡必需的氨基酸，不会对肝脏造成负担，能够促使肝脏恢复功能。

贝类食物通常含有丰富的维生素B_{12}、牛磺酸和糖原；维生素B_{12}和糖原对于促进肝脏的功能也发挥着重要作用；而氨基酸中的牛磺酸与胆汁酸结合后，可以活化肝脏、增加肝脏的解毒作用。

⑥ 喝芦荟汁

芦荟带刺的绿色部分和其内部的胶质中含有多糖体、糖蛋白等物质，能降低酒精分解后产生的有害物质乙醛在血液中的浓度。因此，在饮酒之前，如果喝些芦荟汁，对预防酒后头痛和恶心、脸红等症状很有效。

此外，芦荟中的苦味成分芦荟素有健胃作用，可治疗宿醉引起的反胃和恶心等。

⑦ 吃富含蛋白质的食物

蛋白质和脂肪在胃内停留的时间最长，所以最适合作为下酒菜。为避免摄入过多高蛋白质食物导致发胖，最好选择鱼贝、瘦肉、鸡肉、豆制品、蛋等。含有优质蛋白质的牛奶和奶酪等乳制品、鸡蛋、豆腐、扇贝，以及用这些食物制成的汤，对肝脏功能有益，且不会对胃造成负担。

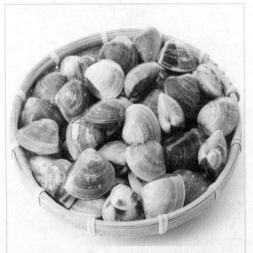

◎在饮酒的同时多食贝类能够增强肝脏的解酒作用。

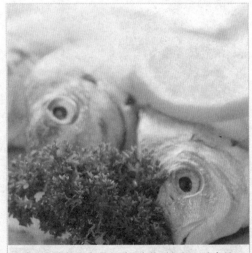

◎多吃鱼类等富含蛋白质的食物对保护肝脏有益，能适度解酒。

♥ 养生重在平时，养肝贵在坚持

养护肝脏其实重在平时，贵在坚持，那么在日常生活中我们应该注意什么呢？

① 生活要规律

生活要有规律，不饮酒、不过劳、不乱服药，同时使用控制或减少病毒复制的药物，能减轻肝脏病变，降低肝癌发生概率。

② 舒缓焦虑情绪

情绪紧张对肝脏和心脏都非常不利，为了舒缓紧张的情绪，可以往郊外逛逛，置身于大自然；绿意盎然的环境之中。如若工作期间突如其来感到焦虑不安，可暂时放下手上的工作，缓慢地深呼吸3~5下。

③ 用好草本精华

草本精华对滋补内脏有一定的作用：菊科植物大蓟、起绒草能舒缓和强化肝脏；迷迭香可以令肝脏恢复活力，同时消除胆囊的囊泡，因为它能够增加胆汁的分泌，同时祛除全部不洁物。

④ 不要大饮大食

不吃或少吃朱古力、酒精及动物脂肪。避免吃过酸的东西，以免过度刺激胃酸分泌，酸性植物、醋和柑橘类水果如柠檬等都要限量食用。多吃对肝脏有益的食品：朝鲜蓟、紫皮萝卜和包心菜等。

⑤ 学会舒缓眼肿

当肝脏运作缓慢时，眼部会有明显的疲累感，容易出现肿胀。要减轻眼肿，可以合掌互相摩擦，直至你感觉到灼热的能量涌向掌心。然后，将手掌及手指轻轻地在闭上的双眼上滑动，由鼻子的上端一直按向太阳穴，之后轻按紧闭的眼球。

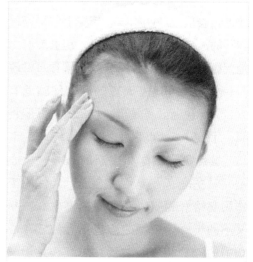

◎当肝脏运作缓慢时，眼睛容易出现肿胀，可通过按摩舒缓。

四季养生小贴士

专家建议，春天养肝可多吃点儿野菜。每年的三四月，是野菜盛产的季节。吃腻了大鱼大肉的都市人，多吃一点儿野菜对身体有好处。例如，苦荬花有清热消肿、化瘀解毒的作用；野蕨菜有清热、利尿安神的作用。干蕨菜或用盐腌过的蕨菜在吃前最好用水泡一下。

"肝胆相照"，养肝别忘记保胆

"肝胆相照"这一成语，比喻以真心相见。其实这在中医里也很有讲究，《黄帝内经》中说："肝者，将军之官，谋虑出焉。胆者，中正之官，决断出焉。"足厥阴肝经在里，负责谋虑；足少阳胆经在表，负责决断。只有肝经和胆经相表里，肝胆相照，一个人的健康才有保证。打个比方，一个民族要想兴旺发达，也需要"肝"（谋略之才）和"胆"（决断之才）相表里，肝胆相照。历史上"房谋杜断"的故事就证明了这一点，房玄龄好比是大唐的肝，他善谋略，精于管理日常政务；杜如晦好比是大唐的胆，他临危有方，善于决断。正是房、杜二人的肝胆相照，才成就了"贞观之治"。

虽然负责谋略和决断的是心，但心是"君主之官"，负责全局，具体的工作则交给肝和胆。肝和胆的谋虑和决断又不同于心。中医的心包括心和脑，心和脑的谋虑和决断主要在思维和意识之中，它是理性的；而肝与胆的谋虑和决断主要在潜意识中，它是感性的，是本能的。一个人胆小就是胆小，你很难让

他通过理性思考变得胆大起来。但如果你让他的肝和胆发生一点儿变化，他的

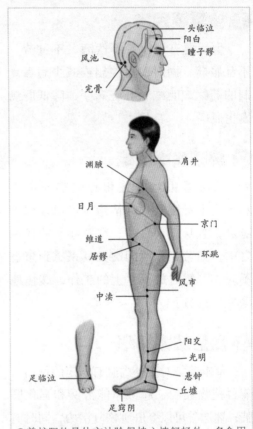

◎养护胆的具体方法除保持心情舒畅外，多食用西红柿等疏肝胆的食物，以及多拍打胆经都有利有养肝胆。

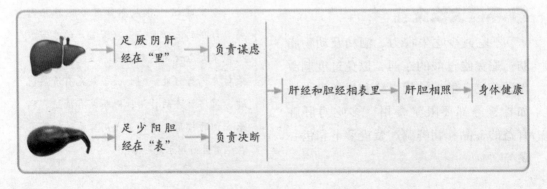

胆子就会本能地大起来。

胆，原作瞻。《说文·肉部》说"瞻，连肝之腑，从肉詹声"。胆在右胁之内，附于肝之短叶间，其形若悬瓠，呈囊状，现代称之为"胆囊"。胆内贮藏胆汁，是一种清净、味苦而呈黄绿色的"精汁"，亦称"清汁"，故《灵枢·本输》称胆为"中精之府。"胆在人体中极为重要，其消毒功能类似电脑的杀毒系统，但实际的功能、起的作用比想象的还要多。

胆能贮藏和排泄胆汁，帮助脾胃进行正常消化。

胆有判断事物并使其做出决定的功能。胆的决断功能，对于预防和消除某些精神刺激（如遭受强烈的刺激或惊恐等）的不良影响，调节和控制气血的正常运行，维持脏腑相互之间的协调关系有着重要的作用。

胆的功能失调一般表现在胆汁的分泌排泄障碍。通常胆功能失调是由于情志所伤，肝失疏泄而引起，肝胆燥热火重，使胆汁排泄失调。

胆气上逆会形成口苦；肝胆气流不畅，经脉阻滞，气血流通不利，则会有胁痛症状；胆液逆流于血脉，泛溢于肌肤则形成黄疸。

常言道"酒壮人胆"，酒精进入人体之后，首先影响的是肝，肝与胆相表里，肝又影响到胆，肝与胆发生了变化，人的谋虑和决断自然会发生变化。改变肝胆会影响人的谋虑和决断；反之，人的谋虑和决断也会对肝和胆造成影响。一个人长期谋虑不决，就会使肝胆受损，这也成为某些疾病的诱因。

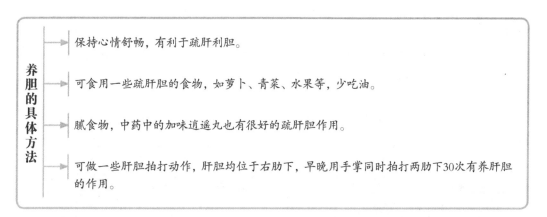

养胆的具体方法

- 保持心情舒畅，有利于疏肝利胆。
- 可食用一些疏肝胆的食物，如萝卜、青菜、水果等，少吃油腻食物，中药中的加味逍遥丸也有很好的疏肝胆作用。
- 可做一些肝胆拍打动作，肝胆均位于右肋下，早晚用手掌同时拍打两肋下30次有养肝胆的作用。

四季养生小贴士

日常生活中，按摩日月穴和风池穴对疏肝利胆很有好处。日月穴在乳头之下，人的第七根肋骨间隙，它位于胆经，足少阳经、足太阴经在这里交会，按摩它可起到疏肝利胆的功效。风池穴在颈部耳后发际下凹窝内，它是足少阳经与阳维脉的交会穴，按摩它可以疏风清热、明目开窍。

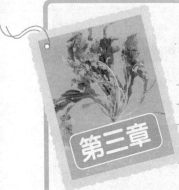

第三章

阳春三月，补好身体全年都健康

◎阳春三月，饮食的调整可谓是养生的一个重要课题。有些人很好奇，中医主张饮食要应季，可春天虽然万物萌生，粮食却往往到了秋天才成熟，吃什么好呢？很简单——吃种子等有生发之气的食物！这些能够带给身体生机的食物，在春季可以为我们打下全年健康的坚实基础。

春季饮食讲原则，全年营养十足

中医认为，春天是阳气生发的季节，所以人应该顺应天时的变化，通过饮食调养阳气以保持身体健康，总的饮食养生原则是：

（1）主食中选择高热量的食物：除米面杂粮外，适量加入豆类、花生等热量较高的食物。

（2）保证充足的优质蛋白质：多食用奶类、蛋类、鱼肉、禽肉、猪牛羊瘦肉等。

（3）保证充足的维生素：青菜及水果的维生素含量较高，如西红柿、青椒等含有较多的维生素C，是增强体质、抵御疾病的重要物质。

根据气候特征等，春季大致可分为早春时期、春季中期和春季晚期三个阶段。一般来说，三春虽然统属于春季，但饮食还是各有侧重的。

① 早春时期

为冬春交接之时，天气仍然寒冷，人体内消耗的热量较多，所以宜进食偏于温热的食物。饮食原则为选择热量较高的主食，并注意补充足够的蛋白质。饮食除米面杂粮之外，可增加一些豆类、花生、乳制品等。

早餐：牛奶1袋（250毫升左右），主食100克，小菜适量。

午餐：主食150克，猪牛羊瘦肉（或豆制品）50克，青菜200克，蛋汤或肉汤适量。

晚餐：主食100克，蛋鱼肉类（或豆制品）50克，青菜200克，豆粥1碗。

② 春季中期

为天气变化较大之时，气温骤高骤低，变化较大，可以参照早春时期的饮食进行。在气温较高时可增加青菜的量，减少肉类的食用。

③ 春季晚期

春夏交接之时，气温偏高，所以宜于

进食清淡的食物。饮食原则为选择清淡的食物，并注意补充足够的维生素，如饮食中应适当增加青菜。

早餐：豆浆250毫升，主食100克，小菜适量。

午餐：主食150克，蛋鱼肉类（或豆制品）50克，青菜250克，菜汤适量。

晚餐：主食100克，青菜200克，米粥1碗。

此外，饮食的宜忌历来被人们养生所重视，春季同样也不例外。

（1）山药："温补而不骤，微香而不燥"，具有健脾补胃、补虚弱的作用。

（2）春笋：除了富含蛋白质外，还含有丰富的矿物质，如钙、磷、铁和多种维生素。

（3）豌豆苗：时令性蔬菜，对高血压、糖尿病患者来说，榨取鲜汁饮用，最为适宜。

（4）韭菜：温中行气，温肾暖阳。对腰膝酸软、阳痿、遗精有较好的功效。韭菜温而益人，以初春早韭和即将下市的韭菜最好。

（5）香椿叶：具有消风、解毒、健胃理气之功。春令时菜，食其嫩叶，入馔甚香，常做凉拌豆腐、炒鸡蛋食用。然而香椿叶又是"发物"，有宿疾者勿食。

其他如扁豆、菠菜、菜花、芫荽、大枣、蜂蜜、豆制品、奶制品、禽蛋、瘦肉及水果均适宜春季食用。

依据中医理论，春季也有些应忌食的物品。如春三月忌吃羊肉、鹌鹑、荞麦、炒花生、炒瓜子、海鱼、虾及辛辣物等。

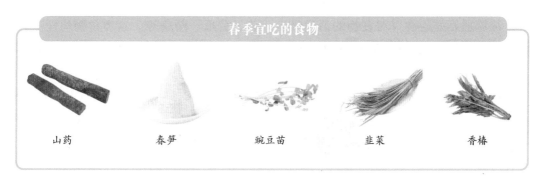

春季宜吃的食物

| 山药 | 春笋 | 豌豆苗 | 韭菜 | 香椿 |

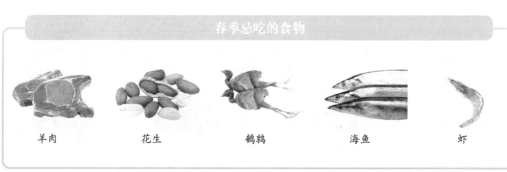

春季忌吃的食物

| 羊肉 | 花生 | 鹌鹑 | 海鱼 | 虾 |

春天多吃甘味食物，滋养肝脾两脏

按照中医"四季侧重"的养生原则，春季应以养肝益脾为先。《千金方》中也说："当春之时，食宜省酸增甘，以养脾气。"

春季肝气当令，肝主阳气。根据五行学说，肝属木，脾属土，木能克土，所以肝气过旺会影响脾脏的运化功能。春季肝气本身就较旺盛，酸味食物有增强肝的功能，使本来就偏旺的肝气更旺，根据五行相克原理，肝旺必然损伤脾脏功能。而甘味属脾，甜味的食物可以补脾脏。中医所说的甘味食物，不仅指食物的口感有点儿甜，更主要的是它具有补益脾胃的作用。《黄帝内经》中强调"甘入脾"，也就是说脾主甘味，因此脾气虚、脾经弱时，适当多吃点儿甘味食物，可补益脾胃。同时，脾又与胃密切相关，故脾弱则妨碍脾胃对食物的消化吸收。甘味入脾，最宜补益脾气，脾健又辅助于肝气。故春季进补应少吃酸味多吃甘味的食物，以滋养肝脾两脏，补充气血，对防病保健大有裨益。

味甘的食物首选谷类，如糯米、黑米、高粱、小米、燕麦等；蔬果类，如南瓜、扁豆、红枣、核桃、桂圆、刀豆、栗子，等等。

很多肉类鱼类也属甘性，如牛肉、鲫鱼、鲈鱼、草鱼、花鲤、猪肚、黄鳝等。人体从这些食物中吸取丰富营养素，可使养肝与健脾相得益彰。

此外，春日里暖风或晚春暴热袭人，易引动体内郁热而生肝火，或致体内津液外泄，可适当配吃些清解里热、滋养肝脏的食物，如荞麦、薏苡仁、荠菜、菠菜、蕹菜、芹菜、菊花苗、莴笋、茄子、荸荠、黄瓜、蘑菇等。这类食物均性凉味甘，可清解里热，润肝明目。

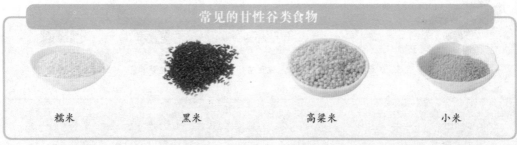

常见的甘性谷类食物

| 糯米 | 黑米 | 高粱米 | 小米 |

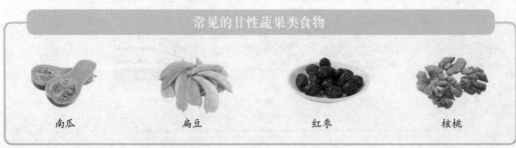

常见的甘性蔬果类食物

| 南瓜 | 扁豆 | 红枣 | 核桃 |

春天吃韭菜，助你阳气生发

韭菜的味道以春天时最美，自古以来，赞扬春韭者不计其数。"夜雨剪春韭，新炊间黄粱。"这是唐朝大诗人杜甫的名句。《山家清供》中记载，六朝的周颙，清贫寡欲，终年常蔬食。文惠太子问他蔬食何味最胜？他答曰："春初早韭，秋末晚菘。"《本草纲目》也记载"正月葱，二月韭"。就是说，农历二月生长的韭菜最利于人体健康。

韭菜又名起阳菜、壮阳菜，是我国传统蔬菜，它颜色碧绿、味道浓郁，自古就享有"春菜第一美食"的美称。这是因为，春天气候渐暖，人体内的阳气开始生发，需要保护阳气，而韭菜性温，可祛阴散寒，是养阳的佳蔬良药，所以春天一定要多吃韭菜。

韭菜性温，味甘、辛。具有补肾壮阳、温中开胃、散瘀活血之功效。《食用本草》中说"韭菜性温，味辛、微甘；补肾益胃、散瘀行滞、止汗固涩。"现代医学证明，韭菜有扩张血管、降低血脂、预防心肌梗死的作用；韭菜中含有硫化物和挥发性油，有增进食欲和消毒灭菌的功效；韭菜中含膳食纤维较多，有预防便秘和肠癌的作用；所含α-胡萝卜素、β-胡萝卜素可预防上皮细胞癌变；所含维生素C和维生素E均能抗氧化，帮助清除氧自由基，既可提高人体的免疫功能，又可增强人体的性功能，并有抗衰老的作用。

韭菜性温，一般人都可食用，比较适合阳痿、早泄、遗精、遗尿、高血脂者食用。妇女痛经、不孕及产后乳汁不通者也比较适合食用。但是，凡阴虚火旺、疮疡、目疾等患者及孕妇忌食。另外，夏季不宜过多食用韭菜，因为这个时期韭菜已老化，纤维多而粗糙，不易被吸收，多食易引起腹胀、腹泻。韭菜也不可与白酒、蜂蜜、牛肉、菠菜同食。

下面，为大家推荐一款贴心药膳：

韭菜炒虾仁

原材料：虾仁30克，韭菜250克，鸡蛋1个，食盐、酱油、淀粉、植物油、麻油各适量。

做法：先将虾仁洗净水发胀，约20分钟后捞出淋干水分待用。韭菜择洗干净，切3厘米长段备用；鸡蛋打破盛入碗内，搅拌均匀加入淀粉、麻油调成蛋糊，把虾仁倒入拌匀待用。炒锅烧热倒入植物油，待油热后下虾仁翻炒，蛋糊凝住虾仁后放入韭菜同炒，待韭菜炒熟，放食盐、淋麻油，搅拌均匀起锅即可。

功效：补肾阳、固肾气、通乳汁。

四季养生小贴士

春天人体肝气易偏旺，从而影响到脾胃消化吸收功能，此时多吃韭菜可增强人体的脾胃之气，对肝功能也有益处。《诗经·国风·豳风》里有"四之日其蚤，献羔祭韭"的语句，说明在几千年前，我国已经有了韭菜，它还是祭品，在菜蔬中地位很高。《礼记》也说，庶人春荐韭，配以"卵"，大概是用鸡蛋炒韭黄祭祖宗之意。

补血，春季就选"红嘴绿鹦哥"

"红嘴绿鹦哥"是指哪种蔬菜呢？有经验的细心读者肯定知道，指的就是红色根绿色叶子的菠菜。菠菜的根是红色的，所以又叫赤根菜。菠菜是一年四季都有的蔬菜，但是以春季为佳，此时食用菠菜，最具养血之功。

中医学认为，菠菜有养血、止血、润燥之功。《本草纲目》中记载：菠菜通血脉，开胸膈，下气调中，止渴润燥。菠菜对解毒、防春燥颇有益处。

春季要养肝，而菠菜可养血滋阴，对春季里因为肝阴不足引起的高血压、头痛目眩、糖尿病和贫血等都有较好的治疗作用，并且也有"明目"的作用。这里介绍几款食疗方。

菠菜炒鸡蛋

原材料：菠菜150克，鸡蛋2个，盐3克。

做法：菠菜择去老叶，切去根部，洗净；鸡蛋打入碗中，加少许盐搅匀。锅中加油烧热，下入鸡蛋炒至凝固后，盛出；锅烧热，下入菠菜炒熟后，加盐调味，倒入炒好的鸡蛋炒均匀即可。

菠菜山楂羹

原材料：菠菜、山楂各20克，大米100克，冰糖5克。

做法：大米淘洗干净，用清水浸泡；菠菜洗净；山楂洗净。锅置火上，放入大米，加清水煮至七成熟。放入山楂煮至米粒开花，再放入冰糖、菠菜，稍煮后调匀便可。

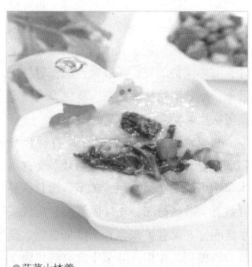

◎菠菜山楂羹。

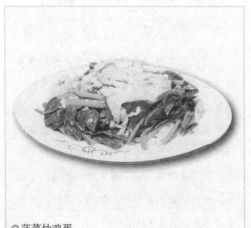

◎菠菜炒鸡蛋。

四季养生小贴士

菠菜虽好，但也不能多食。因为含草酸较多，有碍机体对钙的吸收，故吃菠菜时宜先用沸水烫软，捞出再炒。由于婴幼儿急需补钙，有的还患有肺结核缺钙、软骨病、肾结石、腹泻等，则应少吃或暂戒食菠菜。

春吃油菜，解燥去火真管用

春季，天气干燥，很容易上火，要经常食用一些富含维生素的蔬菜，如早春的油菜，有清热解毒的功效，可防治春天里易发生的口角炎、口腔溃疡等病症。

油菜含有钙、铁、维生素C及胡萝卜素等多种营养素，其中所含钙量在绿叶蔬菜中为最高，维生素C比大白菜多1倍，有助于增强机体免疫能力，且有抵御皮肤过度角化的作用，适合女性作为美容食品食用。油菜还含有能促进眼睛视紫质合成的物质，起到明目的作用。

油菜能增强肝脏的排毒机制，对上焦热盛引起的口腔溃疡、牙龈出血也有调养作用。油菜中含有大量的植物纤维素，能促进肠道蠕动，增加粪便的体积，缩短粪便在肠腔停留的时间，从而治疗多种便秘，预防肠道肿瘤。

油菜的食用方法较多，可炒、烧、炝、扒等，油菜心可做配料。在这里给大家推荐几款食谱。

香菇扒油菜

原材料：香菇、油菜各500克，枸杞5克，辣椒2个，蚝油15克，盐3克，味精1克，淀粉适量。

做法：干香菇泡发去蒂洗净；油菜洗净，并在头部切"十"字形花状，插入洗好的枸杞。锅中水烧开后，下入油菜汆烫至熟，再捞起沥干水分，摆入盘中，香菇入笼蒸熟。锅中倒少许水，加入各种调味料勾芡后，再加入香菇，浇在油菜上即可。

功效：解毒消肿、活血化瘀。

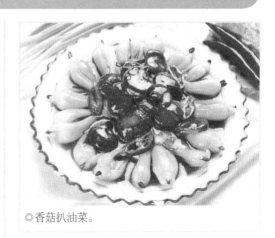

◎香菇扒油菜。

上汤油菜

原材料：皮蛋100克，油菜200克，香菇、草菇各50克，盐3克，蒜5克，枸杞5克，高汤400克。

做法：皮蛋去壳切块；香菇、草菇分别洗净切块；枸杞洗净；蒜洗净剁碎。锅中倒入高汤加热，油菜洗净，倒入高汤中烫熟后摆放入盘。继续往汤中倒入皮蛋、香菇、草菇、枸杞，煮熟后加盐和蒜调味，出锅倒在油菜中间即可。

功效：清肠排毒、美容养颜。

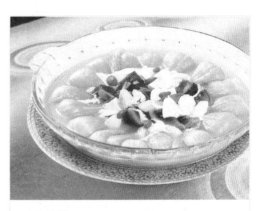

◎上汤油菜。

"千金难买春来泄"，祛湿排毒正当时

民间有句老话，叫"千金难买春来泄"。这句话通俗地解释了一个重要的中医理论。因为春天天气潮湿，身体易积聚水分，很容易就将湿气和寒气郁结在体内。同时冬天吃了不少丰脂食物，也在体内积存。这些东西瘀滞在人的体内，就会给五脏六腑带来负担，只有把这些湿气和毒素都泻去了，让我们的身体重新温暖起来，才是"千金难买"的健康生活之道。

《本草纲目》中记载了很多可以祛湿的食物。首先说米酒，《本草纲目》说它"行药势，通血脉，润皮肤，散湿气，除风下气"，而且米酒味道香浓，晚饭前喝一碗米酒既能调节胃口，又能散去体内湿气。然后是水牛肉，《本草纲目》说水牛肉"安中益气，健强筋骨，消水肿，除湿气。"如果你发现自己的身体水肿，不妨也多吃一点儿水牛肉。

除了这两种食物以外，祛湿排毒的办法还有很多。首先你得多喝水。很多人会奇怪，不是要把体内的湿气给排出去吗，怎么还能喝水呢？实际上水是最好的排毒载体。不要以为春天潮湿，就不需要补充水分。身体里没有了水分的话，连厕所都不用去了，还怎么排毒？喝水是最简单有效的排毒办法。但是不要喝凉水，以温开水为宜。早上喝一杯水养生的方法大家都知道，不过不能喝凉水。因为早上阳气刚刚生发，这个时候灌下一大杯凉水，就会打消身体的阳气。

而要温暖身体，就不能少了生姜。200种医用中药中，75%都使用生姜。因此说"没有生姜就不称其为中药"并不过分。《本草纲目》解读：姜能够治"脾胃聚痰，发为寒热"，对"大便不通、寒热痰嗽"都有疗效。吃过生姜后，人会有身体发热的感觉，这是因为它能使血管扩张，血液循环加快，促使身上的毛孔张开，这样不但能把多余的热带走，同时还把体内的病菌寒气一同带出。所以，当身体吃了寒凉之物，受了雨淋，或在空调房间里待久后，吃生姜就能及时排出寒气，消除因机体寒重造成的各种不适。

而红茶具有高效加温、强力杀菌的作用，生姜和红茶相结合，就成了驱寒祛湿的姜红茶。此外，冲泡时还可加点儿红糖和蜂蜜。但患有痔疮或其他忌辛辣的病症，可不放或少放姜，只喝放了红糖和蜂蜜的红茶，效果也不错。

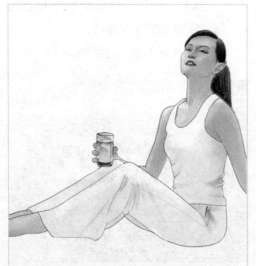

◎早上喝一杯水，是最简单有效的排毒办法，但要注意不能喝凉水。

春养阳气，良药十分不如荠菜三分

荠菜，最早报春的时鲜野菜，古诗云："城中桃李愁风雨，春到溪头荠菜花。"李时珍说："冬至后生苗，二三月起茎五六寸，开细白花，整整如一。"荠菜清香可口，可炒食、凉拌、做菜馅、菜羹，食用方法多样，风味特殊。目前市场上有两种荠菜，一种菜叶矮小，有奇香，止血效果好；另一种为人工种植的，菜叶宽大，不太香，药效较差。

在我国，吃荠菜的历史可谓是源远流长，《诗经》里有"甘之如荠"之句，可见大约在春秋战国时期，古人就知道荠菜味道之美了；到了唐朝，人们用荠菜做春饼，有在立春这天吃荠菜春饼的风俗。许多文人名士也对荠菜情有独钟，杜甫因为家贫，就常靠"墙阴老春荠"来糊口，范仲淹也曾在《荠赋》中写道："陶家瓮内，腌成碧绿青黄，揾入口中，嚼生宫商

角澂。"苏东坡喜欢用荠菜、萝卜、米做羹，命名为"东坡羹"。

为什么说春天要多吃荠菜呢？这与民谚"春捂秋冻"有关系。冬天结束，春季到来，天气转暖，但是春寒料峭，"春捂"就是要人们不要急于脱下厚重的冬衣，以免受风着凉。按照中医的观点，春季阳气生发，阳气是人的生命之本，"捂"就是要阳气不外露。春天多吃荠菜也是一样的道理，荠菜性平温补，能养阳气，又是在春季生长，春天吃荠菜也符合中医顺时养生的基本原则。

荠菜的药用价值很高，《本草纲目》记载其"性平，味甘、淡；健脾利水、止血、解毒、降压、明目。"荠菜全株入药，具有明目、清凉、解热、治痢等药效。其花与子可以止血，治疗血尿、肾炎、高血压、咯血、痢疾、麻疹、头昏目痛等症。荠菜临床上常被用来治疗多种出血性疾病，如血尿、妇女功能性子宫出血、高血压患者眼底出血、牙龈出血等，其良好的止血作用主要是其含有荠菜酸所致。

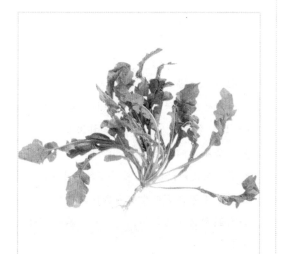

◎荠菜性平温补，能养阳气，春季宜多吃。

四季养生小贴士

荠菜性平，一般人都可食用，比较适合冠心病、肥胖症、糖尿病、肠癌等患者食用。但荠菜有宽肠通便的作用，便溏泄泻者慎食。另因荠菜有止血作用，不宜与抗凝血药物一起食用，而且荠菜中含有草酸，所以吃的时候用热水焯一下对身体比较有益。

香椿，让你的身心一起飞扬

香椿又名香椿芽。椿芽是椿树在早春枝头上生长出来的带红色的嫩枝芽，因其清香浓郁，故名香椿。《山海经》上称"种"，《唐本草》称"椿"。我国栽培、食用香椿已有几千年的历史。早在汉朝，我们的祖先就食用香椿，从唐代起，它就和荔枝一样成为南北两大贡品，深受皇上及宫廷贵人们的喜爱。

宋代苏武曾作《春菜》："岂如吾蜀富冬蔬，霜叶露芽寒。"盛赞："椿木实而叶香可啖。"清代人有春天吃椿芽的习俗，谓之"吃春"，寓有迎新之意。民间有"门前一株椿，春菜常不断"之谚，和"雨前椿芽嫩无丝"之说。

香椿长在椿树的枝头，又在早春就开始生长，这表明它自身有很强的生长力，代表着蓬勃向上的一种状态。春天要养阳，香椿绝对是一个很好的选择。那种浓郁的带有自然气息的香味，会让你的身心一起飞扬。

下面，为大家推荐两款关于香椿的贴心药膳。

香椿拌豆腐

原材料：豆腐100克，香椿150克，香油、盐、味精各适量，红椒粒少许。

做法：①香椿芽掰开，洗净，焯水，捞出过凉水，挤出水分，切成小粒；豆腐洗净，在加盐的开水中焯一下，捞出放盘中。②用适量的盐、味精、香油和凉开水勾兑成调味汁；把切

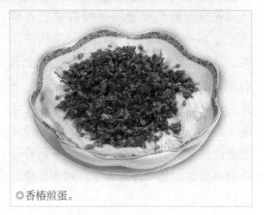

◎香椿煎蛋。

碎的香椿撒在焯水的豆腐上，然后淋入调味汁，撒上红椒粒即可。

香椿芽拌莴笋丝

原材料：莴笋200克，香椿芽200克，甜椒30克，盐4克，味精2克，生抽8克，芝麻油适量。

做法：①莴笋、甜椒洗净，切丝；香椿芽洗净备用。②将备好的原材料放入开水中稍烫，捞出，沥干水分，放入容器。③加盐、味精、生抽、芝麻油搅拌均匀，装盘即可。

四季养生小贴士

现代医学研究表明，香椿含有维生素E和性激素物质，有抗衰老和补阳滋阴的作用；香椿是辅助治疗肠炎、痢疾、泌尿系统感染的良药；香椿含有丰富的维生素C、胡萝卜素等，有助于增强机体免疫功能，并有润滑肌肤的作用，是保健美容的良好食品。

💛 全面着手，为自己清火排毒

春天的气候干燥，风多雨少，要保持新陈代谢的平衡和稳定对于人体来讲很难，从而容易导致生理功能失调而致使人体"总管家"——大脑指挥失灵，引起"上火"征候。具体表现为咽喉干燥疼痛、眼睛红赤干涩、鼻腔热烘火辣、嘴唇干裂、食欲不振、便干、便黄等。

那么，怎样做才能防止春天上火，为自己的身体清火排毒呢？中医认为可以通过以下方法把身体中的毒素排出体外。

（1）多喝水：排泄是人体排毒的重要方法之一。每天喝够两升水，可以冲洗体内的毒素，减轻肾脏的负担，是排毒最简便的方法。

（2）改变饮食习惯：以天然食品取代精加工食物，新鲜水果是强力净化食物，菠萝、木瓜、奇异果、梨都是不错的选择。如果平时多吃富含纤维的食物，比

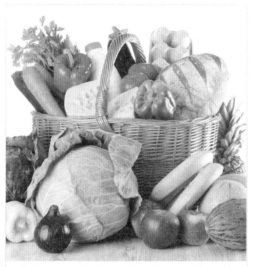

◎新鲜水果是强力净化食物，平时多吃富含纤维的食物能帮助身体有效排毒。

如糙米、蔬菜、水果等，都能增加肠道蠕动，减少便秘的发生。多吃蔬菜、水果，忌吃辛辣食物，多饮水或喝清热饮料，促进体内"致热物质"从尿、汗中排泄，从而清火排毒。

（3）定期去除角质：肌肤表面的老化角质会阻碍毛细孔代谢毒素，定期去除角质，可帮助肌肤的代谢功能维持正常运作。

（4）蒸桑拿：每周进行一次蒸汽浴或桑拿也能帮助加快新陈代谢，排毒养颜。蒸桑拿时要注意饮水。浴前喝一杯水可帮助加速排毒，浴后喝一杯水补充水分，同时排出剩下的毒素。

（5）按摩穴位，对于肝火旺盛所致的两胁发胀、嘴里发苦等症以及心火旺盛所致的牙痛、口腔溃疡、鼻子出血等症，都可以按摩行间穴(位于足背侧，当第一、第二脚趾间，趾蹼缘的后方赤白肉际处)。左右行间穴各按摩3分钟即可。按摩后，可以顺便按摩与行间穴紧邻的太冲穴，清火效果更佳。

四季养生小贴士

"上火"是中医学专用名词。引发"上火"的具体因素很多：情绪波动过大、中暑、受凉、伤风、嗜烟酒，以及过食葱、姜、蒜、辣椒等辛辣之品，贪食羊肉、肥肉等肥腻之品和中毒、缺少睡眠等，都会"上火"。

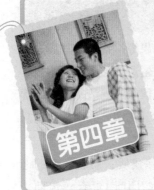

阳气初生，生活起居追随"春"的旋律

第四章

◎春暖花开的季节，人体阳气初生。然而，有些人总是春困，但又越睡越不清醒；有些人以为春捂好，可是越捂越出毛病；有些人上了岁数，非常注意保养却还是经常生病；有些人初春就开始全屋大扫除，可就是对蟑螂头痛不已……知道吗？春季养生，我们不仅应关注饮食营养的摄取和调剂，还应对生活起居予以足够的重视。

❤ 春天来了，让阳气轰轰烈烈地生发吧

春季天气转暖，自然界阳气开始生发，同时，人体阳气也开始生发，因此，春天养生应注意保护阳气，以"生"为中心对人体进行调养，使之不断充沛，逐渐旺盛起来，凡有耗伤阳气及阻碍阳气的情况皆应避免。

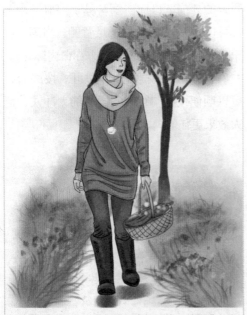

◎春捂重下肢，还要加强下身的锻炼，以促进血液循环。

在精神上，暴怒和忧郁都会伤身，因此要保持心胸开阔、乐观向上、恬淡平静的好心态，有利于肝气的疏散。

在生活起居方面，《黄帝内经》有云："春日当夜卧早起。"人们应晚睡早起，适当锻炼，以激发体内阳气。注意运动应暖和，以适应春气。并要让身体感到舒畅、活泼，以使身体与春气相适应。

在饮食上，最好多吃些扶助阳气的食物，比如面粉、红枣、花生等辛温类食物；新鲜蔬菜如春笋、菠菜等可以补充维生素；酸性食物要少吃，油腻、生冷、黏硬食物最好不吃。体质过敏，易患花粉过敏、荨麻疹、皮肤病者，应禁食如羊肉、蟹之类易过敏的食品。

除了食补养阳以外，春季要保持阳气生发，就要注意时刻保暖。俗话说"春捂秋冻"。"春捂"怎么"捂"，一直没有明确的概念。"二月休把棉衣撒，三月还有梨花雪""吃了端午粽，再把棉衣送"，这些说法对于养生保健来说，并不

够具体。

首先要把握时机。医疗气象学家发现，许多疾病的发病高峰与冷空气南下、降温持续的时间密切相关。比如感冒、消化不良，在冷空气到来之前便捷足先登。而青光眼、心肌梗死、中风等，在冷空气突袭时也会骤然增加。因此，捂的最佳时机，应该在气象台预报的冷空气到来之前24～48小时内。

注意这样一个温度临界点——15℃。研究表明，对于多数老年人或体弱多病而需要春捂的人群来说，15℃可以视为捂与不捂的临界温度。也就是说，当气温持续在15℃以上且相对稳定时，则春捂可以结束了。

另外需要注意温差，当日夜温差大于8℃时，春捂就是必不可少的。春天的气温，前一天还是春风和煦、春暖花开，转眼间就有可能寒流涌动，让你回味冬日的肃杀。面对孩儿脸似的春天，你就得随天气变化加减衣服。那么何时加衣呢？现在专业人士认为，日夜温差大于8℃是该捂的信号。

而捂着的衣衫，随着气温回升总要减下来，但若减得太快，就可能出现"一向单衫耐得冻，乍脱棉衣冻成病"的情况。因为你没捂到位。怎样才算捂到位？医学家发现，天气转冷需要加衣御寒，即使此后气温回升了，也得再捂7天左右，减得过快有可能冻出病来。所以，春捂7～14天比较合适。

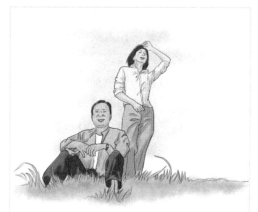

◎春日应该早睡早起，适当锻炼，以激发体内阳气。

春季养生法则	精神调养	暴怒和忧郁都会伤身，因此要保持心胸开阔、乐观向上、心境恬静的好心态。
	饮食调养	多吃些扶助阳气的食物，如韭菜、红枣、花生等。
	饮食起居	春季气候变化较大，要注意时刻保暖，及时增添衣物。

四季养生小贴士

春天暖洋洋的阳光让人特别想睡觉，特别是下午，工作学习时间长了，人会感到疲乏。这时候伸个懒腰，就会觉得全身舒展。人体解剖学、生理学告诉我们，人脑的重量虽然只占全身体重的1/50，而脑的耗氧量却占全身耗氧量的1/4。人类由于直立行走等因素，身体上部和大脑较易缺乏充分的血液和氧气的供应。久坐不动，加上大量用脑工作容易引起大脑缺血、缺氧症状，头昏眼花，腿麻腰酸，所以经常伸伸懒腰、活动活动四肢，对消除疲劳是绝对有好处的。

春眠不觉晓，安睡要趁早

春天是人们最好的睡眠时节，因此人们常说"春眠不觉晓"，又有"春困"之说。一般来说，春天的睡眠质量比较高，也正适合进行调养。但是，还是有些人会因种种睡眠障碍而不得眠。那么，春季要如何睡眠呢？

首先，应该"夜卧早起"。一日之计在于晨，早在《黄帝内经》就有精辟论断，"夜卧早起，广步于庭，被发缓行，以使志生"。就是讲，人要适应自然界的变化，要适当晚睡早起，到户外散步，悠然自得地舒展肢体，使精神活动寄望于大自然中。饭后、睡前闲庭漫步，不仅可消食化气，还可无思无虑，心身得以休养，神清气爽。春季睡眠宜"按时入睡，过时不候；午睡一刻钟，能夜补一小时；体脑并用，形与神俱，精神乃治"。

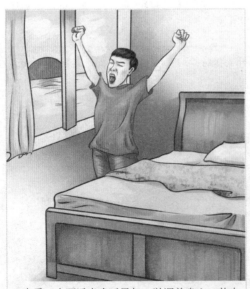
◎春季，人要适当晚睡早起，以调养身心，使自己充满活力。

其次，也应注意，春木当令，性情亢奋的人易旧病复发。俗话说：黄花黄，疯子忙。但这种情况可通过适当增加睡眠，静心修养，辨证治疗，可防治或缓解病情发展。在春暖花开季节，也是花粉过敏病高发时期，适当远离花粉地带，能起到预防作用。同时，也应注意到，春季睡眠与养生要和运动调养相结合。所谓"闻鸡起舞"，顺应生物节律习性，经过一夜睡眠，伸展疲倦的身躯，在空气清新的室外，选择适合自己锻炼的项目，吸收大自然活力，调养精神，炼气保精，增强抗病能力，使自己充满春天般的活力。

再次，食疗可助眠。春季睡眠不好，可参照以下食疗方案进行治疗。

枣麦桂圆汤：小麦60克，大枣14枚，去壳核桂圆肉7个，洗净后加水共煮，待枣麦熟后即可食用，每日一到两次。

莲心茶：取莲子心、生甘草各3克，开水冲泡当茶饮用，每日数次，具有清心、安神、降压功效。此方对患有高血压病、经常失眠患者疗效较好。

四季养生小贴士

在起居上，老年人不要睡懒觉，因为久卧会造成人体的新陈代谢能力下降，气血运行不畅，筋脉僵硬不舒，身体亏损虚弱。所以，老年人在春天要做到适当地晚睡早起，既要保证充足的睡眠，又要防止睡眠过多，一般每天睡8小时即可。

远离寒湿，阳气十足身体暖

我们经常会听到这样的说法——阳气是生命的根本。那么，什么是阳气呢？所谓阳气，一方面来自先天，与父母和个人的先天体质有关系。另一方面来自后天，是人呼吸的气和脾胃消化的食物的气结合而成的。它的作用就是温养全身组织、维护脏腑功能。阳气虚就会出现生理活动减弱和衰退，导致身体御寒能力下降。

中医上认为万物之生由乎阳，万物之死亦由乎阳。人之生长壮老，皆由阳气为之主；精血津液之生成，皆由阳气为之化。阳气就像天上的太阳一样，给大自然以光明和温暖，失去阳气，万物便不能生存。如果人体没有阳气，体内就失去了新陈代谢的活力，不能供给能量和热量，生命就要停止。寒湿会阻滞阳气的运行，使血流不畅、肌肉疼痛、关节痉挛等。因为湿困脾胃，损伤脾阳，或患者平时脾肾阳虚而致水饮内停，所以多表现为畏寒肢冷、腹胀、泄泻或水肿等。所以，寒湿是最损伤人体阳气的。

怎样判断身体内是否有湿呢？方法其实很简单，观察自己的大便情况，一看便知。如果长期便溏，大便不成形，那么很有可能就是你的身体蕴含了太多的湿气。而长期便秘，则代表着体内的湿气已经很重了。因为湿气有黏腻性，过多的湿气就容易把粪便困在肠道内。

而祛除寒湿最好的办法就是让身体温暖起来。众所周知，掌握人体生杀大权的是气血，而气血只有在温暖的环境里，才能在全身顺畅地流通。如果温度降低、血流减慢，就会出现滞涩、淤堵，引发疾病。而且人的体温上升，不仅会增强人体的免疫力，还能在正常细胞不受影响的情况下大量杀死癌细胞。此外，温度过低，会使体内的寒湿加重，外在表现就是上火。所以，要涵养我们身体内的阳气，就要远离寒湿，温暖身体。

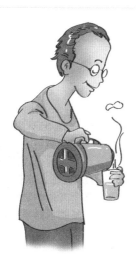

◎寒湿伤阳气，祛除寒湿最好的办法就是让身体温暖起来，多喝热饮就是祛除寒气的好办法。

四季养生小贴士

《本草纲目》中还记载了很多可以养阳的食物，牛肉、党参等，都是补益阳气的。另外，安步当车，让身体动起来，为自己选择几项适合的运动；放弃淋浴，经常泡个热水澡；养成睡前用热水泡脚的好习惯。这些方法也能让身体暖和起来，随着免疫力的提高，人体就能克服许多顽疾。

春季要睡好，谨防春困扰

春季，随着气温升高，气候逐渐变暖，人的皮肤松弛，毛孔放大，皮肤末梢血管的供血量增加，这些导致中枢神经系统发生镇静、催眠作用，使身体困乏。民间称为"春困"的情况，就是由于季节变化所引发的一种生理现象。此时，调整好睡眠，对春季养生极为重要。

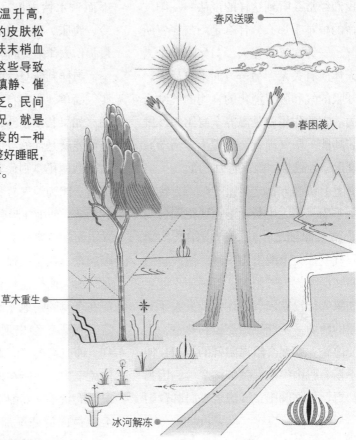

春风送暖

春困袭人

草木重生

冰河解冻

揉搓涌泉睡眠好

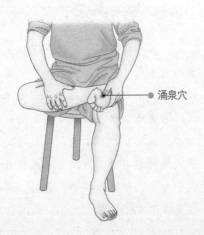

涌泉穴

《黄帝内经》中说："肾出于涌泉，涌泉者足心也。"意思是说：肾经之气犹如源泉之水，来源于足下，涌出灌溉周身四肢各处。所以，涌泉穴在人体养生、防病、治病、保健等各个方面均显示出它的重要作用。每日晚临睡前搓涌泉穴30次，有较好的助眠效果。

不想老得快，春天勤梳头

人体的内外上下，脏腑器官的互相联系，气血调和输养，需要人体经络起传导作用。经络遍布全身，气血也通达全身，营养组织器官，抗御外邪，保卫机体。这些经络或直接汇集头部，或间接作用于头部，比如人头顶的"百会穴"。

梳头可以疏通气血，起到滋养和坚固头发、健脑聪耳、散风明目、防治头痛作用。早在隋朝，名医巢元方就明确指出，梳头有通畅血脉，祛风散湿的作用。北宋大文学家苏东坡对梳头促进睡眠有深切体会，他说："梳头百余下，散发卧，熟寝至天明。"

人们日常清晨起来，早已养成洗漱梳理的习惯，但是为什么要强调春天梳头呢？这是因为，在春天，大自然阳气萌生、升发，人体的阳气也顺应自然，有向上向外升发的特点，表现为毛孔逐渐舒展，循环系统功能加强，代谢旺盛，生长迅速。因此人们在春天养生保健中就必须顺应天时和人体的生理，春天梳头正是符合春季养生强身的要求，能通达阳气，宣行瘀滞，疏利气血，当然也能壮健身体了。

头是五官和中枢神经所在，经常梳头能加强对头面的摩擦，疏通血脉，改善头部血液循环，使头发得到滋养，乌黑光润，牢固发根，防止脱发；能聪耳明目，缓解头痛；可促进大脑和脑神经的血液供应，有助于降低血压，预防脑溢血等疾病的发生；能健脑提神，解除疲劳，防止大脑老化。由此可见，春季勤梳头能达到延缓衰老的目的。

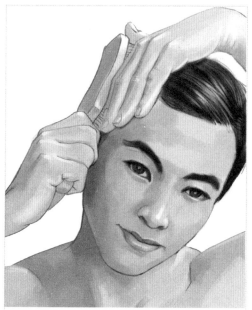

◎经常梳头能加强对头面的摩擦，疏通气血，起到滋养和坚固头发、延缓衰老的目的。

四季养生小贴士

梳头也有一定的讲究。

首先是选适合的梳子，以牛角梳、木梳等不会产生静电的为佳，梳齿疏密适中，齿端不能太尖锐，且要时时保持梳子的清洁。

其次是梳法，可先从头顶顺着头发生长的方向从发根梳到发尾，再俯身从后颈发根向下梳到发尾；而那些随着年龄增长头发变得稀疏甚至快掉光的老年男性，也可直接用手指代替梳子来"梳头"。"指梳"时，可由前发际慢慢梳向后发际，边梳边揉擦头皮。

春天，"泡森林浴"的大好时节

森林中树木散发出来的芳香空气，具有杀菌作用。春天"泡泡森林浴"，能培养人体的正气，达到祛病抗邪的目的。那么，怎样"泡森林浴"呢？

（1）散步：当我们在森林中漫行时，身体各个关节都会自动替自己"加油"，使各机体发挥出它的功能，对身体的四肢及五脏六腑等都会自动协调，有韵律地活动着，尤其可以促进细胞的新陈代谢。

（2）做体操：在森林中行走、做体操，可以舒展筋骨和肌肉，减缓骨骼的老化过程，从而使人长寿。

（3）推拉运动：用手抓住树木的某个部位，全身随手臂的屈伸做来回运动，可用于治疗腰痛，还能使头、肩、背部得

到舒展，消除疲劳。

（4）腹式呼吸：深吸一口气，在15～20秒内将气缓慢全部呼出；用鼻呼吸10～20秒；暂停呼吸5秒钟左右。将上述三个动作连续做10～15次，可以调和五脏六腑。

（5）仰天长啸：在森林中放开喉咙，昂首挺胸，仰望天空，尽情地有节律地发出吼声或呼叫声，每间隔半分钟至一分钟吼叫一声，连续10～20声为一次，每日一次，顿时就会精神振作、轻松愉快、心平气和、胃口大开。

（6）日光浴：森林中由于输液的作用，阳光疏密适中，人体能适当地受到紫外线照射且不会灼伤皮肤，从而增强人的体质。

（7）闭目养神：在森林中闭目养神，忘掉周围一切，在幽静的环境中，使大脑极度放松，可调节人的自律神经系统，对治疗神经衰弱、失眠症等，极为有效。

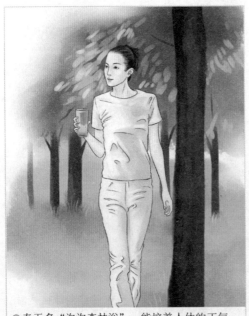

◎春天多"泡泡森林浴"，能培养人体的正气，达到祛病抗邪的目的。

四季养生小贴士

森林浴就是沐浴森林里的新鲜空气。森林中的空气清洁、湿润、氧气充裕。某些树木散发出的挥发性物质，具有刺激大脑皮层、消除神经紧张等诸多妙处。有的树木，如松、柏、柠檬和桉树等，还可以分泌能杀死细菌的物质。通常，上午阳光充沛，森林中含氧量高，尘埃少，是进行森林浴的好时机。

♥ "春心荡漾"，房事更要有所注意

春季气候变暖，对房事的影响主要有两方面，即春阳升发和春风吹拂。

春阳初升，气候由寒转暖，从阴转阳。自然界春暖花开，万紫千红，大部分动物都在春季发情交配，故对男女相恋之情，也有"春情"之喻。少女怀春，少男春心萌动，有时可有遗精的发生，甚至春梦一刻，有梦交之情，这就是春季生发之气促动，对健壮的少男少女来说是性兴奋的反映。男性体内性激素睾酮水平也随着季节而改变，可促使性欲有所冲动，这并不是邪念。春天好发的"青春痘"，面部痤疮斑斑，也是性激素偏旺的象征。

中医认为，春风当令，应于肝木，肝气旺于春季。肝气疏泄，具有舒畅、开展、调达、宣散、流通等功能，所以

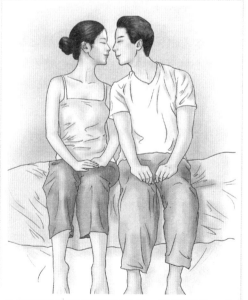

◎春季宜保持适当频度的性爱，以疏泄肝气，使身心调畅，意气风发。

在春天，人们应一改冬天倦藏之性。对房事来说，也呈春情萌动之态，所谓"春心荡漾"，性兴奋的激情，使春季的房事明显多于冬寒，甚至可能发生性冲动的行为。同时，按照经络理论，人体的生殖器被肝经环绕着，春季是肝经主气，肝气性喜达舒，最怕受抑郁和压制，所以春季保持适当频度的性爱，对改善心绪也是非常有益的。

很多医家指出，春季性生活既要迎合春季的特点，使生发之性充分展露，使身心调畅，意气风发，切忌恼怒抑制，有悖春季疏发之性。但春季气温由寒转暖，天时由阴转阳，房事由少增多，尚需调摄，切不可任意放纵，耗伤自己的精气。因此也不能任其春情滋生，心猿意马，任意放纵，过犹不及，用理智加以克服才能保持身心的健康。

总之，在春季，房事可"随意"一些，但也要有节制，不可频繁放纵。

四季养生小贴士

春天天气暖和，人的活动能力也增强，所以此时人的性欲会特别旺盛。而有的年轻人仗着身强力壮，任由自己的欲望泛滥，很容易导致中医所说的"房劳过度"，从而引起阳痿。即使在春天这样容易产生性冲动的季节里，年轻人性生活频率最好控制在每周1～3次，中年人每周1次左右，而老年人则适宜每两周1次。

人到中老年，春季"四不"须牢记

中医认为，立春后人体内阳气开始升发，如能利用春季，借阳气上升、人体新陈代谢旺盛之机，采用科学的养生方法，对全年的健身防病都十分有利。下面是中老年人春季养生"四不"原则。

❶ 不"酸"

春天饮食应"省酸增甘"，因春天本来肝阳上亢，若再吃酸性食物，易导致肝气过于旺盛，而肝旺容易损伤脾胃，所以，春季饮食忌"酸"。

酸性食物有羊肉、鹌鹑、炒花生、炒瓜子、海鱼、虾、螃蟹等。宜食用甘温补脾之品，可多吃山药、春笋、菠菜、大枣、韭菜等。可用山药和薏米各30克、小米75克、莲子25克、大枣10枚共煮成粥，加少许白糖当主食长期食用。

❷ 不"静"

春天自然界阳气开始升发，人体应该借助这一自然特点，重点养阳，养阳的关键在"动"，切忌"静"。

老年人应该积极到室外锻炼，春季空气中负氧离子较多，能增强大脑皮层的工作效率和心肺功能，防止动脉硬化。但是老人春练不要太早，防止因早晨气温低、雾气重而患伤风感冒或哮喘病、慢性支气管炎，应在太阳升起后外出锻炼。

不过，春练不能空腹，老年人早晨血流相对缓慢，体温偏低，在锻炼前应喝些热汤饮。同时运动要舒缓，老年人晨起后肌肉松弛、关节韧带僵硬，锻炼前应先轻柔地活动躯体关节，防止因骤然锻炼而诱发意外。

❸ 不"妄"

老年人本来阳气相对不足，而春天是养阳的大好时机，如情欲妄动而房事较频，会耗气伤精，进一步损伤阳气，因此老年人在春天应适当节欲。

❹ 不"怒"

春季是肝阳亢盛之时，情绪易急躁，要做到心胸开阔，身心和谐。心情舒畅有助于养肝，因为心情抑郁会导致肝气瘀滞，影响肝的疏泄功能，也使功能紊乱，免疫力下降，容易引发精神病、肝病、心脑血管疾病等。

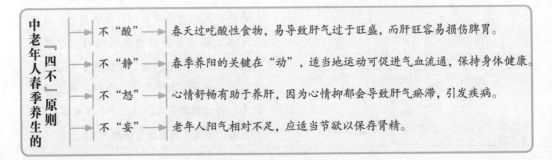

中老年人春季养生的『四不』原则		
	不"酸"	春天过吃酸性食物，易导致肝气过于旺盛，而肝旺容易损伤脾胃。
	不"静"	春季养阳的关键在"动"，适当地运动可促进气血流通，保持身体健康。
	不"怒"	心情舒畅有助于养肝，因为心情抑郁会导致肝气瘀滞，引发疾病。
	不"妄"	老年人阳气相对不足，应适当节欲以保存肾精。

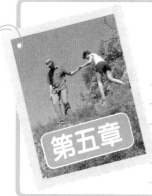

万物复苏，全身筋骨也要舒展起来

第五章

◎在万物复苏的春天，为什么有的人能永远感觉充满活力，有的人却萎靡不振？为什么有的人无论穿什么品牌的衣服都能突显好身材，有的人却总是水桶身材？这一切答案，就在于合理的科学运动。知道吗？春季若选择合适的运动，可以使你全身的筋骨都随着春天的生机勃发一起舒展起来，从而让你更加灵活、健康。

❤ 科学锻炼四原则，增强体质防春寒

一年之计在于春，早春寒冷，但是也要科学地锻炼身体。然而科学地锻炼身体才能有效地去发展身体、增强人的体质。科学锻炼身体要坚持以下几个原则：

① 渐进性原则

进就是前进、发展、提高，而不是停留在一个水平上，是逐步地、依次地、循序地变化，而不是突然或急剧的变化。科学锻炼身体过程中，最本质的是运动负荷的问题，要按照人体对运动的适应性变化，根据超量负荷的要求，有计划地增大运动负荷。一定的运动负荷量，对身体作用一定次数和时间之后，才能引起身体的适应，然后再逐步增大运动负荷，使身体产生新水平的适应，最终达到增强体质的目标。

② 反复性原则

反复是一次次重复的意思。在锻炼身体中，只练习几次对人的作用不大，只有多次练习到一定程度时，才能对身体产生良好的作用，而反复次数过多，也会给人体带来副作用。因此，反复是有规律、有限制地重复，是锻炼身体的又一个规矩。

③ 全面性原则

人的身体是一个整体，要想增强体质，就必须使构成人体的各局部都得到锻炼和发展。具体说就是要使身体各部分、各器官系统功能、身体各种素质以及人体各种基本活动能力都得到发展。

④ 个别性原则

个别性原则是指在锻炼过程中，要根据个人的特点去安排锻炼的方法、内容和运动负荷。每个人的体质都有各自的特点，只有针对这个特点去锻炼才能有收效，所以，这个原则就是要求按个人特点选择手段和运用方法。当前国内外提倡在锻炼中实行"运动处方"的方法，正是这一原则为人们所重视的反映。

"走为百练之祖"，春季早晚散散步

春天，万物复生，室外的空气越来越清新。春季早晚去散散步，有益身体健康。俗话说"走为百练之祖"，步行的优点是任何人在任何时间、地点都可以进行，而且动作缓慢、柔和，不易受伤，因此，特别适合年老体弱、身体肥胖和患有慢性病的人康复锻炼。

步行看似简单，其实蕴藏着许多你意想不到的健身效果。坚持步行能帮助你把"坐"掉的健康"走"回来。

（1）步行可增强心肺功能。长期坚持步行上下班，可以增强心肺功能，改善血液循环，预防动脉硬化等心血管疾病以及感冒等呼吸道疾病。

（2）步行可促进糖类代谢正常化。饭前饭后散步是防治糖尿病的有效措施。研究证实，中老年人以每小时3千米的速度散步1.5～2小时，代谢率提高48%，糖的代谢也随之改善。糖尿病患者经过一天的徒步旅行后，血糖可降低60毫克/升。

（3）步行能延缓和防止骨质疏松。步行是一种需要承受体重的锻炼，有助于延缓和防止骨质疏松症。

（4）步行能缓和神经肌肉紧张。步行是一种积极性休息的良好方式。运动医学博士赖维说："轻快散步20分钟，就可以将心率提高70%，其效果正好与慢跑相同。"

（5）步行可防治颈椎疾病。步行时如果伴以昂首远望、抬头挺胸、双肩大幅摆动，有助于调整长期伏案的姿势，防治颈椎疾病。

（6）步行能保证睡眠质量。每天坚持走路上下班，可提高夜间睡眠质量。另外，吃饭后、睡觉前走路也不错，睡前走路有助于促进睡眠。

（7）步行能使大脑思路灵活，记忆力变佳。步行时，血液和氧分输送到大脑各处，在β-内啡肽的作用下大脑保持清醒，这时正是大脑发挥作用的最佳状态，判断事物和理清思路的能力和速度都是大脑不清楚时的数十倍。

（8）步行能让你解忧排压、精神百倍。多用双脚，能改善体内自律神经的操控状态，让交感神经和副交感神经的切换更灵活，有助于缓解压力和解除忧虑。

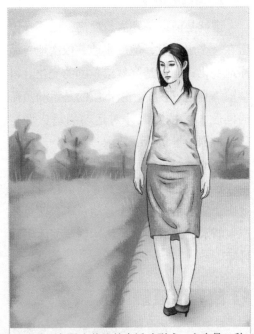

◎走路不仅是人体的基本活动形式，它也是一种锻炼身体、延年益寿的有效途径。

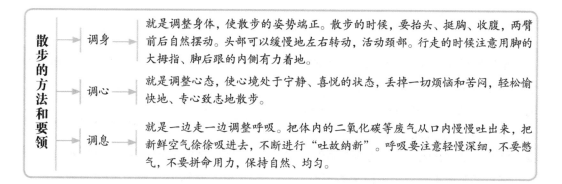

散步的方法和要领	调身	就是调整身体，使散步的姿势端正。散步的时候，要抬头、挺胸、收腹，两臂前后自然摆动。头部可以缓慢地左右转动，活动颈部。行走的时候注意用脚的大拇指、脚后跟的内侧有力着地。
	调心	就是调整心态，使心境处于宁静、喜悦的状态，丢掉一切烦恼和苦闷，轻松愉快地、专心致志地散步。
	调息	就是一边走一边调整呼吸。把体内的二氧化碳等废气从口内慢慢吐出来，把新鲜空气徐徐吸进去，不断进行"吐故纳新"。呼吸要注意轻慢深细，不要憋气，不要拼命用力，保持自然、均匀。

不同体质者宜选择不同的散步方法

体质类型	适宜的散步方法
体弱者	甩开胳膊大步跨。体弱者要达到锻炼的目的，每小时走5000米以上最好，走得太慢则达不到强身健体的目的。时间最好在清晨和饭后进行，每日2～3次，每次半小时以上。
肥胖者	长距离疾步走。肥胖者宜长距离行走，每日2次，每次1小时。
失眠者	睡前缓行半小时。晚上睡前散步，缓行半小时，可收到较好的镇静效果。
高血压患者	脚掌着地挺起胸。高血压患者散步，步速以中速为宜，行走时上身要挺直，否则会压迫胸部，影响心脏功能，走路时要充分利用足弓的缓冲作用，要前脚掌着地，不要后脚跟先落地，否则会使大脑不停地振动，容易引起一过性头晕。
冠心病患者	缓步慢行。冠心病患者散步步速不要过快，以免诱发心绞痛。应在餐后1小时后再缓慢行走，每日2～3次，每次半小时。
糖尿病患者	摆臂甩腿挺起胸。糖尿病患者行走时步伐尽量加大，挺胸摆臂，用力甩腿。最好在餐后进行，以减轻餐后血糖升高，每次行走半小时或1小时为宜。

四季养生小贴士

通过长期的实验观察，专家认为：每天进行1～3次，每次持续20～30分钟轻松、愉快的散步运动，对一些控制饮食而不需依赖胰岛素和需少量胰岛素，病情便能得到明显控制的糖尿病人，是非常有益的。有益的散步对糖尿病人不能理解为单纯的减肥运动，而是具有药理学方面意义的。也就是说，让糖尿病患者每天"服"两次这种每次30分钟的散步"药丸"，就能产生相应的医疗效果。

这里，再介绍一种"安步当车"的步行锻炼方法：走路时抬头挺胸，两眼平视；两臂下垂，摆动自然协调；两腿交替前移，膝关节不过分弯曲；步伐稳健均匀。长期坚持就一定会收到效果。

慢跑，春天健康的零存整取

中医典籍《内经》中提到，春天的三个月，是推陈出新的季节，万物俱荣。此时，专家建议，人们应根据气候和身体特点进行锻炼，以升发阳气，恢复人体功能。于是，慢跑就成了绝佳的养生运动。

你可能有所不知，早在两千多年前，古希腊的山岩上就刻下了这样的字句："如果您想强壮，跑步吧！如果您想健美，跑步吧！如果您想聪明，跑步吧！"我国民间也有俗话说："人老先从腿上老，人衰先从腿上衰。"跑步是见效最快、锻炼最全面的一种运动。

从科学角度来看，跑步有非常重要的健身作用：

① 增强心肺功能

跑步对于心血管系统和呼吸系统有很大的影响。青少年坚持跑步锻炼，可发展速度、耐力，促进心肺的正常生长发育。中老年人坚持慢跑，就是坚持有氧代谢的身体锻炼，可保证对心脏的血液、营养物质和氧的充分供给，使心脏的功能得以保持和提高。

② 促进新陈代谢，有助于控制体重

跑步锻炼既促进新陈代谢，又消耗大量能量，减少脂肪存积。对于那些消化吸收功能较差而体重不足的体弱者，适量的跑步就能活跃新陈代谢功能，改善消化吸收，增进食欲，起到适当增加体重的作用。可见，跑步是控制体重、防止超重和治疗肥胖的极好方法。

③ 增强神经系统的功能

跑步对增强神经系统的功能有良好的作用，能够消除脑力劳动的疲劳，预防神经衰弱。跑步不仅在健身强心方面有着明显的作用，而且对于调整人体内部的平衡、调剂情绪、振作精神也有着极好的作用。

不仅如此，跑步作为一项实用技能，运用它锻炼身体，对正在成长的青少年来讲，是发展速度、耐力、灵巧、协调等运动素质，促进运动器官和内脏器官功能的发展，增强体质的有效手段。

可见，在这个春意盎然的时节，没事出去慢跑两圈，对我们的身心大有裨益。

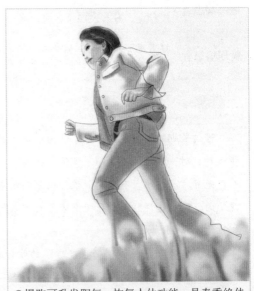

◎慢跑可升发阳气，恢复人体功能，是春季绝佳的养生运动。

出外放放风筝，尽享春日之乐

春天放风筝是我国传统的民间娱乐活动，同时也是一项很好的健身运动。

在放飞风筝时，由于要不停地跑动，在急缓相间、有张有弛中，手、眼、身、法、步要紧密配合。古人在《续博物志》中说："春日放鸢，引线而上，令小儿张口而视，清眼明目，可泄内热。"这是由于在放风筝时，眼睛要一直盯着高空的风筝，远眺作用可以调节眼肌功能，消除眼部疲劳，从而达到保护视力的目的。

一只大风筝升入云霄后的拉力相当大，需要拿出全身的力量才能驾驭。由此可增进臂力，强健腰背肌群和足部关节，对提高反应能力大有益处。

春天放风筝也是一项有益人体健康的体育活动。寒冬，人们久居室内，气血郁积，春季到室外放风筝，可以呼吸到负离子含量高的新鲜空气，清醒头脑，促进新陈代谢。在放风筝时，或缓步，或迅跑，缓急相间，张弛有变，活动周身关节，促进血液循环，是一项很好的全身运动。放风筝时昂首翘望，极目远视，能调节眼部肌肉和神经，消除眼的疲劳，防治近视眼，达到保护视力的目的，对防治颈椎病也十分有利。不过，在这里提醒你的是，放风筝时一定要注意安全，应选择没有车辆、高压线和平坦的地区，以防外伤和交通事故。

人们趁莺飞草长的大好时节，如果能忙里偷闲，到空气新鲜、负离子含量高于城市数十倍的郊外放放风筝，沐浴在融融的春光中，呼吸着新鲜空气，对身心健康和慢性疾病的康复，都是十分有益的。

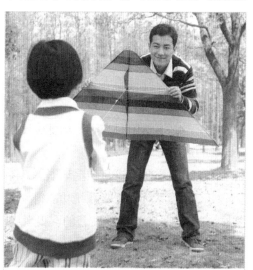

◎春天放风筝可让眼睛得到放松、休息，还能放松身心。

四季养生小贴士

阳春三月是放风筝的好时光。放风筝者有"三项注意"不容忽视。

一是要选择好场地。放风筝要选择宽敞的非交通道路或空旷之处；路面要平坦，没有沟沟坎坎，并要注意运动范围内的建筑物情况，以防止摔伤。

二是要看清空中。放风筝时要注意观察上空是否有电线，防止因风筝与电线接触而发生事故。

三是要留意天气。放风筝时要注意风向与太阳的关系，根据天气变化做好皮肤和身体各器官的保护，尤其要注意防止太阳光反射对眼睛造成的伤害。

找个玩伴，春天一起来打羽毛球

每当春暖花开的时候，我们总能看到许多单位及团体举行羽毛球比赛。也有不少市民，都趁着大好的春光，选择羽毛球运动出来活动活动一下腿脚。

其实，羽毛球是一种易学、有效的健身方法，从养生角度讲，是一项能够让人眼明手快，并使全身得到锻炼的体育项目。尤其适合在春季进行。

现代羽毛球运动于1870年起源于英国，后来盛行于西欧及美洲。一开始它是一项贵族运动，但随着后来的逐渐普及，到今天已成为一项大众喜爱的体育项目。

长期练习羽毛球的人都会有这种感受：通过经常观察对手挥拍情况和高速飞行中的球，有经验的人能像武林高手一样，在对手击球的一瞬间便看清楚球拍翻转变化的微小动作。其实，让人练得"眼明手快"的原因很简单：因为运动中的羽毛球速度很快（据统计，一名优秀运动员的击球速度能达到每小时350千米），这就要求对方球员的眼睛紧紧追寻高速飞行的球体，眼部睫状肌不断收缩和放松，大大促进了眼球组织的血液供应，从而改善了睫状肌功能，长期锻炼就能提高人的视觉灵敏度和眼睛的反应能力。对于普通爱好者，尤其是中老年人和过度使用眼睛的人来说，如果能坚持练习，视觉敏感度将会明显提高。

另外，运动中锻炼者需要运用手腕和手臂的力量握拍和挥拍，还要充分活动踝关节、膝关节、胯关节等部位，做出滑步、蹬步和弓箭步等各种步态，所以对于全身肌肉和关节的锻炼也是很充分的。在捡球、接球的过程中，不断弯腰、抬头等动作，使腰部、腹部的肌肉也能得到充分锻炼。

美国大学运动医学会（ACSM）提出，要达到全身减肥的目的，每天应该做30分钟以上，每分钟心率为120~160次的中低强度有氧代谢运动。对于普通羽毛球爱好者来说，这恰恰相当于一场低强度单打比赛的运动量。

所以，春季坚持进行羽毛球锻炼，除了能使心血管系统和呼吸系统功能得到加强外，减肥功效也是很显著的。既然如此，在春天来临之际，那赶快给自己找个打羽毛球的玩伴吧！

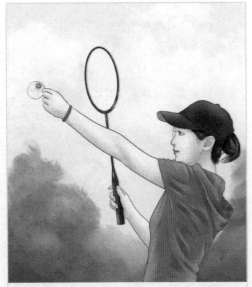

◎羽毛球是一项能够让人眼明手快，并使全身得到锻炼的体育项目，适合在春季进行。

抽空出门钓鱼，养足一年精神

垂钓作为一项时尚的娱乐活动，受到越来越多社会各阶层人士的喜爱。这些人，在风和日丽的春天，天未明便起床，背上行装从城市到郊外，或步行几千米，或骑车几十千米赶赴钓场，有时还要翻山涉水，这就像田径运动。

你别看这里有几分辛苦，客观来讲，钓鱼是一项多功能的文体运动，静中见动，集锻炼与娱乐于一身，其中的乐趣只有钓鱼者才能体验到。许多钓鱼爱好者总结了钓鱼的"三乐四得"：独钓有静乐，群钓有同乐，竞钓有比乐；一得精神愉快，身心健康；二得鱼鲜美味，补充营养；三得新鲜空气；四得充实生活。

其实，钓鱼更是一种很好的医疗保健方法。它能祛虑，平衡心态，解除"心脾燥热"。现代医学把生理、心理和环境三种因素确定为人体致病的机理。而钓鱼恰

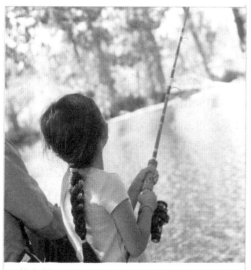

◎钓鱼是一项多功能的文体运动，静中见动，集锻炼与娱乐于一身。

对这三种致病机理具有"抗、控、防"的效应。一般，钓鱼的场所都在山间水旁，空气新鲜、草木葱茏，接近大自然可以使人忘却烦恼，心情舒畅。另外，钓鱼还有多方面的健身功能。钓鱼并非完全静止，抬竿提线之间，一起一立、一提一抛，都使手腕、四肢、脊柱得到全面的活动和伸展，起到了舒筋活血的作用；很多钓鱼爱好者的实践表明，经常垂钓对肩周炎、颈椎病、支气管炎、慢性胃炎、神经官能症、高血压等疾病有治疗和辅助治疗的作用。

垂钓能陶冶情操，修身养性，磨炼意志，是一种积极的休闲静心养神之法。当你垂钓湖边，青山绿水交相辉映，环境清雅，微波荡漾，当鱼欲上钩而未上钩之时，你会排除一切烦恼杂念，精神高度集中，全神贯注，意守钩上，凝神静气严阵以待；一旦有大鱼上钩，那欢悦之情不禁油然而生。此时那些人世间的苦恼、生活中的郁闷、工作中的紧张情绪都会一扫而光。虽然垂钓给人们带来说不尽的益处，但因垂钓者常常被固定在一个位置，而且身体也久久不能移动，也会引起各种疾病。在钓鱼爱好者中，中老年人较多，大部分患各种疾病。为了寻求猎物，他们长时间固守在水边，即使是健康人也易患神经痛。因此垂钓之时，不要让腿或腰部长时间接触地面，尽可能不要坐在冰冷的岩石和地面上。同一种姿势长时间不动也会**影响身体健康**。

三月旅游去休闲，缓解紧张生活

现在许多人在闲暇时都喜欢出外游玩，游览祖国的大好河山，但是大多数人都以为旅游只是玩玩、散散心而已。其实，从医学角度来讲，旅游有利于身心健康，而旅游也是自古以来人们所崇尚的养生之道，历代养生家都提倡远足郊游。

旅游能使你在紧张工作时的压抑或压力释放出来，没有压力和压抑也就是调节了你的新陈代谢，恢复了你机体正常的功能，这有利于健康，有利于长寿。

在远足跋山涉水之中，同时也活动了身体筋骨关节，锻炼了我们的体魄，使气血流通，利关节而养筋骨，畅神志而益五脏。对于年老体弱者，应只求慢步消遣，不必求快求远。对体胖者，旅行是减肥的好方法。

另外，不同气质类型的人应选择适当的旅游区，这与心理健康有一定关系。一般来讲，多血质者应去名山大川，直抒胸臆；胆汁质者宜游亭台楼榭，静静心境；抑郁质和黏液质者以参观今古奇观和起落较大的险景胜地为宜，有助于改变抑滞。

我们都知道，旅游的目的是达到放松和健身的效果。那么，在出发之前和旅游过程中做好充分的准备，能够让你玩得更开心。

首先，在出发前要对目的地有比较全面的了解。这样不仅节省时间，游览更多的景点，而且可以避免很多麻烦。行程的安排尽量具体，并考虑交通工具与当地气候等因素。

其次，衣着宜轻便、宽松、舒适。不宜穿化纤类的内衣裤；夏天旅游要戴浅色的遮阳帽；根据旅游地点和季节要适当带些保暖的衣服，即使在夏天，如果准备登高看日出，也要预备保暖的衣服；准备轻便的雨衣或折叠伞。

最后，保证饮食卫生。准备饼干、面包、巧克力糖果等以防途中饥饿；尽量不在卫生条件差的饭店吃东西；最好不要饮酒；如果出汗多应多喝些淡盐水，一次饮水不超过300毫升为宜。

当然，乘车时应注意安全，自己驾车应检查车况并遵守交通规则。住宿也要安全、卫生、方便、舒适。住下后及时洗澡，更换内衣，用热水泡足有利于消除疲劳；夏天不要贪凉；冬天取暖应预防煤气中毒；保证足够的睡眠。

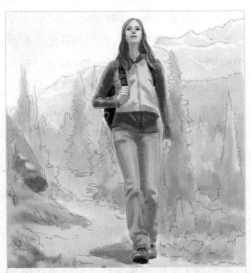

◎旅游可活动筋骨，放松身心，既有利于健康，也有利于长寿。

登山好运动，温馨提示不能忘

一家人或是亲朋好友，利用节假日去爬山登高，可以说是时下非常流行的一种休闲方式。登山是运动量比较大的活动，而且还带有一定的风险性。正因为如此，人们称登山是一项"勇敢者的运动"。

那么，如何给自己和家人一次快乐逍遥同时又科学健康的登山之旅呢？首先，必须对这项运动有正确的认识，以避免不必要的损伤及不良后果。

① 初次登山不宜过高

诚然，在那崎岖的山道上，有些人如履平地，甚至还可肩负上百斤的货物，而仍然能快步行走。然而这绝非一朝一夕之

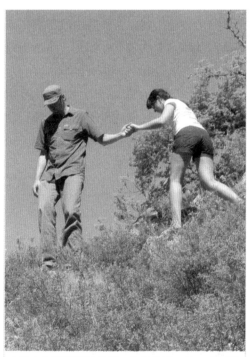

◎登山活动可增强体质、陶冶性情，是一项极好的运动，但在进行时一定要注意安全。

功，所以对于从来不曾爬过山的人，切忌存有一步登天的幻想，而应该客观。首次选择攀登比较低矮的山，经过几次锻炼，以后再渐次增高。

② 登山不宜赶进度

有些人性子急躁，一遇到登山，总希望能一口气翻越山顶，事实上这既是不易办到的事，又隐藏着较多的危险性。因为当你登山之际，随着高度的不断增加，心脏的负荷也越来越大，具体表现为心率加快、心搏加强，血输出量增多，心脏氧耗量增大。因此，在登山时不必求进度，更不宜互相比赛，须量力而行、适可而止，宁可把登山的时间放宽些，而切勿限时限刻急于求成，如能这样，当可减少许多意外事故。

③ 上山容易下山难

没有爬山的人，大多以为上山费力下山轻松，事实上未必如此。上山时尽管确实需要付出较多的能量和做较大的功，但下山时的安全性却远比上山时小。而且下山时小腿肚高度紧张，以至从高山返回平地后，多数人要痛上好几天。补救的办法是切勿一口气冲下山，其间多加休息，休息时应不断用双手按摩小腿肚，以使痉挛解除，血循环改善。另外，下山走得太快，人体有运动惯性，有时会产生不能及时减慢或止步的情况，甚至会绊脚摔滚，非常危险。

同时，还要注意以下细节：

（1）休闲生活中登山要量力而行，而且事先一定要做好充分的准备工作。首先对所要登的山进行一番调查了解，不能贸然而登。特别是一些有泥石流活动的山、风化比较严重的山，更是不宜攀登。

（2）在登山时，一定要事先选择好路线。山草一般来说是比较光滑的，再加上山苔，特别是草中的毒蛇也会使人行走困难和易出危险，需要特别小心。作为休闲性的登山，与单纯的登山探险是有区别的，应尽量选择有山路和栈道的路线登山，没有十分的必要，就不要去另辟登山路线。

（3）保证呼吸顺畅。要尽量保持呼吸的自然状态，这样才能在登山过程中使呼吸系统处于正常状态，从而顺利地登山。

（4）走"之"字路。登山游览，如果顺着石级直线攀登，是费力的。有经验的登山者往往是在石级上呈"之"字形攀登，看起来要多走一些路，实际效果是省力得多，下山也同样。

（5）悠着点儿。不论是上山还是下

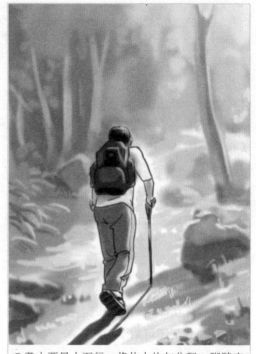

◎登山要量力而行，将体力均匀分配，脚踏实地，匀速攀登。

山，除了登山比赛，一般登山时不要急跑或乱蹦乱跳。要悠着点儿劲儿，将体力均匀分布，脚踏实地，一步一个脚印。

（6）登山游览买个手杖是很有用的。它在这里不仅仅适用于老年人和行动不便的人，对年轻的登山者，可以用于探索地势高低、土质松硬、惊走蛇虫。

四季养生小贴士

登山活动不仅能够增强体质、陶冶性情，还可以在亲近自然的过程中体会一种人与自然之间最原始、最本质的联系。欧美及日本、澳大利亚、新西兰等国，不仅在大学体育课中开设了登山项目，而且在中小学也广泛开展了以旅行登山为主要内容的野外活动。现在，在中国，登山也越来越流行起来。特别是登山活动同旅游结合起来——旅行登山。旅游中要饱览山中的无限风光，就非要登山不可。当你登上山峰，那种"会当凌绝顶，一览众山小"的心情，是不登高峰所难以体验的。旅行登山目前已是一项最为普及、最受人们欢迎的登山运动形式。

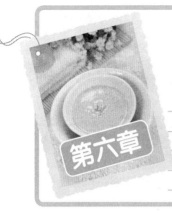

春暖花开，美丽的容颜就此焕发

◎春天就像童话，阳光照着大地，小草在苏醒，然而，岁月却是一条奔腾不息的河流，它不断地冲刷着我们的容颜，将我们的青春年华一点点地溶蚀，不留丝毫情面。对此，我们不能坐以待毙，一定要在这个春暖花开的季节，全面保卫我们的美丽，让容颜与大自然一起焕发生机。

第六章

❤ 千人千面，护肤之前先测测肤质

要想科学护肤，首先就是要了解自己的肤质。对此，我们为你准备了下面的测试，以帮助你找到自己所属的肌肤类型。

（1）晚上没有使用保养品，早上起床时感觉皮肤的状况如何？

A.有紧绷感—1分

B.无紧绷感—2分

C.T形部位有油腻感—3分

D.全脸都有油腻感—4分

（2）晚上没有使用保养品，早上起床时触摸脸部，感觉皮肤的状况如何？

A.有细碎的脱屑—1分

B.光滑无脱屑—2分

C.T形部位油油的—3分

D.全脸都有点儿油油的—4分

（3）肌肤常出现的问题是什么？

A.干燥脱皮的现象—1分

B.大致上没有问题—2分

C.T形部位毛孔粗大—3分

D.易长痘痘、粉刺—4分

（4）脸上哪个部位的肌肤容易干燥？

A.全脸—1分

B.脸颊—2分

C.无特别干燥的部位—3分

（5）脸部毛孔哪个部位比较粗大？

A.没有—1分

B.T形部位—2分

C.T形部位及两颊—3分

（6）通常哪个部位容易长痘痘？

A.不太常长—1分

B.两颊—2分

C.T形部位—3分

D.全脸—4分

（7）肌肤受气候变化的影响程度如何？

A.冬天会特别容易干燥—1分

B.无明显变化—2分

C.夏天会特别容易出油—3分

测试结果：

10分以内干性肤质；11～14分中性肤质；15～20分混合性肤质；21～25分油性肤质。

🍑 做好面子工作，美丽和春天一起苏醒

挨过了寒冬，气候逐渐转暖，春暖花开，是一年中最美好的季节。然而，也是"百草发芽，百病发作"的季节，恼人的春风，不仅卷走水分，还裹挟着花粉、灰尘，袭击娇嫩敏感的肌肤。一些美眉的面部或眼角经常会出现几个小红疙瘩或者一片片红斑，上面有细碎的糠状鳞屑，有的奇痒难忍，夜间更是厉害，抓破后不但皮肤会受到伤害，平日小心打理的形象也大打折扣，让美眉们非常苦恼。因此，在春季里如何对抗过敏，做好"面子"工作就成了美眉们的一门必修课。

其实，这并不是一件难事，只要做好日常的皮肤护理，再让自己盛开的味蕾畅享一些春日美食，就能帮你轻松解决过敏问题。

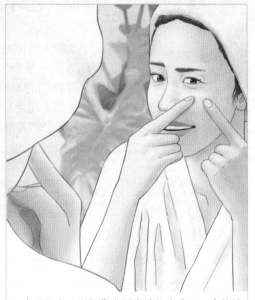

◎春天风大，不仅带走了皮肤的水分，还会使敏感的肌肤因花粉、灰尘而过敏，出现红疙瘩或一片片的红斑，因此春天更应注意对皮肤进行精心的呵护，做好日常护理工作。

① 做好皮肤日常护理

从外面回来后要及时把落在脸上的花粉、灰尘等过敏性物质洗去，以减少致病的机会；洗脸的时候不要用碱性强的肥皂或洗面奶，以免破坏皮脂膜而降低皮肤抵抗力。在护肤品的选择上，最好使用纯天然植物护肤品，如含海藻灵、甘草精、薰衣草精华或芦荟的护肤品通常具有抗过敏的功效。尽量不要用一些特殊功效的护肤品，如祛斑、焕肤、强效美白等产品。注意皮肤的保湿，尽量不化浓妆，如果出现皮肤过敏后，要立即停止使用任何化妆品，对皮肤进行观察和保养护理。

具体可以这样护理：早上洁肤后，除了保湿，还要用敏感皮肤专用的日霜，外出前涂上防晒霜，晚上洗脸后，先用热毛巾覆盖脸2分钟，接着用冷毛巾覆盖1分钟，然后用营养型化妆水涂抹面部，轻轻拍打，让皮肤吸收，最后再涂上保湿防敏型的营养晚霜，轻柔按摩至吸收。

② 春季自制花粥

春天正是百花盛开的季节，有的美女可能会对鲜花过敏，但这并不妨碍你用鲜花菜肴来关爱自己的娇媚容颜。下面我们就为大家推荐几款非常好吃易做的自制养颜粥，让你在春天里喝出如花容颜。如茉莉花粥、玫瑰花粥、桃花粥、菜花粥等都是适合春天食用的养颜粥。

春天，用桃花养得你"面若桃花"

春天，正是桃花盛开的季节，《本草纲目》中记载："服三树桃花尽，面色红润悦泽如桃花。"可见，桃花不仅让人赏心悦目，更是女人美容养颜的佳品。

桃花有红色也有白色，不仅可供人们观赏，其美容养颜的功效更是不可忽视。

关于桃花美容还有一个神奇的传说：相传炎帝（神农氏）为解世人的疾病之苦，跋山涉水，遍尝百草，经常要穿行在荒野之中，有时一天要尝70多种有毒的草药。有一天，他来到桃花洞神龙谷一带（湖南安仁，今炎帝陵附近），惊见当地村女美若天仙。仔细询问之下，得知当地女子喜欢用山中的鲜桃花、茶树油等草药炮制药液，并浸泡于山泉水中，用于洁面、沐浴。天长日久，这一带的村女人人皆是肤如凝脂、面若桃花。

这个传说虽然夸大了桃花美容养颜的作用，但至少说明，利用桃花美容，古已有之。现存最早的药学专著《神农本草经》里谈到，桃花具有"令人好颜色"的功效。《本草纲目》中这样记载："服三树桃花尽，面色红润悦泽如桃花。"可见，桃花之于女人美容确实是功不可没啊。

桃花的美容作用，主要是源于花中含有丰富的山柰酚、香豆精、三叶豆苷和维生素等物质，这些物质能疏通脉络、改善血液循环、增加皮肤营养和氧供给，使人体衰老的脂褐质素加快排泄，防止黑色素在皮肤内慢性沉积，迅速恢复和活化肌肤细胞。不过，《本草纲目》中又告诫人们："桃花，性走泄下降，利大肠甚快……若久服即耗人阴血，损元气。"所以通过服食桃花末美容的人，还要根据自身的身体状况理智选择。

当然你用外敷法来美容，就可放开手脚了。下面一起来吧：

（1）用阴干的桃花粉末和蜂蜜调匀涂敷脸部，然后洗净，如此坚持，可使面部红润、有光泽且充满生气。另外，在做其他面膜时，适量添加一点儿桃花粉，也可增强面膜的美容功效。

（2）取桃花粉、白芷粉各适量，调匀后敷于面部，对黄褐斑、黑斑、面色晦暗等面部色素性疾病有较好效果。

（3）在洗澡时，可以在浴缸中撒入50克桃花粉，可以起到香身美体的作用。

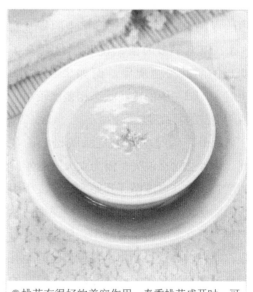

◎桃花有很好的美容作用，春季桃花盛开时，可采摘些桃花用来做面膜等，以保养皮肤。

❤ 缓解肌肤松弛，内调外养都需要

让你看起来显老的只有皱纹吗？当然不是，还有你突然之间发现的皮肤松弛。或许你一直没有注意过，但某天你会突然发现，自己的皮肤不像以前那么紧致了，并不胖的你开始有双下巴了，眼角似乎也有点儿耷拉……些都是肌肤松弛的迹象，是皮肤在地心引力的作用下下垂的结果。特别是女人过了30岁以后，这种现象更明显。其实肌肤松弛的问题可能从二十几岁就开始了，只是你没有注意而已。

做做这个小测试，自己检测肌肤的紧致程度。

方法：早晨起床洁面后取一面小镜子，分三个角度观察自己的脸。

（1）抬头举起镜子观察面部容貌。

（2）低头镜中观察面部容貌。

（3）平视镜中观察面部容貌。

如果你在（1）中的样子明显比（3）中的皮肤紧致许多，而（2）中的样子与（3）相差不多的话，说明你已经有了明显的肌肤松弛现象。而如果（1）、（2）、（3）中的皮肤状态相差比较小，说明皮肤的紧致度较好。

此外，毛孔增大也是肌肤松弛的征兆。为什么这么说呢？因为女人随着年龄的增长，皮肤血液循环开始变慢，皮下组织脂肪层也开始变得松弛而欠缺弹性，从而导致毛孔之间的张力减小，使得毛孔彰显。所以当你过了25岁，发现自己的毛孔越来越明显的时候，就要开始警惕肌肤的松弛问题了。

首先，要补充水分，提升保湿度与角质层抵抗力，让肌肤组织结构饱满有弹性。

其次，要控制肌肤衰老速度，使用含高营养滋润成分同时兼具收紧面部松弛功效的抗衰老精华，配合按摩促进吸收；最后，滋润、清爽而无刺激的毛孔紧致爽肤水是必不可少的。

在日常生活中也要更加注意保养皮肤。多摄取含抗氧化物的蔬果，如胡萝卜、番茄、葡萄等。葡萄是一种抗衰老的水果，而且它味道甜美，深受一些女性的喜爱，多吃一些葡萄也能为你的肌肤上一道锁。

适当的按摩也能有效缓解脸部肌肤松弛的状况，试试这套按摩操。

（1）用中指和无名指，分推上下眼眶。上眼眶从眉头到眉梢各1次；下眼眶

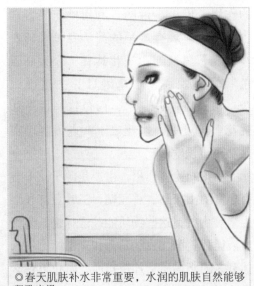

◎春天肌肤补水非常重要，水润的肌肤自然能够紧致光滑。

从内眼角到外眼角各1次。先上后下，每圈各2次共做20次。可以消除眼睛的疲劳，预防眼部产生皱纹，预防眼袋的出现，也有助于预防颊部皮肤松弛。

（2）用两手的中指沿着嘴唇边缘动作，分别由中间向两侧嘴角轻抹。上唇由人中沟抹至嘴角，下唇由下颏中部抹至嘴角，抹至下唇外侧时，两手指略向上方轻挑。重复20次。可以预防嘴角表情皱纹，防止嘴角下垂。

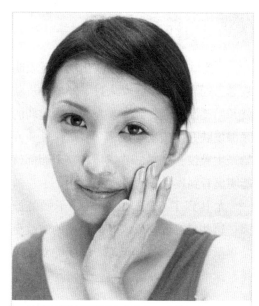

◎按摩面颊以使面颊肌肉结实，不易松弛。

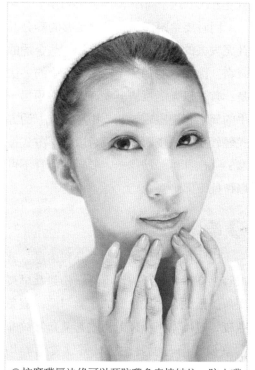

◎按摩嘴唇边缘可以预防嘴角表情皱纹，防止嘴角下垂。

（3）轻轻吸一口气含住把面颊鼓起来，然后用两手轻轻拍打两侧颊部数次。可以使面颊肌肉结实，不易松弛。还可以促进面部血液循环，促进脸部水肿的消除。

（4）抬高下颏，用两手由下向上轻抹颈部。重复20次。可以防止颈部皱纹产生，防止因肌肉下垂而产生的双下巴。

总之，缓解肌肤松弛问题就要内调外养，千万别等到无可挽回时才动手，越早预防，你的青春才能驻留得越久。

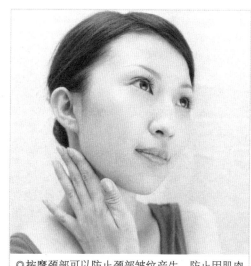

◎按摩颈部可以防止颈部皱纹产生，防止因肌肉下垂而产生的双下巴。

对症支招，抚平岁月的"痕迹"

当皮肤上的第一道细纹出现，就表明衰老已经光临你了。女人过了25岁，皮肤就开始逐渐衰老；到30岁左右，最脆弱的眼部皮肤开始出现细纹；40岁后，额头开始产生皱纹；到了50岁以后，整个面部就能明显看到岁月雕琢的痕迹。

尤其到了春天，由于气候干燥等原因，这些最易泄露女人年龄秘密的皱纹更是猖獗。不过，你别担心，聪明的女人总是有抹平皱纹的办法。

① 眼角皱纹

眼睛四周的皮肤脂肪含量很少，眼皮是人体最脆弱的皮肤，又易水肿，所以很容易长出皱纹。眼角皱纹，产生的原因不尽相同。眼角干纹主要是由于皮肤的缺水造成的，它常出现于眼角干燥时，随着面部表情的变化时隐时现。细纹主要是环境因素造成的，如吸烟、熬夜，长期处于密闭空调房间，以及长期在阳光下曝晒等。鱼尾纹是眼角皱纹中最严重的一种，衰老是它最大的原因。

眼部运动可以强化眼部四周肌肤，使之富有弹性。首先尽量睁大眼睛，持续3~5秒钟，然后慢慢闭上双眼，到上下眼皮快要接触时再睁开，动作要缓和，连续重复五次。这个动作早中晚各做1次。

同时要给眼部肌肤供给足够的养分及补充失去的水分，你可以选择一些合适的眼霜。涂眼霜的手法要轻柔。正确的方法是：首先以无名指沾上少许眼霜，用另一手的无名指把眼霜匀开，用"打点"的方式轻轻点在眼皮四周，最后以打圈方式按摩5~6次即可。动作一定要轻，而且不可以拉扯眼部肌肤。

② 嘴角皱纹

皮肤在夜晚不能得到养分和休息，就很容易在嘴角出现弹性下降、松弛及早衰现象。因此，养成良好的作息习惯，避免熬夜、过度紧张、疲劳对改善嘴角皱纹非常重要。同时也要注意日常饮食营养均衡，多吃富含维生素A、维生素C、维生素E的食物，多喝水。

用番茄汁涂擦嘴部皮肤，不仅能增加嘴部皮肤表皮细胞的水分，还能起营养细胞的作用，从而增加其弹性。涂抹的方式是用中指指腹，由下往上以画圆的方式按摩，做3~5次。依照嘴角皱纹垂直方向按

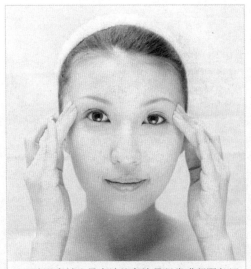

◎预防眼角皱纹最有效的办法是经常进行眼部运动，并涂抹合适的眼霜。

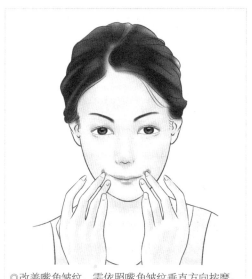

◎改善嘴角皱纹，需依照嘴角皱纹垂直方向按摩。

摩，当皱纹呈横态时，就要纵向按摩。当皱纹呈纵态时，就要横向按摩。

③ 法令纹

法令纹出现在鼻子的两旁，像一个大写的"八"字横亘在你的脸庞上，是衰老最明显的标志。要预防和消除法令纹，可以采用这些办法。

你可以深吸一口气，然后闭紧嘴巴做漱口状鼓张两面颊，就像在嘴里含了一大口水一样。然后用舌头在口内移动并推抵两颊。每天重复这些动作，坚持早中晚各做1次。

除了改变不良生活习惯，保持乐观开朗的良好心境外，饮食疗法也可起到较好的防皱、消皱作用。

皮肤真皮组织绝大部分是由具弹力的纤维构成的，皮肤缺少了它就失去了弹性，皱纹也就聚拢起来。鸡皮及鸡的软骨中含大量的硫酸软骨素，它是弹性纤维中

最重要的成分。把吃剩的鸡骨头洗净，和鸡皮放在一起煲汤，不仅营养丰富，常喝还能消除皱纹，使皮肤细腻。另外多吃蔬菜瓜果，比如丝瓜、香蕉、橘子、番茄、西红柿、草莓等瓜果、蔬菜对皮肤有最自然的滋润、祛皱效果。

另外，除了年龄增长会产生皱纹，一些习惯性小动作也是罪魁祸首：

（1）用手托脸：把肘撑在桌子上，用手托着脸，把整个头部重量都集中在接触的部分上。这个动作对脸部的挤压会造成脸上的皮肤被拉扯，很容易出现皱纹。

（2）偏侧咀嚼：只用一侧牙齿咀嚼食物，长期如此会导致脸型左右不对称。

（3）超时敷面膜：长时间的敷面膜不仅不能给你的皮肤提供保养，还会使它变干、变老。

（4）拉扯眼皮：当眼睛感觉不适时、化妆时、涂抹眼霜时都难免拉扯眼皮，会导致眼部肌肤明显受损。

（5）睡眠姿势：如果你经常采用一侧睡眠，很容易压迫那一侧的肌肤。另外午睡习惯用手臂枕着头脸的方式也使皮肤受到挤压，导致皱纹产生。

四季养生小贴士

皱纹的产生，有些是由于个人生活习惯及不良表情引起的。如经常眯着眼睛，久而久之，眼围便布满了小皱纹。因此，要想抹平皱纹，平时不良的习惯性小动作一定要注意避免，否则它们会成为年龄的帮凶，让你更早更快地生出皱纹。

少油、多水，春季护肤关键词

春天是多风的季节，风起的是散热的作用，同时，风还有干燥的作用，能把皮肤、呼吸道表面的水分都吹干，所以我们在春天会感觉干燥、皮肤瘙痒。如果你也碰到了这样的难题，第一反应应该是：该给肌肤保湿。

那么，具体该如何来为肌肤保湿呢？

1 小心，春天并不全是生机

肌肤之所以在春季特别容易干燥，其实是与春季多风、多沙的气候分不开的。在早春时节，肌肤的油脂分泌都还处于休眠状态，但春季干燥的风沙可不管那么多，在你不知不觉中就偷偷将水分抽走了。如果你感到皮肤紧绷发干，就是典型的缺水表现。要是再不采取保护措施，就会进一步恶化，粗糙、皲裂、脱皮、干纹都会蜂拥而至，让你无从招架。尤其在北

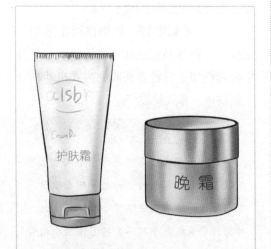

◎春天是人体功能最活跃的季节，这时的皮肤一般不缺油但缺水，保养重点应是保湿，因此一定要选用保湿功能较强的护肤品。

方，这种现象更严重。

2 春季护肤，少油多水

春意浓浓，很多姐妹迫不及待地换上了春装，却总是忘了把冬季护肤品换成春季护肤品。有句话说得好："药对方，一口汤；不对方，一水缸。"四季护肤也是同样道理。春季的皮肤保养，第一步就是把护肤品都换成适合春季使用的，因为冬季护肤品对于春季的皮肤来说太油腻了。

春天是人体功能最活跃的季节，这时的皮肤其实并不缺油，干涩是因为皮肤缺水所造成的，因此一定要选用保湿功能较强的护肤品。保湿护肤品并不能直接给肌肤提供水分，它主要是通过皮肤细胞吸收一些能够携带水分子的物质，以及通过吸收空气中水分的保湿因子，形成脸部湿润小环境来给皮肤保湿，所以，要尽量让你的居室保持适宜的湿度。总的来说，春季护肤品应该调整为保湿及具有修复受损细胞功能的低油面霜。

3 春季的脸蛋儿，要分"区"治理

有些姐妹往往会发现这样一个问题，那就是补水功课虽然做得很到位，T区部位的水分都已经"过剩"了，而脸颊的肌肤还处于"饥渴"的状态。对此，要提醒姐妹们，在这个季节要想让皮肤焕发最佳状态，必须抛弃千人一面的补水方法，只有针对肌肤的不同部位进行"分区管

理"，才能让肌肤喝到充足的水分。下面，就来看看如何根据T区、U区、唇部的不同情况来对症补水吧。

（1）T区：不必强力去油。T区部位一直给人"多油"的印象，但是在春季，T区一般不会显得特别油。可以用温和的保湿化妆水补水，并在T区部位停留的时间稍长一点儿，如果感觉不够，还可以用吸饱化妆水的化妆棉敷一会儿。

两周去一次角质就行了，千万别贪多，否则皮肤会变薄。此外，尽量选择油分低的保湿乳液，一旦觉得T区干燥就立刻涂抹，以达到最佳保湿效果。

（2）唇部：每周做唇膜，睡前是关键。唇部也是春季保湿应该照顾到的重点对象。虽然春天不像冬天那么干燥、寒冷，但大风让唇部水分的蒸发速度加快，一旦水分缺乏，就容易导致唇部干燥脱皮。建议姐妹们一定要记得每周做一次唇膜来深度滋养嘴唇。蜂蜜是自制唇膜的最佳材料，在双唇涂上蜂蜜，用一小片保鲜膜覆盖，15分钟后洗净即可。纯天然的自制唇膜非常安全，就算不小心吃到嘴里，也是甜甜的。唇膜最好在晚上入睡前做，效果会更好。如果你有化妆的习惯，要记得用专门的唇部

卸妆液仔细把唇妆卸掉，再做唇膜，这样才能更好地保护唇部皮肤。

（3）U区：补水又"加"油。和T区相比，脸颊的U区部位一直是最需要保湿滋润的。在春天，只需根据自己的肤质选择合适的补水保湿产品，就能缓解皮肤干燥。含有玫瑰或红石榴精华的护肤品，绝对是春天补水的好选择，还可以准备一瓶喷雾以便随时补水。

如果U区有干燥脱皮的现象，应该勤做补水面膜，补水的同时注意补油，也可以补充一些维生素A，对脱皮的状况会有所改善。

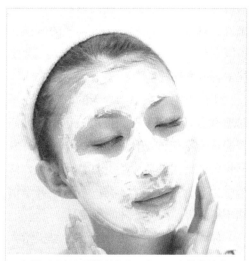

◎如果U区出现干燥脱皮的现象，还应勤做补水面膜，改善肌肤缺水问题。

四季养生小贴士

春天，保湿的工作是千万不能冷落，否则你会发现各种肌肤问题非但没有解决，脸上还会增添一些细细的红血丝。这可是肌肤在跟你闹别扭的信号。喷雾式的矿泉水或保湿滋润液，在你觉得肌肤干燥时发挥功效。尤其是空调房里，往脸上一喷，不仅可保持肌肤润泽，还有提神清新的功效。

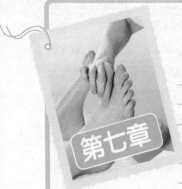

安养心神，笑口常开过春天

◎中国有句古话，叫"菜花黄，痴子忙。"什么是痴子呢？就是指那些情绪上出现问题的人们，如牢骚不断、精神分裂、过度焦虑等。于是，春季安养心神便被提到人们养生保健的重要日程上。你可能会觉得很难，情绪问题千万种，哪那么容易心安神宁呢？其实，想要乐呵呵地过个灿烂的春天并不难，因为不同的问题，我们有不同的解决方案。

第七章

春天来了，要警惕"心病"高发

很多医院的心理门诊部都能遇到这样的情况——"季节性"的门诊高峰。一般来说，每年春节之后，天气转暖的时候，各医院门诊接收到的心理问题病人都会比往常有所增加。

还记得吗？在每年春天的时候，时不时地就会有跳楼事件的报道，包括被人们普遍认为不应该有什么负担的学生。许多学校曾经针对部分学生开展心理干预，认为学生因为抗压能力不强，春节刚开学情绪不稳定等原因使心理问题突显。

你可能会费解，万物复苏，春天给人的总是希望，为何还容易发生心理问题？从生理学角度，人体内神经细胞在春天相对比较活跃，大脑对外界刺激也比较敏感，因此容易出现情绪问题。学生由于刚刚开学，情绪还没有调整过来；还有一些去年下半年开始找工作，不少到现在仍没有落实接收单位的学生也会有各种情绪问题。因此，学生方面主要是焦虑、失眠、抑郁的问题。同时，务工人员中因节后辞

工、跳槽、裁员还没找到理想新工作的人，情绪也容易出现困扰。

有关专家分析指出，由于春季气压较低、气候干燥，时常的阴雨、灰霾、阴暗容易引起大脑激素分泌紊乱，导致神经功能紊乱，容易出现失眠等症状。同时，也容易引发紧张、焦虑等不良情绪。

阴郁气候对自杀行为的诱导在精神学界已经达成共识。"春暖花开"之前的早春时节是容易产生自杀念头的"高发季节"，再有几日属于多云天气，天空阴暗，没有阳光，还偶有阴雨，并且气压非常低，人往往会感觉非常闷。换句话说，这是自杀的一个气候诱因。

有报道指出，有两类人群是自杀的高危人群：第一类是处于更年期的女性，由于内分泌系统的改变导致焦虑、抑郁等不舒服的身体反应；第二类是应对挫折的"心理抗压能力"较低的青少年，他们处在人生发展的困难时期，因为身体发育太快，心理发育却滞后，此

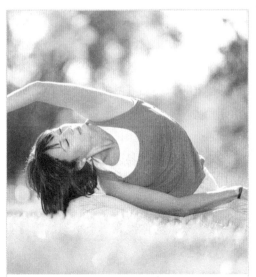

◎天气转暖的时候，都是"心病"高发的时节，可以通过运动、阅读等途径来缓解压力，消除抑郁烦恼。

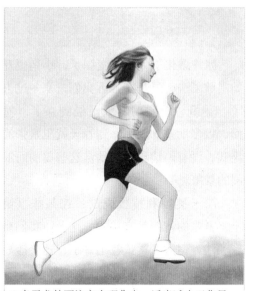

◎春天尤其要注意合理作息，适当减少工作量，多出去亲近大自然。

时开始迈入社会，对于各类挑战和压力还不能充分适应，并且容易受到感情的困扰，情绪波动大。

不仅是抑郁情绪，春季还容易发生睡眠障碍。多由生物节律失调所致，也就是"春困"现象；也有因为焦虑等原因导致的失眠。此季节，人们还很容易烦躁、易激怒、易于失控和易于极端化，即我们常说的情绪不稳定。这多由极度疲劳、低血糖、极度恐惧、过分紧张而引起。人们可在晴天登山踏青，以缓解压力，消除抑郁烦恼。

可见随着草长莺飞，出现情绪波动是种自然的反应。但要想不被坏情绪打败，懂得调节还是非常必要的。 那么，我们如何消除春季不良气候对情绪的负面影响呢？具体来讲，我们到春天尤其要注意合理作息，把握好工作的时间和进度，适当减少工作量，多出去走走，多亲近大自然。如出现烦躁、焦虑等情绪时，要意识到这是人体的季节性情绪波动，并非因为工作难度增加或者工作量的加大，要有充分的心理准备。

四季养生小贴士

专家指出，春季心理问题往往会从春节后的高发时段一直持续到5月左右。因此，对于各类不良情绪应注意及时调节，如果症状持续加重甚至出现自杀的想法和行为，应立刻咨询专业医生。对于有自杀倾向的人，其身边的家人、同事、同学要多注意，并及时带对方寻求心理医生的帮助。对原本患有抑郁症状或精神分裂症者要加强看护，遵医嘱按时服药，给予对方更多的关注。

告别紧张情绪，赶走心中那只蝶

冰雪融化了，小草变绿了，小鸟也开始唱歌了……这是在告诉我们，寒冬过去了，美好、浪漫的春天已经到来了。然而，很多朋友却因为一到春天就犯紧张的毛病，没有闲情雅致去欣赏这些美丽而浪漫的景象。

简·奥鲁利特曾说过：在某些事情上，紧张的情绪是有益的，这会使我们高度关注。但过于紧张就不好了，这会使简单的变得复杂，复杂的变成更加复杂。

紧张是人人都有的，是在一定情景下出现的情绪状态。适度的紧张能提高人的反应速度和活动效率，但过度的紧张则是一种不正常的情绪状态，对人的心理和身体本身都会产生不良影响。

长期过度紧张会演变为紧张症。紧张症表现为精神和体力的失常，包括疲乏，食欲不振或食欲过旺，头疼，好哭，失眠或睡眠过度，常常通过喝酒、吸毒或其他

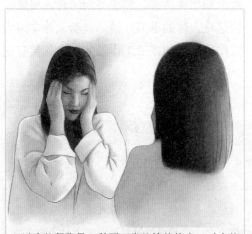

◎过度的紧张是一种不正常的情绪状态，对人的心理和身体本身都会产生不良影响，长期过度紧张会演变为紧张症。

强制性行为来解除紧张。伴随紧张情绪的可能是吼叫、莫名其妙的烦恼或者无所事事的感觉。

再加上春天多雨、潮湿，气压比较低，气温变化大，易造成肝郁气滞，人就会出现心情低落，郁闷不乐、紧张焦虑等情绪障碍。

接下来，为你推荐一个小测试，看看你是否容易紧张？

（1）你时常怀疑别人对你的言行是否真的感兴趣。

（2）你神经脆弱，稍有一点儿刺激就会战栗不已。

（3）早晨起床后，你常常感到疲惫不堪。

（4）在最近的一两件事情上，你觉得自己是无辜受累的。

（5）你善于控制自己的面部表情。

（6）在某种心情下，你会因为困惑陷入空想，将工作搁置下来。

（7）你很少用难堪的语言去刺伤别人的感情。

（8）在睡觉之前，你常常焦虑不安。

（9）有人侵扰你时，你会变得很激动。

（10）在和人争辩或险遭事故后，你常常感到筋疲力尽，不能继续安心工作。

（11）你常常被一些没有意义的小事所困扰。

（12）你宁愿住在嘈杂的闹市区，也不愿住在僻静的郊区。

（13）未经医生许可，你从不乱吃药。

评分分析：

选择"是"得2分，选择"不太确定"得1分，选择"否"得0分。

测试结果：

分数为16～26分：你时常被紧张情绪困扰，缺乏耐心，心神不定，过度兴奋；时常感觉疲乏，又无法摆脱以求宁静。在集体中，对人和事缺乏信念。每天都战战兢兢，不能控制自己。你可以认真分析一下导致心理紧张的原因，如果是外来的，要设法克服；如果是内在的，就应学会"忙里偷闲"，培养多方面的兴趣，使自己绷紧的弦放松下来。

分数为9～15分：你紧张度适中，这有利于完成自己的学习或工作任务，能使你生活得充实；偶有高度紧张之感，可积极加以控制和调节。

分数为0～8分：你心平气和，通常知足常乐，能保持内心的平衡。但有时过于疏懒，缺乏进取心。你要提高自己的进取心，不能过分安于现状。

现在，你了解了自己的情况，那么平时就要注意调节好自己的心态。

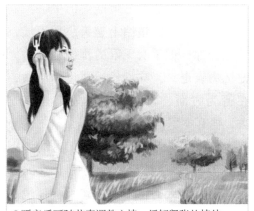

◎听音乐可随节奏调整心情，缓解紧张的情绪。

四季养生小贴士

持续的紧张状态会破坏一个人机体内部的平衡，甚至引发疾病。如何有效地避免紧张情绪对人的身心造成的危害呢？心理专家认为，最有效、最便捷的方法是学会放松。下面是几种放松的方法：

（1）在紧张的学习和工作之余，多参加自己喜爱的文娱体育及其他社会活动，使自己的注意力得以转移，情绪得以放松，心境得以开阔。

（2）当你在工作中遇到难题或必须完成紧急任务时，不要烦恼和焦急，也不要急于求成，否则会方寸大乱。首先应该沉着，并做些放松性的自我暗示，"焦急是无济于事的""欲速则不达"，这样你就会放松下来去排除难题或完成任务。而一旦成功，将会形成良性刺激，使你得到进一步放松。

（3）生活不如意时，别忘了你身边的朋友，找他们倾诉是一个很好的选择。当你在生活中遇到不顺心的事情或出现争执，使你满腹愁云或怒火中烧时，可以与通情达理的爱人或志同道合的知己坦诚交谈，既可倾吐苦衷或宣泄怒气，又能得到理解与支持、安慰与开导。

（4）伪装好心情。心理研究发现，如果一个人老是想象自己在某种情绪中，这种情绪就十之八九真的会到来。不开心的时候，回忆愉快的时光，强制自己微笑，或者看一不轻松愉快的电影吧。

（5）回到大自然。山林可使人血压降低、情绪稳定，鸟鸣会让人心情平静。

远离焦虑，心中自然无烦恼

刚过完春节，参加工作没多久的张凡，经常不知道为什么，总是为一些微不足道的小事忧虑，以至于影响了正常的工作和生活。

比如，张凡莫名其妙就对他使用的那支钢笔产生了厌恶之感。一看到那磨得平滑的钢笔尖就心里不舒服，他更讨厌那支钢笔的颜色，乌黑乌黑的。于是张凡决定不用它了。可换了支灰色的钢笔后，张凡依然感觉不舒服。原因是买它时张凡看见女售货员年轻漂亮，竟然紧张得冒了一头大汗，张凡认为自己出了丑，自尊心受到了伤害。因此张凡恨不得弄烂它，于是把它扔到楼道里，任人践踏。可是转念一想，这不是白白糟蹋了七八块钱吗，结果又把它给捡了回来。

还有一次，张凡买了一个用来盛饭的小塑料盒。突然他脑子里冒出一个想法："这是不是聚乙烯的？"几年前，张凡记得自己曾看过一篇文章，好像是说聚乙烯的产品是有毒的，不能盛食物。这下张凡的神经又绷紧了：自己买的这个小塑料盒会不会有毒？毒素逐渐进入我的体内怎么办？张凡万分忧虑，但不用它又不行，况且圆珠笔、钢笔、牙刷等也是塑料制品，天天都沾，如果都有毒，这不是让人活不成了吗？

有一天，张凡又为头上的两个"旋儿"而苦恼起来。他听人说"一旋好，俩旋孬，两个顶（旋），气得爹娘要跳井"。真有这么回事吗？要不为什么自己经常惹父母生气呢？可许多有两个旋的人也不像自己这么怪呀！这个念头令张凡终日忧虑不已，他甚至盼望有一种药或有一种机器能把他治成有一个平滑头顶的人或变成顺眼的一个旋，那么或许自己的头脑就不会这么乱了。

张凡就是这样一直在忧虑的旋涡中徘徊、挣扎着……

其实，可怜的张凡在忧虑中不断地折磨自己，他这是一种典型的焦虑心理。

焦虑是一种没有明确原因的、令人不愉快的紧张状态。在春天，人们很容易产生这种心态。适度的焦虑可以提高人的警觉度，充分调动身心潜能。但如果焦虑过火，则会妨碍你去应付、处理面前的危机，甚至妨碍你的日常生活。

处于焦虑状态时，人们常常有一种说不出的紧张与恐惧，或难以忍受的不适感，主观感觉多为心悸、心慌、忧虑、沮丧、灰心、自卑，但又无法克服，整日忧心忡忡，似乎感到灾难临头，甚至还担心自己可能会因失去控制而精神错乱。在情绪上整天愁眉不展、神色抑郁，似乎有无限的忧伤与哀愁，记忆力衰退，兴味索然，注意力涣散；在行为方面，常常坐立不安，走来走去，抓耳挠腮，不能安静下来。

心理学研究表明，导致焦虑的原因既有心理的因素，又有生理因素的参与，同时，人的认知功能和社会环境也起重要作用。

那么，你想知道自己是否有焦虑倾向吗？下面这个测试可以给你答案：

（1）觉得比平常容易紧张和着急吗？

（2）无缘无故地感到害怕吗？

（3）容易心里烦乱或觉得惊恐吗？

（4）觉得可能要发疯吗？

（5）觉得一切都很好，也不会发生什么不幸吗？

（6）手脚有时会发抖打战吗？

（7）因为头痛、头颈痛和背痛而苦恼吗？

（8）感觉容易衰弱和疲乏吗？

（9）觉得心平气和，并且容易安静地坐着吗？

（10）心跳得很快吗？

（11）因为一阵阵头晕而苦恼吗？

（12）有晕倒发作，或觉得要晕倒似的感觉吗？

（13）吸气呼气都感到很容易吗？

（14）手脚麻木和刺痛吗？

（15）因为胃痛和消化不良而苦恼吗？

（16）常常要小便吗？

（17）手常常是干燥温暖的吗？

（18）容易脸红发热吗？

（19）容易入睡并且睡得很好吗？

（20）经常做噩梦吗？

评分分析：

"没有或很少时间"为1分；"小部分时间"为2分；"相当多时间"为3分；"绝大部分或全部时间"为4分。将各项得分相加得出总分，总分乘以1.25，四舍五入取整数即得到标准分。焦虑评定的分界值为50分，分数越高，焦虑倾向越明显。

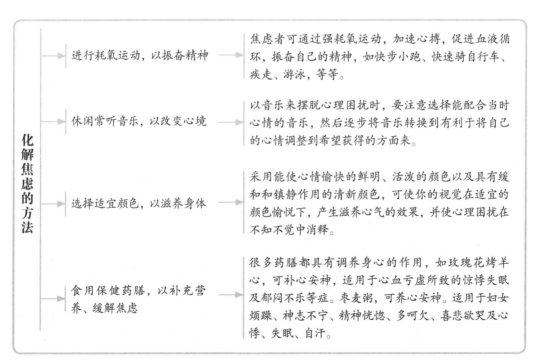

化解焦虑的方法	进行耗氧运动，以振奋精神	焦虑者可通过强耗氧运动，加速心搏，促进血液循环，振奋自己的精神，如快步小跑、快速骑自行车、疾走、游泳，等等。
	休闲常听音乐，以改变心境	以音乐来摆脱心理困扰时，要注意选择能配合当时心情的音乐，然后逐步将音乐转换到有利于将自己的心情调整到希望获得的方面来。
	选择适宜颜色，以滋养身体	采用能使心情愉快的鲜明、活泼的颜色以及具有缓和和镇静作用的清新颜色，可使你的视觉在适宜的颜色愉悦下，产生滋养心气的效果，并使心理困扰在不知不觉中消释。
	食用保健药膳，以补充营养、缓解焦虑	很多药膳都具有调养身心的作用，如玫瑰花烤羊心，可补心安神，适用于心血亏虚所致的惊悸失眠及郁闷不乐等症。枣麦粥，可养心安神。适用于妇女烦躁、神志不宁、精神恍惚、多呵欠、喜悲欲哭及心悸、失眠、自汗。

❤ 从抑郁中解脱，让快乐永相随

方晴是机关的女职员。今年27岁的她出身于农民家庭，父母均无文化。她自小勤奋好学，家中对她寄予的希望很大，她也想依靠自身的努力使父母生活得更好一些，因此，她自小就埋头苦读，从小学到高中、到大学，她学习都很好。但由于一心读书，方晴很少交朋友，根本没有什么知心伙伴，因此，方晴常感到很孤单、很寂寞。

尤其是参加工作后，在机关上班，工资较低，仍旧无法接济父母，她心里经常自责。另一方面，她很难与人相处，总是一人独来独往。她也很想与人交往，但又不敢，也不知道怎样去结交朋友。四年前经人介绍和某同事结婚，但两人感情基础不好，常为一些小事吵架。

因此，两年来她有一种难以言状的苦闷与忧郁感，但又说不出什么原因，总是感到前途渺茫，一切都不顺心，老是想哭，但又哭不出来，即使遇到喜事，方晴也毫无喜悦的心情。尤其到了春天，这种感觉便更加强烈。过去很有兴趣去看电影、听音乐，但后来就感到索然无味。工作上亦无法振作起来。她深知自己如此长期忧郁愁苦会伤害身体，但又苦于无法解脱，而且还导致睡眠不好、做噩梦及胃口不好。有时她感到很悲观，甚至想一死了之，但对人生又有留恋，觉得死得不值，因而下不了决心。

不难看出，抑郁让方晴徘徊在生与死的边缘。她的痛苦，每一个抑郁的人都有体验。或许你很好奇，为什么春天方晴的抑郁感会增强呢？道理很简单，春天是万物生发的季节，疾病也不例外，所以抑郁症这种慢性疾病在春天都会发作或加重，这是疾病的正常规律。

抑郁是一种感到无力应付外界压力而产生的消极情绪，常常伴有厌恶、痛苦、羞愧、自卑等情绪。它不分性别年龄，是大部分人都有的经验。对大多数人来说，抑郁只是偶尔出现，历时很短，时过境迁，很快就会消失。但对有些人来说，则会经常地、迅速地陷入抑郁的状态而不能自拔。当抑郁一直持续下去，愈来愈严重，以致无法过正常的生活，就会变成抑郁症。

抑郁的三大主要症状是情绪低落、思维迟缓和运动抑制。自杀是抑郁症最危险的情况。

美国新一代心理治疗专家、宾夕法尼亚大学的David D.Burns博士曾设计出一套抑郁症的自我诊断表"伯恩斯抑郁症清单（BDC）"。这个自我诊断表可帮助你快速诊断出你是否存在抑郁症。

评分标准可分为四个等级："没有"计0分，"轻度"计1分，"中度"计2分，"严重"计3分。

（1）你是否一直感到伤心或悲哀？

（2）你是否感到前景渺茫？

（3）你是否觉得自己没有价值或自以为是一个失败者？

（4）你是否觉得力不从心或自叹比

不上别人？

（5）你是否对任何事都自责？

（6）你是否在做决定时犹豫不决？

（7）这段时间你是否一直处于愤怒和不满状态？

（8）你对事业、家庭、爱好或朋友是否丧失了兴趣？

（9）你是否感到一蹶不振，做事情毫无动力？

（10）你是否以为自己已衰老或失去魅力？

（11）你是否感到食欲不振？或情不自禁地暴饮暴食？

（12）你是否患有失眠症？或整天感到体力不支、昏昏欲睡？

（13）你是否丧失了对性的兴趣？

（14）你是否经常担心自己的健康？

（15）你是否认为生存没有价值，或生不如死？

评分分析：

测试完之后，请算出你的总分并评出你的抑郁程度：如果你的总分在0~4分之间，那你就没有抑郁症；如果你的总分在5~10之间，你偶尔有抑郁情绪；如果你的总分在11~20分之间，你患有轻度抑郁症；如果你的总分在21~30分之间，你患有中度抑郁症；如果你的总分在31~45之间，那你就有严重的抑郁症，并需要立即接受治疗。

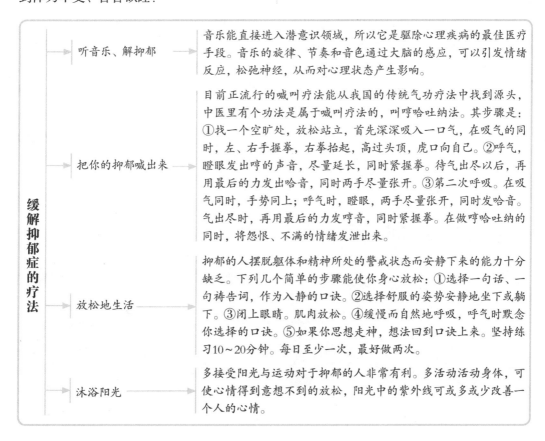

缓解抑郁症的疗法	听音乐、解抑郁	音乐能直接进入潜意识领域，所以它是驱除心理疾病的最佳医疗手段。音乐的旋律、节奏和音色通过大脑的感应，可以引发情绪反应，松弛神经，从而对心理状态产生影响。
	把你的抑郁喊出来	目前正流行的喊叫疗法能从我国的传统气功疗法中找到源头，中医里有个功法是属于喊叫疗法的，叫哼哈吐纳法。其步骤是：①找一个空旷处，放松站立，首先深深吸入一口气，在吸气的同时，左、右手握拳，右拳抬起，高过头顶，虎口向自己。②呼气，瞪眼发出哼的声音，尽量延长，同时紧握拳。待气出尽以后，再用最后的力发出哈音，同时两手尽量张开。③第二次呼吸。在吸气同时，手势同上；呼气时，瞪眼，两手尽量张开，同时发哈音。气出尽时，再用最后的力发哼音，同时紧握拳。在做哼哈吐纳的同时，将怨恨、不满的情绪发泄出来。
	放松地生活	抑郁的人摆脱躯体和精神所处的警戒状态而安静下来的能力十分缺乏。下列几个简单的步骤能使你身心放松：①选择一句话、一句祷告词，作为入静的口诀。②选择舒服的姿势安静地坐下或躺下。③闭上眼睛。肌肉放松。④缓慢而自然地呼吸，呼气时默念你选择的口诀。⑤如果你思想走神，想法回到口诀上来。坚持练习10~20分钟。每日至少一次，最好做两次。
	沐浴阳光	多接受阳光与运动对于抑郁的人非常有利。多活动活动身体，可使心情得到意想不到的放松，阳光中的紫外线可或多或少改善一个人的心情。

别人生气我不气，我找太冲穴出气

生活中，虽然我们都知道气大伤身的简单道理，但有些时候，我们还是会"情不自禁"地发火、生气。那么，如果实在无法控制生气，如何在生气后将伤害降到最低呢？

最简单的方法，就是生了气后，立刻按摩脚背上的太冲穴（在足背第一、二跖趾关节后方凹陷中）。它是肝经的原穴，从理论上讲，原穴往往调控着该经的总体气血。人生气之时，肝也会受到影响，太冲这个肝经的原穴便会显现出一些信号，表现为有压痛感，温度或色泽发生变化，对外界更为敏感，甚至于软组织的张力发生异常。按摩太冲穴可以让上升的肝气往下疏泄，这时这个穴位会很痛，必须反复按摩，直到这个穴位不再疼痛为止。

在中医里面，肝被比作是刚正不阿的将军，肝脏的阳气是很足的，火气很大，是不能被压抑的。肝主筋，中风后遗症的患者通常都是手脚痉挛，这证明肝脏已受伤。肝开窍于目，肝血不足眼睛就酸涩，视物不清；肝火太旺，眼睛就胀痛发红。如果一个人整天精神涣散，思想难以集中，魂不守舍，证明其肝气虚弱。有的人夜里总做噩梦，两三点钟便会醒来，再难入睡，这是肝脏郁结的浊气在作怪。

按摩太冲穴有利于疏肝理气，缓解易生气、睡不好、压力大的烦恼心情。

此外，太冲穴还可以在你发热的时候帮你发汗，可以在你紧张的时候帮你舒缓，可以在你昏厥的时候将你唤醒，可以在你抽搐的时候帮你解痉。

按摩太冲穴可治疗感冒：感冒初起，有流涕、咽痛、周身不适等感觉时，先用温水浸泡双脚10～15分钟，而后用大拇指由涌泉穴向脚后跟内踝下方推按，连续推按5分钟，然后再用大拇指按摩太冲穴由下向上推按，双脚都按摩，每侧按摩5分钟。按摩后，即刻会感到咽痛减轻，其他症状也会随之减轻；坚持按摩几天，病症就能痊愈。

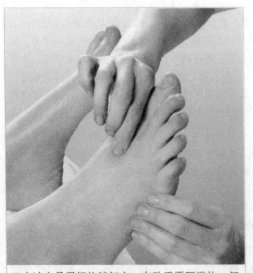

◎太冲穴是很好的消气穴，有助于平肝泄热、舒肝养血，缓解生气和焦躁的情绪。

四季养生小贴士

盛怒之后，可以吃些疏泄肝气的食物，如陈皮、山药等，也很有帮助。还有个最简单的消气办法，就是用热水泡脚，水温控制在40～42℃，泡的时间则因人而异，最好泡到肩背出汗为宜。

❤ 消解压力，给自己一个酣甜睡眠

有的人躺在床上，十分想入睡，可就是睡不着，于是有人发明了数绵羊的方法，于是失眠者把精力都集中在数绵羊上，数到天亮还没有睡着，这种情况就是失眠。通常在春季比较高发。

失眠一般不会致命。但长期失眠会使人脾气暴躁，攻击性强，记忆力减退，注意力不集中，精神疲劳。失眠对人精神上的影响包括容易导致器质性的疾病，还会使人免疫力下降，使人的身体消耗较大，心理治疗在失眠治疗中起着重要作用。甚至有的睡眠障碍专家认为，对于心因性失眠来说，药物只是一种辅助治疗，只有心理治疗才能解决根本问题。

如果实在睡不着，而且越来越烦躁，应该起来做点儿什么，等有了睡意再上床。如果强迫自己入睡，往往事与愿违。

工作上的不顺心、学习上的压力、家庭关系的紧张、经济上的重负、爱情受挫、人际矛盾、退休后生活单调、精神空虚等因素是大多数失眠者失眠的原因。因此，药物及其他疗法只是一种症状治疗，一种辅助措施，唯有心理治疗才能更好地解决问题。

长期失眠的人，不妨试试以下方法：

（1）保持乐观、知足常乐的良好心态，避免因挫折而致心理失衡。

（2）有规律地生活，保持人的正常睡—醒节律。

（3）创造有利于入睡的条件反射机制，如睡前半小时洗热水澡、泡脚、喝杯牛奶等。

（4）白天进行适度的体育锻炼，有助于晚上的入睡。

（5）养成良好的睡眠卫生习惯，如保持卧室清洁、安静、远离噪声、避开光线刺激等，避免睡觉前喝茶、饮酒。

（6）限制白天睡眠时间，除老年人白天可适当午睡或打盹外，其他人应避免午睡或打盹，否则会减少晚上的睡意及睡眠时间。

（7）喝牛奶也有较好的催眠作用，不妨在睡前喝一杯热牛奶。

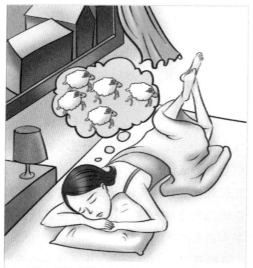

◎对于心因性失眠来说，最重要的是要调整好心理，辅助进行药物治疗，方能有效解决失眠问题。

四季养生小贴士

对失眠的恐惧心理会使失眠的治疗更加困难。保持平和的精神状态很重要，不要把失眠看得太重，试想，世界上那么多人失眠，他们不还是照样正常工作和生活吗？

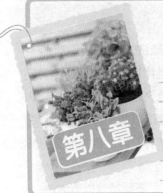

防治兼行，彻底远离春季疾患

◎ "阿嚏！"清脆的喷嚏声音，敲开了春天的序幕。俗话说："百草回芽、百病发作"——春天里万物生发，很多疾病也是在春天"苏醒"，流行性疾病、过敏性疾病、上呼吸道感染……来势汹汹的各种春季常见疾病，已经让人烦不胜烦了。如何有效防治春季多发病、常见病？如何轻松躲过这些疾病的陷阱？这些知识，你一定要知道。

第八章

冬去春来话保健，跳过疾患五陷阱

虽然春天给人的感觉是温暖的，但实际并非如此，为了抵御料峭的春寒，人们通常会采取一定的防御和保护措施，比如春天出门戴口罩，喝白酒御寒等，殊不知，这些单凭经验和感觉的做法经常会让你掉进养生的"陷阱"。

陷阱一：有的人认为，只要出门戴上口罩，就可以防止冷空气，从而预防感冒。

专家分析：鼻黏膜里有丰富的血管，血液循环旺盛，当冷空气经鼻腔吸入肺部时，一般已接近体温。人体的耐寒能力应通过锻炼来增强，若完全依赖戴口罩防冷，会使机体变得娇气，不能适应寒冷的天气，正邪相争于表，从而也会感冒。通过适度的体育锻炼可以提高人体的耐寒能力。

陷阱二：有的人因脸部被寒风吹得麻木，便用热水来洗脸，以迅速使面部恢复常温。

专家分析：冬天人的面部在冷空气刺激下，汗腺、毛细血管呈收缩状态，当遇上热水时会迅速扩张，这样容易使面部产生皱纹。建议用比体温稍低的温水洗脸，使气血运行慢慢恢复正常。

陷阱三：饮酒御寒。

专家分析：饮酒御寒，酒气上攻，浑身发热，这是酒精促使人体散发原有热能的结果。但发散太过，卫阳不足，容易导致酒后寒。

陷阱四：手脚冰凉用炉子烤。

专家分析：手脚冰凉时用炉子烤，通过热力的作用，能使局部气血流畅，腠理开疏，从而能达到活血祛风的作用。但是当手脚冰凉的时候马上用炉子烘烤，会造成血瘀。当经脉不流通、阳气不畅达时，就容易形成冻疮。所以，冰凉的手脚只能先轻轻揉搓，待皮肤表面变红时，再移到取暖器旁或放入热水中取暖，使其慢慢恢复到正常温度。

陷阱五：皮肤发痒，用手使劲抓或用热水烫。

专家分析：春季皮肤容易干燥和瘙痒，一是因为风邪克于肌表，引起皮肉间气血不和，郁而生微热所致，或者是由于血虚风燥阻于皮肤，内生虚热而发。二是因为春天人体新陈代谢能力逐渐提高，皮脂腺分泌日益增多，这皮肤非常敏感，如果不注重防护和保养，就容易出现过敏问题，出现刺痛、粗糙、脱皮、瘙痒等症状。

浑身发痒时，用手使劲抓或用热水烫，不仅容易损伤皮肤，而且这样做也不可能起到根本的止痒作用。正确皮肤护理方法是，严重的先进行治疗，对于

过敏性体质的人还应远离过敏源，外出时尽量做好防护，减少裸露部位，适当使用防晒霜，多吃维生素丰富的蔬菜水果，少吃或不吃可能诱发春季皮炎的光感性事物，如田螺、荠菜、菠菜等，少吃酸辣等刺激性的食物，减少使用碱性肥皂等。如皮肤经常发红有灼热感，要用毛巾冷敷，再用温和润肤霜均匀涂抹，皮肤易脱皮者，可适当按摩，配合毛巾热敷，再涂抹较滋润的护肤品，起红疹、红肿患者，应找到过敏源，及时就诊，在医生建议下涂抹润肤品。同时要经常用温水洗澡，保持皮肤清洁。

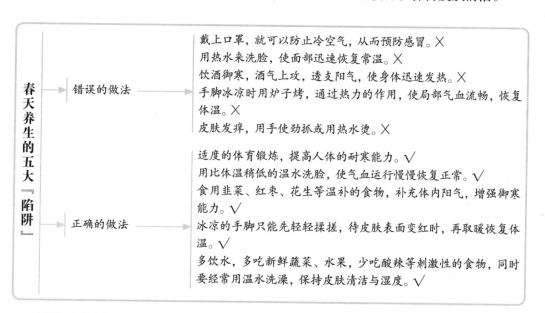

| 春天养生的五大『陷阱』 | 错误的做法 | 戴上口罩，就可以防止冷空气，从而预防感冒。✗
用热水来洗脸，使面部迅速恢复常温。✗
饮酒御寒，酒气上攻，透支阳气，使身体迅速发热。✗
手脚冰凉时用炉子烤，通过热力的作用，使局部气血流畅，恢复体温。✗
皮肤发痒，用手使劲抓或用热水烫。✗ |
| | 正确的做法 | 适度的体育锻炼，提高人体的耐寒能力。✓
用比体温稍低的温水洗脸，使气血运行慢慢恢复正常。✓
食用韭菜、红枣、花生等温补的食物，补充体内阳气，增强御寒能力。✓
冰凉的手脚只能先轻轻揉搓，待皮肤表面变红时，再取暖恢复体温。✓
多饮水，多吃新鲜蔬菜、水果，少吃酸辣等刺激性的食物，同时要经常用温水洗澡，保持皮肤清洁与湿度。✓ |

四季养生小贴士

在漫长而寒冷的冬季里，人们衣着厚重，吃香喝辣，很少活动，再加上春节期间的大鱼大肉，人体很容易因积滞而发生喉中痰涎增多等各类不良症状。既然这些都是人们在冬天犯的错，那么就让我们在春季里纠正吧，赶紧行动起来，调整身心，为新的一年储备能量，应付挑战。

治慢性肝炎，国医大师为你开方

肝炎，顾名思义，即是肝脏的炎症。肝炎的原因可能不同，如自身免疫失常、酗酒等，但最常见的是病毒造成的。从流行病学来看，病毒性肝炎包括甲、乙、丙、丁、戊五种类型，根据病程的长短又可分为急性肝炎和慢性肝炎。慢性肝炎反复难愈，而且很容易引起肝硬化，其症状表现为：胁痛、胁部不适、头晕失眠、倦怠乏力、食欲不振、肢体困重、恶心呕吐、腹胀便溏等症。

邓铁涛教授认为，肝炎的病位不单在于肝，更重要的则在于脾，从脏腑辨证而论，属于肝脾同病而以脾病为主。如果患者湿热邪气外袭内蕴于脾胃和肝胆，就会引发为急性肝炎；如果患者脾气本虚，或邪郁日久伤脾气，或肝郁日久横逆犯脾，或于治疗急性肝炎的过程中寒凉清利太过伤及中阳，都可能导致脾气亏虚，从而转变成慢性肝炎。因此，邓老主张治疗肝炎应注意"实脾"，以健脾补气、扶土抑木作为治疗慢性肝炎的原则。在这一理论基础之上，他拟出了"慢肝六味饮"，作为治疗慢性肝炎的基本方。方剂组成如下：

组成：党参（或太子参）15～30克，云苓15克，白术12～15克，甘草5克，川萆薢10克，黄皮树叶15～30克。

用法：水煎服。

加减：如脾虚较严重，可加黄芪15～25克；如兼湿浊中阻，可加薏苡仁15克、白蔻仁6克；如兼湿浊上泛，可加法半夏10克、砂仁3克，有和胃降浊之功；

如兼湿郁化热，加金钱草25克、田基黄（或鸡骨草）25克、土茵陈25克，并以18克太子参替换党参；如兼肝气郁结，加素馨花10克、郁金10克，能够疏肝解郁；如兼肝阴不足，可加桑寄生30克（或桑葚子15克）、旱莲草12克、女贞子12克（或五味子6克），以20克太子参替换党参，并掉川萆薢；如兼有肾阳虚，可加杜仲15克、巴戟天12克、肉桂（焗服）2克；楮实子10克，以温补肾阳；如兼肾阴虚，加何首乌30克、山萸肉12克、熟地20克、桑寄生30克、旱莲草12克，并以18克太子参易党参、12克怀山药易白术；如兼血淤阻络，加丹参15克、茜草根12克、桃仁12克、土鳖虫10克，以活血化瘀。

除此之外，朱良春教授对肝炎也颇有研究，根据多年临床经验，他总结了慢性肝炎几点诊治经验及患者注意事项，这里

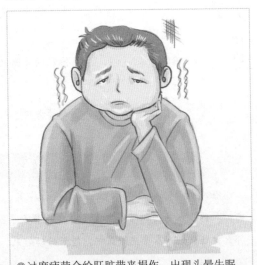

◎过度疲劳会给肝脏带来损伤，出现头晕失眠、倦怠乏力等症状，所以肝炎患者一定要注意休息，以保养好肝脏。

一并介绍给大家：

（1）《黄帝内经》说："肝者，罢极之本"，具有藏血的功能，如果劳累过度，极易耗伤肝血，不利于疾病的恢复，故慢性肝炎患者必须注意适当休息，同时也要注意调摄情志和调理饮食，并适量锻炼，如气功、太极拳，亦有助益。

（2）慢性肝炎的形成都与过食膏粱肥甘之物有一定的关系。多数患者由于长期大量食用糖、鸡蛋、牛奶等，虽然体重增加了，但SGPT（谷丙转氨酶）多有反复，部分患者β-脂蛋白和甘油三酯均高于正常。因此，慢性肝炎患者的饮食也应当区别对待，属于正虚邪实而邪实为主（如慢活肝），应当不用或少用高蛋白饮食；如果属于虚实并重，可酌情加蛋白饮食，但不可过量；如果以脾气虚为主，蛋白饮食当从小量开始，逐渐增加，若急于滋补，极易导致复发。

（3）所谓"肝开窍于目""目受血而能视"，慢肝患者可以通过眼睛来观察自己的病情，方法为：如果出现视力疲劳、下降、视物模糊及复视，同时眼血管有显著变化，说明肝病日久，阴血被大量耗伤；如果眼血管扩张、弯曲、鲜红，说明肝经疫毒炽盛，病势活动进展；如果血管变细伸直，颜色转为淡红，趋向正常，说明病情趋于稳定。

（4）HBsAg（乙肝病毒表面抗原）呈阳性，除应坚守辨证论治的原则外，下面这个方子可以使之转阴：

组成：生黄芪20克，鸡骨草、白花蛇舌草、虎杖、丹参各30克，夏枯草、贯众、甘草各10克。

用法：水煎服，每日1剂。

（5）降低转氨酶，除应坚守辨证论治的原则外，单味药和经验方也可以参考：

①用五味子粉或五味子制剂，效果很好，虽然有的患者会出现反跳现象，但如果继续使用，仍然有效。值得注意的是，凡有苔腻、脘胀、纳呆的患者，暂时不宜使用，或先服健脾渗湿之品，等脾健湿化后再服。

②夏枯草、虎杖、垂盆草、龙胆草等用于湿热偏盛的慢肝患者效果较好，或在辨证治疗方中加入生白芍、生山楂，对转氨酶持续不降的患者也有佳效。

（6）对于慢性肝炎黄疸长期不退的患者（胆汁郁积型），可以大黄、丹参、豨莶草（需用30～45克）为主，随症加味，奏效较佳。

四季养生小贴士

服，又称"泡服"，是中药的一种煎服方法。主要是指某些中药的有效成分易溶于水或久煎后容易破坏药效，可以用开水半杯或煎好的一部分药液趁热将需焗服的药物加盖浸泡，10至15分钟后滤出药汁，然后与其他药液混合服用。

口腔溃疡折磨人，先给身体降降"火"

口腔溃疡，在中医看来有很多种原因。口腔溃疡经常会反复发作者，多是因为身体亏虚、体内寒湿较重，这类人要在饮食上忌掉所有的寒凉食物，另外还要用艾叶煮水泡脚，将虚火引下去，一般泡一两次就好了。

胃有火气、肝热的人很容易患口腔溃疡，有时还会伴随口臭。如果想简单地治好口腔溃疡，就每天坚持敲15分钟腿内侧的肝经和腿外侧的胃经。只要肝平了，胃好了，口腔溃疡自然就会好了。

有些女性在怀孕期间容易出现口腔溃疡，这实际上是血不足的迹象。我们知道生养孩子靠的是父精母血。女性怀孕后养育胎儿，全要靠血的充足。如果母亲的血不足，口腔都养不了，出现溃疡了，那她能拿出来养育胎儿的血也肯定不足，血不足孩子就容易出问题，甚至有可能会造成胎儿的一些病变。所以，女性在孕期出现口腔溃疡时，一定要当心了，要适当多吃些补气血的食物。

如果是因为吃东西上火引起的口腔溃疡，可以用西红柿来治疗。西红柿是蔬菜、水果中含维生素和矿物质最多的，治疗内热上火效果特别好，方法是：将西红柿去皮，切成小块，拌上白糖连吃2次。另外，口腔溃疡患者还可以食用绿豆鸡蛋花。方法：鸡蛋打入碗内拌成糊状，绿豆适量放陶罐内冷水浸泡十多分钟，放火上煮沸1~5分钟（不宜久煮），这时绿豆未熟，取绿豆水冲鸡蛋花饮用，每日早晚各一次，治疗口腔溃疡效果好。

口腔溃疡的形成有很多种原因，所以当你发生这样的疾病时，不要着急去药店买药，先看看自己是不是吃了什么上火的食物，是不是胃寒肝热，了解了原因再去想应对的办法，这样才能从根底上治愈口腔溃疡。

另外，体质阴虚、肝火旺盛的人，当经血下行时，使得阴血亏虚而不能抑制肝火，而致头痛及口腔溃疡，因此平时应注意加强滋阴降火，如使用经络疗法，就需要我们每天按揉太溪和大钟这两个养阴的穴位。

太溪在内踝后方，内踝尖与跟腱之间的中点凹陷处，是足少阴肾经的腧穴、原穴，跟肾的元气相通；大钟穴在足内侧，内踝后下方，当跟腱附着部的内侧前方凹陷处，是肾经的络穴，沟通阴阳。这两个穴位属于"原络配穴"，是选穴时很经典的一对，经前一周每天下午5~7点时用手指按揉两侧太溪和大钟各2分钟，就可以滋阴降火，杜绝经期口腔溃疡。

四季养生小贴士

在防治女性月经期口腔溃疡过程中，还需要保持心情愉快，注意劳逸结合，杜绝不良的生活习惯，避免过度疲劳，饮食要清淡，多吃水果、新鲜饭菜，多饮水。治疗过程中，以不吃辛、辣、发味类食品为上策。

💛 春天发陈，小心旧病找上门

春季是气温、气压、气流、气湿等气象要素最为变化无常的季节。因此常引起许多疾病的复发。

风心病主要由风湿热反复发作侵犯心脏引起。常因寒冷、潮湿、过度劳累以及上呼吸道感染后复发或加重。

关节炎病人对气象的变化甚为敏感，尤其是早春。因此，患者应重视关节及脚部保暖。如果受寒，应及时用热水泡脚，以增加关节血液循环。

春季，是感冒引起肾炎的多发季节，对肾炎患者来说，感冒不仅引起发热、流涕、鼻塞、咳嗽、咽痛等上呼吸道炎症，而且极易导致肾炎复发。

精神病在3～4月份是发病的高峰，故民间素有"菜花黄，痴子忙"的说法，旧病也极易复发。因此，应特别注意预防，如保证充足的睡眠，遵医嘱正规治疗，发现有情绪异常者，应及时就医。

有的人感到鼻、眼奇痒难忍，喷嚏连续不断，流涕、流泪不止，有的人还会出现头痛、胸闷、哮喘等症状，这是接触某种花粉后引起的过敏反应，又称"花粉症"。因此，有过敏体质的人应尽量少赏花，外出时要戴口罩、墨镜等，以减少接触花的机会。

皮炎主要表现为脱屑、瘙痒、干痛等症状，有的表现为红斑、丘疹和鳞屑等。还有些患者表现为雀斑增多或褐斑加重。因该症多发生在桃花盛开的季节，故也叫"桃花癣"。

哮喘病病人对天气的变化适应性差，抵抗力弱，极易引起复发或使病情加重。

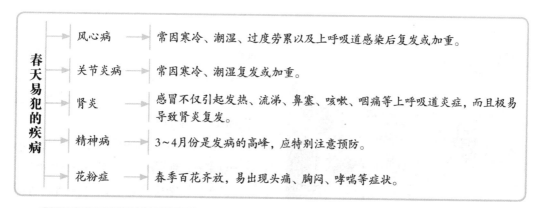

春天易犯的疾病	风心病	常因寒冷、潮湿、过度劳累以及上呼吸道感染后复发或加重。
	关节炎病	常因寒冷、潮湿复发或加重。
	肾炎	感冒不仅引起发热、流涕、鼻塞、咳嗽、咽痛等上呼吸道炎症，而且极易导致肾炎复发。
	精神病	3～4月份是发病的高峰，应特别注意预防。
	花粉症	春季百花齐放，易出现头痛、胸闷、哮喘等症状。

四季养生小贴士

"春三月，此谓发陈。"其中，陈就是陈旧的意思，旨在讲春天是最容易引发旧病的季节，尤其是曾经有过皮炎、哮喘及扭伤等。所以，在冬末春初，我们要针对自己的旧病、旧伤进行格外悉心地呵护。

春季防感冒，平时多喝蜂蜜

我国古代名医孙思邈指出："春日宜省酸增甘，以养脾气。"意思是说，春季宜适当吃些甜食。这是因为，冬天过后，人们在春天里户外活动增多，体力消耗较大，故需要较多的能量，但此时脾气较弱，也就是胃肠的消化能力较差，还不适合多吃肉食，因此，增加的能量可适当由糖供应。

蜂蜜是春季最理想的滋补品。中医认为，蜂蜜味甘，入脾胃二经，能补中益气、润肠通便。春季气候多变，天气乍寒乍暖，人容易感冒。

由于蜂蜜还有清肺解毒的功能，故能增强人体免疫力。现代科学分析，蜂蜜含有多种矿物质和维生素，为人体代谢活动所必需。因此，在春季，如果每天能用1~2匙蜂蜜，以一杯温开水冲服或加牛奶服用，对身体有滋补作用。尤其是老人，

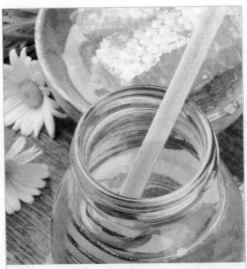

◎蜂蜜滋养脾胃，还可清肺解毒，是春季最理想的滋补品。

更为适合。

还需要注意的是，食用蜂蜜有些禁忌万万不可忽视。

（1）蜂蜜不宜与韭菜同食。韭菜含维生素C丰富，容易被蜂蜜中的矿物质铜、铁等离子氧化而失去作用。另外，蜂蜜可通便，韭菜富含纤维素而导泻，容易引起腹泻。

（2）蜂蜜不宜与豆腐同食。豆腐味甘、咸，性寒，能清热散血。与蜂蜜同食易导致腹泻。

（3）蜂蜜不要与葱、蒜同吃。虚寒体质的人要用热水冲服，火旺的人则应用冷开水冲兑。腹泻的人不要吃蜂蜜，否则会加重症状。

（4）蜂蜜服用量每次最好在25~50克，一般不要超过100克。否则人体将无法吸收过多营养，还有可能引起轻微腹泻。

（5）未经炼制或放置过久的蜂蜜不能吃。因为未经炼制的蜂蜜中有些物质与蜂毒成分相同，进入人体后可引起免疫反应。服用长期放置而出现絮状物的枣花蜜也会出现严重的中毒反应。

（6）蜂蜜的升血糖作用特别明显。从这一点来看，糖尿病人是不能服用蜂蜜的。

（7）蜂蜜中会含有肉毒杆菌，可引起婴幼儿中毒症状，小于6个月的婴儿更容易感染此病。医生建议：在孩子满1岁以前，不要给他吃蜂蜜及其制品。

（8）孕妇不要吃生蜜（即未经炼制的蜂蜜），包括普通蜂蜜。

教你三招，预防春天"风温病"

中医所言"风温病"，多指流行性感冒、大叶性肺炎、流脑等疾病。因为此时是由寒转暖，温热毒即开始活动。如果平时身体虚弱，就会因受风热外邪而发生风温病（如流感等）。

预防"风温病"的主要环节是增强"正气"，提高机体防御外邪的能力。下面介绍春季防感冒三招：

① 按摩指压法

将两手的中指和示指并拢，用指腹从两侧鼻翼起点轻轻擦至鼻根处，每次上下摩擦20次，感到温热为止。而后用拇指按压鼻下人中沟，点按30次，可促进鼻唇部的血液循环，鼻子不通气时用此法亦很有效。

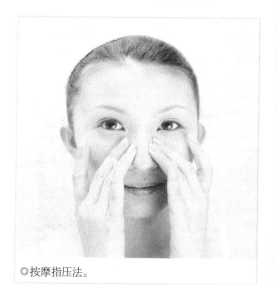

◎按摩指压法。

② 冷水洗鼻法

用双手捧起干净冷水，对准鼻孔轻轻吸气，水入鼻孔后随即擤出，如此反复10

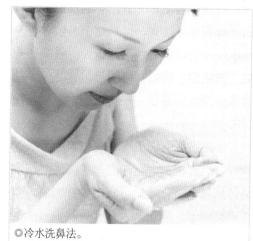

◎冷水洗鼻法。

余次，每天早晚各一次，可增强鼻腔耐寒抵抗力。

③ 牙刷消毒法

人们天天刷牙，牙刷毛常处于潮湿状态，其空隙正好是病毒生长的温床。空气中的病毒一旦落在牙刷上，会很快生长繁殖，人使用时也就容易患感冒。为防止由牙刷引起的感冒，应定期用开水浸烫消毒，并适时换用新牙刷。

四季养生小贴士

风温病乃《温病条辨》所载，属于温病之一。其病因明确，治疗上西医以对症抗感染治疗为主，中医传统以疏风清热解毒为主，但对传变迅速者则差矣。《从肝入手治风温病体会》一文指出，通过对风温病典型病例的分析，总结出此病应卫气营血同治，从肝入手，邪客于何处即治何处为主，并积极配合外治法。

出外"踏青"，小心花粉过敏症

每到春暖花开时节，小朋友们都喜欢和父母到郊外踏青，但是这个时候，有一些小朋友会出现一些不适，如打喷嚏、头痛、流眼泪、胸闷、哮喘等，这是一种过敏体质常见的症状——花粉症，也叫花粉过敏。

如果小朋友们出现没有原因的干咳、胸闷，继而出现典型的喘鸣，持续时间数分钟到数小时，随后可咳出少许痰液，哮喘迅速缓解，和正常人一样，就很可能是患了花粉性哮喘。

花粉性哮喘与吸入外界的某些过敏源（包括各种风媒花粉、尘埃、螨类）有关，特点是发病有明显的季节性，尤以春季多见。如果不加以正确有效地避免和预防，轻者可导致哮喘病的复发，重者可危及生命。

对于花粉性哮喘，大家要给予足够的重视，去医院接受正规治疗，以防延误治疗时机。

虽然春季皮炎产生的原因很多，但最主要的是花粉过敏。春季，许多植物开花后，花粉弥漫在空气中，黏附在人体上，与皮肤接触后会产生变态反应。

易在春季发生过敏的小朋友，一定要注意皮肤保护，以减少过敏性皮炎的产生，特别是因花粉引起过敏者，应尽量减少外出，更不要到树木花草多的公园或野外；遇干热或大风天气，可关闭门窗，必须开窗时应关纱窗，以阻挡或减少花粉进入；外出要尽量避免风吹日晒，防止紫外线的过度照射，以防破坏皮肤的脂质保护层。产生过敏现象后，特别严重者应该在医生指导下进行药物治疗。但千万不要依赖激素类药物治疗，以免形成激素依赖性皮炎，造成更大的痛苦。

四季养生小贴士

对付花粉过敏症，可以尝试大枣甘麦舒心茶。具体制作方法为：选取大枣12颗、小麦30克、甘草6克、合欢花9克，一起洗净，放入砂锅中，加入适量水，煮沸后再用小火煮5分钟左右。冷却到适宜温度后，调入蜂蜜，每日1剂，代茶饮。此茶具有益气健脾、宁心安神、除烦润肤的作用，非常适合面部痤疮、皮肤瘙痒等心脾两虚的女性饮用。伴有脸色苍白、失眠、心烦的患者，坚持饮用，可改善不良情绪及面部皮肤问题。

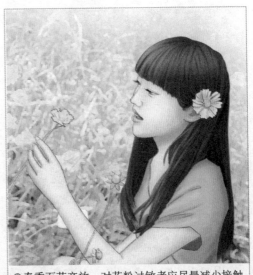

◎春季百花齐放，对花粉过敏者应尽量减少接触花朵的机会。

谨防孩子上呼吸道感染

上呼吸道感染俗称伤风、感冒。其症每见发热、恶寒、鼻塞、骨节酸疼、纳呆胸闷，或兼有咳嗽、咽痛等。这类病例多由病毒感染，往往延绵时日。

春季，小孩容易得上呼吸道感染的原因如下：

（1）免疫功能异常。免疫功能异常是引起患儿反复发生呼吸道感染的重要因素。婴幼儿时期，特异性免疫功能和非特异性免疫功能均不成熟，某些患儿存在着免疫功能缺陷，其缺陷的原因可为原发性，也可继发于某些疾病或使用某些免疫抑制剂等。T细胞亚群测定结果提示：CD3、CD4显著减少，CD8升高，这表明反复发生呼吸道感染的患儿细胞免疫功能处于明显失调状态。对反复发生呼吸道感染患儿的免疫球蛋白测定结果表明，患儿的IgG与对照组无明显差异，但总体水平仍呈下降趋势。反复发生呼吸道感染的患儿免疫功能异常可能是患儿反复发生呼吸道感染的原因，也可能是患儿多次发生呼吸道感染后的结果。免疫功能失常使患儿反复发生呼吸道感染。

（2）气管、支气管异物。某些幼小婴儿吸入异物后不清除，在度过了剧咳的急性期后，肺内异物可经常招致肺感染，经抗生素治疗后有效，但易复发。

（3）某些左向右分流型的先天性心脏病，如室间隔缺损、房间隔缺损、动脉导管未闭等，因肺血多，可经常出现呼吸道感染。

（4）某些胃食管的先天性异常，如食管裂孔疝、膈膨升等，因食管压迫肺组织，患儿易出现反复的呼吸道感染，感染可自幼出现，一般通过胸部X线检查、上消化道钡餐透视可获确诊。

上呼吸道感染是一种很难缠的病，一旦有了第一次，以后就很容易复发，关键是如何提高孩子的免疫力。

❶ 合理膳食

应注意食品品种多样化，粮食、豆类、鱼、蛋、蔬菜、水果、油、糖等兼有，不宜偏食，应注意荤素搭配，粗细搭配，干稀搭配，咸甜搭配。还要注意食品比例合适，避免食入热量过高、蛋白质及脂肪含量过多的食品，因为这种食品可能

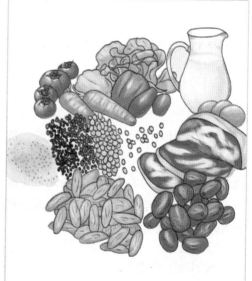

◎合理膳食可为孩子提供充足的营养，增强其免疫力。

引起中医所称的"肺胃热"，为感冒的发生提供诱因。总之，家长应掌握科学的营养知识，为孩子提供充足的热量和蛋白质、多种维生素及适量的微量元素，满足孩子生长发育的需要，增强免疫力，减少患感冒的频率。

② 睡眠要充足

保证孩子每日有充足的接触新鲜空气的时间及充足的睡眠，儿童每天应保证9~10小时的睡眠时间，才能有效减轻疲劳，防止儿童免疫力下降，使其对疾病的抵抗能力减弱。

③ 穿衣要适当

衣服穿得过多、过少均可能成为上呼吸道感染的诱因。家长要根据气候的变化适当地增减衣服，一定要纠正孩子的不良习惯。如果担心孩子受凉，可以给孩子准备一件夹克衫式的外套，冷的时候套上，热的时候脱下来，衣服的角上要写上孩子的名字，以备丢失后容易查找。

④ 适当晒晒太阳

阳光照射人体后，可使全身温暖，加快血液循环，有利于氧气和营养物质吸收及二氧化碳和废物的排出，增强儿童免疫力。充足的光照会对维生素D的生成及钙质吸收起到非常关键的作用。

⑤ 多喝白开水

水对孩子的生长发育相当重要。儿

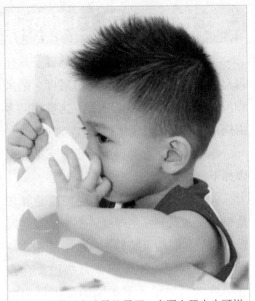

◎白开水最适合孩子的需要，多喝白开水也可增强孩子的免疫功能。

童体内含水量相对成人多。年龄越小，体内水分所占比例越高，只有供给充足的水分，才能保证正常的新陈代谢。多年的研究和实践证明，白开水最适合孩子的需要。因为白开水最易于透过各组织的细胞，能最有效地发挥水在人体内的作用，促进新陈代谢，增强免疫功能，提高免疫力。

⑥ 室内要经常开窗通风

在不太冷的季节应让孩子养成白天开窗睡眠的习惯，这样能加强阳光、空气和微风对体温的调节功能，提高机体对冷刺激的适应性。但要注意开偏窗，不要形成对流。如家中有人吸烟，最好不要在孩子居室内吸，因为烟雾可刺激小儿的呼吸道，使其呼吸道黏膜损伤而降低防御病毒和细菌侵入的能力。

流行性腮腺炎，试试食疗与拔罐

流行性腮腺炎是一种腮腺炎病毒引起的急性呼吸道传染病，就是我们通常说的"痄腮""蛤蟆瘟"，俗称"大嘴巴"，具有较强的传染性，以5～15岁发病最多，发病时患儿双腮疼痛肿胀，几乎不敢吃东西。

接触腮腺炎病人或病毒携带者后2日内可以发病，在学校或托儿所等儿童集中的场所易造成流行，感染后可获得免疫，大多预后良好。

总体来说，腮腺炎作为一种急性的呼吸道传染病，全年均可发病，但冬天和春天尤其要注意，此病易传染，一般上小学的孩子发病后，会请假在家，与其他学生隔离，避免更多人被传染。

李时珍称红小豆为"心之谷"，他在《本草纲目》中记载了用红小豆治愈痄腮。红小豆有解毒排脓、利水消肿、清热去湿、健脾止泻的功用。可消热毒、散恶血、除烦满、健脾胃。将红小豆研末用醋或蜂蜜调成膏状热敷，可治疗一切疮毒之症。平常多吃些红小豆，可净化血液、解除内脏疲劳。将红小豆20克捣碎研末，用鸡蛋清一个或用醋少许调匀后敷于患处可以治腮腺炎。也可以将马铃薯洗净，去皮捣烂，加入食醋调匀，绞取汁液涂搽患处，干了再搽，不令间断。除此而外，以下几种食疗方也能帮孩子解除腮腺炎带来的痛苦。

四味绿豆茶

原料：银花、芦根、鱼腥草、绿豆各30克，白糖适量。

制法：将前3味加水煎汤，去渣，加入绿豆煮熟，调入白糖，代茶饮用。每日1剂。

功效：疏风解表、清热解毒。

适应证：腮腺炎初期。

大青叶茶

原料：大青叶15克。

制法：将大青叶制为粗末，放入杯中，用沸水冲泡，代茶饮用。每日1～2剂。

功效：清热泻火、凉血解毒。

适应证：腮腺炎中、后期。

黄花菜汤

原料：黄花菜20克，食盐少许。

制法：按常法煮汤服食。每日1剂。

功效：清热、利尿、消肿。

适应证：腮腺炎。

四季养生小贴士

中医认为，流行性腮腺炎是由于感受风温邪毒，壅阻少阳经脉，瘀而不散，结于腮部所致。其发病快，孩子耳下腮部漫肿疼痛后，家长应立即取用马勃、白僵蚕、甘草、大黄各2克，黄芩、牛蒡子、玄参各5克，蒲公英、生地黄、板蓝根、连翘各10克，升麻3克。用水煎给孩子服下，每日1剂，分3次服，连服5剂。

想要快些消肿，可煮地龙白糖水外用。将地龙10克置锅中，加白糖30克，冰片1克蒸30分钟后，用布浸涂。

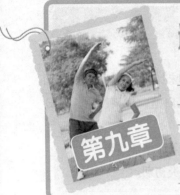

过好寅卯辰三时，天天享受活力四射的"春天"

第九章

◎为什么大家都说"一天之计在于晨"？为什么早晨这么重要呢？在中医学中，我们知道早晨正是阳气生发的时段，这个时候的阳气就像含苞待放的花蕾一样，必须要好好地呵护才可以开出灿烂的花朵。而阳气对于人体的重要性，就不必多说了，所以把早晨过好了，这一天就基本不会差到哪儿去。

寅时睡好觉，肺脏自然好

我们知道，肺为娇脏，很容易出现问题，当肺的正常功能失去平衡时，就会出现咳嗽、气喘、胸闷等呼吸方面的疾病，以及各种皮肤病。所以，我们要格外爱护肺经。那肺经的工作时间是什么时候呢？凌晨3～5点，也就是我们所说的寅时，这个时候应该是人睡得最沉的时候。人在深度睡眠的时候，身体的各个器官是比较平衡的，这样一来，气血就会比较均衡地分布在全身，维持人体这一天正常的气血运营。而如果在这个时候，人体的某个器官异常活跃，比如大脑比较活跃，那么肺就只好多分配一些气血给大脑，则第二天人就会感到四肢乏力，非常疲惫，这就是由于气血虚弱造成的。长此以往，就有可能造成重大疾患。

《黄帝内经》中有"肺朝百脉"，就是说全身各部的血脉都直接或间接地汇聚于肺，然后敷布全身。所以，各脏腑的盛衰情况，必然在肺经上有所反映，而中医通过观察肺经上的"寸口"就能了解全身的状况。寸口在两手桡骨内侧，是桡动脉的搏动处，中医号脉其实就是在观察肺经。那么，肺在什么时候开始对全身进行气血分配的呢？当然就是在肺经当令的寅时。这个时候，如没有一个深度的睡眠，就会干扰肺对身体气血的输布。

总之，要想把肺养好了，寅时一定要进入深度睡眠，最好不要熬夜。

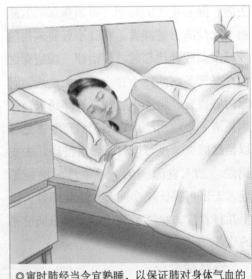

◎寅时肺经当令宜熟睡，以保证肺对身体气血的输布。

寅时大口咽津，补足气血易入眠

我们已经知道，早上3~5点是肺经当令的时段，是需要深度睡眠的时候，但总有些人经常会在这段时间莫名其妙地醒来，然后很长一段时间翻来覆去睡不着，一直要过了5点才能疲惫地入眠。这是为什么呢？

其实，这是身体在告诉你，你的气血已经不足，需要补一补气血了。寅时，肺经布输气血，如果气血不足，就会影响到某些器官气血的正常流通。而我们知道，身体是有自愈功能的，为了使这个器官不至于因气血不足而受到损伤，只好让你清醒过来，那这个时候我们应该怎么办呢？当然，我们不可能马上跑去医院找医生补一补气血，也不可能立刻去吃一些东西以补充气血。

其实，有一个很简单的方法可以解决一切难题：那就是大口地咽几口唾液。是

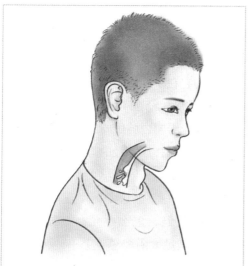

◎早上3点到5点突然醒来多是因为气血不足，可大口地咽几口唾液，以起到补气血的作用。

的，在这时候，我们只要大口地咽几口唾液就能起到补充气血的作用。可能有的人会不相信，几口唾液就有这么大的功效吗？是的，唾液真有这么大的本事，我们可千万别小瞧了它。

中医认为，唾液由人体的精气上升而形成，它处在不断的运动变化之中——溢、聚、散、降。这就像自然界的风云际会一样，水由下而上，溢成气，聚成雾，散为云，降为雨露，滋润大地万物。唾液也像自然界的雨露一样，升降循环，滋润着我们的五脏六腑。其实中医认为唾和液是两个不同的东西。《黄帝内经》中说："脾为涎，肾为唾。"脾液为涎，就是我们平时说的口水、哈喇子，肾液为唾。肾是先天之本，脾是后天之本，而唾液就来源于人的这两个根本。可谓是集人体的"天地之精华"而成的"琼浆玉液"，这么好的东西肯定会对人体有一定的益处。

唾液不仅是养生的好东西，而且也是人体所必不可少的。现代人好多因为得了糖尿病而痛苦不堪，而糖尿病在中医里又被称作"消渴症"。为什么叫"消渴症"呢？那是因为得糖尿病的人脾肾功能不好，不能产生足够的津液，脏腑得不到灌溉和滋润，虚火上升，就会经常感觉口干、口渴，所以又叫消渴症。而唾液是与生命密切相关的天然补品，你吐掉一口以为不要紧，但实际却需要你吃好多营养品才能补回来。

肺经补肺气，让你天天都安睡

虽然我们前面介绍了许多补肺气的方法，但事实上补肺气最好的方法莫过于按摩肺经。

肺经上分布着几个很重要的穴位，可以说是肺脏健康的晴雨表，它们分别是中府穴、尺泽穴、孔最穴和太渊穴。

中府穴是肺的募穴，位于锁骨下窝下1寸，距正中线6寸（夹紧上肢时，大约与腋下对齐）的地方，即肺脏气血直接输注的地方，肺的情况都能从这里反映出来。那些咳嗽、气喘、胸痛的肺结核和支气管哮喘的人，按摩中府穴对克服这些症状有很大的疗效。但中府穴下方肌肉偏薄，日常保健建议不要使太大的劲，稍稍施力按揉1~2分钟就行。

尺泽穴位于肘横纹上肱二头肌肌腱桡侧的凹陷处，是最好的补肾穴，它与大肠经的曲泽穴位置相近，有泻热的作用。很多病症，如咳嗽、气喘、咯血、潮热、胸部胀满及咽喉肿痛，都在这里有所反映。由于尺泽穴跟肱肌肌腱相近，而肱二头肌的作用是曲肘，所以也可以用来治疗肘关节痉挛。另外，按压尺泽穴对于肺经引起的咳嗽、气喘、咯血、潮热、胸部胀满等也很有效。不过在按此穴时按压力度要大，这样才能有好的效果。

孔最穴在前臂掌面桡侧（大拇指方向），在尺泽穴与太渊穴（腕部动脉搏动处）连线上，腕横纹上7寸（手腕至肘共12寸，按比例取穴）。根据肺经的循行，按摩本穴除了可以泻肺热，治疗咳嗽、气喘、咽喉肿痛等症状外，尤其对由风寒感冒引起的咳嗽和扁桃体炎效果显著，另外对咯血、痔疮出血也有作用。

有人总觉得气不够用，有吸不上气的感觉，这个时候就可以点揉太渊穴（仰掌、腕横纹之桡侧凹陷处）。太渊穴是肺之原穴，百脉之会。这个穴位不好按，很多人都找不准，因为它在手腕凹陷深处，所以叫太渊穴。太渊穴为肺经原穴，补气效果尤佳。

我们光弄明白肺经的穴位还不行，要紧的是要掌握按摩肺经的最佳时间：肺经的经气旺在寅时，即在早上3~5点，这段时间按摩最好。但这个时候应该是人睡得最沉的时候，怎么办呢？在同名经上找，也就是足太阴脾经（上午9~11点当令）。也就是说在上午9~11点脾经旺时进行按摩，也可以取得同样好的效果。

云门
中府

天府

侠白

尺泽

孔最

列缺
经渠
太渊
鱼际
少商

◎肺经。

❤ 寅时务必关空调，肺受寒了浑身都难受

在炎热的夏季，酷暑难耐，连晚上睡个安稳觉都成了一种奢侈。许多人为了图凉快，都喜欢将门窗全打开、把空调或电扇开到最大、光着膀子、什么也不盖就睡觉。这下倒是凉快了，但我们的身体却吃不消了。第二天醒来，总会感觉浑身乏力，骨节酸痛。这是什么原因呢？其实就是肺受了寒。

我们知道，肺是人体最娇贵的脏器，因此有人又称之为"娇脏"。肺既为娇脏，又为五脏六腑之盖。所以当外邪自口鼻皮毛而入时，肺首当其冲。寅时肺经值班，此时也是最易受伤之时。肺叶娇嫩，它是受不得任何伤害的，否则功能就会出现异常。肺失肃降的话，肺气上逆就易导致咳嗽。咳嗽日久，痰饮内蕴，就会导致肺气虚。肺气虚就无法抵御外邪的侵袭，肺病便缠绕反复难以治愈。肺出了故障，也会连带脾、肾及心等器官，从而使疾病丛生。而且寅时肺经当令，此时正是人体阳气潜发的开端。我们说过，阳气为生命之本。人之生长壮老、津液的生成，皆赖于阳气，所以"阳强则寿，阳衰则夭"，养生定要养阳。人体处于睡眠状态时，气血流通相对缓慢，体温也会慢慢降下来，此时阳气会在体表形成一种保护层。中医管这层保护层叫"鬼魅不侵"，因为它可以阻止六淫之邪的侵犯。如果在这个时候没有注意好保暖，这个保护层就会被打破，风邪就会侵肺。

所以，对于这位"娇小姐"，我们一定要保护好，不要使它受到任何伤害。寅时肺经出来值班，此时是最需要照顾的。我们首先要做的就是防止风寒入侵。开空调吹冷气，对肺脏的伤害是很大的，特别是在寅时。皮肤是肺的对应部位，开冷气时，皮肤会最先受到感应，体表气血的运行和汗液的排泄也会受到影响，不利于肺的气化功能。

因此，我们一定要在寅时保护好自己的肺经，不使之受到寒气侵袭。这就要求我们在睡觉前一定要关好门窗，即使要用空调或电扇，也一定要事先调好时间，确定它在凌晨3点之前关掉。

另外，洗澡也可以起到养肺的功效。因为皮毛为肺的屏障，洗浴可促进气血的循环，使肺与皮肤的气血流畅，从而达到润肺、养肺的目的。

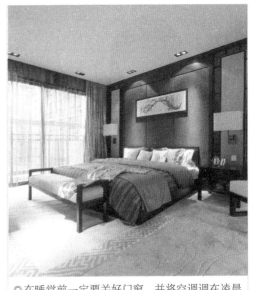

◎在睡觉前一定要关好门窗，并将空调调在凌晨三点之前关掉，以免寒气侵袭肺经。

卯时大肠经值班，排便正当时

大肠经值班是在卯时，也就是早晨5～7点。为什么这个时候正是排便的时间呢？因为一般5～7点，天就亮了，也就是天门开了，与天门相对应的是地门，即人的肛门，它也要开，所以就需要排便。还有就是因为人体的气血走向这时也到达大肠，身体经过一夜的代谢，也已将废物输送到大肠，这时如果不把废物排出体外，又会重新代谢吸收，所以，在这个时候起床排便是最好的。已经养成这个习惯的人自然不成问题，没有养成习惯的人也可以在这段时间到厕所蹲一会儿，促进便意，长期坚持，肯定会对身体有好处。

现在很多人讲排毒，最重要的就是清除宿便，宿便是由于长期便秘积累起来的毒素。现在便秘的人特别多，那么便秘的原因是什么呢？这就要涉及大肠经，大肠经有一个很重要的功能，就是生"津"，这个津就是一种向外渗透的力量。之所以发生便秘，就是津的力量过于强大，把大肠中的液都渗透出去了，而里面的宿便就变得干硬，形成便秘。相反，如果津的力量很弱，液积存得过多，就会腹泻。现代人经常发生便秘，就是津占了上风，而津的力量为什么那么大呢？这就要说到肺与大肠的关系。

中医里说"肺与大肠相表里"，意思就是肺主内，大肠主外，它们通过大肠经相互联系、相互影响。生活中，人们有时候会咽喉肿痛，同时大便不通畅、便秘，一般我们总会说这是"上火了"，但是究竟是上什么火、上火的原因是什么，却很少有人说得清。其实，这是大肠之火通过经络传到与肺相连的咽喉引起的。治这种病，首先要通便，大便通畅了，咽喉肿痛也就不治而愈了。

另外，大肠经有问题，面部也会有反映，所以爱长痤疮、雀斑、酒糟鼻等，甚至会牙疼。这些症状都可以通过按压合谷穴来缓解。

合谷穴是大肠经的原穴，俗称"虎口"。在手背，第1、2掌骨（示指和拇指延伸到手掌的部分）之间，第2掌骨桡侧的中点处。中医认为，合谷穴能够调节人体生命活动的原动力。坚持按揉刺激合谷穴，可疏风止痛，通络开窍，对治疗牙龈肿痛、头痛以及咽喉类、扁桃体炎引起的咽喉肿痛等效果很好。

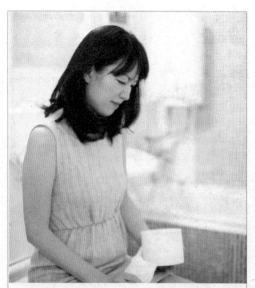

◎大肠经与卯时相对应，此时排便最适宜，以促进体内毒素的排出。

清晨虽是好时光，同房却是使不得

古人云："食色，性也。"一个人对性的需求，就像对食物的需求一样，是自然的、本能的和必不可少的。人类的两性关系，是"人和人之间直接的、自然的、必然的关系"，如果没有性欲望，没有男女两性之间的性来往，就不会有人类历史。

古人认为，性欲是人的一种本能，是符合天地阴阳之道的。《御女损益篇》曾提出"凡养生，要在于爱情"，并认为"若孤独而思交接者，损人寿，生百病"。从这里可以看出，正常的男欢女爱是有益身心健康的，但关键在于什么时候。夜深人静之时，适逢阴阳交汇，此时你当然可以尽享鱼水之乐。如果是在清晨，你还是远离性爱为好。

俗话说："男人头上三把刀，早酒晚茶黎明色"其中，"黎明色"就是指在清晨过性生活。为什么这么说呢？

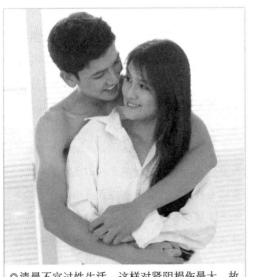

◎清晨不宜过性生活，这样对肾阴损伤最大，故性生活的时间最好在夜晚入睡之前。

卯时天大亮了，这在天地之象代表天门开，此时人体阴阳应该是平衡的。但若选择此时进行房事，就会破坏人体阴阳的平衡，从而使双方心力交瘁。因为男女交欢时要消耗大量肾精，中医认为肾为"作强之官，伎巧出焉"。关于"伎巧出焉"，唐朝医家王冰解释为"造化形容"，也就是父精母血运化胎儿，意思是说肾主管的阴阳平衡，人体才能过正常的性生活。若清晨行房事，身体耗费大量的肾精就会导致阴阳失衡、疲惫不堪。肾精亏虚，还会导致卫表不固，这样外邪就很容易乘虚而入。而且在性生活过程中，全身许多脏器和组织都处于紧张的工作状态，神经系统高度兴奋。性生活结束后，需要一个养息和调整过程。如果男女交合之后匆匆爬起来赶去上班，不仅会因精力不济而很难进入到工作状态，若再加上外感风邪，就很容易引起健康问题。所以，哪怕黎明前会出现性欲高潮，也一定要节制，不可行房事。

那么何时行房事才不会影响到健康呢？

一般是在夜晚入睡前，以晚上10时左右过性生活为最佳，因为这时是性激素分泌的高潮时期，男性比女性更明显。此时交合不仅快感强，而且于身体无损，因为性交后可以得到充分的休息。夜半为阴，夜半后为阴衰，早旦阴尽，这时交合时肾阴损伤最大。只有懂得房事利弊，遵循科学的方法，才可"避重就轻"，让你在尽享人伦之乐的同时，获得健康。

清晨一杯水，喝对养颜又养生

清晨的第一杯水，又被人称为"救命水""健康水""美容水""排毒水"，为什么这么说呢？因为人们在一夜的修整中，无论尿液、皮肤、呼吸、汗液都消耗了大量的水分，清晨人体处于生理性缺水的状态，这第一杯水对我们非常的重要。

不仅如此，如果每天清晨都坚持喝杯水，对我们的身体是好处多多，那具体有哪些有好处呢？如下所示。

第一，补充水分。一个晚上人体流失的水分约有450毫升，晨起喝水可以补充身体代谢失去的水分。

第二，防止便秘。清晨起床后饮水还能刺激胃肠的蠕动，湿润肠道，软化大便，促进大便的排泄，防治便秘。

第三，冲刷肠胃。早上起床后胃肠已经排空，这时喝水可以洗涤清洁肠胃，冲淡胃酸，减轻胃的刺激，使胃肠保持最佳的状态。

第四，清醒大脑。起床后喝的水会很快被肠黏膜吸收进入血液，可有效地增加血容量，稀释血液，降低血液稠度，促进血液循环，防止心脏血管疾病的发生，还

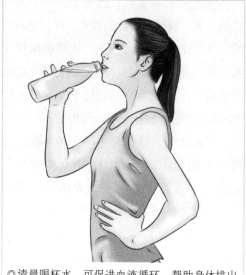

◎清晨喝杯水，可促进血液循环，帮助身体排出毒素，让你健康又漂亮。

能让人的大脑迅速恢复清醒状态。

第五，美容养颜。早上起床后为身体补水，让水分迅速输送至全身，有助于血液循环，还能帮助机体排出体内毒素，滋润肌肤，让皮肤水灵灵。

因此，清晨喝杯水，是健康又漂亮。不过，这清晨第一杯水不是随便喝喝就会有效，有时候喝的不对不仅对我们身体没有任何好处，还会产生很大的害处。

四季养生小贴士

早晨起床后，先喝一杯白开水已经成了大多数人都认可的常识，但不少人都忽视了一点，那就是喝水前最好先刷牙。因为夜晚睡觉时，牙齿上容易残存一些食物残渣或污垢，当它们与唾液的钙盐结合、沉积，就容易形成菌斑及牙石。如果直接喝水，会把这些细菌和污物带入人体。而且还要注意：每次刷牙后必须用清水把牙刷清洗干净并甩干，将刷头朝上置于通风干燥处。另外，还要注意，牙刷最好3个月换一次，因为牙刷使用时间长了，刷毛就会弯曲蓬松甚至脱落，减弱了洁齿能力。

晨练并非好习惯，傍晚锻炼才明智

我国早有闻鸡起舞的习惯，在晨曦朦胧的清晨，湖边、公园、林荫，到处都是晨练的人们。但从医学、保健学的角度看，清晨并不是锻炼身体的最佳时间。其主要原因是，夜间植物吸收氧气，释放二氧化碳，清晨阳光初露，植物的光合作用刚刚开始，空气中的氧气相对较少，二氧化碳的浓度较高。在大中城市里，清晨大气活动相对静止，各种废气不易消散，是一天中空气污染较严重的时间。

另一方面，从人体的生理变化规律来看，人经过一夜的睡眠，机体的水分入不敷出，使全身组织器官以至细胞都处于相对的失水状态。当机体水合状态不良时，由于循环血量减少，血液黏稠度增加，轻者会影响全身血液循环的速度，不能满足机体在运动时对肌肉组织的供血供氧，因而运动时易出现心率加快、心慌气短、体温升高现象，严重时，特别是在身体有疾患的情况下，突然由静止状态转为激烈运动状态易诱发血栓及心肌梗死。如冠心病患者每天的6～11时是一天中最危险的时段，这段时间也被人们称为"魔鬼时间"。因此，我们在每天运动过程中，一定要警惕这些"魔鬼时间"。

那么一天中运动的最佳时间是什么时候呢？是傍晚。因为一天内，人体血小板的含量有一定的变化规律，下午和傍晚的血小板量比早晨低20％左右，血液黏稠度降低6％，早晨易造成血液循环不畅和心脏病发作的危险，而下午以后这个危险的

发生率则降低很多。傍晚时分，人体已经经过了大半天的活动，对运动的反应最好，吸氧量最大。另外，心脏跳动和血压的调节以下午5～6时最为平衡，机体嗅觉、触觉、视觉也在下午5～7时最敏感。不过，说运动的最佳时间在傍晚，不是说大家只能在傍晚活动。运动是人性化的活动，融合了人的生理、心理、习惯等多方面的因素，而这些都会对身体活动的效果产生影响，我们上面所说的一天中的最佳运动时间是指对一般生理因素而言的。

每个人的作息习惯及工作性质有别，不能要求人人都能在这个时间锻炼。运动的关键是能形成习惯，如果能根据自己的心理和作息规律，选择一天中固定的时间进行运动，并形成运动的习惯，持之以恒，都会对身体有益。如果条件许可，形成在傍晚锻炼的习惯，将是最佳的选择。

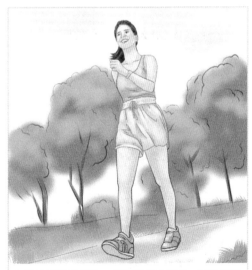

◎早晨锻炼不适宜，傍晚锻炼才健康，运动效果也最佳。

辰时胃经当令，吃好早餐身体才会好

俗话说得好："早餐要吃好，午餐要吃饱，晚餐要吃少。"可见早餐的重要性。但是现在很多人都不注重吃早餐，而是随便地应付一下或者干脆不吃，这样的确省事，却不知道这会给身体造成很大的伤害。

人体经过一夜睡眠，体内储存的葡萄糖已消耗殆尽，这时急需补充能量与营养。而且早晨的7～9点之间，正是胃经当令的时间，太阳一般也升起来了，天地之间的阳气占了主导地位，人的体内也是一样，处于阳盛阴衰之时，所以，这个时候人就应该适当地补充一些阴气，食物属阴，也就是说应该吃早饭。此时吃早饭即使吃得再多也不会胖，因为上午是阳气最足的时候，也是人体阳气最旺盛的时候，

食物很容易被消化。胃经以后是脾经当令，脾可以通过运化将食物变成精血，输送给人体五脏。如果不吃早饭，9点以后，脾就是在空运化，它也没有东西可以输送给五脏，这时人体会有不适现象产生，比较明显的表现就是头晕。

而且，不吃早餐，还容易患消化道疾病、胆结石，加速衰老，导致肥胖，影响儿童发育等。为了避免疾病的威胁并保持充沛的精力，最好的方法就是吃好早餐。中医说脾胃是"后天之本"，也是这个道理。因为人生下来活下去靠的就是食物，而脾胃就是负责食物的消化吸收，脾胃不好，人体运转就会出问题。所以，大家不管怎么忙，早饭都一定要吃好，而且最好是在这段时间吃。

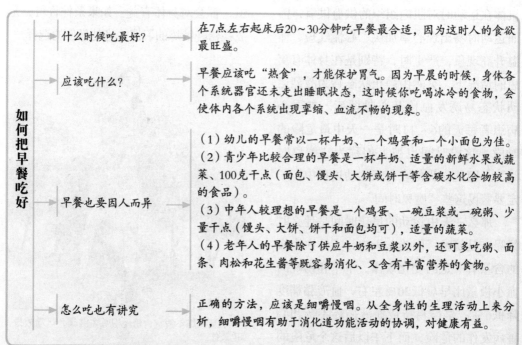

如何把早餐吃好	什么时候吃最好？	在7点左右起床后20～30分钟吃早餐最合适，因为这时人的食欲最旺盛。
	应该吃什么？	早餐应该吃"热食"，才能保护胃气。因为早晨的时候，身体各个系统器官还未走出睡眠状态，这时候你吃喝冰冷的食物，会使体内各个系统出现挛缩、血流不畅的现象。
	早餐也要因人而异	（1）幼儿的早餐常以一杯牛奶、一个鸡蛋和一个小面包为佳。 （2）青少年比较合理的早餐是一杯牛奶、适量的新鲜水果或蔬菜、100克干点（面包、馒头、大饼或饼干等含碳水化合物较高的食品）。 （3）中年人较理想的早餐是一个鸡蛋、一碗豆浆或一碗粥、少量干点（馒头、大饼、饼干和面包均可），适量的蔬菜。 （4）老年人的早餐除了供应牛奶和豆浆以外，还可多吃粥、面条、肉松和花生酱等既容易消化、又含有丰富营养的食物。
	怎么吃也有讲究	正确的方法，应该是细嚼慢咽。从全身性的生理活动上来分析，细嚼慢咽有助于消化道功能活动的协调，对健康有益。

早晨起床后，找点儿时间养护容颜

现代人的生活压力大，上班忙，为了多睡会，都极力压缩早上的时间，常常要洗脸、刷牙、化妆10分钟搞定。你是不是也是这样呢？如果是这样，那你可要警惕你的脸会报复你。因为，早晨是一天当中的黄金时刻，此时做好养护容颜工作至关重要。而且每一步都不能忽视。

❶ 把脸洗好

正确的洗脸方法是要保证用5分钟的时间来洗脸。为什么要这么长时间呢？那是因为我们睡了一晚上，早上起来脸上油油的，如果这时候不认真洗脸，很容易长黑头、痘痘。

正确的洗脸方法是：根据自己的肤质选择适合的洗面奶，把洗脸产品均匀地涂在脸上，再以画圈圈的方式轻轻按揉脸部。

❷ 在洗漱完毕后喝上一杯白开水

我们之前讲过清晨第一杯水的重要性，早起后喝杯白开水，既有助于血液循环，还能湿润肠道，帮助机体排出体内毒素，滋润肌肤，让皮肤水灵灵的。所以，记得每天洗漱后一小口一小口地喝一杯凉的白开水，坚持下去效果真的很不错。

❸ 拍上爽肤水后轻轻按摩1分钟

很多女性以为把爽肤水涂在脸上就可以了，其实在拍完爽肤水后，还应该轻轻按摩1分钟，这不仅有利于皮肤很好地吸收，还可以有效地防止肌肤下垂。很多人喜欢把爽肤水倒在手心里往脸上拍，好浪费。正确的使用方法应该是：用化妆棉蘸爽肤水，以从下往上、从内向外的方向擦拭面部。这样，爽肤水里的养分不但可以更多地被面部吸收，而且也能起到"再次清洁"的作用。

❹ 一定要吃早餐

早餐的重要性在上文中已经讲过，在此就不再多说。对于女人来说，不吃早餐的危害更大。不仅会造成"内伤"，还会引起"毁容"。这是因为不吃早餐，人体就会动用体内储存的糖原和蛋白质，时间长了会导致皮肤干燥、起皱和贫血。所以，想有美丽容颜的女性一定要记得吃早餐。

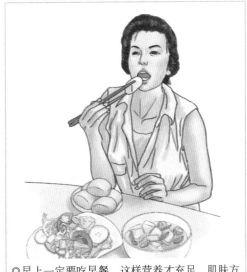

◎早上一定要吃早餐，这样营养才充足，肌肤方显紧致亮丽。

起床后一定要做的小按摩

1 热手搓脸

搓热双手，然后用双手示指同时按摩位于鼻孔两侧的"迎香穴"一分钟；接着双手四指上行搓到额头数秒，再向两侧分开，缓缓沿着两颊向下，最后双手四指在下巴处汇合。

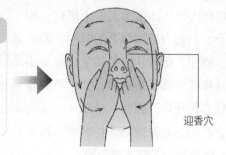

迎香穴

2 轻弹脑勺

将两手掌心分别按紧两侧耳朵，用双手的四指同时轻轻弹击后脑勺数十次。

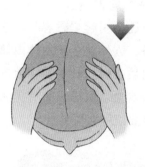

3 腹部按摩

取仰卧位，放松全身，采取腹式呼吸，右手手心轻轻贴于肚脐，左手重叠于右手之上，先按照逆时针揉摸30次，接着再按照顺时针揉摸30次。按摩腹部时切忌用力过度，要适度，呼吸自然顺畅。

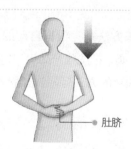

肚脐

4 十指代梳

坐在床上，披散着头发，把十指插入发根。从前额梳到后脑勺，再从两侧梳到头顶，反复十次以上。

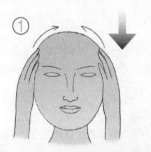
①

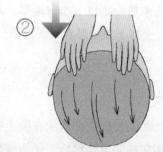
②

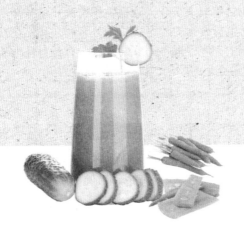

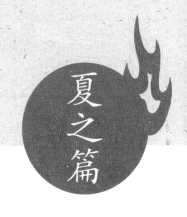

夏之篇

把握阳气生发，抓住健康命脉

●走过色彩斑斓的春天，夏日的炎热便开始渐渐显露。在这个烈日炎炎的季节，人们的户外活动逐渐增多。由于酷热难耐，喝冷饮、吃凉食、户外就餐的次数就会不断增加，于是许多夏季时令病也随之悄然而至。这使得防病祛病、保健生息，对我们来说显得尤为重要。从中医角度看，夏季阳气旺盛，正是大自然阴阳气化、阴消阳长之时，因此想要抓住健康的命脉，一定要把握阳气的生发。

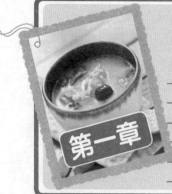

立夏到大暑，夏天送给人类的六份厚礼

第一章

◎在这艳阳普照的夏三月，经过立夏、小满、芒种、夏至、小暑、大暑六个节气。其最大的特点就是气温高、湿度高，地热蒸腾，天地之气上下交合，万物生长繁茂，争芳斗艳。由于这个季节对生灵万物的发育成长十分有利，我们在这个时节更应重视养生，应根据不同节气特点，有针对性地进行保养，使体内积蓄充足的阳气，以提高抗病能力。

❤ 骤雨当空荷花香，立夏小心"心火旺"

每年的5月5日或6日是立夏，立夏表示即将告别春天，是夏天的开始。在天气炎热的时候，心里会有莫名的烦躁，人也会变得暴躁易怒喜欢发脾气，这就是气温过高导致心火过旺所致，也是中医"心主神明"的表现。

现代医学研究发现，人的心理、情绪与躯体可以通过神经——内分泌——免疫系统来互相联系、互相影响。所以，情绪波动起伏与机体的免疫功能降低以及疾病的发生都是有关系的。特别是老年人，由生气发火引起心肌缺血、心律失常、血压升高甚至猝死的情况并不少见。所以，立夏要养心，就要做到精神安静、喜怒平和，多做一些比较安静的事情，如绘画、书法、听音乐、下棋、种花、钓鱼等，以保持心情舒畅。

在饮食方面，立夏以后天气渐热，人容易心火过旺，应多吃清淡、易消化、富含维生素的食物，少吃油腻和刺激性较大的食物，否则易造成身体内、外皆热，

而出现上火的痤疮、口腔溃疡、便秘等病症。还应该多喝牛奶，多吃豆制品、瘦肉等对"养心"有好处的食品。夏季易中毒，所以要注意饮食卫生，并且不要食用变质食物。

立夏以后虽然天气渐热，但毕竟还没到伏天酷热之时，所以不要急于换上单薄的衣服，晚上睡觉也不要盖得过少，以免夜里受寒感冒。老年人更要注意避免气血瘀滞，以防心脏病发作。

四季养生小贴士

现在的很多企业在5月1日劳动节过后经常会为员工增加午休的时间，其实这与立夏养生也是有关的。进入夏季以后，昼长夜短，人们一般都会睡得比较晚，睡觉时间就会相应缩短，导致睡眠不足，所以要增加午休。其实，即使工作再繁忙，中午不能午休的人，也应该抽出10分钟左右闭目养神一下，这对恢复精神和体力都是很好的。

🖤 轰雷雨积好养鱼，小满养生防"湿"当先 ✐

每年的5月21日左右是小满，人们常说"小满小满，麦粒渐满"，也就是说，从小满开始，大麦、冬小麦等夏收作物已经结果，籽粒渐见饱满，但尚未成熟，所以叫小满，还不是大满。小满时节，我国大部分地区已经进入夏季，南方地区平均气温一般高于22℃以上，自然界的植物开始茂盛、丰腴，春作物也正值生长的旺盛期。

小满以后，气温明显升高，降雨量也有所增加，温高湿大，如起居不当很容易引发风疹、汗斑、风湿症、脚气等病症。防治这些病症在饮食方面应常吃具有清利湿热作用的食物，如赤小豆、薏苡仁、绿豆、冬瓜、黄瓜、黄花菜、水芹、黑木耳、胡萝卜、西红柿、西瓜、山药、鲫鱼、草鱼等；住处的房屋应保持清爽干燥；易患皮肤病的人应勤洗澡勤换衣服，保持皮肤的清洁干爽，有条件的可以经常

进行药浴和花草浴；精神方面，应注意保守内敛，忌郁闷烦躁。

古人认为：要想保持身体健康寒暑不侵，就应该提高身体素质，以适应各种气候，杜绝疾病的发生。锻炼是提高身体素质的最好方法，所以在这一节气，应在清晨起床锻炼，并选择一些诸如：散步、慢跑、打太极拳等比较温和的运动方式，不宜做过于剧烈的运动，以免大汗淋漓伤阴伤阳，违背"春夏养阳"的养生原则。

下面，为大家推荐一款小满进补食疗方。

栗肉淮山粥

原料：栗子肉30克，淮山药15~30克，茯苓12克，炒扁豆10克，莲子（去心）肉10克，大枣5枚，粳米100克，白砂糖适量。

制法：将栗子肉、淮山药、茯苓、扁豆、大枣用清水洗干净，与粳米同入砂锅，加水适量，以文火慢熬成粥，待粥将熟时，加入白糖，搅匀稍煮片刻即可。

功效：益气健脾、祛湿止泻。

适应证：脾胃气虚、水湿内停所致的食欲不振、神疲气短、腹胀水泻、小便不利、慢性水肿、白带量多、小儿疳积等。

红豆　薏米　绿豆　冬瓜　黄瓜
◎小满时节，温高湿大，要进食清利湿热的食物。

四季养生小贴士

小满处于初夏，此时虽然气温明显升高，但早晚温差较大，因此要注意适时添加衣物，尤其是晚上睡觉时应注意保暖，避免受凉感冒。

割稻季节尽喜色，芒种会养身心都清爽

每年的6月6号前后是芒种，农历书记载："斗指巳为芒种，此时可种有芒之谷，过此即失效，故名芒种也。"就是说，芒种节气是最适合播种有芒的谷类作物，如晚谷、黍、稷等。芒种时节，天气炎热，已经进入典型的夏季，农事种作都以这一节气为界，过了芒种，农作物的成活率就越来越低。

我们的端午节多在芒种前后，民间有"未食端午粽，破裘不可送"的说法，意思是：端午节前，御寒的衣服不要脱去，以免受寒。所以芒种前后，虽然气温升高，但还是要注意保暖。一般中午的时候天气会比较热，人比较容易出汗，为保持身体清爽，应该勤洗换衣服、常洗澡。但应该注意的是：不要在出汗的时候立即洗澡，民间有"汗出见湿，乃生痤疮"的说法，就是在讲这个道理。

我国江西省还有句谚语说："芒种夏至天，走路要人牵；牵的要人拉，拉的要人推。"讲的是芒种夏至时节人们都非常懒散，甚至走路都没精神。这是因为入夏气温升高，降雨增多，空气中的湿度增加，湿热弥漫空气，致使人体内的汗液无法通畅地排出，所以人们多会感觉困倦、萎靡不振。

要改变这种懒散的情况，首先应该保持轻松、愉快的状态，这样才能使气机得以宣畅，通泄得以自如。另外，要晚睡早起，多多呼吸自然清气，适当接受阳光照射，以顺应阳气的充盛，利于气血的运行，振奋精神。中午还可以小憩一会儿以消除疲劳。

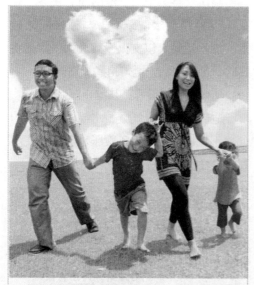

◎多到户外呼吸自然清新的空气，可改变芒种时节人们感觉困倦、萎靡不振的情况。

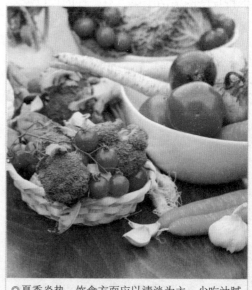

◎夏季炎热，饮食方面应以清淡为主，少吃油腻的食物，多吃蔬菜水果，注意补充盐分和水分。

昼长天地似蒸笼，夏至护阳避暑邪

6月21日或22日为夏至日，"夏至"顾名思义是暑夏到来的意思，从阴阳二气来看，就是阳气达到极致。夏至这天太阳直射北回归线，是北半球一年中白昼最长的一天。从这一天起，我国进入炎夏季节，气候越来越热，最高温度能达到40℃左右，植物也在此时进入最旺盛的生长期。

从中医理论讲，夏至是阳气最旺的时节，因此养生也要顺应夏季阳盛于外的特点，注意保护阳气，中医有"春夏养阳"的说法。民间还有"夏至一阴生"的说法，就是说在夏至日虽然天气炎热，阳气达到极致，但阴气在这个时候已经开始滋长，此时人体极为脆弱，很容易患上各种疾病。关于这一时节的养生，古人认为：应当调整呼吸，运用气功，使心神安静，想象心中存有冰雪，这样便不会感到天气炎热了。

另外，在盛夏，由于气温过高，很多人会出现体倦乏力以及头痛头晕的症状，严重者甚至会晕厥。发生这些病症的原因是：第一，夏季天气炎热，人体大量出汗导致水分流失过多，如果得不到及时补充，就会使人体血容量减少，继而大脑供血不足，引发头痛；第二，人体在排汗时，更多的血液流向体表，使得原本就血压偏低的人血压更低，发生头痛；第三，有些人是因为睡眠不足，脾胃虚弱、食欲不振导致头痛。要避免这些情况就要注意多喝水，保证体内的充足水分；另外就是应选择适合自己的降温方式避免中暑，不

要一味地吃冷饮，冷饮吃多了也会引发所谓的"冷饮性头痛"，而且容易导致肠胃疾病，损害健康。

饮食调养是夏至养生中的重要一环，应补充充足的蛋白质，这是体内供热的最重要的营养素。夏季在补充维生素方面，要比其他季节多至少一倍，因为大剂量的维生素B_1、维生素B_2、维生素C以及维生素A、维生素E等，对提高耐热能力和体力有一定的作用。同时，也要补充水和无机盐。水分的补充最好是少量、多次，可使机体排汗减慢，减少人体水分蒸发。而无机盐，可在早餐或晚餐时喝杯淡盐水来补充。

在日常生活中，不少人也总结了自己一套独特的养生之道，这些方式基本同源同理。只要人们能养成习惯，每日坚持，就自然能有健康的身体与充沛的精力。

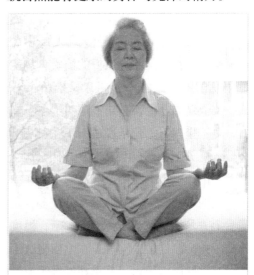

◎ "夏至一阴生"，即此时阳气达到极致，应调整呼吸，保养体内阳气，以安定心神。

蝉鸣正烦田丰收，小暑静心更要小心

每年的7月7日左右是小暑，这时候天气已经很热，但还不到最热的时候，所以叫小暑，还不是大暑。时至小暑，很多地区的平均气温已接近30℃，时有热浪袭人之感，常有暴雨倾盆而下，所以防洪防涝显得尤为重要。农谚就有"大暑小暑，灌死老鼠"之说。

小暑以后，天气更加炎热，人常会感到心烦气躁，倦怠无力。所以这段时间的养生重点在于"心静"二字，以舒缓紧张情绪，保持心情舒畅。常言道"心静自然凉"就是这个道理。

在饮食方面，夏季尤其要提醒大家注意的是：夏季是消化道疾病多发季节，在饮食上一定要讲究卫生，注意饮食有节，不过饱过饥，还要注意饮食丰富，以保证人体对各种营养成分的需求。

天气炎热，吃冷饮的人也越来越多，这里要提醒大家，从冰箱拿出来的冷饮和水果等，要在室温下放一会儿再吃，以免太凉刺激肠胃。其实，最好的消暑食物就是一碗清凉的绿豆汤，既健康又排毒。

关于夏季养生，有句俗话叫"冬不坐石，夏不坐木"。就是说冬天不在石头上久坐，夏天不在木头上久坐，为什么这么说呢？因为这个季节中，温高湿重，在露天久放的木头，露打雨淋含水分较多，表面看上去是干的，其实经太阳一晒，温度升高，便会向外散发潮气，在上面坐久了就会有害健康。所以，夏季在室外乘凉散步的时候，最好不要在木椅子和树桩上久

坐，以免寒湿侵入体内。

下面，为大家推荐一款小暑清暑气的食疗方。

玫瑰夏枯草茶

原材料：玫瑰花15克，夏枯草10克。

调味料：蜂蜜1匙。

做法：先将夏枯草洗净放在碗中，注入开水。第一泡茶倒掉不喝，第二泡加入洗净的玫瑰花，再注入开水冲泡。待稍凉，加入蜂蜜即可。

功效：此茶可清热解毒、行气散结，可辅助治疗甲亢、甲状腺肿大以及眼科疾病。

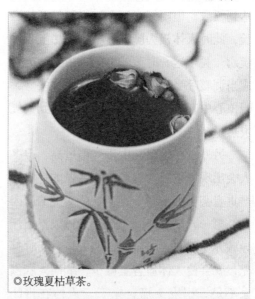

◎玫瑰夏枯草茶。

四季养生小贴士

自古即有"冬病夏治"之说，那些每逢冬季发作的慢性疾病，如慢性支气管炎、肺气肿等呼吸道疾病，以及风湿痹症等症状，可以通过伏天贴膏药的方法进行治疗。具体地说，从小暑就可以开始贴敷了。

大汗淋漓皆是夏，大暑首先防中暑

每年的7月23日左右是大暑，这是一年中最热的时候。大暑正值中伏前后，在我国很多地区，经常会出现40℃的高温天气，这个节气里雨水也非常多，气候湿热难耐。

这个节气的养生，首先要强调预防中暑，当持续出现6天以上最高温度高于37℃时，无论在家也好，外出活动也好，应尽量避开中午以及午后的最高气温时间段。此节气也是心血管疾病、肾脏及泌尿系统疾病患者的一大危险关头，因此这些病症患者更要格外小心。

不过，预防中暑也要讲究健康的方式。有很多人经常在大汗淋漓时就用凉水冲澡，有人会一口气喝下一瓶冷饮，还有人直接把凉席铺在冰凉的地上躺下，这些做法的确会很快感觉到凉快，但也有可能会引发"阴暑"。所谓"阴暑"其实也是中暑的一种，致病原因不单纯是暑邪，而是兼有寒和湿的入侵，症状不像常见的中暑那样明朗化和发病急骤，但对身体的影响会更为深远。所以，在消暑时切忌太过贪凉，要预防阴暑的发生。

天气炎热的季节，也是街头小吃、

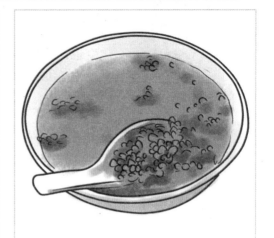

◎盛夏要预防中暑，炎热的季节自己在家煲做一锅清凉的绿豆粥，既养生又清暑。

烧烤、快餐增多的时候，越是天气炎热，饮食就越要小心，不要吃那些卫生条件没保障的街头小吃，吃烧烤时最好喝些绿茶，而那些煎炸的快餐也最好少吃，不但热量高，还容易上火。特别是快餐中常见的煎炸食品加冰镇饮料的搭配，很容易导致消化不良，引发胃肠疾病。其实，炎炎夏日自己在家里煲汤喝是很适宜的，选择新鲜的原料，配以清淡的口味，就是盛夏美食。

四季养生小贴士

大暑时节也应该适当地进行运动，年轻人剧烈运动后的大汗淋漓会有种舒服的畅快感，中老年人则应选择一些平和的运动，如快走、爬山、游泳、打太极拳、打羽毛球、打乒乓球等。需要注意的是，大暑天人体能量消耗很大，运动时一定要控制好强度。一旦出现头晕、头痛、恶心、呕吐等中暑症状时，应立即到阴凉通风处坐下，喝些凉盐开水，呼吸新鲜空气，在头额部或腋下等处进行冷敷。如经过处理仍不见好转，应立即到医院就诊。

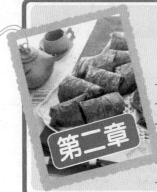

夏季养生先养心，心养则寿长

◎《素问·六节藏象论》里讲："心者，生之本，神之变也；其华在面，其充在血脉，为阳中之太阳，通于下气。"旨在告诉我们，心脏与夏季的关系非常密切。按照中医五行理论，夏季属火，对应的脏腑为"心"。这正如诸多医家所指，"夏主火，内应于心。"所以，养心成为夏季保健的一大关键点。

第二章

心是君主，夏季更需好好供奉

网上曾流行这样一段俏皮话：人体的五脏中，肾有两个，坏了一个还有一个；肝脏、肺脏也都有两叶；唯独心只有一个，昼夜不停地工作，至为宝贵，也最辛苦。

《黄帝内经》把人体的五脏六腑命名为十二官，其中，心为君主之官。它这样描述心："心者，君主之官。神明出焉。故主明则下安，主不明，则一十二官危。"君主，是古代国家元首的称谓，有统帅、高于一切的意思，是一个国家的最高统治者，是全体国民的主宰者。把心称为君主，就是肯定了心在五脏六腑中的重要性，心是脏腑中最重要的器官。

"神明"指精神、思维、意识活动及这些活动所反映的聪明智慧，它们都是由心所主持的。心主神明的功能正常，则精神健旺，神志清楚；反之，则神志异常，出现惊悸、健忘、失眠、癫狂等征候，也可引起其他脏腑的功能紊乱。另外，心主神明还说明，心是人的生命活动的主宰，

统帅各个脏器，使之相互协调，共同完成各种复杂的生理活动，以维持人的生命活动，如果心发生病变，则其他脏腑的生理活动也会出现紊乱而产生各种疾病。因此，以君主之官比喻心的重要作用与地位是一点儿也不为过的。

在中医理论中，心为神之居、血之主、脉之宗，在五行属火，配合其他所有脏腑功能活动，起着主宰生命的作用。心的主要生理功能有两个：

❶ 心主血脉

心主血脉包括主血和主脉两个方面：全身的血，都在脉中运行，依赖于心脏的推动作用而输送到全身。脉，即血脉，是气血流行的通道，又称为"血之府"。心脏是血液循环的动力器官，它推动血液在脉管内按一定方向流动，从而运行周身，维持各脏腑组织器官的正常生理活动。中医学把心脏的正常搏动，推动血液循环的这一动力和物质，称之为心气。另外，心

与血脉相连，心脏所主之血，称之为心血，心血除参与血液循环、营养各脏腑组织器官之外，又为神志活动提供物质能量，同时贯注到心脏本身的脉管，维持心脏的功能活动。因此，心气旺盛、心血充盈、脉道通利，心主血脉的功能才能正常，血液才能在脉管内正常运行。

❷ 心主神志

心对于人体，如同君主在国中处于主宰地位；九窍各有不同的功能，正如百官各有自己的职责一样。如果心能保持正常，九窍等各器官也就能有条不紊地发挥其作用；如果心里充满着各种嗜欲杂念，眼睛就看不见颜色，耳朵就听不见声音。所以说心要是违背了（清静寡欲的）基本规律，各个器官也就会失去各自应有的作用。

另外，在生活中，人们常用"心腹之患"形容问题的严重性，却不明白为什么古人要将心与腹部联系起来。所谓"心"，即指心脏，对应手少阴心经，属里；"腹"就是指小肠，为腑，对应手太阳小肠经，属表。"心腹之患"就是说，互为表里的小肠经与心经，它们都是一个整体，谁出现了问题都是很严重的。

正是因为心脏对人体健康决定性的作用，我们平常要加强对心脏的养护，还要多注意自身的变化，以便尽早发现心脏疾病，中医认为"心开窍于舌""舌为心之苗"，也就是说心与舌的关系密切，心脏的情况可以从舌的色泽及形体表现出来。心的功能正常，舌红润柔软，运动灵活，味觉灵敏，语言流利；心脏气血不足，则舌质淡白，舌体胖嫩；心有瘀血，则舌质暗紫色，重者有瘀斑；心火上炎，则舌尖红或生疮。所以，心的养生保健方法要以保证心脏主血脉和主神志的功能正常为主要原则。

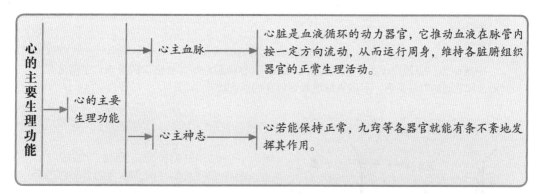

心的主要生理功能 —— 心的主要生理功能 —— 心主血脉 —— 心脏是血液循环的动力器官，它推动血液在脉管内按一定方向流动，从而运行周身，维持各脏腑组织器官的正常生理活动。
心主神志 —— 心若能保持正常，九窍等各器官就能有条不紊地发挥其作用。

四季养生小贴士

夏天尤其要注意养好心脏。生活中不要饮浓茶，保证充足睡眠。夏季因为出汗较多，如不注意及时补充水分，会引起血液中的水分减少，血液黏稠度增高，致使血管栓塞，极易引起心肌梗死和心脏猝死。因此，夏季要多喝水，养成睡前半小时和清晨起床后喝水的习惯，不要等口干舌燥的时候再喝。

心肾不交

心属火，藏神；肾属水，藏精。正常情况下，心火与肾水互相作用，互相制约，以维持正常的生理活动。肾中真阳上升，能温养心火；心火能制肾水泛滥而助真阳；肾水又能制心火，使不致过亢而益心阴。如果肾阴不足或心火扰动，两者失去协调关系，称为心肾不交。主要表现为：心烦、失眠、多梦、怔忡、心悸、遗精等。

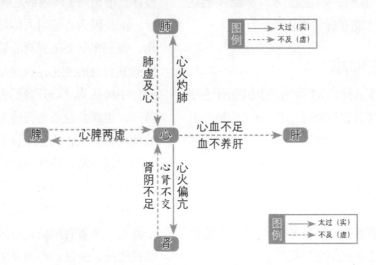

人体舌息图

中医认为，心开窍于舌，即"舌为心之苗"，心和舌之间有着密切的关系。了解舌不同部位和脏腑的对应关系，可以更好地掌握自身的健康状况。

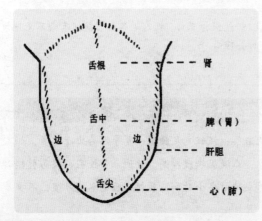

老年人要常做舌操

老年人要常做舌操，一方面，可以预防舌麻和舌体不灵活。另一方面，通过做舌操可促进心脑的血液循环，使冠心病、脑供血不足等病情得到一定的缓解。具体做法是：

1.先闭目调息，全身放松；

2.把舌头伸出又缩回，反复做30次；

3.把舌头向左右口角来回摆动30次，再把舌头向口腔顶部做上翘、伸平30次，再做几次顺、逆时针搅拌。

♥ 记住：心脏最怕你暴饮暴食

不良饮食习惯会对健康造成损害是众所周知的事情，但与朋友聚会，开心地吃喝是难免的。太高兴会让人心气涣散，又吃了这么多东西，会怎么样呢？这就会出现中医里"子盗母气"的状况了。

所谓的"子盗母气"，是用五行相生的母子关系来说明五脏之间的病理关系。"子"在这里是指脾胃，"母"指心，就是说脾胃气不足而借调心之气来消化食物。

如果一个人本来就有心脏病，太高兴心气已经涣散了，然后这个时候又要暴饮暴食，脾胃的负担超负荷了，只好"借用"心气来消化这些食物，心气必然亏虚，因此心脏病患者(特别是老年人)在这个时候往往会突然发生心脏病，这就是乐极生悲了。

所以，不管是在平时，还是在节庆假日里，都要在饮食上有所节制，千万不要让美食成为生命的威胁。此外，日常在餐桌上，还应注意两多、三少：

（1）杂粮、粗粮应适当多吃：杂粮、粗粮营养齐全，B族维生素丰富，其中的纤维素有益于心脏，且它在杂粮、粗粮中的含量比精米精面多。所以，这类食物应多吃。

（2）新鲜蔬菜、大豆制品应多吃：由于维生素C、纤维素、优质蛋白、维生素E等对心血管均有很好的保护作用，所以每顿吃新鲜蔬菜，每天不离豆制品应成为习惯。

（3）高脂肪、高胆固醇食品少吃点儿：脂肪和胆固醇摄入过多，可引起高血脂和动脉硬化，应少吃，尤其是肥胖者、高血压者、血脂偏高者、糖尿病患者以及老年人，更应少吃。

（4）酒要少喝：少量饮酒特别是少饮些果酒，有益于心脏。但大量饮酒会伤害心脏，尤其是烈性酒，应不喝。

（5）盐要少吃：盐摄入量多可引起血压增高和加重心脏负担，应少吃，把菜做得淡一些是少吃盐的好办法。

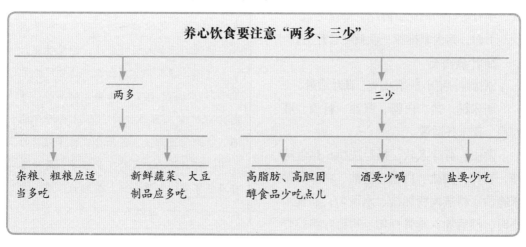

养心饮食要注意"两多、三少"

两多
- 杂粮、粗粮应适当多吃
- 新鲜蔬菜、大豆制品应多吃

三少
- 高脂肪、高胆固醇食品少吃点儿
- 酒要少喝
- 盐要少吃

❤ 荷叶养心、去火，伴你舒爽一夏

炎炎酷暑，望着满塘碧绿荷叶，我们心中往往会顿觉一片清凉。其实，荷叶岂止看着顺眼，觉得舒服，它还是夏季去火、养心的难得佳品。

荷叶入药首见《食疗本草》。一般六至九月采收，除去叶柄，晒干。新鲜的叶子随时采用。

中医认为，荷叶味苦，性平，归肝、脾、胃经，有清热解暑、生发清阳、凉血止血的功用，鲜品、干品均可入药，常用于治疗暑热烦渴、暑湿泄泻、脾虚泄泻以及血热引起的各种出血症。而荷叶的去火功能更让它成为当之无愧的养心佳品。

荷叶入馔可制作出时令佳肴，如取鲜嫩碧绿的荷叶，用开水略烫后，用来包鸡、包肉，蒸后食用，清香可口可增食欲。

荷叶具有降血压、降血脂、减肥的功效，因此，高血压、高血脂、肥胖症患者，除了经常喝点儿荷叶粥外，还可以每日单用荷叶9克或鲜荷叶30克左右，煎汤代茶饮，如果再放点儿山楂、决明子同饮，则有更好的减肥、降脂、降压之效。

下面，为大家推荐一款荷叶食疗方。

荷叶蒸排骨

原材料：猪小排骨500克，荷叶适量。

调味料：盐、白糖、酱油、料酒、蒸肉粉、蒜末各适量。

做法：荷叶煮软，捞起洗净；排骨洗净，斩件，加盐、白糖、酱油、料酒及蒜末腌渍。将蒸肉粉加盐、水调匀，静置半小时，然后加入排骨拌匀。用荷叶将排骨

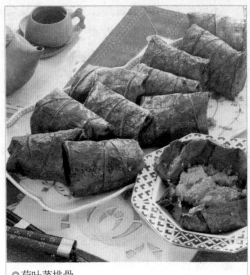

◎荷叶蒸排骨。

卷成圆筒状，放入蒸笼中蒸熟即可。

功效：本品滋阴养血、益气健脾、利水消肿，可用于神疲气短、形体消瘦、烦热口渴、消化不良、肢体水肿、贫血等症。

四季养生小贴士

荷花可谓全身是宝。莲子有补脾益肾、养心安神的作用，可煮粥食用；藕具有清热生津、凉血散瘀的作用；藕粉是老人、幼儿、产妇的滋补食品，开胃健脾，容易消化；藕节具有止血消瘀的作用，常用于治疗吐血、咯血、血衄、崩漏等；莲蓬具有化瘀止血的作用，可用于治疗崩漏、尿血等出血症；莲须具有固肾涩精的作用，可用于治疗遗精、尿频等；荷梗具有通气宽胸、和胃安胎、通乳的作用，常用于妊娠呕吐、胎动不安、乳汁不通等。

选对粗粮，就是选对身心"守护神"

近些年来，迫于健康所需，人们渐渐认识到粗粮对人体需求的重要性，老百姓开始知道，生活好了，可是也不能总吃细粮。

经过精加工的食物，不仅丢失了皮中的营养，而且丧失了胚芽中的营养。要知道胚芽是生命的起点，它的功效可以直接进入人体的心系统，对人的心脏有非常好的保健作用。

如果要保护好心脏，那么平时一定要多吃粗制的食物，特别是心脏不好的人，在选购粮食时，一定要记得多给自己的心脏选点儿粗制的粮食，尽量买胚芽没有被加工掉的粮食。比如：全麦、燕麦、糙米等。这些食物都是心脏的"守护神"。

不过，虽然粗粮好处多多，但营养专家指出，吃粗粮还要懂得因年龄段而行：

① 60岁以上年龄段的人

60岁以上年龄段的人容易得癌症、心脏病和中风。而燕麦等粗粮富含的纤维素会与体内的重金属和食物中的有害代谢物结合使其排出体外。所以这个年龄段的朋友，应食用含纤维素较多的黄豆、绿豆等。

② 45岁至60岁年龄段的人

45岁至60岁年龄段的人，可以通过有目的的食用粗粮调理和补充营养。生活中，这些朋友可以常吃一些燕麦等。如妇女到了绝经时，可多食豆类产品，这能把骨损耗减轻到最低程度。

③ 35岁至45岁年龄段的人

35岁至45岁这个年龄段，新陈代谢率开始放慢，应少食高甜度的食物，宜食用各种干果、粗杂粮、大豆、新鲜水果等。

④ 25岁至35岁年龄段的人

25岁至35岁这段年龄的人，久食多食粗粮就会影响人体功能对蛋白质、无机盐和某些微量元素的吸收，甚至影响到生殖能力。如长期过多进食高纤维食物，会使人的蛋白质补充受阻，脂肪摄入量大减，微量元素缺乏，以至造成骨骼、心脏、血液等脏器功能的损害，降低人体的免疫能力。所以这个年龄段的人，每周吃粗粮天数不要超过三天，或者喝一些粗粮细作的饮料也比较合适。

另外，如果不是很喜欢吃粗粮，那么可以选择粗细搭配的食物，比如表面撒了一层麦麸的面包。

四季养生小贴士

粗粮是相对我们平时吃的精米白面等细粮而言的，主要包括谷类中的玉米、小米、紫米、高粱、燕麦、荞麦、麦麸以及各种干豆类，如黄豆、绿豆等。粗粮中含有大量的纤维素，纤维素本身会对大肠产生机械性刺激，促进肠蠕动，使大便变软畅通，这对于预防肠癌和由于血脂过高而导致的心脑血管疾病是十分有利的。

夏季三大养心穴：阴陵泉、百会和印堂

张老先生夫妇和儿女们分开住。暑假的时候，女儿、儿子都拖家带口地回来看望爸妈，张老先生和老伴满心欢喜，忙里忙外的，做出了一桌丰盛的大餐。张老先生的老伴虽然心脏不好，但因为高兴就和儿子、女婿喝了几杯酒，正在高兴的时候，她忽然捂紧胸口，嘴唇发紫，并昏厥过去。幸好全家及时把她送往医院，才把她从心肌梗死的死亡线上抢救过来。

为什么会出现这些现象呢？一年四季中，因夏季属火，又因火气通于心，火性为阳，所以，夏季的炎热最易干扰心神，使心神不宁，引起心烦。而心烦就会使心跳加快，心跳加快就会加重心的负担，这也是夏季心脑血管疾病、肺心病、心肌梗死等发病率明显增高的原因，就像上述案例中的张老先生的老伴因为不注意生活的小细节而导致心肌梗死的发作。因此，夏季养生重在养心。

夏季养心就要坚持每天按揉阴陵泉、百会和印堂。因为这三个穴位可以健脾利湿，能保护好心脏。

每天坚持按揉阴陵泉3分钟，可以保持整个夏天脾胃消化功能正常运转，还可以把多余的"湿"去掉，为秋天的健康打好基础。取穴时，将手放到膝盖内侧的横纹上，摸到一个凸起的骨头后，请顺着骨头的下方和内侧继续摸，待触摸到一个凹陷的地方，即为此穴。

每天按揉百会可以大大提升人体的阳气，让人神清气爽。百会位于头顶最上方，也就是两耳往头顶连线的中点处，每天用两手的中指叠压起来按在穴位上3分钟就可以了。

每天按揉印堂可以使大脑清醒，眼睛明亮，它在两眉中间的位置，每天用拇指和示指捏起眉间的皮肤稍往上拉100次，只要每天坚持就能达到养心的目的。

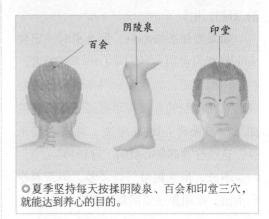

◎夏季坚持每天按揉阴陵泉、百会和印堂三穴，就能达到养心的目的。

四季养生小贴士

除了阴陵泉、百会和印堂，神门穴也是保养心脏系统的重要穴位。神门穴的位置在手腕的横线上，弯曲小拇指，牵动手腕上的肌腱，肌腱靠里就是神门穴的位置。它是人体手少阴心经上的重要穴道之一，是心经之气出入的门户，可以补充心脏的原动力。经常刺激这个穴位，可以补心气、养心血，防治胸痛、便秘、焦躁、心悸、失眠、食欲不振等多种疾病。

按摩神门穴可掐、揉、刺激，以有轻微酸胀感为宜，此手法最适合在晚间睡前操作。

❤ 安养心神，两道美味足够

炎炎夏日，闷热的天气总是让人胃口大减，更要命的还有经常心神难安。你或许会慨叹："哎，提这个话题没用，年年如此。"如果是那样，你可就大错特错了。

因为，虽然夏季闷热难耐，但有些美味既可以让你胃口大开，又能帮你安养心神。人参鸡汤和玉竹炒猪心就是非常典型的两道佳肴。

人参鸡汤

原材料：童子鸡1只，泡好的糯米50克，板栗2个，高丽参1克。

调味料：红枣3个，枸杞5克，葱2段，盐5克。

做法：将鸡治净，放入洗净的板栗、红枣、葱段、枸杞、高丽参、泡好的糯米。锅中注适量水，放入鸡上火炖40分钟。炖至熟，调入盐，2分钟后即可食用。

功效：此药膳能够益气补肾，补充钙质，可缓解骨质增生症，特别适合气虚、失眠的人食用。

玉竹炒猪心

原材料：玉竹50克，猪心500克。

调味料：姜片、盐、卤汁、味精、香油各适量。

做法：玉竹洗净，用水浸泡。将猪心剖开洗净，与姜片同置锅内，用中火煮至六成熟时捞出。将猪心、玉竹放在锅内，用小火煮熟后捞起。猪心切片与玉竹一起放入碗内，在锅内加卤汁，放入盐、味精和香油加热成浓汤淋在猪心上即可。

功效：此药膳具有养心安神、养阴生津之功效。适用于心慌气短、失眠盗汗、大便秘结、五心烦热等心阴不足者。

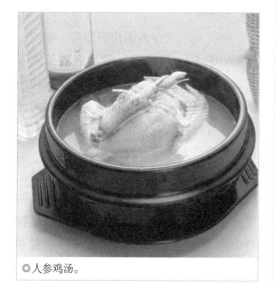

◎人参鸡汤。

◎玉竹炒猪心。

养心，最好为自己培养一个爱好

中医一贯强调"养生之要，首在养心"，但这个"心"具体怎么养，就仁者见仁、智者见智了。李振华教授提出的爱好养生法，实际上就是从养心的角度来养生。他认为，人要有所依托，有一种健康的爱好，这样才能保持对社会、对生活的兴趣，进而使身心健康。

事实上，李振华教授本人就是爱好养生法的受益者，已至耄耋之年的他，依然吃得好、睡得香，这与他每天练习书法不无关系。练习书法讲求姿势正确，即要求头正身直、悬肘松肩，要求平气凝神、排除杂念。表面看起来只有手在动，实际上是手指、腕、肘、肩带动全身的运动，将精、气、神全部倾注于笔端。整个过程酷似打太极拳，又像练气功。意力并用，动静结合，既增强了手、脑的协调能力，又锻炼了四肢的功能。可以说，书法不但是一种艺术享受，也是一种健身活动。

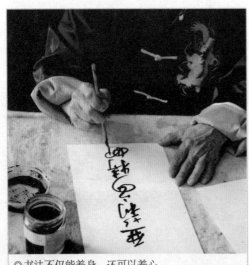

◎书法不仅能养身，还可以养心。

除了书法之外，绘画、垂钓、养花、下棋等，都是很好的养生方法，大家不妨抽出一些时间来，从中选择一种有意识地加以培养。

❶ 下棋

棋类是被众多人喜爱的一种娱乐活动，茶余饭后，两军对垒，杀上几盘，不仅能调节情绪，增长智慧，还能陶冶性情，锻炼意志，其乐无穷。

❷ 垂钓

垂钓可谓是一种超然脱俗的活动，静中有动、动中有静。对于净化人的心境、锻炼人的意志有着神奇的作用。钓鱼者要有很强的耐力，这是一种体能的消耗过程，又是心态的调整过程，也是培养毅力的过程。

❸ 养花

养花是一种令人愉快的劳动。浇水、施肥、修枝、灭虫等，劳动强度虽然不大，但可舒筋活络，解除疲劳，增强体内新陈代谢。特别是看到自己亲手培育的花草，发芽吐绿、花蕾绽开的时候，那种愉悦的心情是无法形容的。

总之，我们要经常参加一些动脑、动嘴、动手、动脚而又有益身心健康的文体活动，不仅可以增长知识，提高技巧，而且能愉悦身心、提高身体素质和抗病能力。

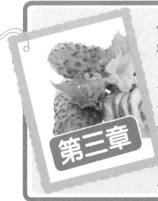

夏季进补，关键在于"清"和"苦"

第三章

◎夏季湿气重，再加上饮水多，很容易导致水湿困脾。中医学认为，淡味食物有利水渗湿的作用，所以夏季饮食应多吃些清淡的食物。同时，由于人们平时喜欢吃甜食而不喜欢吃苦味，往往导致营养过剩，若能在夏天吃些带苦味的食物，便可以帮助身体发散阳气，使体内蒸发的湿气干燥起来，裨益健康。

❤ 吃得科学营养，过个"清苦"的夏天

人体要适应自然环境、季节气候的变化。夏天的特点是"热"，故以"凉"克之，"燥"以"清"驱之。因此，夏季营养补充的关键之一就在于"清"。

清补，是以寒凉食物为主，这类食物有大麦、小麦、绿豆、百合、白糖、黄瓜、菠菜、白菜、豆芽菜、芹菜、水萝卜、竹笋、茄子、荸荠、兔肉、鸭肉、羊

肝、牛乳、鸡蛋及新鲜水果等。应经常食用这些食物，以达到清热解暑、健脾利湿作用。

夏天是暑湿当令的季节，为防脾虚，炎夏的饮食应以清淡质软、易于消化为主，少吃高脂厚味及辛辣上火之物。清淡饮食能清热、防暑、敛汗、补液，还能增进食欲。多吃新鲜蔬菜瓜果，既可满足所需营养，又可预防中暑。主食以稀为宜，如绿豆粥、莲子粥、荷叶粥等。还可适当饮些清凉饮料，如酸梅汤、菊花茶等。同时，不要饮烈性酒，不用过浓的调味品，忌食辛辣食物等。

饮食清淡还要特别注意少钠多钾。钠主要以盐的方式存在，摄入过多可能诱发诸如高血压、冠心病、中风等多种致命性疾病。一旦提高了人体细胞内的钾含量，削减钠的含量，不仅能降低上述诸病的发病概率，而且能纠正细胞变异，甚至促使癌细胞"改邪归正"。一日三餐吃淡一点儿，将每天的食盐量控

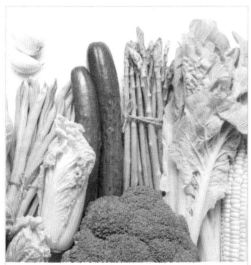

◎夏季饮食要营养充分，以清淡、易于消化为主，宜多吃新鲜的蔬菜水果。

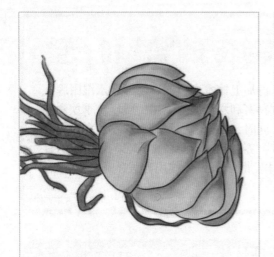

◎夏天应该吃点儿百合、苦瓜、苦菜等苦味食物，以清热解暑、增加抵抗力、消暑祛病。

制在6克以下，不仅是夏季的饮食原则，也适用于其他季节。

除了清淡以外，夏季饮食还应该吃点儿苦味食物。祖国医学认为，夏季人之所以常有精神萎靡、倦怠乏力的感觉，乃是源于夏令暑盛湿重，既伤肾气又困脾胃之故。而苦味食物可通过其补气固肾、健脾除湿的作用，达到平衡身体功能的目的。苦瓜、苦菜、蒲公英、莲子、百合等都是佳品，可供选择。

再有，夏季不能暴饮暴食，就是不能吃得过饱，尤其晚餐更不应饱食。谚语说："少吃一口，活到九十九。"《黄帝内经·素问》指出："饮食有节""无使过之"。老人、小孩消化能力本来不强，夏季就更差，吃得过饱，消化不了，容易使脾胃受损，导致胃病。如果吃八成饱，食欲就会继续增强。

另外，夏季酷热，肠胃功能受其影响而减弱，因此在饮食方面就要调配好，有助于脾胃功能的增强。细粮与粗粮要适当配搭吃，一个星期应吃三餐粗粮，稀与干要适当安排。夏季以两稀一干为宜，早上吃面食、豆浆，中午吃米饭，晚上吃粥。荤食与蔬菜搭配合理，夏天应以青菜、瓜类、豆类等蔬菜为主，辅以荤食。肉类以猪瘦肉、牛肉、鸭肉及鱼虾类为好。老人以鱼类为主，辅以猪瘦肉、牛肉、鸭肉。

夏季要少吃生冷食物，少冷饮，特别是冰。老人脾胃消化吸收能力已逐渐衰退，小儿、儿童消化功能尚未充盈，在夏季又要受到暑热湿邪的侵侮，影响了脾胃的消化吸收功能，如吃生冷食物、喝冷饮，就会损害脾胃。生冷食物是寒性食物，寒与湿互结，就会使脾胃受损，导致泄泻、腹痛之症发生。

夏季要按时进餐，不能想吃就吃、不想吃就不吃，这样会影响脾胃功能的正常活动，使脾胃生理功能紊乱，导致发生胃病。

专家介绍，人在夏天会遇到三大危险，即强烈的日照、臭氧与疲劳，而维生素E可将这三大危险降到最低程度。维生素E在麦芽、麸皮面包、胡桃泥、奶制品等食物中含量较高。

四季养生小贴士

酷夏出汗多，多吃点儿醋，能提高胃酸浓度，帮助消化和吸收，促进食欲。醋还有很强抑制细菌的能力，对伤寒、痢疾等肠道传染病有预防作用。夏天人易疲劳、困倦不适等，多吃点儿醋，很快会消除疲劳，保持充沛的精力。

碱性食物，夏季均衡膳食必选

夏至以后，酷暑的脚步近了，饮食自然不能不重视。盛夏之际，除了讲究饮食卫生、预防肠道传染病外，这"营养经"究竟该怎么念？

由于夏天炎热，人体出汗多，水分和矿物质流失大，同时人体活动增加，对能量的需求也较多。因此，应注意膳食营养摄入的均衡性。

从生理学角度讲，人体正常状态下，机体的pH应维持在7.3～7.4之间，略呈碱性。夏天人体新陈代谢旺盛，体内产生的酸性废物较多，较容易会形成酸性体质，容易引发病患。所以，此时特别需要注意多进食碱性食物，以保证人体正常的弱碱性。

对于酸碱性食物的区分，大家可能都存在错误观念，以为靠舌头品尝，以味觉来判定是酸味或涩味；或取石蕊试纸，按理化特性，看其颜色的改变，变蓝为碱性，变红为酸性；或以平日饮食之经验来区分，以为柠檬、醋、橘子、苹果等食物口味偏酸，因此属于酸性食物。总之众说纷纭。事实上，食品的酸碱性与其本身的pH值无关（味道是酸的食品不一定是酸性食品），主要是食品经过消化、吸收、代谢后，最后在人体内变成酸性或碱性的物质来界定。产生酸性物质的称为酸性食品，如动物的内脏、肌肉、植物种子（五谷类）。产生碱性物质的称为碱性食品，如蔬菜瓜豆类，茶类等。

常见的碱性食物有茶、白菜、柿子、黄瓜、胡萝卜、菠菜、卷心菜、生菜、芋头、海带、柑橘类、无花果、西瓜、葡萄、葡萄干、板栗、葡萄酒等。碱性食物除了增高体内碱性，还供给各种营养素，非常值得夏季多多进食。而各色汽水、酒类、牛奶和各色奶制食品，含糖分的甜品、点心及肥肉、红肉等，大多属于酸性食品，不宜过多食用。

总之，夏季气温高，人体汗液分泌旺盛，水分流失比较大，因此必须及时补充水分。但是，补充水分光及时还不够，需注意"正确"二字。

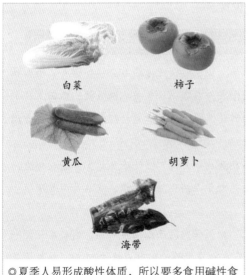

白菜　　　柿子

黄瓜　　　胡萝卜

海带

◎夏季人易形成酸性体质，所以要多食用碱性食物，以保持身体平衡。

四季养生小贴士

符合卫生标准的矿泉水是夏季补水的理想来源，除了补充组织细胞丧失的水分外，还能够给人体补充一些随汗液排出而流失的无机盐、矿物质，可谓一举两得。

"夏日吃西瓜，药物不用抓"

西瓜又叫水瓜、寒瓜、夏瓜，堪称"瓜中之王"，因是汉代时从西域引入的，故称"西瓜"。它味道甘甜、多汁、清爽解渴，是一种富有营养、最纯净、食用最安全的食品。西瓜生食能解渴生津，解暑热烦躁。我国民间谚语云：夏日吃西瓜，药物不用抓。说明暑夏最适宜吃西瓜，不但可解暑热、发汗多，还可以补充水分。

西瓜还有"天生白虎汤"之称，这个称号是怎么来的呢？白虎汤是医圣张仲景创制的主治阳明热盛或温病热在气分的名方。该病以壮热面赤、烦渴引饮、汗出恶热、脉象洪大为特征，一味西瓜能治如此复杂之疾病，可见其功效不凡。

关于西瓜的功效，《本草纲目》中记载其"性寒，味甘；清热解暑、除烦止渴、利小便"。西瓜含有的瓜氨酸，不仅具有很强的利尿作用，是治疗肾脏病的灵丹妙药，对因心脏病、高血压以及妊娠造成的水肿也很有效果；西瓜可清热解暑，除烦止渴。西瓜中含有大量的水分，在急性热病发热、口渴汗多、烦躁时，吃上一块又甜又沙、水分充足的西瓜，症状会马上改善；吃西瓜后尿量会明显增加，由此可以减少胆色素的含量，并可使大便通畅，对治疗黄疸有一定作用。

新鲜的西瓜汁和鲜嫩的瓜皮还可增加皮肤弹性，减少皱纹，增添光泽。因此，西瓜不但有很好的食用价值，还有很经济实用的美容价值。

西瓜除了果肉，其皮和种子中也含有有效成分。比如，治疗肾脏病可以用皮来煮水饮用，而膀胱炎和高血压患者则可以煎煮种子饮用。

但是，西瓜性寒，脾胃虚寒及便溏腹泻者忌食；含糖分也较高，糖尿病患者当少食。

四季养生小贴士

许多人喜欢吃放入冰箱冷藏后的西瓜，以求凉快。但长时间吃冰西瓜会损伤脾胃。西瓜性寒，味甜。西瓜切开后经较长时间冷藏，瓜瓤表面形成一层膜，冷气被瓜瓤吸收，瓜瓤里的水分往往结成冰晶。人咬食"冰"的西瓜时，口腔内的唾液腺、舌部味觉神经和牙周神经都会因冷刺激几乎处于麻痹状态，以致难以"品"出西瓜的甜味和诱人的"沙"味。

冷藏西瓜还可刺激咽喉，引起咽炎或牙痛等不良反应。另外，多吃冷藏西瓜会损伤脾胃，影响胃液分泌，使食欲减退，造成消化不良。特别是老年人消化功能减退，吃后易引起厌食、腹胀痛、腹泻等肠道疾病。

因此，西瓜不宜冷藏后再吃，最好是现买现吃。如果买回的西瓜温度较高，需要冷处理一下，可将西瓜放入冰箱降温，把温度调至15℃，西瓜在冰箱里的时间不应超过2小时。这样才既可防暑降温，又不伤脾胃，还能品尝西瓜的甜沙滋味。

夏季适当吃姜，非常有益健康

古医书《奇效良方》中有这样的记载："一斤生姜半斤枣，二两白盐三两草，丁香、沉香各半两，四两茴香一处捣。煎也好，煮也好，修合此药胜如宝。每日清晨饮一杯，一世容颜长不老。"

我国传统中医认为，生姜性温而味辛，能健脾胃、散风寒，有"姜能疆御百邪，故谓之姜"之说。尤其是在炎热的夏季，人体受暑热侵袭或出汗过多，促使消化液分泌减少，而生姜中的姜辣素却能刺激舌头的味觉神经和胃黏膜上的感受器，通过神经反射促使胃肠道充血并促进消化液的分泌，从而起到开胃健脾、促进消化、增进食欲的作用。

此外，夏季人们喜欢食冷制品，若贪食过多，则易致脾胃虚寒，出现腹痛、腹泻等症状，而生姜有温中、散寒、止痛的功效，可避免上述症状的发生。此外，生

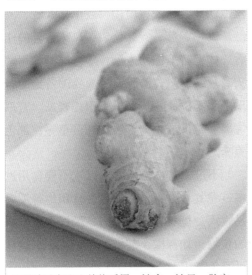

◎夏季适当吃生姜能暖胃、祛痰、祛风、散寒、解毒。

姜中所含的挥发油则具有一定的杀菌解毒功效，夏季食用生姜还具有暖胃、祛痰、祛风、散寒、解毒等功效。

临床研究表明，生姜还会有一种类似水杨酸的有机化合物，相当于血液的稀释剂和防凝剂，对降血脂、降血压、预防心肌梗死，均有特殊作用。

生姜还可以治疗失眠，因为生姜的特殊气味有安神的功效，具体做法是：将15克左右的生姜切碎，用纱布包裹置于枕边，闻其芳香气味，便可安然入睡。

生姜虽然作用很大，但夏季服用同样应该适可而止。由于生姜中含有大量姜辣素，如果空腹服用，或者一次性服用过多，往往容易给消化系统造成很大的压力，还容易刺激肾脏，引起口干、喉痛、便秘、虚火上升等诸多症状。

关于姜的吃法，可以说有很多种。例如，喝姜汤，吃姜粥，炒菜热油时放点儿姜丝，炖肉、煎鱼加姜片，制扁食、水饺馅时加点儿姜末，等等。

不过，姜既然有药理作用，就应该注意它的一些用法和禁忌，有两方面问题是应该注意的：

第一，姜不要去皮。有些人吃姜喜欢削皮，这样做不能发挥姜的整体功效。鲜姜洗干净后即可切丝分片。

第二，不要吃腐烂的生姜。腐烂的生姜会产生一种毒性很强的物质，可使肝细胞变性坏死，诱发肝癌、食道癌等。那种"烂姜不烂味"的说法是不科学的。

消暑佳蔬，当然非苦瓜莫属

盛夏时节，烈日炎炎，用苦瓜做菜佐食，能消暑涤热，让人胃口大开，备受人们欢迎。因苦瓜从不把苦味渗入别的配料，所以又有"君子菜"的美名。

苦瓜营养十分丰富，所含蛋白质、脂肪、碳水化合物等在瓜类蔬菜中较高，特别是维生素C含量，每100克高达84毫克，约为冬瓜的5倍，黄瓜的14倍，南瓜的21倍，居瓜类之冠。苦瓜还含有粗纤维、胡萝卜素、苦瓜苷、磷、铁和多种矿物质、氨基酸等。苦瓜的苦味，含有抗疟疾的喹宁，喹宁能抑制过度兴奋的体温中枢，因此，苦瓜有清热解毒的功效。苦瓜还含有较多的脂蛋白，可促使人体免疫系统抵抗癌细胞，经常食用，可以增强人体免疫功能。

我国吃苦瓜的历史悠久，对苦瓜的研究早在20世纪已经十分的受到关注，历代医家都认为它有清暑涤热、明目解毒的作用。如李时珍说："苦瓜气味苦、寒、无毒，具有除邪热，解劳乏，清心明目，益气壮阳的功效。"《随息居饮食谱》载："苦瓜青则苦寒、涤热、明目、清心。可酱可腌，鲜时烧肉先瀹去苦味，虽盛夏肉汁能凝，中寒者勿食。熟则色赤，味甘性平，养血滋甘，润脾补肾。"中医认为，苦瓜味苦，性寒冷，能清热泻火。苦瓜还具有降血糖的作用，这是因为苦瓜中含有类似胰岛素的物质。苦瓜也是糖尿病症患者的理想食品。

夏季吃苦瓜可以清热解暑同时又可补益元气，可贵的是苦瓜还有补肾壮阳的功效，这对于男人来说是更好的选择，当然女人同样也需要补肾。

苦瓜可烹调成多种风味菜肴，可以切丝，切片，切块，做作料或单独入肴，一经炒、炖、蒸、煮，就成了风味各异的佳肴。如把苦瓜横切成圈，酿以肉糜，用蒜头、豆豉同煮，鲜脆清香。我国各地的苦瓜名菜不少，酱烧苦瓜、干煸苦瓜、苦瓜烧肉、苦瓜炖牛肉、苦瓜炖黄鱼等，都色美味鲜。

不过，苦瓜性寒，所以也不要食用过多，尤其是脾胃虚寒的人，食用生苦瓜容易腹泻。夏日在吃苦瓜时，最好搭配辛味的食物（如辣椒、胡椒、葱、蒜），这样可避免苦味入心，有助于补益肺气。

◎历代医家认为，经常食用苦瓜有清暑涤热、明目解毒、补益元气的作用。

"夏天一碗绿豆汤，巧避暑邪赛仙方"

民间广为流传"夏天一碗绿豆汤，解毒去暑赛仙方"这一谚语。在酷热难耐的夏天，人们都知道喝绿豆汤可以清热解毒。

中国人很早就认识到绿豆粥清热解毒的功效。唐朝医家说绿豆："补益元气，和调五味，安精神，行十二经脉，去浮风，益气力，润皮肉，可长食之。"

而《本草纲目》是这样记载绿豆的：用绿豆煮食，可消肿下气、清热解毒、消暑解渴、调和五脏、安精神、补元气。绿豆性寒味甘，入心、胃经，具有清热解毒、消暑利尿之功效。所以是夏季补心安神、清热解毒的佳品。

服食绿豆，最好的方法当然是用绿豆熬汤。制绿豆汤时，有时会因煮的时间过久，使汤色发红发浑，失去了应有的特色

风味。这里列举五种熬制绿豆的方法，简单轻松就能熬出美味又解暑的绿豆汤。

方法一：将绿豆洗净，控干水分倒入锅中，加入开水，开水的用量以没过绿豆2厘米为好，煮开后改用中火。当水分要煮干时（注意防止粘锅），加入大量的开水，盖上锅盖，继续煮20分钟，绿豆已酥烂，汤色碧绿。

方法二：将绿豆洗净，用沸水浸泡20分钟，捞出后放到锅里，再加入足量的凉水，旺火煮40分钟。

方法三：将绿豆洗净，放入保温瓶中，倒入开水盖好。等绿豆粒已涨大变软，再下锅煮，就很容易在较短的时间内将绿豆煮烂。

方法四：将挑好的绿豆洗净晾干，在铁锅中干炒10分钟左右，然后再煮，绿豆很快就可煮烂。

方法五：将绿豆洗净，用沸水浸泡10分钟。待冷却后，将绿豆放入冰箱的冷冻室内，冷冻4小时，取出再煮。

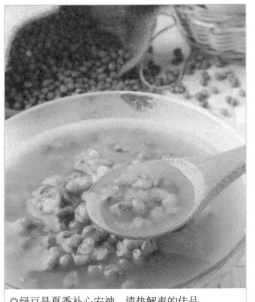

◎绿豆是夏季补心安神、清热解毒的佳品。

四季养生小贴士

夏季饮用绿豆汤虽有消暑益气等功效，但以下四种人不适合饮用：

寒凉体质的人（如四肢冰凉乏力、腰腿冷痛、腹泻便稀），老人、儿童等体质虚弱的人，正在服药的人，月经期妇女。这些人在饮用绿豆汤时，不仅起不到保健的作用，还很容易引发疾病。

自制药粥，防暑降温、开胃健脾

在炎热的夏季，人的胃肠功能因受暑热刺激，其功能会相对减弱，容易发生头重倦怠、胸脘郁闷、食欲不振等不适，甚至引起中暑，伤害健康。为保证胃肠正常工作，可以食用一些对机体有滋养补益作用，能增强人体抵抗力，有效地抗御暑热侵袭的食物，避免发生中暑。下面的防暑降温粥能帮你清凉度夏。

银花粥：银花性味甘寒，气味清香。用银花30克水煎后取浓汁约150毫升，再用粳米50克，加水300毫升煮成稀粥，分早、晚两次温服，可预防治疗中暑。风热患者、头痛目赤、咽喉肿痛、高血压、冠心病患者最宜食用。

荷叶粥：取新鲜荷叶一片，洗净切碎，放入纱布袋中水煎，取浓汁150毫升，加入粳米100克，冰糖适量，加水500毫升，煮成稀粥，每天早、晚食一次。荷叶气香微涩，有清热解暑、消烦止渴、降低血压和减肥等功效，与粳米、冰糖煮粥香甜爽口，是极好的清热解暑良药。

薄荷粥：先取新鲜薄荷30克，或干薄荷15克，煎汤取汁备用。再取100克大米煮成粥，待粥将熟时加入薄荷汤及适量冰糖，煮沸一会儿即可。此粥具有清热解暑、疏风散热、清利咽喉的功效。薄荷叶性味辛凉，气味清香，很是可口。

莲子粥：莲子有清心除烦、健脾止泻的作用。用莲子、粳米同煮成莲子粥，对夏热心烦不眠有治疗作用。

藿香粥：藿香15克(鲜品加倍)，加水180毫升，煎煮2~3分钟，过滤去渣；粳米50克淘净熬粥，将熟时加入藿香汁再煮2~3分钟即可，每日温食3次。藿香味辛性温，是夏令常用药，对中暑高热、消化不良、感冒胸闷、吐泻等有理想的防治作用。

◎在夏季，人的胃肠功能因受暑热刺激，其功能会相对减弱，可通过食用荷叶粥以消除暑热。

四季养生小贴士

夏日里，如果给孩子做粥，应注意尽量不加盐或少加盐，鱼泥、肉末中需加也应以能尝到一点点咸味为度。婴儿的味觉较成人敏感，成人觉得较清淡的口味，孩子却会觉得很可口，所以一定不要用成人的口味去给孩子选择食物，千万不要随意在孩子的食物中添加调味剂，否则会使孩子习惯口味香浓的食物，并为日后养成偏食挑食的坏习惯留下隐患。此外，给孩子喝药粥，还应该遵医嘱。

凉茶新喝法，盛夏享口福

凉茶，是指将药性寒凉和能消解人体内热的中草药煎水做饮料喝，以消除夏季人体内的暑气，或治疗冬日干燥引起的喉咙疼痛等疾患。

下面介绍的几款凉茶中，总有一款适合你。

（1）西瓜皮凉茶：可将外皮绿色的那一层利用起来，洗净后切碎去渣取汁，再加入少量白糖搅拌均匀，有去暑利尿解毒之功。

（2）陈皮茶：将干橘子皮10克洗净，撕成小块，放入茶杯中，用开水冲入，盖上杯盖闷10分钟左右，然后去渣，放入少量白糖。稍凉后，放入冰箱中冰镇一下更好。

（3）薄荷凉茶：取薄荷叶、甘草各6克放入锅内，加2500克水，煮沸5分钟后，放入白糖搅匀，常饮能提神醒脑。

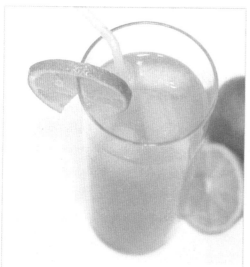

◎夏天偏热多湿的气候容易使人上火，可多喝橘子茶以消除暑热。

（4）橘子茶：将橘子肉和茶叶用开水冲泡，可制成橘子茶，它可防癌、抗癌和预防心血管疾病，如果将经过消毒处理的新鲜橘子皮与白糖一同冲喝，还能起到理气消胀、生津润喉、清热止咳的作用。

（5）桑菊茶：取桑叶、白菊花各10克，甘草3克，一起放入锅中稍煮，然后去渣叶，加入少量白糖即成，可散热清肺润喉，清肝明目，对风热感冒也有一定疗效。

（6）荷叶凉茶：将半张荷叶撕成碎块，与中药滑石、白术各10克，甘草6克，放入水中，共煮20分钟左右，去渣取汁，放入少量白糖搅匀，冷却后饮用，可防暑降温。

（7）淡盐凉茶：开水500毫升冲泡绿茶5克，食盐2克，凉凉待饮，能止渴解热除烦，治头晕恶心。

（8）果汁红茶：锅中加水750毫升，加热至沸倒入红茶40克，微沸5分钟，离火去茶叶，凉凉后放入冰箱。饮用时在杯中倒入红茶40毫升，放少许柠檬汁、橘汁、白砂糖，再加冰水150毫升，滴入少许白兰地酒，放橘子一瓣，碎冰少许。既可去火，又很爽口。

四季养生小贴士

有专家提醒：胃寒的人最好少喝凉茶，脾胃虚寒主要表现为消化不好、怕冷、吃生冷或坚硬的食物容易胃疼等。

夏季补钾，多吃海带和紫菜

夏季有些人会感到困倦乏力，精神萎靡，重要原因是缺钾。

在人体不可缺少的常量元素中，钾占有重要的地位，正常人体内含钾总量约150克。主要存在于细胞内，它与细胞外的钠协同起着维持细胞内外正常渗透压和酸碱平衡的作用，并能维持神经和肌肉的正常功能，特别是心肌的正常运动等作用。

当体内缺钾时，会造成全身无力、疲乏、心跳减弱、头昏眼花，严重缺钾还会导致呼吸肌麻痹死亡。此外，低钾会使胃肠蠕动减慢，导致肠麻痹，加重厌食，出现恶心、呕吐、腹胀等症状。临床医学资料还证明，中暑者均有血钾降低现象。

夏季人体缺钾原因主要有四，一是人体在夏季大量出汗，汗液中除了水分和钠以外，还含有一定量的钾离子。人对钾的摄入量本来不多，如再大量出汗，便可导致体内缺钾。二是夏季人们的食欲减退，从食物中摄取的钾离子相应减少，这样会造成钾的摄入不足。其

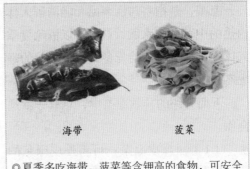

海带　　　　　　菠菜

◎夏季多吃海带、菠菜等含钾高的食物，可安全的补充人体所需的钾。

三，天气炎热，人体消耗能量增多，而能量代谢需要钾的参与。其四，长期患有慢性病、腹泻或饮酒、咖啡、吸烟等也可造成缺钾。

最安全有效的补钾方法是多吃富含钾的食品。紫菜、海带等海藻类食品含钾较多，因此紫菜汤、紫菜蒸鱼、拌海带丝、海带冬瓜汤等，应是夏季菜肴的上品。此外，菠菜、苋菜、青蒜、大葱、蚕豆、毛豆等含钾量亦较高。粮食以荞麦面、玉米面、红薯中含钾较多。水果以香蕉、西瓜含钾最丰富。

此外，夏天多喝些茶水，对补钾也有好处。

四季养生小贴士

人们在缺钾时，可通过口服10%的氯化钾溶液或注射氯化钾针剂来补钾。但是，若通过进食含钾丰富的食物来补钾会更加安全有效。含钾丰富的食物有：菌类食品、黄豆、绿豆、海带、紫菜、山药、毛豆、苋菜、香蕉、葡萄、草莓、柑橘、柚子、西瓜等。另外，茶叶中也含有丰富的钾。人们经常喝茶也能补钾。

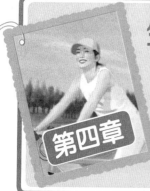

第四章

生活起居养好阳，才能"生长"不"生病"

◎科学界和医学界都有这样一个观点：人的寿命取决于体内物质和能量的储备。而三伏天来临，暑热难耐，其季节性气候非常影响我们体内物质和能量的代谢及储备。针对夏天昼长夜短、阳气升发的特点，我们的生活起居重点应放在"耗"上，通过科学的作息、着装等，将体内储备的能量尽量消耗出去，从而实现阴阳平衡，百病不生。

❤ 骄阳似火，让阳气随大自然"耗散"吧

"夏三月，此谓蕃秀，天地气交，万物华实。夜卧早起，无厌于日，使志无怒，使华英成秀，使气得泄，若所爱在外。此夏气之应，养长之道也。"这是《黄帝内经》中关于夏季养生之道的论述。

夏三月，天地万物生长、葱郁茂盛的时期，金色的太阳当空而照，向大地洒下了温暖的阳光。这时，气温逐渐升高，并且达到一年中的最高峰，而且夏季雨量丰沛，大多数植物都在此季"疯狂生长"，人体的阳气在这个时候也较为旺盛，因此夏季养生要注意顺应阳气的生长。

在夏天，人容易心火过旺，因此饮食应清淡，尽量少吃油腻食物；在流汗后，不仅要补充水分，还应补充盐分；夏季易中毒，所以要注意饮食卫生，并且不要食用变质食物。

夏季天气炎热，要注意劳逸结合，应尽量避免在烈日或持续高温下工作，注意午休，晚睡早起。睡觉时不要贪凉，最好不开电扇，不露天睡眠。

中暑是夏季的常见病，人们可以用多吃防暑食物、保证睡眠等方法来避暑。另外，还要注意预防支气管哮喘、腹泻、肺气肿、慢性支气管炎等疾病。

在夏季要抓住治冬病的好时机。许多冬季常发生的疾病或因体质阳虚而发生的病症，可通过在夏天增强人体抵抗力，减少发病概率。冬病夏治是抓住了夏季阳气最盛、冬季阴盛阳衰的特点。久咳、哮喘、痹症、泄泻等疾病用冬病夏治的方法治疗效果较好，常用的方法有针灸和进补。

㈣季养生小贴士

夏天衣服要少，要透气，当出汗就出汗，不能捂，少穿露脐装，以免脾胃受凉；要晚睡早起，多开窗，中午为防暑热进入室内可关窗，空调温度不低于23℃；多游泳，多到天然阴凉处纳凉避暑，中午适当午休30~60分钟；心情要舒畅，多旅游，多到郊外；夏天要多吃"苦"，因为苦味多能去火，且苦味入心；还要多吃清暑利湿之品，如西瓜、绿豆等。

走出夏天睡眠误区，做个"仲夏夜之梦"

看过《仲夏夜之梦》的人，肯定对剧中轻松、愉快的情节印象深刻。那么，你有没有想过在炎热的夏季做一个美满的"仲夏夜之梦"呢？炎热的夏天是人们最难入眠的季节。

夏季天长夜短，人们白天活动的时间延长，夜间睡眠的时间不足，再加上暑热湿盛，更使人心浮气躁。蚊虫叮咬、他人干扰等，都使人难以入静。其实，只要你能够走出下列睡眠误区，就一定会舒舒服服地睡个好觉，拥有一个恬静的"仲夏夜之梦"。

第一，忌袒胸裸腹。尽管夏日天气炎热，在晚上睡觉时仍应穿着背心或薄衬衫，腹部、胸口盖条被单，以避免着凉而引起腹痛、腹泻。对于这一点，老年人、幼儿更应该注意。

第二，忌室外露宿。即使在夏季气温很高的夜晚，也不能因贪图凉快，在廊檐、室外露宿，以防蚊叮虫咬或因露水沾身而发生皮肤感染或头昏脑涨、四肢乏力。

第三，忌睡地板。夏季，有些人只因图一时凉爽，在水泥地或潮湿的地面上铺席而卧。这样很容易因湿气、邪寒袭身，而导致风湿性关节炎、腰酸腿痛或眼睑水肿等病症，损害身体健康。

第四，忌穿堂风。夏季，通道口、廊前虽然风凉，但是"坐卧当风"。在这样的地方睡觉，虽然凉爽，但很容易受凉、腹痛、感冒。

第五，忌睡塑料凉席，尤其是老人、小孩及体质弱的人不宜用。夏季的夜晚，有的人图凉快，睡在塑料凉席上。这是很不科学的。由于塑料制品的透气性差，不能吸汗，水分滞留，不易蒸发。这样一来，不但影响睡眠，还会危害身体健康。

第六，忌少睡午觉。夏季日长夜短，气温高，人体新陈代谢旺盛，消耗也大，容易感觉疲劳。而夏季午睡可使大脑和身体各系统都得到放松，也是预防中暑的措施之一。

第七，忌开着空调睡觉。很多人为贪图凉快，整夜开着空调睡觉。这样危害很大，因为入睡后，人体的血液循环减慢，抵抗力减弱，极易受凉而引起感冒。所以即使你一定要开空调睡觉，也记得给自己盖一床薄被。

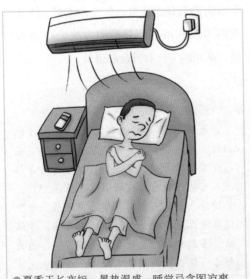

◎夏季天长夜短，暑热湿盛，睡觉忌贪图凉爽，整晚开着空调睡觉。

保足阳气，长夏防湿"三注意"

中医称夏末秋初为长夏时期，其气候特点是多湿，所以《理虚元鉴》特别告诫说："长夏防湿。"这个季节多雨潮湿，水汽上升，空气中湿度最大，加之或因外伤雾露，或因汗出粘衣，或因涉水淋雨，或因居处潮湿，以致感受湿邪而发病者最多。

现代科学研究证实，空气中大量水分使机体难以通过水分蒸发而保持产热和散热的平衡，出现体温调节障碍，常常表现出胸闷、心悸、精神萎靡、全身乏力。

总体来说，长夏防湿，主要应做到以下几点：

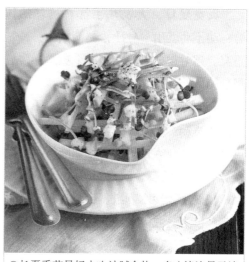

◎长夏季节最好少吃油腻食物，多吃清淡易于消化的食物。

① 居住环境，避免潮湿

《黄帝内经》提出："伤于湿者，下先受之。"意思是湿邪伤人，最容易伤人下部。这是因为湿的形成往往与地的湿气上蒸有关，故其伤人也多从下部开始，如常见的下肢溃疡、湿性脚气、妇女带下、下肢关节疼痛等，往往都与湿邪有关。因此，在长夏季节，居室一定要避免潮湿，尽可能做到空气流通、清爽、干燥。

② 饮食清淡，易于消化

祖国医学认为，湿为阴邪，易伤阳气。因为人体后天之本——脾喜燥而恶湿，所以，长夏季节湿邪最易伤脾，一旦脾阳为湿邪所遏，则可导致脾气不能正常运化而气机不畅，可见脘腹胀满、食欲不振、大便稀溏等症。若影响到脾气升降失

司，还能出现水液滞留，常见水肿形成、目下呈卧蚕状。因此，长夏季节最好少吃油腻食物，多吃清淡易于消化的食物。饮食也不应过凉，因为寒凉饮食最能伤脾的阳气，造成脾阳不足。

③ 避免外感湿邪

由于长夏阴雨连绵，人们极易感受外来湿邪的侵袭，出现倦怠、身重、嗜睡等症，严重者还能伤及脾阳，造成呕吐腹泻、脘腹冷痛、大便稀薄。因此，长夏一定要避免湿邪侵袭，做到外出带伞、及时避雨。若涉水淋雨，回家后要立即服用姜糖水。有头重、身热不扬等症状者，可服藿香正气水等。此外，由于空气潮湿，衣物极易发霉，人也会感到不适。穿着发霉的衣物，容易感冒或诱发关节疼痛，因此，衣服要经常晒一晒。

盛夏出汗，别马上冲凉，想凉快，除热有良方

炎炎夏日，大家几乎都有这样的体验：动不动就出一身汗，黏糊糊的，甚是不爽。这时，如果能立刻冲个凉水澡多好啊！停！千万别这么想。

养生专家指出，盛夏出汗千万不能立即洗冷水澡。这是因为，夏天气温高，锻炼刚结束时，人体仍处于代谢旺盛、皮肤血管扩张的状态，这时如果立即洗冷水澡，皮肤受到冷水刺激，会通过神经反射引起皮肤血管收缩，结果可使出汗散热受阻，反而会使散热困难、体温升高。同时，皮肤血流量减少使回心血量突然增加，会增加心脏负担。

夏季锻炼后应适当饮用一些盐水，然后休息1小时左右再洗澡。当然，最好还是洗温水澡。汗液中含有较多的氯化钠，出汗多应该补充食盐和钙。

据有关医学专家研究，在平时每天出的汗液中丢失钙仅15毫克并不十分重要，但夏季高温环境下，出汗太多容易导致低钙血症，表现为手足抽筋、肌肉抽搐。为了防止出汗后低血钙，应该多吃含钙高的牛奶、乳制品、鱼类、海产品及绿叶蔬菜等食物。另外，也要及时补充水分和无机盐，否则很可能引起水和电解质紊乱。

夏天气温接近人体的温度，人体散热方式以汗蒸发为主，所以用热来除热才是比较好的养生方法。

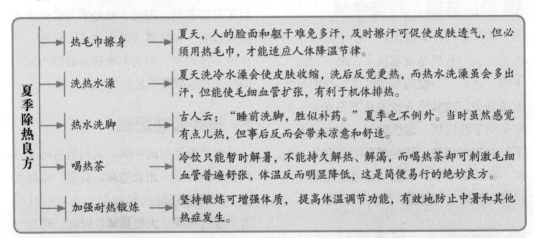

夏季除热良方	热毛巾擦身	夏天，人的脸面和躯干难免多汗，及时擦汗可促使皮肤透气，但必须用热毛巾，才能适应人体降温节律。
	洗热水澡	夏天洗冷水澡会使皮肤收缩，洗后反觉更热，而热水洗澡虽会多出汗，但能使毛细血管扩张，有利于机体排热。
	热水洗脚	古人云："睡前洗脚，胜似补药。"夏季也不例外。当时虽然感觉有点儿热，但事后反而会带来凉意和舒适。
	喝热茶	冷饮只能暂时解暑，不能持久解热、解渴，而喝热茶却可刺激毛细血管普遍舒张，体温反而明显降低，这是简便易行的绝妙良方。
	加强耐热锻炼	坚持锻炼可增强体质，提高体温调节功能，有效地防止中暑和其他热症发生。

四季养生小贴士

从高温环境进入到有空调的房间，毛孔骤然收缩，出汗减少，在强烈的冷刺激下，常引起人体排汗功能的失调，身体来不及适应、调整，常容易患感冒或者引起胃肠痉挛等，所以从外面进屋，不要急着把空调打开，调整一下再开也不迟。

在阳光的暴晒下，车窗紧闭的汽车内部温度可能会急剧升高至60℃甚至更高，高温对于仪表板、真皮座椅都有损害。这时，你就应该为自己选择一个合适的遮阳板。

天再热，也别让脚着凉

夏季，在大街小巷，无论男女，都是赤足、凉鞋，这几乎成了夏天里的特有风景线。

你可能有所不知，到了夏天，人们光脚穿凉鞋的时候确实比较多，但如果不注意很容易使脚受寒，而这会影响内脏，引起胃疼、腰腿痛等。

医学研究证明，人的脚掌密布了许多血管，有丰富的末梢神经。脚上存在着与人体各脏腑器官相对应的反射区，调节全身健康状况的许多经络和穴位。双脚运动时，不断地刺激脚底，这种刺激可反射到大脑皮层，对大脑的功能有调节作用，并且通过中枢神经再间接调节内脏功能，对维持健康意义重大。

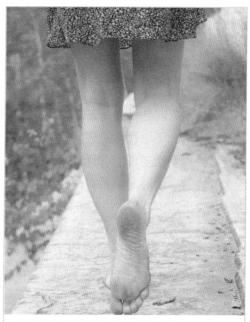

◎生病多是"寒从脚起"，在夏天更要注意脚部的防护。

虽然心脏是人体血液循环的动力保证，但由于双脚离心脏位置最远，加上重力的作用，使血液从心脏流向双脚较为容易，而脚部血液回流心脏则相对较难，当大量血液积聚于下肢静脉时，下肢组织压力增加，必须依靠下肢肌肉泵的作用，挤压下肢血管，协助心脏的泵血作用，迫使下肢静脉血液通过静脉瓣流向心脏，完成血液的体循环过程。因此，有人把脚称为人的"第二心脏"。

俗话说，"寒从脚起"，脚距离心脏最远，供血最差，脚的脂肪层薄，保温差，所以脚掌皮肤温度最低，极易受寒。一旦脚部受凉，可反射性地引起上呼吸道黏膜内的毛细血管收缩，使抵抗力显著下降。此时，原来潜伏在鼻咽部的病毒、病菌就会乘虚而入，引起感冒等多种疾病。脚上的感觉神经末梢受凉后，正常运转的血管组织收缩，时间长了会导致血管舒张功能失调，诱发肢端动脉痉挛、关节炎和风湿性疾病等。所以夏天要注意脚的防护，不能随便光着脚到处走，也不能让脚在冰凉的水里待着。

四季养生小贴士

有皮肤过敏史的人，尽量不要穿塑料凉鞋和拖鞋，最好穿布凉鞋或竹凉鞋。要是你喜欢穿这种塑料凉鞋，则要穿上袜子，避免脚部与凉鞋直接接触，这样皮炎就不会光顾你了。

夏日行房事，要防出汗染病患

夏季是充满激情的季节，人的兴奋度会增高，夫妻之间会更亲昵和热情。但是夏季房事应该注意节制，否则会让本已新陈代谢加快的身体雪上加霜，体能透支，影响身体健康，还有可能"招"来疾病。

那么，在夏季房事中应该注意些什么呢？

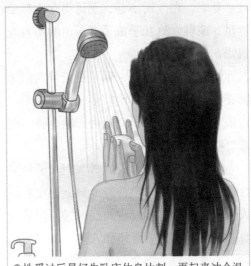

◎性爱过后最好先卧床休息片刻，再起来冲个温水澡。

① 要注意出汗

夏天人体汗液本来就分泌增多，加上性爱的欲望会让人兴奋，很多人会发现自己还没过性生活，就已经大汗淋漓了。不过，千万不要以为大量出汗是正常现象。根据中医理论，夏天出汗太多时过夫妻生活，容易引起中老年人以及身体虚弱者的虚脱。此类人群应等到汗完全干了、心跳平稳以后，再行房事。

对于情绪紧张或身体虚弱者来说，性生活后排汗量增多的现象也应警惕，因为这可能是一种疾病的信号。最好稍事休息，待体内血液循环恢复正常后再从事其他活动。性爱后最好卧床休息片刻，再起来冲个温水澡，喝杯加盐的牛奶或豆浆，切忌事后立即冲冷水澡或喝冰水。

② 性爱前后不要贪凉

夏日里气温高、湿度大，许多夫妇喜欢在空调环境中过性生活。但在性生活过程中，特别是获得性高潮后，人体会发热出汗，全身汗毛孔会张开，此时如果有凉气入侵，会让抵抗力下降的人出现鼻塞、

打喷嚏、流鼻涕、头痛等感冒症状。

夏季性生活，应该避免过分贪凉。如果使用空调，应让室内外温度相差5℃左右，室温最低不超过27℃。切记性爱之后，即使出汗，也不可立即去冲凉。

③ "苦夏" 者不要勉强行房

"苦夏"就是每到夏天，就会有周身乏力、困倦、不思饮食的感觉，身体日渐消瘦，少数女性还可能有月经不调、白带增多、腰酸、水肿等一系列妇科症状。但到了秋天，这些毛病往往不治而愈。

虽然"苦夏"一般不会影响健康，但如果症状较重，则应避免过性生活。

此外，睡眠质量对解除"苦夏"十分重要。临睡前1小时左右可采用食疗法催眠，如喝点儿牛奶或糖水等。精力充沛，性能力自然也会得到提升。

穿露脐装，别忘记保护好肚脐眼

露脐装是一种在国际上堪称经典的款式，是短小上装发展至极端的款式。在炎热的夏季，大多数女士们都希望在穿着打扮上追求时髦、新潮和性感，于是非常喜欢穿露脐装。

不过，从养生保健角度考虑，穿露脐装一定要注意保护肚脐眼。

古人有"脐为五脏六腑之本，元气归藏之根"之说。肚脐内通五脏六腑，为抵御外邪之门户。穿露脐装，腰部和腹部裸露在外，受到冷风吹或夏季室内空调的冷气侵入，就会刺激腰眼和肚脐眼，不但使皮肤、肌肉受到侵害，而且还会因受冷热变化的刺激引起胃肠功能的紊乱，使消化系统功能受损，甚至病菌也会侵入。此时，人就容易出现呕吐、腹痛、腹泻等胃肠系统疾病。同时，脐部肌肉比较娇嫩，很易受损，脐眼袒露于外，容易汇集污垢，如不小心就会引起感染，发生脐炎。

因此，人们在穿露脐装时，必须注意对脐部的保护：

（1）穿露脐装一定要在夏季天热时穿，不可因为急于展示魅力在天还有些寒冷时就穿上露脐装。深秋和初冬气温变化很大，也不适合穿露脐装，不要因为追求美丽而损害了健康。

（2）要注意脐部卫生。夏日出汗多，身体上的污垢很容易随汗液进入脐眼而沉积，所以平时要对脐部进行清洁，每天用温热的清水加中性沐浴液擦洗脐周及

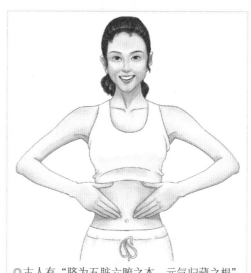

◎古人有"脐为五脏六腑之本，元气归藏之根"之说，在夏天尤其要注意肚脐的防护。

肚脐眼，以清除污垢，防止病菌滋生。但是，擦洗时不宜用力搓擦，以免搓伤皮肤，发生感染。

（3）要注意防"风"。脐周是胃肠部位，容易受凉，除不要在天寒冷时穿露脐装外，就是在夏季天热的时候，早、晚天气较凉或者阴雨天温度较低，穿露脐装也会使肚脐和胃肠受凉，所以不宜穿露脐装。电扇、空调的凉风不要正对着脐部吹；晚间睡眠时不要让脐部当风而吹，必要时可在腹部盖上小被子。

（4）要防止脐部意外损伤。肚脐周围裸露，缺少衣着的保护，往往容易遭到意外损伤，如划伤、擦伤等，因而日常起居工作中要小心，动作幅度不宜过大、过猛。

（5）胃肠、腰部或肾部有慢性病的女性，不宜穿露脐装，以免加重病情。

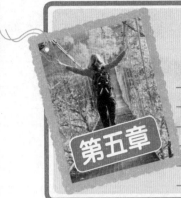

第五章

夏日运动，讲究一个"轻"字

◎由于紫外线比较强，气温高，很多运动项目并不适宜在夏天进行。可是，"生命在于运动"，我们总不能怕热就变成木头人吧？对此，养生专家为我们进行了科学的指导——夏日运动，讲究一个"轻"字。人们应以简单小动作代替幅度大的高强动作，以室内活动代替剧烈运动等，以避免阳气损伤，同时又可以促进人体血液循环，还能享受酣甜的睡眠。

♥ 运动"挥汗如雨"，小心损伤阳气

到了夏天，不少人认为，平时做事情或锻炼时，动到大汗淋漓纯属正常，无须多虑。然而，事实却并非如此。

我们知道，汗为心之液，在人体属阴，适度的宣泄可以使身体处于阴阳平衡的状态，而如果出汗过多，就会导致阴液亏损过多，阴不足以涵阳，人体健康就会出轨。由此可见，即使夏季酷热灼人，我们也不可过度出汗。

中国古人锻炼也不主张大量出汗，而以微微汗出为宜，这叫"沾濡汗出"，出一层细汗，对人体是最有好处的。所以在锻炼时，我们一定注意这个原则，不要过度出汗。

有时候几个人进行同样的运动后，有人出汗多，有人出汗少，出汗的多少是因人而异的：

（1）汗液取决于汗腺的分泌，而汗腺的数量，不仅有性别差异，还有个体差异。

（2）出汗多少还取决于体液含量。

有些人体液较多，运动时出汗就多；反之，运动时出汗就少。体液的多少由体脂的含量决定，因为脂肪组织中含水量比较少，所以胖人的体液相对比瘦人少。尽管运动时胖人出汗多，但耐受水分丢失的能力却比较差，也就是说，运动时间不长，胖子就会因代谢失调而过早出现疲劳。

（3）运动前是否饮水对出汗也有影响，如果运动前大量饮水，会导致体液增多而增加出汗量。

（4）还要看个人的身体素质。体质强壮的人，肌肉与运动器官都比较健康，即使进行强度较大的运动，也毫不费力，出的汗自然就少；相反，体质差的人稍稍活动，就会大汗淋漓。

因此，出汗越多并非锻炼效果越好。酷热的夏日，人们在运动后为了"舒服"各有高招，但有些做法却是过激的，会对身体造成损害。只有合理运动，才能保证身体健康。

夏季健身注重健脾、养心、生津

夏季气温高、闷热，人体消耗特别大，各器官的老化比其他季节更为明显，坚持夏季健身运动益处多，夏季健身运动以健脾、养心、生津为主。

❶ 改善和增强消化系统的功能，有效地协调神经的兴奋度，增进人们的食欲及保持大便通畅。

❷ 促进呼吸系统功能，使气体交换充分，血液中氧含量增高，物质的氧化过程更加完善，保证身体各项新陈代谢。

❸ 增强心血管系统的功能，可使心肌收缩有力，心排血量增加，改善血液黏度，加快血液循环、使心率变慢，心脏负担减轻，心肌耗氧量减少。

❹ 改善骨骼肌与关节韧带的弹性和韧性，保持人体动作的灵活和谐。

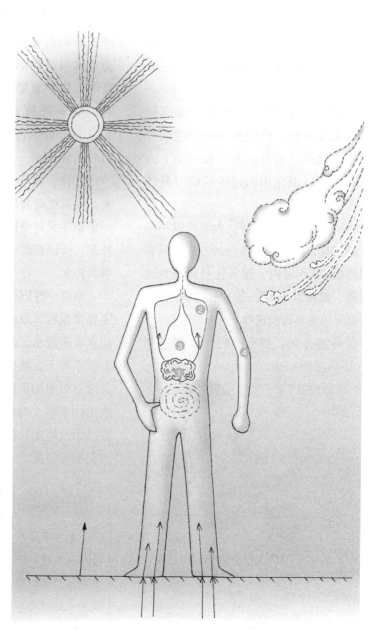

30分钟"轻运动"，健康快乐过一夏

进入夏季，人们往往在酷热的侵袭下一动都不想动，即使那些喜欢运动的朋友，也会突然不知道该如何健身了。对此，养生专家指出，夏季更适合"轻运动"，而且运动量最好控制在半个小时左右为宜。此外，运动后还必须注意科学补水。

所谓"轻运动"，就是体能消耗少、技术要求低、时间要求松的运动养生方式。选择适合自己的"轻运动"方式，我们可以避免因为过度运动对身体造成伤害。

例如，上下班的时候，大家可以不乘坐交通工具，而是采取步行的方式。只要时间控制在1小时内，没有让身体感觉过度疲惫，就可以了。除此之外，练瑜伽、健美操等也是不错的选择。

你可能会问，那么"轻"，能达到运动量吗？能起到锻炼的作用吗？要知道，在夏季的高温天气中，人体本身的热量消耗就很大，一旦健身时过量，很容易使人体的血糖偏低、抵抗力下降，严重的则会导致昏厥，所以夏季过量运动对健康反而不利。具体来讲，我们在夏季，应尽量避开在阳光下进行户外运动。对一般的普通人而言，每天坚持30～45分钟的运动就可以，30分钟的运动时间最佳。

再有，由于夏季气温高，人体消耗大，大量运动会加速体内水分流失，因此一定要注意对身体消耗的水分进行及时的补充，所以在运动前的半个小时，至少要喝两杯水。

如果户外运动时间超过半个小时，一定要带瓶水，最好是能够补充盐分的生理盐水或淡盐水。此外，运动后大量饮水，不但不利于血液循环系统、消化系统，还会给心脏增加负担。而且大量饮水还会导致出汗更多，而盐分也会进一步流失，并容易引发痉挛、抽筋。因此，运动后补水一定不可过量。

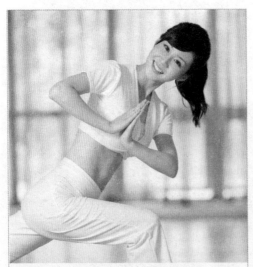
◎夏季适合"轻运动"，如瑜伽、走路等，以免因为过度运动对身体造成伤害。

四季养生小贴士

夏季最容易疯长的部位是小腹，做仰卧起坐能瘦肚子，不少健身中心都有专业器材可以做仰卧起坐，就算在自家床上也能完成这种简单的小运动，仰卧起坐成为夏季很多人的运动选择。

玩玩健身球，疏通经络筋骨健

健身球最初作为一种康复医疗设备，是用来帮助那些运动神经受损的人恢复平衡和运动能力的。随着它在协调、康复腰、背、颈、髋、膝盖等功能作用的发挥，逐渐被延伸推广为一种流行的健康运动。

健身球由于运动量小，不受场地、气候的限制，非常适宜在夏天练习。若能坚持练习健身球，对偏瘫后遗症、颈椎病、肩周炎、冠心病、手指功能障碍等疾病均有较好疗效。其原因在于：人体五指之上有许多穴位，是几条经络的起止点，而经络则是联系人脑神经和五脏六腑的纽带。常练习者，可通过这些穴位和经络产生不同程度的刺激，从而达到疏通经络、调和气血的目的。此外，由于铁球与手掌皮肤的频繁摩擦，也会因静电及热效应的产生，起到增进血液循环，治疗周身各部位疾病的作用。

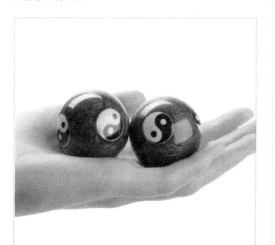

◎健身球是老少皆宜的活动，有疏通经络、调和气血的功效。

那么，具体如何运用健身球进行锻炼呢？这里就向大家介绍五种比较简单、常用的有效方式。

（1）单手托双球摩擦旋转：即置双球于单手掌心中，手指用力，使双球在掌心中顺转和逆转。在旋转时手指要紧贴球体，使双球互相摩擦，而不要碰撞。

（2）单手托双球离心旋转：即在上述动作熟练后，逐步达到双球互相离开旋转。手指动作，旋转方向均与摩擦旋转相同，只是将手指伸开，用力拨弄双球，使双球在掌心中飞速旋转，而不碰撞。其速度一般要求为顺转150～200次／分。

（3）双手四球运动：即是在单手运动的基础上，逐步锻炼双手四球运动。方法是：两手同时做单手动作，此动作需要充分发挥大脑的作用才能做到。此动作难度大，要求技术高，但效果要比单手运动好。

（4）用铁球按摩、揉搓、锤击身体的不适部位，可减轻疼痛，也能锻炼手力，对常患肩肿不适、腰酸腿痛的老人大有好处。

（5）用单手或双手虎口使劲握球，或用手掌心使劲握球，有酸热的感觉，经常这样锻炼对提高指力、腕力、握力、臂力均有帮助。

四季养生小贴士

玩健身球要有耐心、信心，做到持之以恒，并尽可能地与散步、练气功、打太极拳等传统健身项目交替进行，以增强健身效果。

游泳健身又美体，做条快乐"美人鱼"

游泳是一项人体在一定深度的水的特定环境中，凭借肢体运动，利用水的浮力而进行的技能活动。它是古代人类在同大自然的斗争中，为生存而产生的，并随着社会的不断发展而发展，逐渐成为一项现代竞技体育运动的重要竞赛项目。

游泳对身心健康能起到很好的作用：

（1）可使心脏得到很好的锻炼，使心肌逐渐发达，收缩能力增强，更好地促进机体的新陈代谢。所以，游泳运动员的心脏跳动，在平时比一般人慢而有力。一般人的脉搏，安静时为每分钟70~80次，而游泳运动员却为42~60次，个别甚至减少到36次，这正是其心脏功能良好的具体体现。有的游泳运动员平时心跳只有40~50次，而跳动时排出的血量就等于一般人70~80次心跳排出的血量。

（2）游泳运动是所有运动项目中对呼吸系统影响最大的一个项目。一般人的呼吸力为60~100毫米汞柱（8~13.3千帕），而经过系统游泳锻炼的运动员可达200毫米汞柱（26.7千帕）以上。游泳运动员的肺活量也比一般人大得多，据统计，一般人的肺活量只有3000毫升左右，而游泳运动员能达5000~7000毫升。这样就可使每次呼吸能摄取更多的氧气和排出更多的二氧化碳。肺活量大，其耐受缺氧的能力也就强。

（3）坚持游泳锻炼，还能使神经系统功能增强，可使动作敏捷，反应灵活，并使关节得到锻炼，动作协调、敏捷。

（4）可以有效地锻炼全身的肌肉和关节，使肌肉发达，可以减肥，保持体型健美，并在力量、速度、柔韧、耐力等身体素质方面有明显提高。

（5）可以强身健体，预防疾病。游泳本身就是一种体育疗法。由于经常在水中锻炼，体温调节功能改善，机体对外界的适应力会明显增强，且有舒筋活血、松弛肌肉的作用，对腰背痛、扭伤有治疗作用。如方法得当，对冠心病、高血压、胃肠病也有一定的治疗作用。

（6）可以延缓衰老，使人青春常驻。它可以改善皮肤血液循环和新陈代谢，推迟皮肤老化和预防皮肤病的发生。

游泳的姿势，蛙泳、自由泳、仰泳和蝶泳均可，但速度不宜过快，时间也不宜过长。每周锻炼2~3次，每次最好不超过500米。运动量要适当，因人而异。

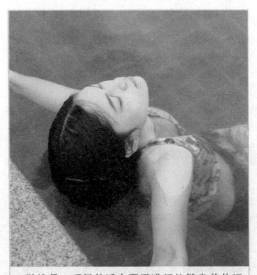

◎游泳是一项极其适合夏天进行的健身美体运动，对身心健康都能起到很好的调节作用。

♥ 赤脚走路，激活你的"第二心脏"

根据生物全息理论，足底是很多内脏器官的反射区，被称为人的"第二心脏"。赤足行健身法在中国香港、中国台湾、日本、西欧等世界许多国家和地区流行，是人们夏季运动的一大养生项目。

有关专家认为：人体各器官在脚部均有特定反射区，摩擦刺激这些相应的反射区，便能激发潜能，调整人体失衡状态，达到防治疾病、延年益寿的目的。足底部反射区疗法对神经衰弱、近视眼、遗尿、前列腺肥大、急性扭伤、高血压、胃肠病、糖尿病、偏头痛、肾炎、关节炎等疾病都有较好的疗效。

赤脚走路时，地面和物体对足底的刺激有类似按摩、推拿的作用，能增强神经末梢的敏感度，脚底敏感的部位受到刺激后会把信号迅速传入内脏器官和大脑皮层，调节自主神经系统和内分泌

系统，因而可以有效地强健身体，帮助抗病与防病。

另外，经常使双脚裸露在新鲜空气和阳光中，还有利于足部汗液的分泌和蒸发，促进末梢血液循环，提高抵抗力和耐寒能力，预防感冒和腹泻等症。赤足走的另一种功效是释放人体内积存过多的静电。对于幼儿来说，足底皮肤与地面的摩擦还可增强足底肌肉和韧带的力量，有利于足弓的形成，避免扁平足。

赤足健身本是好事，但锻炼方法须讲究。医学专家说：人体有几百个针灸穴位，其中在脚板上有60多个，光着脚踩鹅卵石，就好比针灸穴位一样，可以起到按摩和治病健身的作用。但是专家特别告诫：足部有60多个内脏反射区，并非刺激得越多越好。什么穴位需要刺激、需刺激多长时间都是有科学道理的，不能随意。

另外，选择鹅卵石路径健身时，要尽量选择鹅卵石头光滑圆润、大小适中的。另外，踩鹅卵石尽量不要赤足。尤其是老人小孩，行走不当，很容易伤害脚部，引起脚扭伤、划破等其他伤害。

◎ "树大根茂，人壮脚健"，夏季适当赤足行走，有极佳的养生保健作用。

四季养生小贴士

赤脚走走"卵石路"，对解除病痛和健身很有益处。而坐在室内的椅子上，让赤裸的脚板踩在一段圆木或一段竹筒上，反复地搓动，其所起的健身作用比起踩卵石效果更佳。

没事退步走一走，身体平衡疲劳消

退步走，又称倒退走、反常倒走等，是一种倒退行走的自我锻炼法。我们习惯于向前走，但这使肌肉分为经常活动和不经常活动两个部分，影响了整体的平衡。其实早在古籍《山海经》中就有了关于退步走的记载，道家人士也常以此法健身。

退步走与向前走使用的肌群不同，可以弥补后者的不足，给不常活动的肌肉以刺激。退步走可增强反向的活动力量，调节两脚长期向前行走的不平衡状态。倒行或倒跑可改变人体习惯性运动方向，促进血液循环，加快机体内乳酸等造成疲劳的物质的代谢，有利于消除疲劳。退步走可调节两脚运动平衡，达到健身的目的。

现代医学研究证实，退步走可以锻炼腰脊肌、股四头肌和踝膝关节周围的肌肉、韧带等，从而调整脊柱、肢体的运动功能，促进血液循环。长期坚持退步走对腰腿酸痛、抽筋、肌肉萎缩、关节炎等有良好的辅助治疗效果。更重要的是，由于退步走属于不自然的活动方式，可以锻炼小脑对方向的判断和对人体的协调功能。对于青少年来说，退步走时为了保持平衡，背部脊椎必须伸展，因此，退步走还有预防驼背的功效。

夏季每天抽出一些时间来练习退步走运动，可以锻炼身体的灵活性，并有效地增强膝盖的承受力，是有效健身、提高身体抗病力的运动。在进行退步走运动时，姿势一定要正确，否则会造成不良后果。

具体而言，退步走的正确姿势要求是：挺直脊背，腰中放松，脚跟要和头成直线，膝盖不要弯曲，双手轻握，用4个手指包住大拇指，手臂向前后自由摆动，也可将双手反握，轻轻叩击腰部，步子大小可依个人习惯而定，但不要太大，放松自然，意识集中，目视前方，缓慢进行。

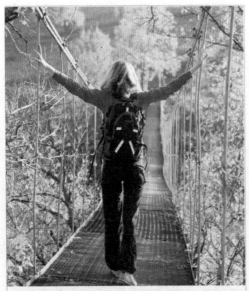

◎退步走是一种古老而强身健体祛疾的自我锻炼法，有消除疲劳、调节平衡等功效。

四季养生小贴士

在进行退步走运动时，要注意以下三个方面：

第一，进行退步走要注意安全，不要跌倒。

第二，锻炼时不要一直向后扭着头，否则，不但达不到锻炼的效果，颈椎也吃不消。

第三，可以前后走交替进行。

♥ 空抓，改善全身血液循环

很多朋友反映，夏季热得要命，白天忙了一整天，晚上想停下来活动活动，却发现手臂酸得根本抬不起来。不仅如此，慢慢滋生的赘肉也破坏了原本完美的线条。

对此，我们为大家推荐一种最简单的夏季"轻运动"——空抓。这项运动非常容易掌握，且不受场地限制，每天练一次，不仅可以缓解疲劳，对手臂也有很好的塑形效果。

从生理学角度讲，手上的骨关节、肌腱和韧带都很多，它们的活动可以牵扯到上半身。

双手在空中反复抓捏，不仅能使手灵活，而且能带动臂肌、胸大肌和颈部肌肉群都参加运动，从而改善上半身的血液循环，还可缓解肩周炎、颈椎病和偏头痛，尤其对肩周炎的效果更为明显。

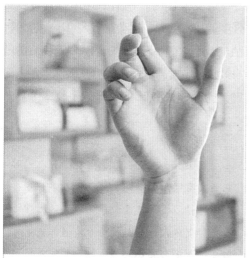

◎空抓可改善全身血液循环，对肩周炎、颈椎病和偏头痛等症都有很好的疗效。

空抓的方法很简单，挺胸抬头（站姿或坐姿均可），伸直双臂呈水平状，目视前方，然后双手以每秒钟一次的节奏反复抓捏，像抓捏极有弹性的东西那样。同时，双臂慢慢上抬，双手不断往上抓，直至超过头顶。

空抓时要保持呼吸均匀，捏时用力不要太大，速度最好不要太快或太慢，也不要时快时慢，而且手捏和手松时十指都要到位。手捏时，双手像拉扯什么东西那样向胸前轻拉一下，以活动肘关节和肩关节，扩展胸腔，增加肺活量。空抓在直角范围内反复进行，以不疲劳为度，肩周炎和颈椎病患者则以能忍耐为度。

很多脑溢血患者中，近70%的人是右脑半球的微血管破裂出血。专家认为这与患者的生活习惯、运动行为方式有关。人的大脑左半球控制右半身，在生活中人们右手的使用明显多于左手，大脑左半球得到的锻炼也就多于右半球，所以缺少锻炼的右脑半球的脑血管壁就显得脆弱，容易发生破裂。因此，这类朋友平时应多活动左手，可采用空抓手的方法，每天早、中、晚各做几百次，以达到锻炼右脑半球血管的目的。

四季养生小贴士

如今，办公室文员、编辑、IT人员等久坐族的朋友，平时不妨多练习一下空抓运动，不会消耗很多体力，又能起到保健作用。

健美操，跳出盛夏的健康时尚

现在，时尚运动的种类越来越多，可以让人在不知不觉中练出好身材。瑜伽、舍宾、街舞、普拉提这样的词汇更是层出不穷。而健美操作为一种时尚健康的运动方式，越来越受到广大时尚、爱美人士的欢迎。

健美操是目前最受人欢迎的一种体育运动。健美操，尤其是健身健美操，对增进人体的健康十分有益，具体表现在以下几方面：

❶ 增强体能

健美操可提高关节的灵活性，使心肺系统的耐力水平提高。与此同时，由于健美操是由不同类型、方向、路线、幅度、力度、速度的多种动作组合而成的，因此，参加健美操还可提高人的动作记忆和再现能力，提高神经系统的灵活性、均衡性，从而有利于改善和提高人的协调能力。

❷ 塑造优美的形体

健美操可以塑造儿童正确的身体姿势，使青少年体态优雅、矫健、风度翩翩；使中年人身体健康，延缓机体的衰老，保持良好的体态，杜绝中年发福；可以增强骨骼的柔韧性，使骨骼坚固，杜绝老年性疾病的发生。

❸ 缓解人的精神压力

健美操作为一项充满青春活力的体育运动，它可使人们在轻松欢乐的气氛中进行锻炼，从而忘却自己的烦恼和压力，使心情变得愉快，精神压力得到缓解，进而使自己拥有最佳的心态，且更具活力。

❹ 增强人的社会交往能力

健美操运动可起到调节人际关系、增强人的社会交往能力的作用。参加锻炼的人来自社会各阶层，因此，这种锻炼方式扩大了人们的社会交往面，把人们从工作和家庭的单一环境中解脱出来，从而接触和认识更多的人。大家一起跳，一起锻炼，每个人都能心情开朗，解除戒心，互相交谈或交流锻炼的经验，相互鼓励。这有助于增进人们彼此之间的了解，产生一种亲近感，从而建立起融洽的人际关系。

❺ 医疗保健功能

健美操作为一项有氧运动，其特点是强度低、密度大，运动量可大可小，容易控制。因此，它除了对健康的人具有良好的健身效果外，对一些病人、残疾人和老年人而言，也是一种医疗保健的理想手段。

四季养生小贴士

健美操锻炼不仅能强身健体，同时它还具有娱乐的功能，可使人在锻炼中得到一种精神上的享受，满足人们的心理需要，对促进人体的健康十分有益。大家可以通过去健身房向专业教练学习，也可以自己买一些配套的光盘和图书在家练习。

常爬楼梯，让锻炼"风雨无阻"

爬楼梯对于现代人来说是最简便的运动方式，根据医学研究证实，平均每爬一层楼，就可以增加10秒钟的寿命。经常走楼梯锻炼，能够有效地增强体力。爬楼梯时，不仅双脚与双臂都得到锻炼，全身的肌肉也都会产生运动感，因此，爬楼梯是一种全身性的运动。

经常爬楼梯的人比乘电梯的人心脏病发病概率要少1/4，每天上下六层楼3~5次，比那些不运动的人死亡率低1/3。每天爬楼梯不但能增强心肺功能，而且能增强肌肉与关节的力量，还能提高髋、膝、踝关节的灵活性。这是由于爬楼梯时加强了心肌的收缩，加快了血液循环，促进了身体的新陈代谢。另外，爬楼梯时静脉血液回流加快，可以有效防止心肌疲劳和静脉曲张。爬楼梯时腰部、臀部、大腿部用力较大，从而使这些部位的脂肪消耗加快，有利于减肥。

爬楼梯能够增强人体细胞的新陈代谢，有效地增强肌肉的活力。这种有氧运动可以改善血液循环与呼吸系统，还可以提高骨髓的造血功能，这样一来，人体内的红细胞与血红蛋白数量就能明显地增多，有助于提高人体免疫力。

爬楼梯锻炼时应注意以下几点：

（1）爬楼梯是一项比较激烈的有氧锻炼形式，锻炼者须具备良好的健康状况，并严格遵守循序渐进的原则。

（2）爬楼梯的速度与持续时间应掌握好，初始锻炼者，应采取慢速度、持续

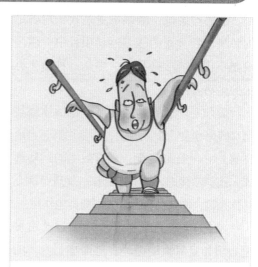

◎常走楼梯锻炼，能够有效地增强体力，提高人体免疫力。

时间长的方式。随着锻炼水平的提高，可以逐步加快速度或延长持续时间，当自己的体力能在1分钟内登完5~6层楼或能持续10分钟以上时，即可过渡到跑楼梯。

（3）锻炼过程应以适中强度为宜，以不感到吃力为度。

（4）爬楼梯锻炼应与步行、慢跑等其他健身锻炼相结合，不要以此取代其他锻炼。

四季养生小贴士

上、下楼梯都是夏季比较适合的锻炼健身方式。尤其在热天、雨天，楼道更能成为人们很好的锻炼场所。

但是，锻炼时要根据个人的体力，尽量加速上、下楼的步伐，可以使全身受到功能性的锻炼。

练习瑜伽，赶走浮躁、净化心灵

彼得曾说过：健康本身是欢乐与满足的源泉。在夏季的诸多运动项目中，练习瑜伽不仅仅能放松身心，更是一种净化心灵的生活方式。

瑜伽是一套完整的体系，包括体格技巧、健康饮食、个人卫生、静坐运气、自悟冥想。它也是最安全、最有效率的运动形式，能消除忧虑，调节内分泌，促进排泄。具体来讲，瑜伽具有七个方面的养生作用：

（1）促进血液循环：瑜伽运动可加速心跳和富氧血的循环，进而加强身体的血液循环。

（2）排毒：几乎所有的瑜伽课程都能让你流汗、练习深呼吸和加速心脏律动（促进血液循环），而且能透过扭转和弯曲的姿势按摩并刺激排泄器官。定期练习瑜伽具有非常好的排毒功效。

（3）改善体力和灵活度：瑜伽的姿势能加强并延展肢体的结缔组织。不管你的身体是柔软还是僵硬，是虚弱还是强壮，瑜伽都能改善你的身体和心志，给你带来健康。

（4）释放压力：定期练习瑜伽能够让身心更平静，增强免疫系统的功能，更能排出因压力所产生的毒素。很多学员都认为瑜伽是对一天辛劳工作所带来的压力的完美释放。

（5）增强自信心：瑜伽让我们觉得健康、强健及柔软，更能提高我们外在及内在的自信。

（6）呼吸管理：呼吸质量往往直接影响我们的心灵及身体，当我们学习如何控制及缓和我们的呼吸时，会发现我们能更有效地控制我们的身体和心灵。

（7）减肥：定期练习瑜伽后，不会感到特别饿，所选择的食物也较健康。能够帮助新陈代谢和减少想大吃一顿的念头，达到减肥的目的。

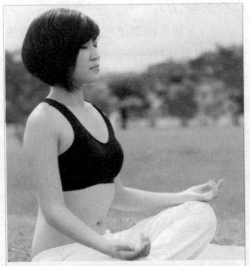

◎瑜伽是一项非常健康安宁的运动，能有效锻炼身体，净化心灵。

四季养生小贴士

进行瑜伽运动时，有些必要的提醒，大家一定要牢记。这样，才能使瑜伽运动发挥最大的健身养生功效。（1）保持空腹练习，饭后3～4小时进行。（2）穿着轻松、舒适，以便身体能自由活动，不受拘束。（3）用心体会每个动作所带来的身体感受。（4）量力而为，适可而止，不宜逞强，在个人极限的范围内，温和地伸展肢体即可。

网球：温文尔雅的有氧运动

网球是一项优美而激烈的运动，网球运动能够提高人的体育意识，培养人们运动健身的兴趣和习惯，对增强练习者的体质有良好的作用。近年来，随着人们生活水平的提高，人们的健康意识逐渐增强，越来越多的人加入到网球运动的行列中。

如果在夏季的清晨或傍晚，从事一下网球运动，可以起到很好的保健养生作用。不过，早晨在打球前最好不要吃早餐，也不要空腹，最好喝一杯牛奶。晚上打球应在饭后1小时，或者打球再进餐。

关于网球运动的养生作用，主要可以体现在三方面：

（1）网球是一种户外有氧运动，网球运动能促进血液循环系统的改善，消耗多余热量，使心肺功能得到提高，也可以增强人体免疫能力，提高抗病能力和病后康复速度，达到增进健康、增强体质、强化身心的目的。

（2）网球运动是疏解压力、调节免疫力的最佳运动之一。在网球运动中，要全神贯注，排除一切杂念，快速地奔跑击球、大力扣杀，这样可以把一天的疲劳、困扰等挥洒得干干净净，使身心得到放松。

（3）网球有助于培养人的综合素质。业余活动中的网球比赛大多是无裁判下的信任制比赛，运动员一定要诚实，把好球说成出界或把出界说成好球都是不诚实的表现。诚信品质的体现贯穿于整个网球活动的全过程。此外，网球运动还有助于培养人乐观、团结、自信的素质。

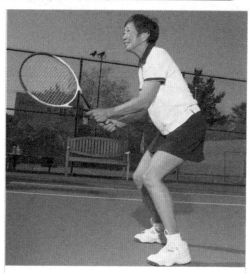

◎网球是一项温文尔雅的有氧运动，夏季打一下网球，可有效锻炼身心。

四季养生小贴士

下面，为大家介绍一些网球运动的常识：

第一，掌握基本的网球规则。学会了对拉、发球等基本技术动作，可以开始试着打些友谊赛或练习比赛，掌握计分等规则十分必要。

第二，学习网球礼仪。你的身份已经不再是初学者，你的一言一行也应该与之相配。

第三，养成定期打球的习惯，一个礼拜打两次是底线。

第四，了解装备的基本知识。球拍、拍弦、球、外柄皮、护腕等，是基本装备，懂得用它们的一些常识，对提高技巧、战术水平有直接的影响。

第五，找一个好的教练和球友。虽说师傅领进门，修行在个人，但网球的修行离不开球伴的合作。找到既能温球，又能对打，且能对自己的不足之处加以指点的教练或者球友是进步所必需的。

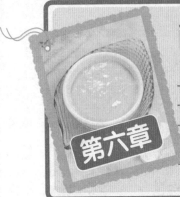

酷热夏季，掀起适合你的美容季风

◎夏季是一个火旺、细菌泛滥、阳光暴晒的季节，不仅容易使人上火、心情烦躁，而且很容易使皮肤出现晒伤、出油过多及长色斑等问题。因此，我们对夏季肌肤护理要特别重视，除正确选用安全、合适的护肤产品外，更要通过最天然、最科学的方法掀起适合自己的美容季风。

第六章

滋阴去火，夏季美容养颜之根本

朱丹溪在《格致余论》中说："四月属巳，五月属午，为火大旺，火为肺金之夫，火旺则金衰；六月属未，为土大旺，土为水之夫，土旺则水衰。"故夏季应当滋养阴气，以助阳之化生。那么，如何滋阴去火，达到养生美容的目的呢？具体来说，要注意以下几方面：

① 晚睡早起

夏季养生要顺应自然界阳盛阴衰的变化，也就是说每天早点起床，以顺应阳气的充盈与盛实；晚些入睡，以顺应阴气的不足。夏季晚睡早起，相对睡眠不足，因此夏日午睡是夏季养生健身的重要方法。午睡时间一般以1小时为宜。

② 重调精神

酷暑，腠理张开，心气最易耗伤，所谓"壮火食气"。要做到神气调养，就必须做到快乐欢畅，胸怀宽阔，使心神得养。因此，应多参加一些文娱活动。

③ 防晒护肤

夏季是阳光照射较强的季节，因而夏季防止紫外线对皮肤的损伤，外出时要戴遮阳帽或打遮阳伞，对紫外线敏感的人最好穿长袖衣服。

④ 巧运动

夏天天气炎热，若长时间在阳光下锻炼可能引起中暑，所以，最好在清晨或傍晚天气凉爽时，到公园、湖边或庭院，选择合适的锻炼项目，如太极拳、广播操、慢跑、散步等。去江河湖海进行游泳锻炼，更有利于调节情志，增进健康。

⑤ 防中毒

夏季养生要注意饮食卫生，防中毒、中暑。盛夏细菌繁殖迅速，70%的食物中毒发生在夏季。老人、小孩胃肠功能薄弱，抵抗力差，发病后极易发生脱水而危及生命，故应做好预防工作。

全面保养，让肌肤健康一夏

"我最讨厌夏天，闷热的天气让人总是感觉脸上汗涔涔、油腻腻的。"一大早小刘就对着空调一边吹一边向周围的同事抱怨。

小刘的皮肤是油性的，天气炎热的夏季可害苦了她，每天都要洗好几次脸，稍不留神就造成肌肤毛孔堵塞，痘痘丛生。

像小刘这样因皮肤在夏季不断出油而烦恼的朋友，不占少数。夏天，人体的血液流通比较畅快，新陈代谢较为旺盛。油脂分泌增加，这对油性皮肤的人很不利，容易长粉刺，严重的还会产生化脓的情况。其实，不只是油性肌肤的朋友，那些干性、中性等其他肤质的朋友，在夏季也会存在这样或那样的肌肤烦恼。

所以，我们在夏季一定要注意肌肤护理，做到全面保养。

❶ 做好皮肤清洁工作

夏季，天气炎热，容易出汗、出油，粉刺也会悄然而至，所以每天要清洗干净汗垢及油脂等脸部分泌物，出汗后要马上洗脸以保持皮肤清洁。如果长了粉刺，千万不要用手去挤，因为手上总是带菌，用手挤很容易导致化脓发炎，弄不好还会留下疤痕，甚至会像麻子脸那样有个洞洞。为了预防粉刺，我们在饮食上要注意少吃甜的东西、脂肪多的东西及有刺激性的东西。

❷ 吹吹自然风

夏天的时候，人体阳气外发，伏阴在内，气血运行旺盛，并且活跃于机体表面。空调的问世，让我们可以假装不问四季，但我们的身体仍然按时进入夏季，并

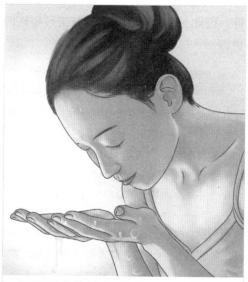

◎夏季肌肤容易出汗冒油，一定要做好肌肤的清洁保养工作。

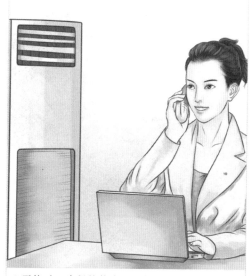

◎天热时，为保护体内的阳气，应少吹空调，多吹自然风。

且按照夏季的规则运行。所以夏季要注意保护体内的阳气，不要因为贪凉，伤害了体内的阳气。尽量少吹空调，可以准备个扇子，太热的时候就扇一扇。

❸ 除毛也要用自然的方法

天热了，很多女性都喜欢穿吊带，但腋窝里的毛毛让很多人羞愧难当，不得不开始除毛计划，这时超市里的脱毛膏也开始大卖特卖。这些脱毛膏属于化学药品，多少有些副作用，其实完全可以用剪刀或者男士的剃须刀来处理它们。

❹ 特别呵护颈部肌肤

颈部肌肤的厚度只有脸部的2/3，而且胶原蛋白含量也较少，如果缺乏适当的护理，25岁以后很容易出现缺水、粗糙、黯黑、松弛和细纹。尤其是夏天空调房里空气干燥，颈部的保湿护理更加关键，否则便会产生横向伸展的颈纹，提前老化。

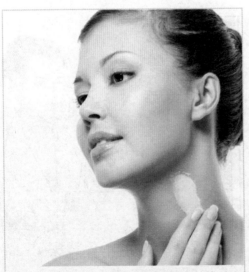

◎要全面保养肌肤，除了注重面部的保养外，还要注意对颈部的保养。

如果不想让美颈加速衰老，那就赶快来一场夏季美颈"保卫战"吧！因为夏天是保养颈部最好的季节，不穿高领的衣服，避免了颈部肌肤与衣物的摩擦；比较高的温度容易使皮肤毛孔扩张，更利于保养护肤品的吸收。

颈部保养并不是什么难事，只要平时呵护脸部的时候顺便做就可以了。如果想要用脸部保养品擦颈部，可先用美白保养品，再用保湿、抗皱保养品。涂护肤霜的同时，最好再做3分钟按摩。

按摩方法是：先将右手四指并拢放在左侧耳后方，然后由上往下轻推，一直推到肩部，共8次，然后再换另一侧。之所以要按照从耳后斜向开始按摩，是因为这是颈静脉的流向，可促进血液循环，减轻甚至消除面部水肿和颈部的酸痛，同时防止皱纹出现。大部分人只注意颈前的护理，却忘记颈后的护理。殊不知，颈后如果产生皱纹，皱纹便会向前延伸，因此，颈前和颈后的皮肤护理要同时进行。

> **四季养生小贴士**
>
> 《本草纲目·菜部》里讲：冬瓜"清热、镇咳、和五脏、涤肠胃、利尿息肿、除烦愤恶气。"不仅如此，冬瓜还具有非常好的美容功效。下面，就为大家推荐一种用冬瓜祛斑的养颜好方法。具体操作为：取一个冬瓜，去皮切片，加酒1.5升，水1升，煮烂之后，去掉渣滓，然后熬成膏状，装入瓶中。每晚将其涂抹在脸上，第二天早上洗去，长期涂抹可以治疗面色黄褐或黑斑。

夏日美容三大错，看看哪个你在犯

四季中任何一个季节，我们都不要忽视肌肤保养问题。而夏季的保养要注意不要陷入以下的误区：

① 用洗脸来代替保湿

夏季气温高，人体水分蒸发较快，有人就频频地洗脸以期达到保湿的功效。刚洗完脸时，皮肤是会感到滋润，却不会起到保湿的效果，相反如果洗脸过频，同时

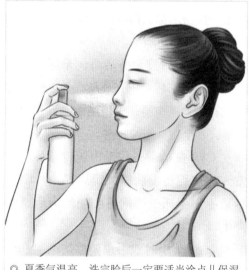

◎ 夏季气温高，洗完脸后一定要适当涂点儿保湿产品，以免肌肤流失更多水分。

不注意及时擦干脸上的水珠，那么脸部深层水分也会随着脸表面的水珠一起被蒸发掉。所以，我们不能用洗脸来代替保湿。建议大家每次洗脸后要及时拍干脸部残留的水分，适当涂点儿保湿产品。

② 防晒品搽得越多越有效

夏天的时候，很多人会涂防晒霜，有人更是涂了一层又一层，生怕涂少了会被毒辣的太阳晒坏。但是夏天人们容易出汗，防晒霜涂得太厚会把毛孔堵住，汗液得不到排泄就会在体内变成垃圾。

③ 每个人都可以喝冷饮

炎热的天气里，喝一杯凉凉的冷饮，是一件多么惬意的事情啊！但要注意冷饮并不是谁都可以随便喝的，例如那些冬天手脚冰凉、夏季手脚火热的人就不能喝。如果实在想喝，就采取下面的办法：将熬好的姜汤放到冷水里冰上两小时后喝，虽然是凉的，但姜汤却是温热食物，最适合寒凉体质又耐不住冷饮诱惑的人了。

四季养生小贴士

《本草纲目·兽部·兔》中讲：兔肉"补中益气，止渴健脾，凉血解热，利大肠"。所以，夏天是吃兔子肉的最佳季节。这里为大家推荐一款兔肉美颜方：将党参、山药、枸杞子和去核的大枣洗净，一并放入锅中，然后放入洗净切块，并用沸水焯过的兔肉，加入适量的黄酒和水，文火炖一小时。捞出兔肉，沥干。植物油烧至六成热，放入生姜略煸，然后将兔肉倒入锅中炒一下，烹入黄酒，加食盐，倒入炖出的汁，稍微煮一下，放入葱段、味精，煮到沸腾即可。以汤佐食兔肉可以养血濡筋，益气美颜。

温柔地亲近阳光，夏季防晒进行时

为了达到零瑕疵的白皙境界，许多人不惜付出大量的时间与精力去寻找能让肌肤不被晒黑的方法，并对此孜孜不倦。每年我们都在防晒，但是每年都会被晒黑，是防晒产品不够好，还是自己对于防晒的认识不足？

防晒首先要在饮食上下功夫。如果你的肌肤比较敏感，盛夏季节最好少吃"感光蔬菜"，比如香菜、芹菜、白萝卜等。这些蔬菜在含有维生素的同时，还兼含有光敏性物质，过量地食用这些蔬菜之后，皮肤再接触阳光或是光辐射后，便会形成晒斑、红斑等皮肤问题。相反，以下这些蔬菜、水果可以抑制黑色素沉着，让皮肤嫩白，比如猕猴桃、草莓、西红柿、橘子、卷心菜等。《本草纲目》中对草莓的药性有明确的记载，说它有清暑、解热、生津止渴、消炎、止痛、润肺、助消化等功效。炎热夏季多食草莓最合适不过了。

此外，《本草纲目》中提到红景天、益母草、金银花、仙人草、甘菊、芦荟等十余种药草具有防晒的功效，对皮肤有温和舒缓、保护滋养、自然美白三重功效，它们和上面提到的蔬菜、水果是夏日防晒的完美搭档。因此，在选择防晒霜时，要尽量选择含有这些植物成分的产品。

另外，还有几点需要女性朋友们特别注意：

（1）避免在夏季10～14点出去，因为这段时间的阳光最强，紫外线最具威力。

（2）夏日外出，每隔2～3小时应当补擦一次防晒品。游泳时应使用防水且防晒指数较高的防晒品。

（3）进行过户外活动，无论日晒程度如何，回家后都应先洗澡，并以按摩的方式轻轻擦拭全身，先用温水，再用冷水冲淋，并全身抹些护肤露。

（4）暴晒后，用毛巾包着冰块冰镇发红的被灼伤皮肤以减缓局部燥热，并尽量少用手抓，否则将会加剧晒后斑的产生。

（5）外出时双手也要擦防晒品，而手臂、脚、膝盖外露时也应涂防晒品，这样既可以防晒，又可以有效减少斑点。

四季养生小贴士

正确地修复与护理晒伤后的皮肤非常重要。如果皮肤被晒已溃破，最好用珍珠粉加蜂蜜调成糊状，涂在晒伤处15～20分钟，再用清水洗去，这样使用2～3次后就会有明显的好转。因为珍珠粉对创口、烧烫伤、溃破不敛等有消炎生肌的功效，蜂蜜也有较好的滋润保湿效果。珍珠粉加蜂蜜还可作为面膜使用，因为珍珠粉能促进皮肤血液循环、细胞再生，能有效消除暗疮、雀斑，还有延缓皮肤衰老的功效，如果再加点儿蛋清或维生素E就更好了。

空调房里，吃出水润白皙的肌肤

有些女性，特别是职业女性，常年待在空调环境下，皮肤很容易在不知不觉中失去水分，此时，如果注意保湿，补充肌肤的滋润度，可以达到镇静肌肤、防止发炎的作用。

《本草纲目》中有"百合具有泽肤祛斑之效用"，常在空调环境中工作的女性可以利用百合来保湿润肤。百合可以做成粥、汤或茶，配料可以根据自己的口味来选择，如百合红枣粥可以保湿补血，百合南瓜粥可以润肺补血等。

其实能达到保湿效果的食物除了百合，还有西红柿、黄瓜、西蓝花、芹菜、莴苣、葡萄、西瓜、柠檬、猕猴桃、蜂蜜、肉皮、三文鱼、海带等。

长期处于空调环境中的女性要保湿，除了依靠食物本草外，还得视个人肤质采取不同的保养方式。油性肌肤者在控油的同时，还要注意补水，平时使用清爽型的乳液即足够。混合性肌肤者，只要在脸颊等较干的部位重点涂抹即可。干性肌肤者就得整脸涂抹保湿乳液，以防止肌肤过于干燥，这一类肌肤可选择较滋润的、保湿效果较佳的乳液。

最后，为大家推荐一款绿茶保湿面膜，非常适合夏季保养肌肤。

绿茶保湿面膜

原料：绿茶粉1小匙，蛋黄1个，面粉一大匙半。

制法：在面粉中加入蛋黄搅拌后，再加入绿茶粉混合即可。

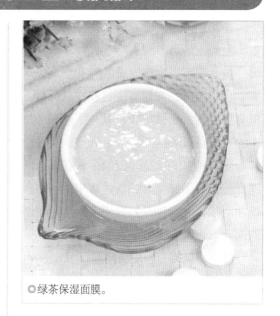
◎绿茶保湿面膜。

用法：将做成的绿茶面膜涂在整个脸部，再铺上一层微湿的面纸，停留在脸上5～10分钟后，用冷水或温水洗净。请勿立即上妆。

功效：使用富含维生素C的绿茶粉自制面膜，对肌肤有很好的美白效果。《本草纲目》中记载："绿茶甘寒无毒，作枕明目。"与同样富含维生素C的柠檬比，绿茶不含酸性，不会刺激皮肤。

四季养生小贴士

许多家庭自买了空调，使用后却从来不清洗吸尘网。这样，吸尘网上吸附着大量的灰尘、螨虫、花粉、虱子和霉菌。当空调一开，这些病菌、病毒、霉菌和灰尘就被空调吹送出来，沾到皮肤上，有损肤质和健康。

远离小毛病，夏日肌肤问题三攻略

进入夏天，我们的皮肤往往会出现许多小毛病：晒斑、蚊虫叮咬、痱子、皮肤癣、被太阳晒得发红发烫的脸和胳膊，等等。科学地讲，如何解决这些皮肤问题是很有讲究的，所以护肤也就成了夏日生活中的一门必修课程。

夏日的护肤工作与其他季节有所不同，你必须了解夏日护肤过程中的种种问题和对策，才能确保娇容不会因为不恰当的保养方式而受到伤害。

夏季常见的三种皮肤问题：

❶ 蚊虫叮伤

夏季是蚊虫活跃的季节，大量的蚊子、跳蚤等害虫伤害着我们的皮肤。《本草纲目》言：大蒜"其气熏烈，可通五脏，达诸窍，祛寒湿，辟邪恶，消痈肿，化症积肉食，此其功也"。在夏天的时候可多吃些大蒜，这是因为大蒜在体内代谢后，散发的气味可让蚊子远离你。另外也可用蒜汁涂于被蚊子叮咬处以止痒。

❷ 晒斑

晒斑形成的主要原因是日光紫外线过度照射，即阳光造成的光老化。也有其他光线，如荧屏射线等对皮肤的损害也可以出现晒斑。一般肌肤在经受烈日的暴晒后，几个小时晒伤受损的肌肤就会反映出肉眼可见，并清晰呈现出红色的斑点。根据自己肤质情况及日照肌肤受损情况，斑点会呈现不同的浅红色、红色甚至为深红色。这时用冰毛巾冷敷有镇定肌肤、减少刺激的作用。用冰毛巾敷脸后，再将新鲜芦荟切成薄片，贴在脸上，可以更好地缓解日晒对皮肤的伤害。芦荟可是美容的佳品，它有清热通便、保湿、治晒伤等功效。所以夏季使用既可清热解毒，又可护肤保湿。

❸ 痱子

遇到高温闷热、出汗多、蒸发不畅的天气，小水疱、丘疹似的痱子常在额头、颈部、胸背、肘与腋窝等部位出现。出现这样的问题，我们可以利用苦瓜去痱。《本草纲目》中有苦瓜生则性寒，熟则性温，生食消暑泻火、涤热除烦，熟食养血滋肝、润脾补肾的记载。常在夏季用苦瓜煮水洗涤可以除痱子。除此之外，我们可以在洗澡水中滴点儿花露水，或者洗澡后涂点儿痱子粉均会见效。居室和工作场所要适当通风，避免温度过高。不过，切忌出了汗直接洗冷水浴，汗孔突然闭塞最易得病。

四季养生小贴士

肌肤的角质有非常重要的作用，可以阻隔阳光伤害皮肤组织，可以防止外来有毒物质对人体的侵害。而如果频繁去角质，会违背皮肤的代谢规律。尤其在盛夏季节去角质，肌肤在失去角质保护后，很容易发生接触性皮炎，细菌的感染率也会相应增加。

常饮夏季清补靓汤，养颜纤体一举两得

炎热的夏季，美眉们都换上了凉爽的衣裙，可是，如果肌肤不好、身材欠佳，再好的衣服也穿不出效果来啊，怎么办呢？不要着急，现在就为姐妹们推荐几款夏季清凉滋补汤，一来可以调理身体，二来养颜美容还能纤体，一举两得。爱美的你赶快来试试，过一个清凉滋补的夏天吧。

薏米绿豆羹

原材料：大米60克，薏米40克，玉米粒、绿豆各30克。

调味料：盐2克。

做法：大米、薏米、绿豆均泡发，洗净；玉米粒洗净。锅置火上，倒入适量清水，放入大米、薏米、绿豆，以大火煮至开花。加入玉米粒煮至浓稠状，调入盐拌匀即可。

功效：消暑解毒、利水消肿。

银耳西红柿汤

原材料：银耳30克，西红柿120克。

调味料：冰糖适量。

做法：银耳用温水泡发，洗净，撕碎。西红柿洗净，切块；冰糖捣碎，备用。锅内加适量水，放入银耳、西红柿块，大火烧沸，调入冰糖后，再煮沸即成。

功效：益气补血、健脾胃、纤体。

胡萝卜煮鸡腰

原材料：胡萝卜、马蹄各100克，鸡腰150克，山药、枸杞、党参、黄芪各3克。

调味料：姜5克，盐、料酒各适量。

做法：各材料先洗净，胡萝卜去皮切菱形片，马蹄去皮。胡萝卜、马蹄下锅过水；鸡腰加盐、料酒腌渍去腥后，下锅过沸水。所有材料加入药材、姜片煮至熟透调味即可。

功效：消暑降火、活血明目、抗氧防皱。

莲藕排骨汤

原材料：莲藕100克，排骨110克，枸杞5克。

调味料：盐3克，味精2克。

做法：将莲藕去皮，洗净，切成大块；排骨洗净，砍成段。锅中加水烧沸，下入排骨汆去血水后，捞出沥干。莲藕与排骨、枸杞一起放入瓦罐中，加适量清水，大火炖35分钟，加盐、味精调味即可。

功效：养颜抗老、活血润肤、促进新陈代谢。

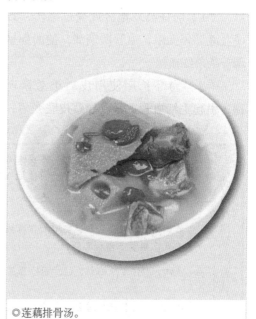

◎莲藕排骨汤。

祛除红血丝，还原诱人的白瓷美肌

"我的皮肤比较薄，就跟透明似的，脸上的红血丝清晰可见，遇冷遇热或者紧张时都会变得严重，太阳一晒也会变得明显。夏天比冬天要严重，看过医生，吃了很多维生素，也没什么效果，我该怎样消除这些红血丝呢？"

也许你和这个女孩一样，也有红血丝问题。红血丝是面部毛细血管扩张性能差、角质层受损或一部分毛细血管位置表浅引起的，一丝丝纵横交错，如蜘蛛网般，发散性分布，严重者会连成片状，变成红脸。这种皮肤薄而敏感，情绪激动、温度突然变化时脸色会更红。面部红血丝不仅影响外表的美丽，还会给心理造成阴影，给正常生活带来极大的不便。

形成面部红血丝的原因是不同的，主要有以下几种：

（1）居住高寒地区或受过冻伤，致使血液循环受阻，血管壁瘀滞，使面部呈现一条条红血丝。

（2）局部长期使用皮质类激素药物，引起毛细血管扩张，导致皮肤变薄、萎缩等，引起面部发红。

（3）经过角质层打磨，使皮肤暂时看起来较白，但因为破坏了保护皮肤的表层，使表皮变薄，红细胞容易渗出，导致面部发红。

（4）经常美容焕肤，因为焕肤品主要含苯甲酸，用苯甲酸反复刺激薄嫩、细腻的颜面部位，使没有受到保护的真皮层暴露于外部，接受强烈紫外线的照射所致。

（5）血管老化、脆弱、缺乏弹性，血管收缩较慢，红细胞容易渗出，致使面部发红。

红血丝皮肤比较敏感，一定不要使用含重金属的化妆品，避免色素、毒素残留表皮，可以用些柔和型的护肤品。另外，还要尽量少更换护肤品，如果需要更换，请先做一下实验：可以先把少量外用护肤品搽在耳后，因为耳后皮肤一般不会过多接触外用护肤品，对护肤品比较敏感，一个小时后可以看一下结果，如果在耳后不产生过敏，则可以再搽少量在红血丝部位，如发现过敏或不适，应立即停用。

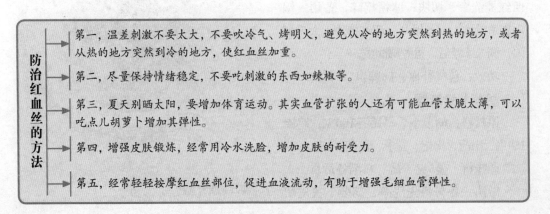

防治红血丝的方法

第一，温差刺激不要太大，不要吹冷气、烤明火，避免从冷的地方突然到热的地方，或者从热的地方突然到冷的地方，使红血丝加重。

第二，尽量保持情绪稳定，不要吃刺激的东西如辣椒等。

第三，夏天别晒太阳，要增加体育运动。其实血管扩张的人还有可能血管太脆太薄，可以吃点儿胡萝卜增加其弹性。

第四，增强皮肤锻炼，经常用冷水洗脸，增加皮肤的耐受力。

第五，经常轻轻按摩红血丝部位，促进血液流动，有助于增强毛细血管弹性。

♥ 学习埃及艳后，用芦荟锁住青春

芦荟的美容功效相信大家都不陌生，目前芦荟也被广泛用到化妆品当中。其实，早在数千年前，芦荟就已经受到埃及艳后的青睐，被称作"埃及艳后的青春之泉"。

下面，我们就在这里详细介绍一下芦荟的美容功效，供美女们参考。

（1）营养保湿。芦荟中氨基酸和复合多糖物质构成了天然保湿因素，它可以补充水分，恢复胶原蛋白的功能，防止面部皱纹，保持皮肤柔润、光滑、富有弹性。

（2）防晒。芦荟中的某些成分能在皮肤上形成一层无形的膜，可防止因日晒引起的红肿、灼热感，保护皮肤免遭灼伤。

（3）清洁皮肤。芦荟中有些物质具有抗炎作用，既可清洁皮肤，又可防止细菌生长，促进细胞新陈代谢和皮肤再生，减轻疼痛和瘙痒，对一些皮肤病有明显疗效。

（4）具有化妆品的效果。收敛剂及水分，是任何一种化妆水或乳液都不可欠缺的物质。收敛剂的功用是紧缩肌肤，水分的功用是供给及保持肌肤适当的湿气（水分）。芦荟里就含有大量的收敛剂和水分。除了这两种成分外，芦荟还含有黏蛋白成分，这种成分能调节皮肤的水分与油分，使它们保持在平衡状态。

（5）使雀斑、肝斑变淡。因为皮肤细胞全部新陈代谢最少要花三个月之久，所以，使用芦荟达到使肝斑、雀斑变淡的效果要付出极大的耐心。

此外，芦荟还有很多药用功能，它可

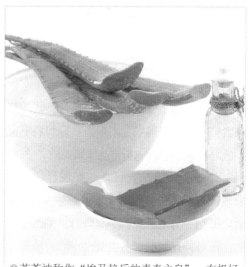

◎芦荟被称作"埃及艳后的青春之泉"，有极好的美容功效。

以抗细菌、真菌；抗滤过性病原体；可提高机体免疫力；消炎镇痛；促进伤口愈合；噬菌、解毒及清洁；免疫与抗肿瘤等。因此，经常在家中养一盆芦荟，不仅可用来美容养颜，还能起到常备药的作用，如遇刀伤、烧伤、烫伤、扭伤或蚊虫叮咬，折取一段芦荟，将黏液涂抹在伤处，即可起到治疗作用。芦荟还能净化空气，美化居室环境，可谓一举多得。

四季养生小贴士

有些品种的芦荟也可内服，是溃疡病、心血管疾病、糖尿病、癌症患者的健康食品，也是肥胖者的瘦身佳品。但体质虚弱者和少年儿童不要过量食用，否则容易发生过敏。孕、经期妇女要严禁服用，因为芦荟能使女性内脏器官充血，促进子宫运动。患有痔疮出血、鼻出血的患者也不要服用芦荟，否则会导致病情恶化。

千年"美容果"，让你的肌肤水嫩光滑

夏日里，颜色鲜红可爱、味道甘美的樱桃一直受到美女们的青睐，其实不仅外形非常吸引人，樱桃的美容功效也是备受推崇的。

自古以来，含铁量高，滋润皮肤的樱桃就被叫作"美容果"，中医古籍里称它能"滋润皮肤""令人好颜色，美态"，常吃能够让皮肤更加光滑润泽。经现代科学提取发现，樱桃含有减缓衰老的维生素A；有活化细胞、美化肌肤，令双眼有神的维生素B_2；还有补充肌肤养分的维生素C，堪称女性最完美的"美容宝典"。

樱桃的美容功效主要是因为其含铁量非常丰富，每百克果肉中铁的含量是同等重量的草莓的6倍、枣的10倍、山楂的13倍、苹果的20倍，居各种水果之首。铁是血红蛋白的原料，而妇女又以阴血为本，因此樱桃除能美肤红颜外，还有助于治疗孕妇、乳母贫血及月经过多、崩漏等多种妇科病症。

樱桃中丰富的维生素C还能滋润嫩白皮肤，有效抵抗黑色素的形成。另外，樱桃中所含的果酸还能促进角质层的形成。

下面介绍两个樱桃美容方。

❶ 补血养肝，护肤养颜

鲜樱桃60克，龙眼20克，枸杞子20克，白糖适量。龙眼肉切块，樱桃去核，切碎块，在干净的锅中放入适量清水，倒入龙眼肉、枸杞子，旺火烧沸，去浮沫，再用小火煮30分钟，再放入樱桃，煮约15分钟，待汤汁稠浓后加入白糖和匀，即可食用。注意：此羹须用小火煮。

❷ 去雀斑

樱桃、青梅各30克，猪牙皂角、紫背浮萍各30克，鹰屎白9克（鸽屎白亦可）。共研为细末，早晚用少许，水调擦面，良久，以温水洗面，约10日即可。或霜梅肉、樱桃枝、牙皂、紫背浮萍各等份，研为末，搽脸。

樱桃汁外涂还可以治疗冻疮。在生冻疮的地方，用成熟的樱桃汁涂抹，同时按揉并晾干，24小时后洗去，坚持一个月，明年冬天冻疮就不会再复发了。

需要注意的是：樱桃性温热，不宜多食；特别是有溃疡症状者、上火者、虚热咳嗽者及糖尿病者一定要忌食。

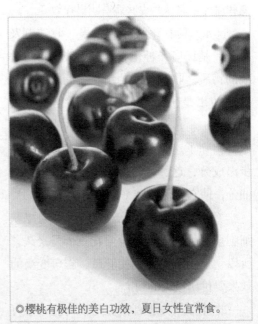

◎樱桃有极佳的美白功效，夏日女性宜常食。

娇嫩百合，让容颜放慢衰老的脚步

百合是著名的保健食品和常用中药，因其鳞茎瓣片紧抱，"数十片相摞"，状如白莲药，故名"百合"。人们常将百合看作团结友好、和睦合作的象征。民间每逢喜庆节日，有互赠百合的习俗，或将百合做成糕点之类食品，款待客人。广东人更喜欢用百合、莲子同煲糖水，以润肺补气。夏天，是百合的收获季节，采摘下的新鲜百合可以洗净剥开，晾晒风干，制成百合干，既便于保存，又方便人们在一年四季中都能吃到它。将百合加工成百合粉、百合精冲剂或者百合饼干食用，是老幼咸宜的药食佳品。

百合营养丰富，每100克鳞茎含蛋白质3.36克，蔗糖10.39克，还原糖3克，果胶5.61克，淀粉11.46克，脂肪0.18克，还含有水解秋水仙碱等多种生物碱。百合性微寒，味甘微苦；入心、肺、肝经。具有润肺止咳、宁心安神、美容养颜、清热凉血等功效，主治肺燥，肺热，或肺热咳嗽，"热病后余热未清，心烦口渴等病症。"

下面，我们着重介绍一下百合的美容功效，供美女们参考。

（1）润肺止咳。百合鲜品富含黏液质，具有润燥清热作用，中医用之治疗肺燥或肺热咳嗽等症常能奏效。

（2）宁心安神。百合入心经，性微寒，能清心除烦，宁心安神，用于热病后余热未消、神思恍惚、失眠多梦、心情抑郁、喜悲伤欲哭等。

（3）美容养颜。百合洁白娇艳，鲜品富含黏液质及维生素，对皮肤细胞新陈代谢有益，常食百合，有一定美容养颜作用。

（4）防老抗衰。百合中所含的蛋白质、B族维生素、维生素C、粗纤维、多种矿物质以及蔗糖、果胶、胡萝卜素、生物碱等物质，对防止皮肤衰老和治疗多种皮肤疾病，都有很好的效果。并且可以舒展皮肤，逐渐消除面部皱纹，治愈一些如皮疹、痱子等皮肤病。

百合常用来制作羹汤，可以与绿豆、莲子、肉类、蛋类等不同食物同煮成汤，各具风味，在一饱口福的同时，还能达到养颜美容的效果。单用一味百合，加糖煮烂制成百合羹也相当爽口，可谓美容佳肴。

需要注意的是，百合性寒黏腻，脾胃虚寒、湿浊内阻者不宜多食。

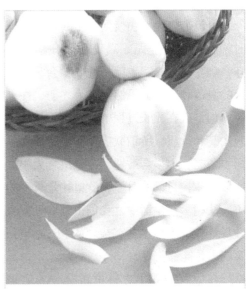

◎百合具有极佳美容功效，夏季百合成熟时，可多多采摘食用。

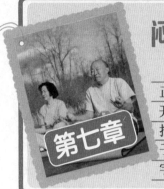

第七章

闷热多雨，养心调神天天都有好心情

◎闷热、多雨，几乎是人们所公认的夏季两大特色。也正因如此，一到了夏天，我们的心情似乎永远都有着拨不开的灰暗色调。心火旺盛、烦躁不安、脾气暴躁、情绪压抑等，总是与我们纠缠不休。那么，在这些闷热潮湿的日子，我们如何能让自己每天都拥有好心情呢？答案只有四个字——养心调神。

"精神内守，病安从来"

夏天到了，阵阵热浪袭来，很多人都会不约而同地唠叨这类话：天气异常地热，心情也跟着烦躁；打不起精神说话，安安静静的还待不住；想忙碌起来干点儿活，却一动也不想动……

其实，虽然夏季的天气有些糟糕，很容易影响人的心情，但我们心境的好坏却对养生至关重要。

《黄帝内经》在谈到真正的长寿之道时说："恬淡虚无，真气从之，精神内守，病安从来。"也就是说要学会掌控自己的身体和欲望。虽然说，人之初，性本善，但是人在成长过程中会不可否认地出现贪婪和欲望，所谓欲望无止境，如果不懂得节制，迟早会被埋葬在欲望之火中。所以，掌控自己的身体和欲望才是长寿的不二法门。在生活中，我们很难看见哪个斤斤计较、心事重重、杂念丛生、心胸狭窄的人是能够长寿的。

在中医的养生之道中讲究"养心调神"，这与《黄帝内经》中的论述是一致的。扁鹊也是养心调神养生论的支持者，他非常提倡淡泊名利，不求闻达，追求心灵的内在平衡与和谐。

但是要做到"养心调神"却非常不容易，首先要保持良好的情绪。人的情感活动和心理健康与身体的健康有着十分密切的关系。从某种意义上说，心理精神因素对身体健康的影响更大，甚至超过了生理因素。医生在就诊的病人中发现，一些功能性疾病是由精神心理因素造成的，如神经官能症、偏头痛、消化不良等，可以称之为心因性疾病。某些器质性疾病，如溃疡病、高血压、冠心病的产生和加重，也与心理因素有密切的关系，有时甚至造成危及生命的严重后果。

四季养生小贴士

俗话说得好："心静自然凉。"夏天首先就要心静，静则生阴，阴阳协调，才能保养心脏。少一分贪念，就会少一分心烦。静则神安，哪怕5分钟都可见效。

"百岁而动作不衰者，以其德全不危也"

在调摄情志，倡导养生中，如何养性是古代养生家非常重视的一个问题。养性，又称养德，系专指道德修养的意思。这一点在闷热的夏季，同样十分重要。

孔子强调："修身以道，修道以仁""大德必得其寿"，说明只有具备高尚道德修养的人，才能获得长寿。孟子发展了孔子的学说，对修身养性的具体内容做了补充和发挥。他提倡"不动心""寡欲""收心"，以达到养"浩然之气"的目的。

孙思邈在《千金要方·养性序》中指出："养性者，所以习以成性，性自为善……性既自善，内外百病皆不悉生，祸乱灾害亦无由作，此养生之大经也。"他认为，如果不能活到百岁的人，主要是不注重道德修养，"所习不纯正"所致。

美国哈佛大学曾做过有趣的实验：让

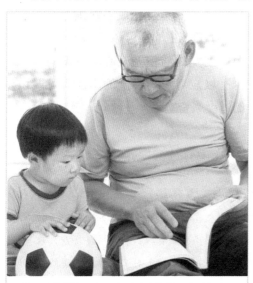

◎养生宜从养性开始，注重道德修养，有助长寿。

学生们看一部反映妇女帮助病人、穷人的影片，看后立即收集学生的唾液进行分析，发现A种免疫球蛋白有所增加，抗呼吸道感染的免疫力提高。现代生理学研究证实，当人在充满信心和乐观时，大脑产生的大量内啡呔，使人轻松愉快，且促进血液循环，增进食欲，降低疲劳；内分泌系统活跃，分泌有益健康的酶、激素和神经递质等，使人达到最佳状态，促进健康。

那么，注重养性，为什么会使人健康长寿呢？《黄帝内经》中解释说：一个人不谋私利，不患得患失，始终保持乐观的态度，机体内的生理活动就能始终按规律进行。如此则形体健壮，精神饱满，形与神俱，便能尽终其天年。养性，养德能养神，从而维护元气，使人长寿。因而，孔子的"仁者寿"是有很深医理在内的。心理学家研究表明，道德品质低劣的人名利熏心，遇事斤斤计较，总想算计别人，又怕别人报复，终日不得安宁，处在一种紧张、愤怒和沮丧的情绪之中。这种不良情绪，使机体内各系统功能失调，免疫力下降，容易患各种疾病。

至于如何养性，概括起来有这样八个字：即性善，仁礼，知足，忍让。《养老奉亲书》中说："百战百胜不如一忍，万言万当不如一默。"也有养生家说道：神强者长生，气强者易灭。谦和辞让，敬人持己，免除忧患，不使形神受伤，可以延年。

兴奋适可而止，过喜反而更伤"心"

2006年中秋佳节，现年64岁身体健康的梁伯，因为几个外出工作的儿女都回家欢庆中秋，喜庆之余几杯酒落肚，到晚上11时许，他突然出现心前区痛、大汗淋漓，急送市医院抢救治疗。诊断为急性心肌梗死合并心律失常、心力衰竭。此时，患者已四肢冰冷，呼吸困难，全身重度发绀，处于心源性休克。医生及时制订了严密的救治方案，经过一系列积极抢救，患者的病情逐渐稳定下来。

这个病例提醒人们，大喜、狂喜同样不利于健康。过度兴奋，同样具有把人推向绝境的作用。而且，对于时常经受巨大压力的人来说，过度兴奋比过度悲痛离"绝境"更近！这是为什么呢？

人的心理承受能力，同人的生理免疫能力有相似之处。经常出现的巨大压力使心理的抗御力如同人体里的白细胞那样经常处于备战与迎战的活跃状态，故心理虽受压抑但仍能保持正常生存的状态，不至于一下子崩溃。过度兴奋则不同，对于心理经常承受巨压的人来说，与形成已久的被压抑的心理反差是那么巨大，使心理状态犹如从高压舱一下子获得减压，难免引

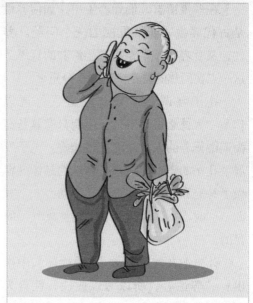

◎过度兴奋不利健康，故要学会调节心理，释放情绪。

起灾难性后果。

为了防范上述悲剧的发生，防止过度兴奋，同防止过分悲痛同等重要。这就要求我们学会释放心理压力。为了释放心中的狂喜，可以借助于山川的明媚、朋友的温情乃至心灵自设的"拳击台"以应对可能突降的幸运所可能引发的过度兴奋。

四季养生小贴士

突然的狂喜，可导致"气缓"，即心气涣散，血运无力而瘀滞，便出现心悸、心痛、失眠、健忘等一类病症。成语"得意忘形"，即说明由于大喜而神不藏，不能控制形体活动。清代医学家喻昌写的《寓意草》里记载了这样一个案例："昔有新贵人，马上洋洋得意，未及回寓，一笑而逝。"《岳飞传》中牛皋因打败了金兀术，兴奋过度，大笑三声，气不得续，当即倒地身亡。这样的"悲惨喜剧"在当代也屡有发生。

放下，给你的健康开一扇窗

夏天高温多雨，闷热潮湿的天气本来就很难让人心情愉悦，再加上工作等外界压力的刺激，人们的心情似乎很难"晴朗无云"。对此，我们就要学会为自己的健康开一扇窗——放下。

我们都知道放下的好处，但要想真正做到放，却不是一件容易的事情。"放下"是一种觉悟，更是一种自由。如果不懂得"放下"的艺术，我们就难免变得心胸狭隘。

两个和尚一道到山下化斋，途经一条小河，两个和尚正要过河，忽然看见一个妇人站在河边发愣，原来妇人不知河的深浅，不敢轻易过河。一个年纪比较大的和尚立刻上前去，把那个妇人背过了河。两个和尚继续赶路，可是在路上，那个年纪较大的和尚一直被另一个和尚抱怨，说作为一个出家人，怎么背个妇人过河，甚至

又说了一些不好听的话。年纪较大的和尚一直沉默着，最后他对另一个和尚说："你之所以到现在还喋喋不休，是因为你一直都没有在心中放下这件事，而我在放下妇人之后，同时也把这件事放下了，所以才不会像你一样烦恼。"

其实，生活原本是有许多快乐的，只是我辈常常自生烦恼，"空添许多愁"。许多事业有成的人常常有这样的感慨：事业小有成就，但心里却空空的，好像拥有很多，又好像什么都没有。总是想成功后尽情享受一番。但真正成功了，仍然没有时间、没有心情去了却心愿，因为还有许多事情让人放不下……

于是，为了这些不能放下的，我们只能用生命作为代价，透支着健康与年华。但谁能算得出，在得到一些自己认为珍贵的东西时，有多少和生命休戚相关的美丽像沙子一样在指掌间溜走？而我们却很少去思忖：掌中所握的生命的沙子的数量是有限的，一旦失去，便再也捞不回来。

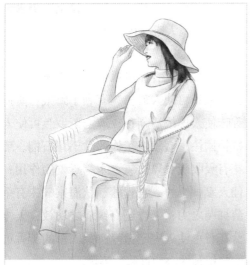

◎生活中要学会放下，这样有助释放我们的心灵，保持身心健康。

四季养生小贴士

放下消极，我们可以获得进取；放下抱怨，我们可以获得舒坦；放下压力，我们可以获得轻松；放下烦恼，我们可以获得快乐；放下犹豫，我们可以获得潇洒；放下自卑，我们可以获得自信；放下懒惰，我们可以获得充实；放下狭隘，我们可以获得自在……总之，"放下"是一种心态选择；"放下"是一门心灵学问；"放下"是一种生活智慧；放下是一种健康之道。

养花种草，放松你的心情

人们爱花、养花、赞花，是对美的向往和追求。花草，不仅是美化生活的大使，给人以美和艺术的感受，更是改善环境、陶冶情操、增进健康的益友。对现代人来说，夏天一到，在紧张的工作之余，养些花草，不仅能调节生活，放松心情，还有助于调节人体生理功能，稳定情绪，有益于身心健康。

法国历史上曾有位名叫安理和的总统，生前在工作、生活之余，喜欢养花种草，从事园艺活动。结果，当他年逾古稀时，身体依然硬朗。科学家们研究后认为，他的健康长寿与园艺生活有着必然的关系。

"园艺健身"是有其科学道理的。当你置身于绿色之中进行健身锻炼时，当你置身于亲手种植的花草丛中时，看着绽开的朵朵花蕾，闻着沁人心肺的花香，在劳动中得到美的享受与喜悦，心情也会得到极大的安抚和放松。现代的科学研究表明，花草树木地带的负离子含量是一般场所的四五倍或更多，负离子有"空气维生素"之誉，对人体健康非常有益，有人甚至称其为"天然的保健医生"。

并且，悠闲的园艺劳动还增加了你的身体活动量，调节了情绪，对慢性疾病，诸如神经官能症、高血压、心脏病患者，有着改善心血管系统功能，降低血压，缓解紧张情绪，改善大脑皮质功能的功效。美国旧金山有一家医院，还专为一些慢性病人开辟了一片空地，让他们在此从事花草和蔬菜的种植。澳大利亚的一家疗病所，根据病人的不同症状，让他们分别在田野里拔草、剪枝、施肥、松土、浇水，结果这些病人康复得很快。

此外，很多花草对身体还有着直接的益处：如桂花香味可以使人舒心畅志；丁香、茉莉可使人放松，有利于睡眠；薄荷香味使人思维清晰；玫瑰、紫罗兰可使人精神愉快，有发奋工作的欲望；石榴、菊花有吸收硫、氟化氧、汞等毒气的作用；仙人掌、文竹、常青藤、秋海棠气味有杀菌抑菌之力；丁香还有镇痛之功效；天竺葵花香可使人安定镇静；薰衣草的芳香可治疗精神性心动过速，等等。

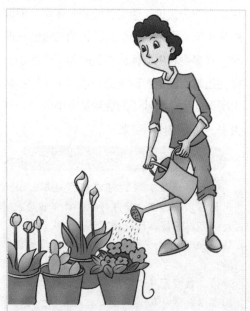

◎养花种草有助调节生活，放松心情，对身心健康有利。

改掉暴躁脾气，在心中藏一片清凉

暴躁是一种特殊情况下，将痛苦和压抑毫无理性地释放；暴躁是在听到不顺耳的话或遇见不如意的事时，火气不加克制地喷放。暴躁的人，容易让健康过早地逝去，而且经常表现为精神恍惚、无精打采。这类人很容易受天气的影响，如夏季的酷热就会使他们更加暴躁。

脾气暴躁，经常发火，不仅是诱发心脏病的致病因素，而且会增加患其他病的可能性，它是一种典型的慢性自杀。因此，为了确保自己的身心健康，必须学会控制自己，克服爱发脾气的坏毛病。

下面，来测试一下，你是否是一个暴躁的人。对下列问题，请诚实地回答"是"或者"否"。

（1）从感情的角度来讲，你的情绪不稳定。

（2）有较强的报复心理。

（3）不容易相信别人，疑心有点儿重。

（4）比较容易注意到别人的缺点。

（5）别人很容易就会激怒你。

（6）你有时觉得自己的情绪好像一颗定时炸弹。

（7）有人说你很粗鲁。

（8）很多人说你不理解别人。

（9）很容易发怒。

（10）当事情不按你的方式进行时，你就会生气。

（11）生气时，有时会干出自己也不相信的事情来。

（12）有时会在公众场合发脾气。

（13）别人觉得你的脾气不容易捉摸。

如果有10个或以上的"是"，说明你确实是一个脾气暴躁的人，请注意调适。

客观来讲，暴躁就像一颗炸弹，一旦爆炸，不仅会炸伤自己，还会危害到与其他人的关系。因此，改变暴躁的性格，让自己心态平和，是十分必要的。

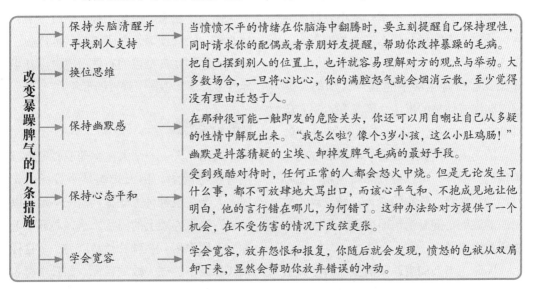

改变暴躁脾气的几条措施	保持头脑清醒并寻找别人支持	当愤愤不平的情绪在你脑海中翻腾时，要立刻提醒自己保持理性，同时请求你的配偶或者亲朋好友提醒，帮助你改掉暴躁的毛病。
	换位思维	把自己摆到别人的位置上，也许就容易理解对方的观点与举动。大多数场合，一旦将心比心，你的满腔怒气就会烟消云散，至少觉得没有理由迁怒于人。
	保持幽默感	在那种很可能一触即发的危险关头，你还可以用自嘲让自己从多疑的性情中解脱出来。"我怎么啦？像个3岁小孩，这么小肚鸡肠！"幽默是抖落猜疑的尘埃、卸掉发脾气毛病的最好手段。
	保持心态平和	受到残酷对待时，任何正常的人都会怒火中烧。但是无论发生了什么事，都不可放肆地大骂出口，而该心平气和、不抱成见地让他明白，他的言行错在哪儿，为何错了。这种办法给对方提供了一个机会，在不受伤害的情况下改弦更张。
	学会宽容	学会宽容，放弃怨恨和报复，你随后就会发现，愤怒的包袱从双肩卸下来，显然会帮助你放弃错误的冲动。

疏散坏情绪，"气以从顺"过日子

不良情绪是破坏心理健康的常见原因，是健康的大敌。保持心理健康的一个重要手段就是及时排解不良情绪，夏天再热，也要学会把心中的不平、不满、不快、烦恼和愤恨统统及时倾泻出去。

请记住，哪怕是一点儿小小的烦恼也不要放在心里。如果不把它发泄出来，它就会越积越多，乃至引起最后的总爆发，导致一些疾病的产生。

良好的情绪可以成为事业和生活的动力，而恶劣的情绪危机对身心健康产生极大的破坏作用。据医学界研究，对健康损害最大的情绪依次是抑郁、焦虑、急躁、孤立、压力等。长期持有这些消极情绪，很容易引起各种疾病，或使病情加重。

过平静、舒适的生活是人们的愿望，人人都希望生活中充满欢笑。然而事实上，人世间事物不可能尽善尽美，皆遂人愿，"天有不测风云，人有旦夕祸福"，失败、挫折、矛盾、不幸，从不放过任何人，并对人们的精神状态产生各种影响。古人云："忍泣者易衰，忍忧者易伤。"如果你在日常生活中遇到令人烦恼、怨恨、悲伤或愤怒的事情，而又强行将它压抑在自己的心里，就会影响你的身心健康。因为人的声调、表情、动作的变化、泪液的分泌等，可以被意志所控制，而心脏活动和血管、汗腺的变化，肠、胃、平滑肌的收缩等随着情绪而变化，不受人的主观意志控制。

因此，当人们遭遇负面生活事件并引起不良情绪时，千万不要强硬压制自己的感情，应当学会自我解除精神压抑。

怎样才能最有效地解除精神上的压抑呢？手段之一是发泄，即在不危害社会和他人，不影响家庭的情况下，发泄一下自己的情绪。可采用以下方法。

① 一分为二法

在人生的历程中不可避免会有挫折和失败，在遭遇挫折和打击时，要有坚强的意志和承受能力，要让自己的心理处于乐观、理智、积极的状态中，这样才能迅速走出情绪的"低谷"，以保持身体的健康。

困境和挫折，绝非人们所希望的，因为它们会给人带来心理上的压抑和焦虑。善于心理自救者，能把这种情绪升华为一种力量，引至对己、对人、对社会都有利的方向，在获得成功的满足时，清除心理压抑和焦虑，达到积极的心理。古之文王、仲尼、屈原、左丘、孙子、吕不韦、韩非子、司马迁等，之所以为后世传颂，就在于他们在灾难性的心理困境中以升华拯救了自己，塑造了强者的形象。

② 补偿法

人无完人，一个人在生理或心理上难免有某些缺陷，因而影响某一目标的实现。人会采取种种方法弥补这一不足，以减轻、消除心理上的困扰。这在心理学上称为补偿作用。一种补偿是以另一个目标来代替原来尝试失败的目标。如日本著名指挥家小泽征尔，原是专攻钢琴的。他手指摔伤后十指的灵敏度受到影响，曾一度十分苦恼。后来他毫不犹豫改学指挥而一举成名，从而摆脱心理困扰。另一种补偿是凭借新的努力，转弱为强，达到原来的目标。希腊政治家狄塞西尼斯因发音微弱和轻度口吃，使他不能演讲，他下决心练习口才，把小卵石放在嘴里练习讲话，并面对着大海高声呼喊。最终，他成为世界闻名的大演说家。

❸ 不满发泄法

当不良情绪来临时要疏导、分解，而不能抑制、阻塞。释放可以是发泄，可以是倾诉，可以是表达。发泄可以是身体运

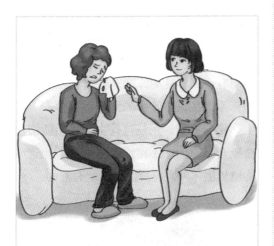

◎当不良情绪来临时，应通过适当的途径进行发泄，以畅达气机。

动式的发泄，也可以是言语上的发泄，但要通过适当的途径来排解和宣泄，不能伤到他人，无论是从语言上还是行为上。

据说，美国某任总统的办公室内设一满装细沙的沙箱，用在必要时宣泄心中的怒气。这实在是明智之举，是智者和强者所为，因为这是陷入极度心理困境的即时性的最佳自救策略。

❹ 回避法

当人们陷入心理困境时，最先也是最容易采取的便是回避法，躲开、不接触导致心理困扰的外部刺激。在心理困境中，人大脑里往往形成一个较强的兴奋中心，回避了相关的外部刺激，可以使这个兴奋中心让位给其他刺激以引起新的兴奋中心。兴奋中心转移了，也就摆脱了心理困境。

❺ 语言调节法

语言对情绪有重要的影响，当你悲伤、愤怒、焦虑不安时，可以朗读幽默的诗句，或颇有哲理性的格言，如"留得青山在，不怕没柴烧""比上不足，比下有余""难得糊涂"，或用"制怒""忍""冷静"等字句来自我提醒、自我安慰、自我解脱，以调节自己的情绪。

四季养生小贴士

环境对情绪有重要的制约和调节作用。当情绪压抑的时候，到外面走一走，去逛逛公园，到野外散步、爬山、旅游，或到娱乐场所做做游戏，看看电影、戏曲、电视剧；如果口袋里没有足够的钱或者不想过度花钱，那么就穿上运动服跑上3000米吧！

四大妙招，拯救你压抑的内心

夏三月，每当到遭遇天气闷热的时候，尤其是那种大雨欲下又止的灰暗天儿，我们总是会感到心情非常压抑。此时若再出现一些其他不顺心的事情，心里就会更不好受，健康当然也会受到影响。

其实，压抑心理是一种较为普遍的病态社会心理现象。它存在于社会各年龄阶段的人群中，它与个体的挫折、失意有关，继而产生自卑、沮丧、自我封闭、孤僻等病态心理行为。挫折与压抑感之间互为因果，形成一个恶性循环。

疏导压抑情感宜结合心理疗法，自己努力或寻求他人的帮助。具体方法如下：

① 运动法

压抑情绪能量的发泄的确是来势汹汹，好像不可阻挡。实际上，在一定控制范围内的适当宣泄，可以改善自己的情绪健康状态。比如，当你感到压抑时，不妨赶快跑到其他地方宣泄一下，干脆出去跑一圈，或做一些能消耗体力又能转移自己思想的体育运动，踢足球或打篮球都是不错的选择。特别是在活动中与人的合作和接触，又让我们有了新的交流。当你累得满头大汗气喘吁吁时，你会感到精疲力竭，相信这时你的压抑情绪已经基本被抚平了。

② 眼泪法

对于压抑情绪的能量发泄，还有一种方法，就是在我们感到十分压抑时不妨大哭一场。哭，也是释放积聚能量、调整机体平衡的一种方式。在亲人面前的痛哭，是一次纯真的感情爆发，如同夏天的暴风雨，越是倾盆大雨越是晴得快。许多人在痛哭一场之后，觉得畅快淋漓，压抑的心情也会随着泪水的流落而减少许多。为什么会这样呢？

经过研究发现，奥秘在于眼泪。美国生物学家曾挑选了一批志愿者，组织他们观看一些令人悲痛欲绝的电影或戏剧，并要求他们在痛哭时把事先发放的试管放在眼睛下面，将眼泪收集起来。他们发现，一个正常的人在哭泣的时候，流出的眼泪有100～200微升。

即使一场号啕大哭，眼泪也只有1～2毫升。在哭泣以后，对心动过速、血压偏高均有不同程度的减轻。经过化学分析得知，原来在这些流出的眼泪中，含有一些生物化学物质，正是这些生化物质能引起血压升高、消化不良或心率加剧。把这些物质排出体外，对身体当然是有利的。

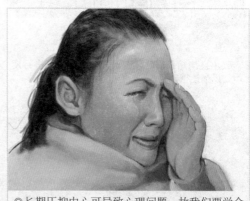

◎长期压抑内心可导致心理问题，故我们要学会疏导压抑情感，通过流泪等方法疏泄情感。

❸ 倾诉法

倾诉，是缓解压抑情绪的重要手段。当一个人被心理负担压得透不过气来的时候，如果有人真诚而耐心地来听他的倾诉，他就会有一种如释重负的感觉。所谓"一吐为快"正是这个道理。对此，现代心理学中有"心理呕吐"的说法。美国心理学家罗杰斯认为，倾听不仅能使听者真正理解一个人，对于倾诉者来说，也有奇特的效果，心理上会出现一系列的变化。他会感觉到他终于被人理解了，内心有一

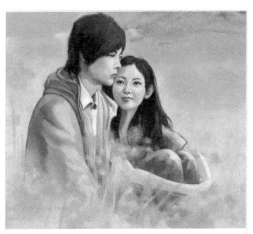

◎倾听不仅能使听者真正理解一个人，对于倾诉者来说，也有奇特的效果。他会感觉到他终于被人理解了，内心有一种欣慰之感进而使压抑感得到缓解。

种欣慰之感进而使压抑感得到缓解，心理上似乎感到一种解脱，还会产生某种感激之情，愿意谈出更多心里话，这便是转变的开始。一个人如能从混乱的思绪中走出来，换一个角度去思考问题，重新审视自己的内心世界，那些原来以为无法解决的问题，就会迎刃而解。

❹ 宣泄法

如果以上三种方法对你均没有产生效果，那么你就必须寻求心理医生的帮助了。心理医生会引导人们把自己心中的积郁倾吐出来，这称为宣泄疗法。宣泄疗法在现实表现中有一定的功效。当人们把自己的压抑情绪体验宣泄出来时，不仅能减轻宣泄者心理上的压力，也能减轻或消除他们的紧张情绪，容易使发泄者恢复到平静的心情。在生活中，我们经常可以看到有些心胸开阔、性情爽朗的人，他们心直口快把自己的压抑情绪诉说出来，便不再愁眉苦脸了。所以，这种人的心理矛盾往往能获得及时解决。可是我们也常看到一些心胸狭窄的人，爱生气，心中总是闷闷不乐，由于心理压抑长期得不到解决而容易发生心理疾病。

四季养生小贴士

压抑通常表现为暮气沉沉、心情沉闷、烦恼不堪、牢骚满腹，时不时有股无名火，似乎一切都令人生厌，既不能分享他人的喜悦，也不能分担他人的忧愁，对他人的喜怒哀乐无动于衷，难以发生共鸣，失去广泛的兴趣，成天拘泥在自我约束之中，心中似有块石头难以消除，严重时还会有绝望之感。尤其在夏季，外热内燥，很容易产生这种心态，但从健康角度不可不以为然。除了以上四种方法外，倍感压抑者还可以通过饮食法以摆脱压抑情绪。有助消除压抑心理的食物有酸奶、薄荷、芹菜、牛奶、蜂蜜、洋葱、咖啡、绿茶、洋葱、红薯等。

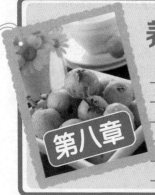

第八章

养到实处，让夏季疾患销声匿迹

◎很多人都好奇，为什么每到夏季就会不知不觉地中暑？为什么不能长时间耐受空调的凉爽？为什么天气不冷颈椎病反而容易发作？为什么天天洗澡，结果还是染上皮肤病？其实，由于夏天气温高、湿度大，细菌也很容易滋生，无论男女老少，都会面临很多季节性高发疾患。这就要求我们在做好防暑降温的同时，更要注意夏季多发疾病的预防和保健。

♥ 清热解暑，中药、药茶各显神通

夏季的天气闷热潮湿，常使人困倦乏力、食欲减退、形体消瘦、烦躁易怒，严重时还会出现胸闷、发热、头痛、身疼、呕吐、腹泻等症状。这时，喝些药茶可以清热解暑，防止中暑等夏季常见病。

药茶的制作方法很简单，每种配方剂量在3克左右，只需开水冲泡。在此，我们为朋友们推荐几种药茶。

❶ 清咽明目"去火"药茶

（1）明目茶：现代人已离不开电脑，而长时间盯着电脑屏幕，眼睛容易疲劳。此时，不妨喝点儿用枸杞子、白菊花、生晒参等配成的药茶，可有效缓解眼睛疲劳。

（2）利喉清咽茶：由西青果、射干、麦冬、黄芩组成，具有消炎止痛、利喉清咽的作用。尤其是因工作繁忙而导致"上火"的上班族，这款茶很值得推荐。

❷ 养心安神"老年"药茶

（1）决明子苦丁茶：用炒决明子

和苦丁茶等纯正中草药冲泡，具有清热降火、平肝明目、降血脂和降血压的功效，特别适合有高血压的老年人服用。

（2）养心安神茶：由五味子、旱莲草、刘寄奴配方，可防治失眠多梦、头痛头昏、神经衰弱等。

注意，药茶虽能防暑，但药性偏凉，脾胃虚寒的人不宜过多服用，以免胃部不适。即便适合服用，在入睡前和空腹时也不要喝药茶。

❸ 老少皆宜"全能"药茶

（1）六月神仙茶：以六一散、青蒿、荷叶为主料，该药茶具有清热解毒、利湿消暑的作用，老少皆宜。此时，正是服用六月神仙茶的最好时间。

（2）消暑茶：以金银花、藿香、生地为配方，具有清热解毒、消肿祛暑的功效，每天喝1杯，可预防中暑、热伤风等。

格外说明一下，以上药茶配方在药房或者超市里可买到，具体用量配伍应该遵医嘱。

除了药茶，我们还可选择一些具有解暑功能的单味中药，也有相当不错的效果。

藿香：化湿解暑，和中止呕。可治疗感冒头痛、胸脘闷胀、恶心呕吐、神疲体倦等症，每次10克，分2～3次煎服；鲜品效果更好，量可加至25～35克。

佩兰：解暑化湿，和胃醒脾。可治疗头晕昏闷、胸脘闷胀、食少呕吐、腹泻、口臭等症，每次10克，分2～3次煎服；鲜品疗效尤佳，量可加至25～30克。

香薷：发汗解表，祛暑化湿。可治疗夏日乘凉饮冷，外感风寒后所致的发热无汗、腹痛腹泻等症。每次3～5克，煎服。平素体弱、汗出过多者慎用。

荷叶：解毒清热，祛暑利湿。可治疗中暑头闷、胃口不开、痱毒、身痒等症，取鲜荷叶一角（四分之一叶），或干荷叶9克，搓碎，煎水代茶饮用，每天1剂。

金银花：清热解毒消暑。可治疗暑热

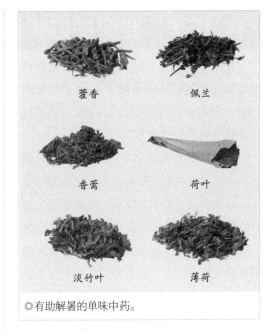

◎有助解暑的单味中药。

藿香　佩兰
香薷　荷叶
淡竹叶　薄荷

心烦、小儿疮疖、身热疲乏，每次10克，开水冲泡，代茶饮。

竹叶：清热除烦利尿。可治疗夏日受热心烦，小便色深黄、量少不畅，口舌生疮，每次10克，分2次煎服。

薄荷：疏散风热，清利头目。可治疗夏季暑湿秽浊之气所致腹痛吐泻、咽喉肿痛、头痛目赤等症，每次3～6克，开水冲泡，代茶饮。

四季养生小贴士

天气炎热，我们在服药的时候一定要注意以下几个问题：

（1）不宜过度滋补。滋补药不易吸收，只有消化功能完善的人才能使用，否则会出现腹胀、不思饮食等现象。而人在夏季，胃肠功能低，故不宜使用，更忌过度滋补。

（2）不宜过度温热。温热药用来治疗寒证，夏季大量使用常会出现发热、出血、疮痈等病变。即使必须使用，也只能减少剂量，缩短疗程。

（3）不宜过度发汗。夏季人体易出汗，此时再服大量发汗药，势必大汗淋漓，导致体内水分失衡，甚至出现休克等危重征候。

夏季，要保护好脆弱的颈椎

受高温闷热天气的影响，医院里各种因高温患病的病人明显增多，除了常见的心脑血管患者，颈椎不舒服的病人也来扎堆。这究竟是怎么回事呢？

原来，颈椎是人体器官中最脆弱的器官。人的颈椎由七块骨头构成，是头部的支架。而人的头部有七八斤重，需要前后、左右旋转活动，这么多功能和压力都要这区区七块骨头来承受，颈椎就像是一段弹簧，如果承受的压力过重，或者是长期处于紧张状态，就容易疲劳，失去弹性。

人类的颈部发病率远远高于其他动物，这是因为在我们直立行走的转变过程中，颈部骨与软组织的应力发生了改变。不过除此之外，苦苦纠缠办公室白领的颈椎综合征，还是可以从我们自己身上找到一些原因。

当你出现这些症状：旋颈后加重眩晕等症状；不明原因的吞咽困难；经常感到手指发麻；后枕部频频出现疼痛；下肢发软或全身出现"电击式反应"。如果出现了以上几种症状，小心颈椎病的蔓延！

如何保养你的颈椎呢？下面是几条建议：

❶ 日常预防

（1）让颈肩肌肉放松。预防颈椎病，最重要的是要减少颈椎的外伤和劳损。如长时间伏案、低头、操作电脑等动作易引起颈肌疲劳，时间久了会造成颈椎的损伤，导致颈椎病的发生。因此，工作时一段时间后要活动头颈部，使颈部韧带肌肉得到休息。

（2）走好每一步。正确的走姿应该是：站立时全身从脚心开始微微上扬，即收腹挺胸；双肩撑开并稍向后展；双手微微收拢，自然下垂；下颌微微收紧，目光平视，头顶如置一碗水或一本书；后腰收紧，骨盆上提，腿部肌肉绷紧、膝盖内侧夹紧，使脊柱保持正常生理曲线。从侧面看，耳、肩、髋、膝与踝应处于一条垂线。

（3）坐好每一分。很多白领在办公室坐着时习惯于驼着背、哈着腰，加上长时间低头伏案，使颈椎处于长时间的向前屈的劳累状态。正确的坐姿实际上是正确站姿与走姿的延伸，应尽量拉近与工作台的距离，将桌椅高度调到与自己身高比例合适的最佳状态。腰部挺直，双肩依然后展，工作间隙应经常随呼吸做自然的提肩

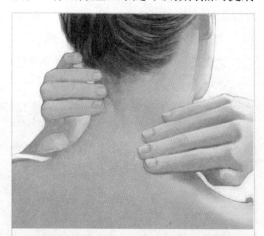

◎人类的颈部发病率远远高于其他动物是因为在我们直立行走的转变过程中，颈部骨与软组织的应力发生了改变。不过除此之外，苦苦纠缠办公室白领的颈椎综合征，还是可以从我们自己身上找到一些原因。

动作，每隔5～10分钟应抬头后仰休息片刻，使头、颈、肩、胸处在一种微微绷紧的正常生理曲线状态，并尽量避免头颈部过度前倾或后仰；描图、绘图等专业设计人员可调整工作台倾斜10～30度，以减轻端坐疲劳。还要特别提醒有头部偏左或偏右写作习惯的白领应注意纠"偏"，如一时改不过来，可每小时缓缓转动头部片刻以消除"偏颈"状态导致的肌肉疲劳。

❷ 自我保养

（1）避免损伤。颈部的损伤也会诱发本病，除了注意姿势以外，乘坐快速的交通工具，遇到急刹车，头部向前冲去，会发生"挥鞭样"损伤。因此，要注意保护自己，不要在车上打瞌睡，坐位时可适当地扭转身体，侧面向前；体育比赛时更要避免颈椎损伤；颈椎病急性发作时，颈椎要减少活动，尤其要避免快速地转头，必要时用颈托保护。预防慢性劳损，除工间或业余时间做平衡运动外，还可根据不同的年龄和体质条件，选择一定的运动项目，进行增强肌力和增强体质的锻炼。

（2）用枕适当。人生的1/3是在床上度过的，枕头的高低软硬对颈椎有直接影响，最佳的枕头应该是能支撑颈椎的生理曲线，并保持颈椎的平直。枕头要有弹性，枕芯以木棉、中空高弹棉或谷物皮壳为宜。喜欢仰卧的，枕头的高度为5厘米左右（受压以后的高度）；喜欢侧卧的，高度为10厘米左右。仰卧位时，枕头的下缘最好垫在肩胛骨的上缘，不能使颈部脱空。枕头不合适，常造成落枕，反复落枕往往是颈椎病的先兆，要及时诊治。另外要注意的是枕席，枕席以草编为佳，竹席一则太凉，二则太硬，最好不用。

（3）睡姿良好。睡眠应以仰卧为主，侧卧为辅，要左右交替，侧卧时左右膝关节微屈对置。俯卧、半俯卧、半仰卧或上、下段身体扭转而睡，都属不良睡姿，应及时纠正。头应放于枕头中央，以防落枕。脊柱病患者应以木板床为宜，弹簧床对脊柱生理平衡无益。

（4）颈部保暖。颈部受寒冷刺激会使肌肉血管痉挛，加重颈部板滞疼痛。在秋冬季节，最好穿高领衣服；天气稍热，夜间睡眠时应注意防止颈肩部受凉；炎热季节，空调温度不能太低。

（5）姿势正确。颈椎病的主要诱因是工作学习的姿势不正确，良好的姿势能减少劳累，避免损伤。低头时间过长，使肌肉疲劳，颈椎间盘出现老化，并出现慢性劳损，会继发一系列症状。最佳的伏案工作姿势是颈部保持正直，微微地前倾，不要扭转、倾斜；工作时间超过1小时，应该休息几分钟，做些颈部运动或按摩；不宜头靠在床头或沙发扶手上看书、看电视。

四季养生小贴士

对于夏日容易犯困的人来说，如果午休时在座位上耷拉着脑袋就睡着了，或者趴在桌子上睡觉，都属于不良姿势，都会对颈椎健康不利。所以建议有条件的话，尽量采取向后仰躺的姿势休息，一定要为颈椎找到托扶点，比如在颈部后面垫一件卷裹的衣服或带上U形颈舒枕等。

孩子中暑了，快给他"掐三穴"

在炎热的夏季，不要经常让孩子吹空调，但是不吹空调又很容易中暑，一旦中暑怎么办呢？做父母的不要着急，也不要慌张，在这里向大家推荐一种急救方法——掐三穴，即掐人中穴、合谷穴、内关穴。

在夏季，如果本来活泼爱动的孩子突然不爱动了，精神也不好了，还会出现头晕、头疼、面色苍白、恶心、动作不协调等状况，说明孩子可能中暑了。一旦发现宝宝有中暑的症状，你也不要惊慌，只要采取适当的保护措施，宝宝的情况就会好转的。这时要赶紧把孩子转移到阴凉通风处，掐孩子的人中穴（位于人体鼻唇沟的中点）、内关穴（位于手腕内侧6～7厘米处）以及合谷穴（位于双手大拇指与示指的分叉处），这种方法对于大汗虚脱的孩子能起到很好的作用。

另外，还可以通过按摩穴位让孩子舒服些。方法很简单，找到孩子后颈部大筋两旁凹陷处，与耳垂平行处的风池穴，用示、中指一起按摩，可以达到放松颈肩部肌肉、缓解头晕头痛、生津止渴的效果。

同时，最好给孩子喝点儿盐水，但不能过量饮水，尤其是热水。因为过量饮用

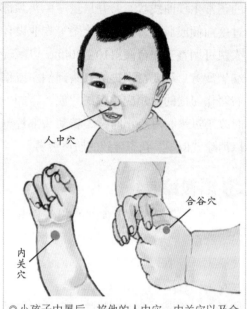

◎小孩子中暑后，掐他的人中穴、内关穴以及合谷穴，对大汗虚脱的孩子能起到很好的作用。

热水会使孩子大汗淋漓，造成体内水分和盐分进一步大量流失，严重时还会引起抽搐。一般两三岁的孩子每隔1小时饮用30～50毫升即可。但是，如果孩子出现高热，即体温达到39℃以上，就必须尽快送医院就医。

其实，中暑最主要的还是预防，平时最好注意让孩子保持凉爽，让他吃一些西瓜、喝一些绿豆汤，如果有空调可以开一段时间，天太热的时候最好不要带孩子出游。

四季养生小贴士

夏天，上午10时到下午4时阳光非常足，在这个时间段发生中暑的可能性是平时的10倍，所以应避免让孩子在此阶段外出，更不要在烈日下行走。同时，带孩子出门，最好给其打遮阳伞、戴遮阳帽及太阳镜等，做好防护措施。

有姜汤补暖，轻松远离空调病

中医认为，空调病症状属暑湿症。夏天气候炎热，人体腠理开泄，若长时间处在空调环境中，则容易产生此病。那么，有没有什么既简单又有效的办法来对付"空调病"呢？

令人意想不到的是，最简便有效的东西竟然是我们厨房里常用的生姜。研究表明，适量喝姜汤不仅能预防"空调病"，而且对吹空调受凉引起的一些症状也有很好的缓解作用。针对吹空调引发的症状，我们来看看姜汤是如何对付它们的。

很多人晚上睡觉喜欢开着空调，空调的凉气再加上凉席，真可谓凉快！可是早晨起床胃部和腹部开始疼痛，伴有大便溏泻的症状，原来是昨天晚上着了凉。这个时候喝一些姜汤，能驱散脾胃中的寒气，效果非常好。而对一些平常脾胃虚寒的人，可以喝点儿姜枣汤（即姜和大枣熬的汤），有暖胃养胃的作用。因为生姜侧重是补暖，大枣侧重是补益，二者搭配服用

可以和胃降逆止呕，对治疗由寒凉引起的胃病非常有效。

空调房里待久了，四肢关节和腰部最容易受风寒的侵袭，导致酸痛，这个时候，可以煮一些浓浓的热姜汤，用毛巾浸水热敷患处。如果症状严重，可以先内服一些姜汤，同时外用热姜汤洗手或者泡脚，这样能达到散风祛寒、舒筋活血的作用，最大限度上缓解疼痛。

长时间吹空调加之室内外温差过大，很容易引起风寒感冒。主要体现在恶寒、头疼、发热、鼻塞、流涕、咳嗽等症状，这个时候喝上一碗姜汤，你会发现感冒症状好了许多。

如果想缓解"空调病"，姜汤不可过淡也不宜太浓，一天喝一碗就可以起到作用。可以在姜汤中加适量的红糖，因为红糖有补中缓肝、活血化瘀、调经等作用。

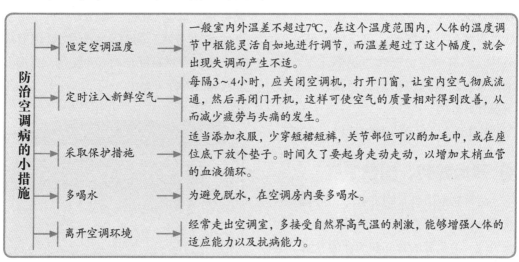

防治空调病的小措施	恒定空调温度	一般室内外温差不超过7℃，在这个温度范围内，人体的温度调节中枢能灵活自如地进行调节，而温差超过了这个幅度，就会出现失调而产生不适。
	定时注入新鲜空气	每隔3～4小时，应关闭空调机，打开门窗，让室内空气彻底流通，然后再闭门开机，这样可使空气的质量相对得到改善，从而减少疲劳与头痛的发生。
	采取保护措施	适当添加衣服，少穿短裙短裤，关节部位可以酌加毛巾，或在座位底下放个垫子。时间久了要起身走动走动，以增加末梢血管的血液循环。
	多喝水	为避免脱水，在空调房内要多喝水。
	离开空调环境	经常走出空调室，多接受自然界高气温的刺激，能够增强人体的适应能力以及抗病能力。

天热便秘，莴笋为你解忧

夏季天气炎热，人体排汗频繁，水分流失较多，导致肠道干燥，就容易造成便秘。特别是本来就患有便秘的患者，在这一季节就更容易加重病情。

关于便秘的症状，主要表现为排便次数减少、排便周期延长、粪质坚硬、便下困难、出而不畅，同时还会伴有腹胀、腹痛、头晕、口臭、会阴部胀痛、排便带血以及出汗气短、头晕头痛、心悸、皮疹等。

在对付便秘的诸多方法中，一种最简单又无副作用的方法，那就是吃莴笋。莴笋营养丰富，是蔬中美食，古人称之为"千金菜"，有语曰："呙国使者来汉，隋人求得菜种，酬之甚厚，故名千金菜，今莴笋也。"

莴笋的药用价值很高。中医认为，莴笋能够利五脏、通血脉。《本草纲目》中记载，李时珍曾用莴笋加酒，煎水服用来治疗产后乳汁不通。现代医学表明，莴笋中含有的大量纤维素，能够促进人体的肠壁蠕动，可以治疗便秘。另外，莴笋中还含有铁、钙等元素，如果儿童经常吃莴笋的话，对换牙、长牙是很有好处的。

具体说来，莴笋的功效有以下几方面：

❶ 开通疏利、消积下气

莴笋味道清新且略带苦味，可刺激消化酶分泌，增进食欲。其乳状浆液，可增强胃液、消化腺的分泌和胆汁的分泌，从而增强各消化器官的功能，对消化功能减弱和便秘的病人尤其有利。

❷ 利尿通乳

莴笋有利于体内的水电解质平衡，促进排尿和乳汁的分泌。对高血压、水肿、心脏病患者有一定的食疗作用。

❸ 宽肠通便

莴笋含有大量植物纤维素，能促进肠壁蠕动，通利消化道，帮助大便排泄，可用于治疗各种便秘。

莴笋还有开胃消食之功，这里介绍一款蜇皮莴笋。

原料：蜇皮150克，莴笋1根，鸡蛋1个，盐1茶匙，酱油1匙，糖、醋各2匙，麻油少许。

制法：蜇皮洗净切薄片用70℃的温水快速氽烫过，再泡冷开水。泡一整天，中间可隔几小时换一次水，共换水2～3次。莴笋切片加盐1茶匙，腌10分钟后，用冷开水冲去苦水。蛋打匀后做成蛋饼切成块。将所有材料混合放入大碗内，再加上调味料拌匀即可盛出。

四季养生小贴士

需要注意的是：有眼疾特别是夜盲症的人应少食莴笋；莴笋性寒，产后妇女应慎食。另外，莴笋与蜂蜜不宜同食，否则会导致胃寒，引起消化不良、腹泻。

枇杷佳品，美味又止咳

民间有"天上王母蟠桃，地上三潭枇杷"之说，枇杷与樱桃、梅子并称为"三友"。祖国医学认为，枇杷性凉，味甘、酸，具有润肺、化痰、止咳等功效。《本草纲目》中说：枇杷"止渴下气，利肺气，止吐逆，主上焦热，润五脏"，"枇杷叶，治肺胃之病，大都取其下气之功耳，气下则火降，而逆者不逆，呕者不呕，渴者不渴，咳者不咳矣"。

现代医学认为枇杷中含有苦杏仁苷，能够润肺止咳、祛痰，治疗各种咳嗽；枇杷果实及叶有抑制流感病毒作用，常吃可以预防四时感冒；枇杷叶可晾干制成茶叶，有泄热下气、和胃降逆的功效，为止呕的良品，可治疗各种呕吐呃逆。

尤其对于一些喜欢咳嗽的小孩子，试用以下几道枇杷佳品，既美味又止咳。

枇杷冻

原料：枇杷500克，琼脂10克，白糖150克。

制法：将琼脂用水泡软；将枇杷洗净，去皮，一剖为二，去核。锅置火上，放入适量清水、糖和琼脂，熬成汁；将枇杷放入碗中，倒入琼脂汁，凉凉，放入冰箱内冷冻即成。

秋梨枇杷膏

原料：雪梨6个，枇杷叶5片，蜜糖5汤匙，南杏10粒，蜜枣2颗，砂纸1张。

制法：先将5个雪梨切去1/5做盖，再把梨肉和梨心挖去。把枇杷叶、南杏和蜜枣洗净，放进梨内。余下的1个梨

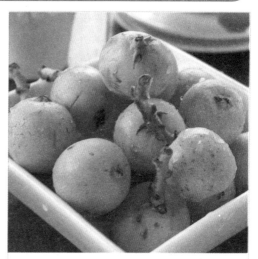

◎枇杷美味又止咳，夏天咳嗽时可食用。

削皮、去心、切小块，将所有梨肉和蜜糖拌匀，分放入每个雪梨内，盖上雪梨盖，放在炖盅里，封上砂纸，以小火炖2小时，即成。

需要注意的是，脾虚泄泻者忌食枇杷。另外，因为枇杷含糖量高，糖尿病患者也要忌食。而枇杷仁是有毒的，千万不可食用。

四季养生小贴士

枇杷表面一般都会有一层茸毛和浅浅的果粉。茸毛完整、果粉保存完好的，就说明它在运输过程中没受什么损伤，比较新鲜，其中的维生素C等营养成分含量也比较高。此外，中等大小的枇杷果实，口感会更好一些。太大的可能用了膨大剂，太小的说明同一棵树上果实结得比较多，营养会差一些。颜色越深的枇杷，说明其成熟度越好，口感也更甜，风味浓郁。

端午来一次草药浴，百毒不沾身

按照民间习俗，人们要在端午节举行一些保健活动以预防疾病。"草药浴"就是这种习俗的内容之一。端午传统的"草药浴"除了用香草外，还可用鲜艾草、菖蒲、银花藤、野菊花、麻柳树叶、九节枫、荨麻、柳树枝、野薄荷、桑叶等煎水沐浴。

香草具有芳香开窍、温气血、散寒湿、消毒、防腐之功效。

艾叶浴对毛囊炎、湿疹有一定疗效。

菖蒲叶及根芳香化湿可治恶疮疥癣。水浸剂对皮肤真菌有抑制作用。外用能改善局部血液循环，对消除老年斑、汗斑有一定作用。

新鲜的桑叶性寒，味苦、甘，具有疏风清热、清肝明目等功能，用它煮水洗澡，可使皮肤变细嫩。

薄荷挥发油有发汗、解热及兴奋中枢的作用，外感风热、咽喉肿痛的病人洗浴特别有用，还能麻痹神经末梢，可消炎、止痛、止痒，并有清凉之感。夏季常用此沐浴，可防治湿疹、痱子等皮肤病。

野菊花有散风、清热、解毒、明目、醒脑的作用。

黄菊花清热解暑、美容肌肤，最宜脑力劳动者洗浴。

银花藤有清热解毒、通经络的作用，沐浴后，凉爽舒畅，可败毒除燥，治痱效果最理想。

用桉树叶、麻柳叶、九节枫、柳叶、荨麻等草药沐浴，具有祛风除湿、活血消肿、杀虫止痛、止痒嫩肤等功效。

草药浴不但可消除疲劳、清洁皮肤、增强皮肤的血液循环，还可预防和治疗痱子、各种皮肤瘙痒、汗斑、狐臭、老年斑、皮炎等皮肤病，并且具有润滑、增白、增香等作用。如用草药汤来洗头，可消除头皮屑；用来浴面，可清除暗疮，防止"青春痘"的滋生。

四季养生小贴士

药浴可以美容养生，但是也有许多禁忌和细节是一定要注意的。

（1）水温和时间应适宜：过冷没效果、过热易烫伤。泡药浴时会大量出汗，皮肤血管充分扩张，体表血液量增多，容易造成缺氧、发生晕眩，一次大概20分钟就够了。

（2）有开放性创口、感染性病灶、年龄过大或体质特别虚弱的人，高血压、心肺功能不佳、孕妇与有出血倾向等患者，就不适合做全身药浴。

（3）空腹、饱饭及酒后不宜：空腹会使血糖降低而休克，过饱则会影响消化功能。此外，草药浴并不是对每一个人都适宜，也应根据个人体质辨证用药，选用的中药不同，其保健、治疗的功效也不同。

❤ 轻松解头痛，四大妙法任你选

头痛是现代人的一种常见病，尤其是在夏季。很多人靠止痛药来缓解头痛，殊不知，长期使用止痛药会给身体带来毒副作用，为其他疾患埋下病根。其实中医就有很多治疗头痛的简单方法，效果也很好。

① 精神疲惫导致头疼，就找印堂和神庭

当人们用脑过度、精神疲惫的时候，往往会不由自主地按揉前额，或者用拳头轻轻地鼓打，其实，这就是在刺激头部的两个重要穴位"印堂"和"神庭"。

印堂穴是人体经外奇穴，《达摩秘功》中将此穴列为"回春法"之一，可见其重要地位。神庭穴属人体督脉，对神经系统有治疗作用。按压这两个穴位对消除头痛头昏、恢复大脑的活力有异曲同工之妙，同时按摩，互相补益，则效果更佳。

印堂穴在两眉连线的正中间，按摩时将中指放在印堂穴上，用较强的力点按10次，然后顺时针揉动20～30圈，逆时针揉动20～30圈即可。

神庭穴在印堂穴上面，发际正中直上半寸左右，按揉方法与印堂穴相同。

② 治头痛的简单方法：热水泡手

头痛往往会让我们感觉心烦意乱，这里有一个简单的方法可以缓解：热水泡手。因为手上的经络通达头部，手受热刺激后就会打通经络，通则不痛。具体方法如下：头痛发作时，把双手伸到热水里（水温以把手放进去能感觉到烫为宜），然后赶快抽回来，再放入水中，再抽回来，如此反复，头痛慢慢就能缓解。

③ 滴鼻法治头痛

将生白萝卜洗净，榨成汁，然后用棉棒蘸汁滴入鼻孔，每次2滴（两鼻孔都要滴），一日2次，连用4～5天，可治头痛。需要注意的是，在治疗期间，一定不要吃花椒、胡椒。

④ 自我按摩，解决头疼

感觉头部沉重疼痛时，你可以像平时洗头时那样，用指尖抓挠或者用天然鬃毛硬刷或木齿梳子梳头进行头部按摩。具体方法是：从鬓角朝额头向后脑勺缓慢做圆周运动，按摩后会感觉头部轻松舒服，头疼也能得到缓解。

四季养生小贴士

临床调查和现代医学研究表明，有些人在气温突升的初夏和气温超过摄氏37℃的酷暑时段，就会经常头痛并伴有食欲不振、低热和全身乏力。入秋凉爽之后就不治即愈。这种头痛是自主神经功能紊乱引起，大多发生在身体虚弱、气血不足者身上。对于这些朋友来说，预防措施主要是注意环境降温，保证一定的睡眠时间，饮食以清淡为主，多吃蔬菜、水果。

小儿痱子，药浴法让宝贝清爽度夏

中医认为，痱子是因天气闷热、汗泄不畅、热不能外泄、暑湿邪蕴蒸肌肤所致。故外治当以清暑解表、化湿止痒为主。

酷热的夏季，如果孩子得了痱子，不要惊慌，下面介绍的药浴法让孩子清爽度夏。

（1）痱子草浴：以痱子草为主洗浴治痱子。该方既能清暑化湿，又能解表而通畅汗路，为治痱子良方。

配方用法：取痱子草30克，配苦参、黄柏、苍术各20克，薄荷6克，藿香15克。每日1剂，水煎洗浴，一日2次。一般当天即可止痒，连洗5～7天即愈。

（2）薄荷浴：薄荷含挥发油，油中主要成分为薄荷脑、薄荷酮及乙酸薄荷脂等，在防治痱子方面也有特效。

配方用法：可用鲜薄荷150克，煎水洗澡，老少皆宜。

（3）复方苦芩浴：苦参、黄芩、白芷、薄荷、防风各30克，红花20克。

配方用法：将上述材料用纱布包好，多加些水煮沸，待凉至温度适宜后给小儿洗浴。每剂可用1～2天，每天洗浴2～3次。

每次用药前均需煮沸，以防药物变质。此方能清热燥湿、芳香化浊、活血止痒。

（4）土茯苓浴：此方具有解毒、利湿、祛风之效。

将土茯苓30克水煎取汁，待温，用干净毛巾蘸药液外搽患处，每天3～5次；另取适量加入温水中洗浴，每天1次，连续3～5天。

（5）桃叶浴：用桃叶来防治痱子是一种古老的偏方。可使痱子迅速消散，并起到解毒消炎、止痛止痒的作用。

具体方法是：将桃叶阴干后盛于袋中，使用时取50克泡在热水里给孩子们洗澡，可以预防痱子的发生。如果长痱子的情况严重，用桃叶熬成汁掺到洗澡水中，或者直接用来涂抹患处，效果更佳。熬桃叶汁时，其比例是桃叶100克加水1000毫升。将其煎熬到只剩一半水量即可。

（6）风油精浴：在温热水中加入十几滴风油精或20～30毫升十滴水，洗浴后也能使人精神抖擞，浑身凉爽，同时也是防治痱子最为简便易行的方法。

（7）牙膏浴：把平时刷牙用的牙膏量的4～5倍（用药物牙膏如两面针、田七、芳草、洁银牙膏等为优）溶于水中，充分溶解搅匀后洗澡，洗后不仅感觉凉爽舒适，且痱子也会尽快消退。

四季养生小贴士

防痱子要注意不让宝宝穿得过多，避免大量出汗。还要注意给宝宝勤洗澡，勤换衣，尤其是大量出汗后，要保持皮肤清洁、干爽，穿透气性、吸湿性均好的棉质衣服，宽松衣裤。不要怀抱宝宝，尽量让宝宝一个人在凉席上玩，以免将大人的体温传递给宝宝。不要让宝宝在塑料布上睡觉，也不要给宝宝脱得光光的，以免皮肤直接受到刺激而生痱子。

吃对、按摩对，远离冠心病

冠心病是脂肪物质的沉积，使冠状动脉管腔变窄或梗死，影响冠状动脉的血液循环，使心肌缺血、缺氧而造成高血压、高血脂、内分泌疾病。而生气、劳累、紧张、失眠、过饥过饱、气候变化等均可诱发本病，此外，本病也与遗传有关。

当冠心病存在血液高凝状态或高脂血症状时，可用适当的药物治疗，以防治血小板聚集，改善血液高凝，降血脂等，但饮食治疗更有效。

冠心病的饮食治疗原则是扶正祛邪，标本兼治，活血通络，补血益气。宜多吃新鲜蔬果，适当进食肉、鱼、蛋、乳，禁服烈酒及咖啡、浓茶，不宜进食糖类食品及辛辣厚味之品。下面介绍几则食疗方：

（1）红山楂5个，去核切碎，用蜂蜜1匙调匀，加在玉米面粥中服食。每日服1~2次。

（2）鲜鱼腥草根茎，每次用3~6厘米长的根茎放口中生嚼，一日2~3次，对缓解心绞痛，治疗冠心病很有帮助。

（3）玉米粉50克用冷水调和，煮成玉米粥，粥成后加入蜂蜜1匙服食。每日2次。

（4）稀粥：薤白10~15克，葱白二段，白面粉10~150克，或粳米50~100克。将薤白、葱白洗净切碎，与白面用冷水和匀后，调入沸水中煮熟即可，或改用粳米一同煮为稀粥。每日早晚餐温热服。有宽胸止痛之功效。

（5）芹菜根5个，红枣10个，水煎服，食枣饮汤。每日2次。

（6）水发海带25克，与粳米同煮粥，加盐、味精、麻油适量，调味服食。每日早晚服食。

除食疗外，按摩内关穴对冠心病症状的缓解和消除也有一定的作用。按压内关穴时，以一手拇指指腹紧按另一前臂内侧的内关穴位，先向下按，再做按揉，两手交替进行。对心动过速者，手法由轻渐重，同时可配合震颤及轻揉；对心动过缓者，用强刺激手法。平时则可按住穴位，左右旋转各10次，然后紧压1分钟。

压内关穴对减轻胸闷、心前区不适和调整心律有帮助，抹胸和拍心对于消除胸闷、胸痛有一定效果。

值得注意的是，当突发心律不齐时，拇指、示指可同时从手掌的正、反两面按住劳宫穴，用力向下压，左右手交替进行，各60~80次，心律会很快恢复正常。

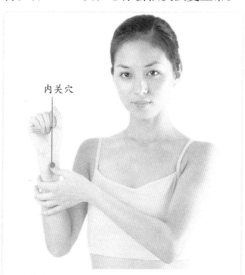

内关穴

◎除食疗外，按摩内关穴也有助于缓解和消除冠心病症状。

高温作业，别让温度夺走你的健康

在我国，夏季高温作业者的比例不占少数，如环卫工人、夏收夏种期间的农民、建筑工人、野外训练的军人以及炼钢工人等，都需要格外注意保护自己的身体健康。概括来讲，在高温情况下，提高抗"热"能力，是人体内调系统处于平衡状态的关键要素。

高温作业是指在高气温或在强热辐射的不良气象条件下进行的生产劳动。按气象条件的特点，可分为干热型、湿热型和夏季露天作业等三种类型，这三种类型的高温作业环境在石油行业工作中均可遇到。

高温作业时，人体会出现一系列生理功能改变，这些变化在一定限度内是适应性反应，但如超过限度，则会对循环系统、消化系统、泌尿系统、神经系统都产生不良影响，甚至引起病变。

同时，高温下，人体热量消耗大，出汗多，易有食欲不振、恶心、头晕、体力下降等，甚至发生抽筋或中暑，所以要做好卫生防护。

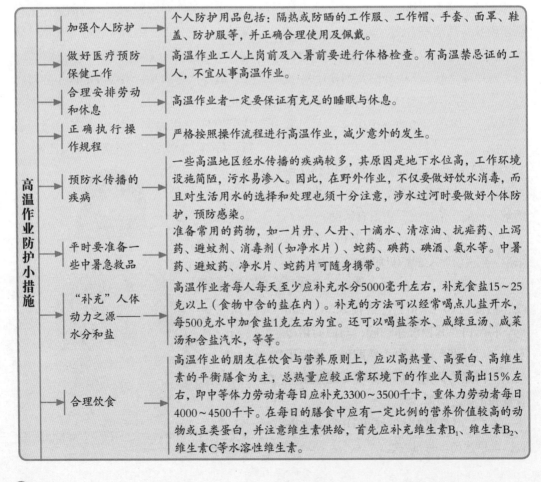

高温作业防护小措施	加强个人防护	个人防护用品包括：隔热或防晒的工作服、工作帽、手套、面罩、鞋盖、防护服等，并正确合理使用及佩戴。
	做好医疗预防保健工作	高温作业工人上岗前及入暑前要进行体格检查。有高温禁忌证的工人，不宜从事高温作业。
	合理安排劳动和休息	高温作业者一定要保证有充足的睡眠与休息。
	正确执行操作规程	严格按照操作流程进行高温作业，减少意外的发生。
	预防水传播的疾病	一些高温地区经水传播的疾病较多，其原因是地下水位高，工作环境设施简陋，污水易渗入。因此，在野外作业，不仅要做好饮水消毒，而且对生活用水的选择和处理也须十分注意，涉水过河时要做好个体防护，预防感染。
	平时要准备一些中暑急救品	准备常用的药物，如一片丹、人丹、十滴水、清凉油、抗疟药、止泻药、避蚊剂、消毒剂（如净水片）、蛇药、碘药、碘酒、氨水等。中暑药、避蚊药、净水片、蛇药片可随身携带。
	"补充"人体动力之源——水分和盐	高温作业者每人每天至少应补充水分5000毫升左右，补充食盐15～25克以上（食物中含的盐在内）。补充的方法可以经常喝点儿盐开水，每500克水中加食盐1克左右为宜。还可以喝盐茶水、咸绿豆汤、咸菜汤和含盐汽水，等等。
	合理饮食	高温作业的朋友在饮食与营养原则上，应以高热量、高蛋白、高维生素的平衡膳食为主，总热量应较正常环境下的作业人员高出15%左右，即中等体力劳动者每日应补充3300～3500千卡，重体力劳动者每日4000～4500千卡。在每日的膳食中应有一定比例的营养价值较高的动物或豆类蛋白，并注意维生素供给，首先应补充维生素B_1、维生素B_2、维生素C等水溶性维生素。

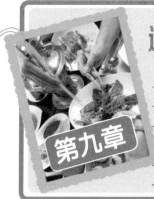

过好巳午未三时，天天享受童话般的"夏日"

◎为什么中午饭要吃好？为什么中国自古以来就推崇睡午觉？这一切都不是"无源之水"，都是有道理在其中的。巳午未三时，是一天中的"夏日"。午若正夏，烈日难耐，吃饭补气。未若盛夏，酷暑难当，休眠最佳。"顺天时，行天道"，正是我们人类所追求"与天同寿"的秘诀。所以，在一日中的"夏天"，就应该做一些夏天该做的事。

第九章

巳时脾经当令，消化食物不容错过

上午9~11点，这个时候是脾经当令。脾主运化，指早上吃的饭在这个时候开始运化。如果把胃比作一口锅，吃了饭要消化，那就靠火，把脾胃里的东西一点点腐化掉。那么脾是什么呢？脾的右边是一个卑鄙的"卑"，就像古代的一个烧火的丫头，在旁边加点儿柴，扇点儿风，这些东西都会补充到人的身体里。

脾经的循行路线是从大脚趾末端开始，沿大脚趾内侧脚背与脚掌的分界线，向上沿内踝前边，上至小腿内侧，然后沿小腿内侧的骨头，与肝经相交，在肝经之前循行，上股内侧前边，进入腹部，再通过腹部与胸部的间隔，夹食管旁，连舌根，散布舌下。

脾经不通时，人体会表现为下列症状：身体的大脚趾内侧、脚内缘、小腿、膝盖或者大腿内侧、腹股沟等经络线路会出现冷、酸、胀、麻、疼痛等不适感；或者全身乏力、疼痛、胃痛、腹胀、大便稀、心胸烦闷、心窝下急痛等。

比如有的人得了糖尿病，就是脾脏不好，因为胰岛素和脾都是相关的。还有重症肌无力的问题，不要小瞧它，到了老年的时候，每个人都有一些这样的症状，都有点儿

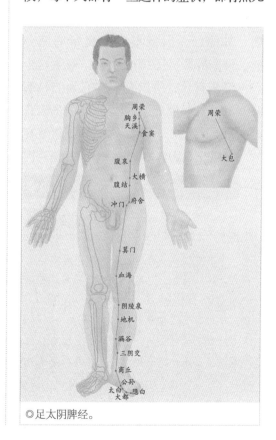

◎足太阴脾经。

肌无力。有些人年轻的时候是大三角眼，老了就是小三角眼了，这就是脾虚弱的现象。

以上症状都可以从脾经去治，最好在脾经当令的时候按摩脾经上的几个重点穴位：太白、三阴交、阴陵泉、血海等。上午9～11点正处于人体阳气的上升期，这时疏通脾经可以很好地平衡阴阳。在日常饮食上也要注意多吃清淡的食物，不暴饮暴食，以减轻脾经的负担。

太白穴是脾经的原穴，按揉或者艾灸此穴，对脾虚症状如全身乏力、食欲不佳、腹胀、大便稀等脏腑病有很好的作用，也可以补后天之本，增强体质。太白穴在脚的内侧面，大脚趾骨节后下方凹陷处，脚背脚底交界的地方。

三阴交，又名女三里，只要是妇科病，如痛经、月经不调、更年期综合征、脚底肿胀、手脚冰冷等，刺激这个穴位都能有效，所以有人称它为妇科病的万灵丹。月经开始前5～6天，每天花1分钟刺激本穴，远比生理痛再刺激有效。三阴交在脚内踝尖上3寸，就是从内踝向上量4指，胫骨（小腿内侧骨）后缘凹陷处，用手按时比其他部位敏感，有点儿胀疼的感觉。

中医认为吃早餐不会发胖，这也和脾主运化有关，如果人体脾的运化功能好的话，就可以顺利地消化和吸收。"巳"在月份对应四月，阳气已出，阴气已藏，山川万物一片葱茏，这是一个利于吸收营养和生血的时刻。

脾主一身的肌肉，很多思虑过度的人也特别瘦，所以古代人讲心宽体胖，人心特别宽的话，就特别放松，浑身长的都是肉，因此不要思虑过度。现在小孩子老被逼着学习，不让他活动，就变成虚胖，有的小孩身体越来越差，这也和脾有关。

人体自身的脾需要运动，而我们的肌肉也需要运动。在属相里，巳和蛇相对应，蛇在古代就是大蚯蚓，它有钻土的能力，它能够把土地疏松，所以脾就是具有这种功能的。脾经当令时，适合理家或读书，如果不需要上班，那么到户外去晒晒太阳也是不错的选择。

四季养生小贴士

思伤脾，所谓"衣带渐宽终不悔，为伊消得人憔悴"，思虑过度就会扰乱脾的正常工作，使其方寸大乱，反映到身体上就是食欲不振、无精打采、胸闷气短。

《黄帝内经·素问·举痛论》也说："思则气结……思则心有所存，神有所归，正气留而不行，故气结矣。"思虑过度，容易使神经系统功能失调，消化液分泌减少，出现食欲缺乏、纳呆食少、形容憔悴、气短、神疲力乏、郁闷不舒等。思虑过度不但伤脾，还会导致睡眠不佳，日久则气结不畅，百病随之而起。

现代医学还认为，过思会引起肠胃的神经官能症、消化不良症，甚至引起胃溃疡。从中医观点来说，由于脾运化不好，容易引起气结，导致腹部胀满，从而出现气血不足、四肢乏力的症状，形成气郁，并进一步发展为血瘀、痰瘀。

所以，一定要做到思虑有节，这样脾的功能才会正常。

❤ 脾经好不好，看看口水就知道

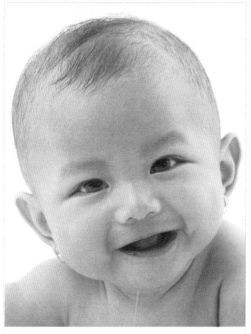

◎脾主涎，婴儿脾胃本身还弱，所以爱流口水。但如果是成人或年龄大的孩子也爱流口水，就可能是脾经出了问题。

在生活中，很多小孩子特别爱流口水，如果年龄很小那还算是正常现象，但是假如已经七八岁了还在流口水，就说明孩子脾虚，因为脾是主肌肉的。当脾虚时，嘴角不紧，不能抑制口水外流，这时候家长就要抓紧时间给孩子补脾了。

在中医名著《黄帝内经》中有这样的记载"五脏化液，心为汗，肺为涕，肝为泪，脾为涎，肾为唾"。也就是说，如果一个人出汗异常可以从心脏上找毛病，鼻涕多了要看肺是不是出现了问题，眼泪不正常要从肝上找根源，口水和唾沫多了就要从脾肾上找原因。

当然，也并不是说，所有喜欢流口水的人都是脾虚，我们还得根据实际情况辨证施治。除了脾虚之外，以下情况也可能引发口水不止的症状。

❶ 口腔卫生不良

口腔里的温度和湿度最适合细菌的繁殖。牙缝和牙面上的食物残渣或糖类物质的积存，容易发生龋齿、牙周病。口腔内的炎症会促进唾液分泌。如口腔被细菌感染，疼痛明显，容易流口水，就需要局部用药促进溃疡愈合。

睡觉时流口水，有咸味，枕巾呈淡黄色，很可能是由于卫生不良，积存食物残渣，天长日久牙石较多，引起牙龈发炎，乃至牙龈少量出血所致。

❷ 神经调节障碍

有些全身性疾病也可能引起睡觉时流口水。唾液分泌的调节完全是神经反射性的，所谓"望梅止渴"，是日常生活中条件反射性唾液分泌的一个例子。所以神经调节发生障碍，也可产生睡觉时流口水的情况。一些神经官能症或其他可能引起自主神经错乱的全身疾病患者，睡觉时可能出现副交感神经异常兴奋的情况，会使大脑发出错误信号，引起唾液分泌增加。

❸ 药物因素

像服用某些抗癫痫类药物的副作用之一，就是流口水。为此，在选择药物时需引起注意。

防免疫力下降，巳时别赖床

现在的年轻人，大多都喜欢睡懒觉，尤其是在周末的时候，往往一睡就是一上午，一睁眼已经中午12点了。然而，事实上睡懒觉是一种极不健康的习惯，尤其是过了9点以后还没起床，可能就会使你的自身免疫力下降了。

中医学认为，睡懒觉使大脑皮层抑制时间过长，天长日久，可引起一定程度人为的大脑功能障碍，导致理解力和记忆力减退，还会使免疫功能下降，扰乱机体的生物节律，使人懒散，产生惰性，同时对肌肉、关节和泌尿系统也不利。另外，血液循环不畅，全身的营养输送不及时，还会影响新陈代谢。由于夜间关闭门窗睡觉，早晨室内空气混浊，恋床很容易造成感冒、咳嗽等呼吸系统疾病的发生。

特别是处于发育期的青少年，如果经常赖床迟起就会造成一系列的"并发症"。

现在社会上"小胖子"的数量越来越多，而肥胖就是睡懒觉的"并发症"之一。这是因为贪睡又摄入多量的肉食和甜食，加上不爱运动，三管齐下，能量的储备大于消耗，以脂肪的形式堆积于皮下，增加了心脏负担和患病的机会。

有些人年纪轻轻的就肠胃不好，这就要反省一下你平时是否爱睡懒觉。一般来说，晨7时左右胃肠按照机体的"饥饿"信息开始活动起来，准备接纳和消化新的食物，可是赖床者因为舒适睡意湮没了食欲，不愿起床进餐。长此以往，胃肠经常发生饥饿性蠕动，容易发生胃炎等病症。

经常赖床会造成肌张力低下。早晨时肌肉和骨关节通常变得较为松缓。如果醒后立即起床活动，一方面可使肌组织张力增高，以适应日间的活动。另一方面，通过活动，肌肉的血液供应增加，将夜间堆积在肌肉中的代谢物排出。这样有利于肌肉纤维增粗、变韧。只顾赖床的人，因肌组织错过了活动良机，动与静不平衡，起床后时常会感到腿软、腰骶不适、肢体无力，动作反应迟缓。

人们常把"心脏停止跳动""停止了呼吸"和生命的终结联系在一起，可见心肺健康对人体的重要。但增强心肺之道是锻炼，尤其是跑，而不是睡。统计表明，善跑的野生动物比家养动物的心脏重3倍以上。经常进行晨跑锻炼的学生比一般爱睡懒觉不常锻炼的学生肺活量明显增大。这说明，晨跑远比睡懒觉对健康有益。

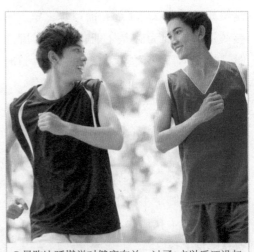

◎晨跑比睡懒觉对健康有益，过了9点以后还没起床，对青少年伤害很大。

午时心经当令，四大主穴安心养神

《黄帝内经》中说，当心经异常时，反映到人体的外部症状包括：心胸烦闷、疼痛、咽干、口渴、眼睛发黄、胁痛、手臂一面靠小指侧那条线疼痛或麻木、手心热等。由于午时心经当令，所以经常在上午11点到下午13点之间敲心经就可以缓解这些症状，还可以放松上臂肌肉，疏通经络。

养生专家王彤在其著作中指出，心经的保养重点在于打通几个重点"关节"，也就是穴位。心经上穴位非常少，（一侧）总共只有9个穴位，这里重点关注4个，首穴极泉、肘部少海、腕部神门以及掌中少府。点揉和弹拨这些重点穴位，不仅可以安心宁神，还可以防病祛病。

① 极泉

此穴在腋窝的顶点，腋动脉搏动处。左手抓住右手胳膊上端——大拇指伸向腋

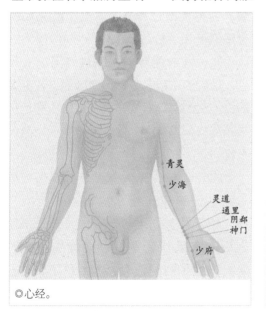

◎心经。

窝，其他四指扣住胳膊，然后大拇指尖用力按揉穴位3分钟，然后换手按揉。常按摩此穴，可以缓解情绪紧张、心烦口渴等心火过旺之症，而且对胃痛、干呕及脑血栓后遗症的胳膊活动不便同样疗效显著。

② 少海穴

此穴位于肘关节。胳膊弯曲，少海穴在肘横纹内侧一头，肘尖里面一点儿，你一按感觉很特别的地方就是。此穴用大拇指尖按效果最好，每侧按3分钟即可。常按摩此穴可促进心肾相交、减缓心痛、健忘、失眠、狂躁、手发颤、胳膊挛痛及牙龈肿痛等症状。

③ 神门穴

此穴位于手腕上，是心神出入之门户，是心经的腧穴也是原穴，所以如果出现神经衰弱、失眠、健忘、烦躁不安等症，此穴为首选。取穴时，在手腕内侧横纹的下方，豌豆骨后面的小窝里就是，但位置比较深，用右手的大拇指尖稍微用点儿力掐按左手腕的穴位，然后两手互换，每侧3分钟。

④ 少府穴

此穴位于手掌上，握拳，小指尖所指的地方就是。此穴可用另一只手的大拇指尖掐按，也可以用筷子头点按。按摩此穴，对心里烦闷、胸中胀痛、阴痒、阴痛、小便不利等都有很好的疗效。

休息好才能精神好，科学午休很重要

午时是指11点到13点，这个时候是心经值班。一上午的运化全是阳气，午时则开始阴生。因此，午时是天地气机的转换点，人体也要注重这种天地之气的转换点。对于普通人来说，睡午觉非常重要，因为天地之气在这个时间段转换，我们不应干扰天地之气，而应好好休息，以不变应万变。

明朝太医刘纯说："饭后小憩，以养精神"。午睡对消除疲劳、增进健康非常有益，是一项自我保健措施。尤其在夏天，日长夜短，晚上往往又很闷热，使人难以入睡，以致睡眠时间不足，白天工作常常会感到头昏脑涨精神不振，容易疲劳，午睡能起到调节作用。

午睡是一种需求和享受，午睡可以充分休息和放松心情，使身体得到充分的休息，增强体力、消除疲劳、提高午后的工作效率，但午睡也需要讲究科学的方法，遵守"三不一宜"的原则，否则可能会适得其反。

第一"不"：午饭后不可立即睡觉。刚吃完饭就午睡，可能引起食物反流，使胃液刺激食道，轻则会让人感到不舒服，严重的则可能产生反流性食管炎。因此，午饭后最好休息20分钟左右再睡。

第二"不"：睡前不要吃太油腻的东西，也不要吃得过饱，因为油腻会增加血液的黏稠度，加重冠状动脉病变；过饱则会加重胃消化负担。

第三"不"：午睡时间不宜过长。午睡实际的睡眠时间达到十几分钟就够了；习惯睡较长时间的，也不要超过一个小时。因为睡多了以后，人会进入深度睡眠状态，大脑中枢神经会加深抑制，体内代谢过程逐渐减慢，醒来后就会感到更加困倦。

"一宜"就是，午睡最好到床上休息，理想的午睡是平卧，平卧能保证更多的血液流到消化器官和大脑，供应充足氧气和养料，有利大脑功能恢复和帮助消化吸收。

此外，午睡之后，要慢慢起来，适当活动，可以用冷水洗个脸，唤醒身体，使其恢复到正常的生理状态。午睡之后要喝果汁，这是补充维生素的时候。这就是刘纯说的："小憩之后喝果汁，以滋血脉。"

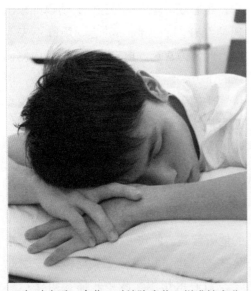

◎午时小睡一会儿，对消除疲劳、增进健康非常有益。

午时吃饱且吃好，多活十年不是梦

俗话说："早餐吃得好，中餐吃得饱，晚餐吃得少""中午饱，一天饱"。可以说明午餐是一日中最重要的一餐，也是食物和能量的主要补充，所以午餐是一定要吃的。

但是，午时，到了吃午餐的时间了，吃什么好呢？困惑之中，我们通常都是随便解决，其实午餐是很重要的，有着"承上启下"的作用，既要补偿早餐后至午餐前4～5个小时的能量消耗，又要为下午3～4个小时的工作和学习做好必要的营养储备。如果午餐不吃饱吃好，人往往在下午3～5点钟的时候出现明显的低血糖反应，表现为头晕、嗜睡，甚至心慌、出虚汗等，严重的还会导致昏迷。所以，对于我们来说，午餐绝对是养生的关键点，午餐的选择也大有学问。

❶ 健康为先

吃午餐时可以有意识地选择食物的种类，尽量保持营养均衡。

（1）选择不同种类、不同颜色的蔬菜、水果。

（2）食物应以新鲜为主，因为新鲜食物的营养价值最高。

（3）多进食全麦食品，避免吸收过多饱和脂肪。

（4）应尽量少食盐。

如果长时间坚持上述健康的饮食方式，不仅患疾病的概率降低，而且还有可能比预期寿命延长15年。

❷ 午餐的"三不主义"

（1）辣椒不过量。现在比较火的菜系要属川菜和湘菜了，麻辣鲜香，怎么吃怎么对味，很受大家的青睐。不过，辣椒有好的一面也有坏的一面，好的一面就是辣椒中含有充足的维生素C，含有丰富的纤维，热量较低，而且辣椒中还含有人体容易吸收的胡萝卜素，对视力有好处，适量食用辣椒能开胃，有利于消化吸收。但辣椒不能过量，太辣的食品会对口腔和食管造成刺激，吃得太多，还容易令食道发热，破坏味蕾细胞，导致味觉丧失。

（2）食物不单一。中午如果仅仅吃一碗牛肉面，对蛋白质、脂肪、碳水化合物等三大营养素的摄入量是不够的，尤其是一些矿物质、维生素等营养素更易缺

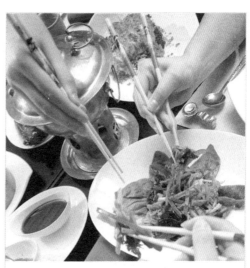

◎午餐不仅要美味更要健康，这样才能保证下午身体所需的营养。

乏。再说，由于面食会很快被身体吸收利用，饱得快也饿得快，很容易产生饥饿感，对于下午下班晚，或者下午工作强度大的人来说，它们所能提供的热量是绝对不够的。所以，中午最好是主食、蔬菜、肉类、水果都吃一点儿，这样才能保证营养的均衡和体力的充足。

（3）吃饭不过快、过饱。吃工作餐求速度快也不是一件好事，这不利于机体对食物营养的消化吸收，还会影响胃肠道的"加工"负担。如果吃饭求速度，还将减缓胃肠道对食物营养的消化吸收过程，从而影响下午脑力或体力工作能力的正常发挥。一般来说，午餐的用餐时间不宜少于20分钟。

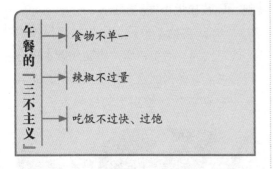

❸ 理想的五种午餐食物

（1）抗衰老抗癌食品——西蓝花。

西蓝花富含抗氧化物维生素C及胡萝卜素。科学研究证明字花科的蔬菜是最好的抗衰老和抗癌食物。

（2）最佳的蛋白来源——鱼肉。鱼肉可提供大量的优质蛋白，并且消化吸收率极高，是优质蛋白的最佳选择。同时，鱼肉中的胆固醇含量很低，在摄入优质蛋白时不会带入更多的胆固醇。

（3）降脂食品——洋葱。洋葱可清血，有助于降低胆固醇。

（4）抗氧化食品——豆腐。豆腐是良好的蛋白质来源。豆类食品含有一种被称为异黄酮的化学物质，是一种有效的抗氧化剂。请记住，"氧化"意味着"衰老"。

（5）保持活力食物——白菜。白菜也是开十字花的蔬菜，维生素C含量很丰富，同时纤维能促进肠胃蠕动，让消化系统保持年轻活力。

下班了，吃一顿丰盛的午餐来犒劳自己劳累了一上午的身体吧。记住，午餐不仅要美味还要健康啊，这样才能保证下午工作所需的营养，不要对自己的胃吝啬。

四季养生小贴士

微波炉既方便又快捷，现在无论是家庭还是办公场所都有它的身影。但是微波炉不仅给了人们方便，还带来了危险。微波是一种高频电磁波，如果人受到超剂量微波照射或经常受到大剂量微波照射时，就会损害健康，出现失眠、健忘、头痛、乏力、多汗、脱发、易怒、抑郁等，甚至精神错乱或失常；损害卵巢功能，使月经失调，月经量过多；抑制或削弱睾丸生精能力；更年期妇女引起停经现象；孕妇可引起流产或怪胎。所以在使用微波炉时，人应远离微波炉或距微波炉至少在1米之外。

♥ 未时小肠经当令，养好小肠心脏也安

下午13～15点，是小肠经当令。小肠是食物消化吸收的主要场所，如果生活中不注意，造成小肠消化功能与吸收功能分别或同时减损的话，就会出现肠腔内一种或多种营养物质不能顺利透过肠黏膜转运进入组织而从粪便中过量排泄，引起营养缺乏的一系列症状群。所以，不要只顾工作而忘了对小肠的养护。

中医理论认为，小肠的主要生理功能是受盛、化物和泌别清浊。小肠与心相为表里。受盛即接受或以器盛物的意思。化物，具有变化、消化、化生的意思。小肠接受由胃初步消化的食物，并对其做进一步消化，将水谷化为精微。《素问》说："小肠者，受盛之官，化物出焉。"小肠这一功能异常，可导致消化吸收障碍，表现为腹胀、腹泻、便溏等。

对于营养不良、失水等引起精气亏虚的症状相对比较突出者，要合理地安排工作和学习，作息有时。劳逸结合，注意防寒保暖。防止中暑受热；适当进行体育锻炼、气功、太极拳；根据胃肠消化吸收功能的病种性质，增加饮食营养，改善全身情况。食物以松软可口、易消化为宜，瘦肉、鲜鱼、猪肝、豆制品及炖至极烂的猪肚、蒸蛋花，均可食用。

小肠不仅是消化吸收的主要场所，还是心脏健康与否的晴雨表。为什么说小肠经是心脏健康的"晴雨表"呢？在中医里，"心乃五脏之君主"，是不会犯什么过错的，就算犯错误也有臣子心甘情

愿替主子受过，在我们人体内这个代心受过的臣子就是小肠。所以，心有病不能治心，而要从心包经和小肠经论治。另一方面，小肠经与心经相表里，里就是阴，表就是阳，阴出了问题，阳也会出问题，反之亦然。因此，心脏的病最初往往会通过小肠经表现出来，而从小肠经表现出来的心病也可以从小肠经把它治回去。下午两三点是未时，小肠经当班，这时候出现的心病，我们就让小肠经来解决。

我们先来了解一个生活现象，现在很多人工作时要整天守在电脑旁，经常会肩膀酸痛，如果不知道休息和保养，发展下去，就是后背痛，接下来是脖子不能转动、手发麻。通常医院会将这些症状诊断为颈椎病，其实，这大多数是心脏供血不足，造成小肠气血虚弱导致的。有人可能

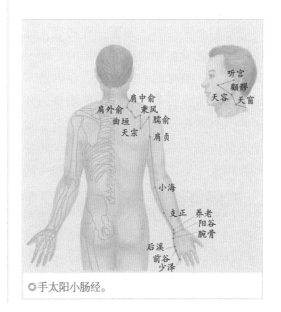

◎手太阳小肠经。

会奇怪：心脏供血不足，怎么会影响小肠呢？这是因为心与小肠相表里，这种表里关系是通过经络通道联系起来的。心脏有问题，小肠就会有征兆。比如西医所说的颈椎病，开始只是肩膀酸，这就是告诉你：这里的气血已经不足了；然后是酸痛，酸痛是因为血少，进而流动缓慢而瘀滞，不通则痛。后来发展到僵硬疼痛也是由于血少，血流缓慢，再加上长期固定姿势，血液就停滞在那里；如果心脏持续供血不足，那么停滞的血液就会在原地形成瘀血，没有新鲜血液的供应，肌肉、筋膜就会变得僵硬，而且极易遭受风寒的侵袭。所以，睡觉时哪怕是一点点风也会落枕。

想知道自己的心脏供血是否充足，有一个简单的方法：在我们胳膊肘的略下方有一根"麻筋"，小的时候打闹玩耍经常会碰到它，总会触电般一麻到手。这条"麻筋"就是小肠经的线路。你可以用拳头打一下这条"麻筋"，看看能不能麻到小手指去。如果一麻到底，证明你的心脏供血能力还是不错的；如果只痛不麻，那你的心脏已经存在供血不足的情况了。另外还有一个更简单的测试法，只要行个军礼，看看上臂靠近腋下的肌肉会不会很松弛，松弛就是此处气血供应不足了。这里正是小肠经，而

小肠经是靠心经供应气血的。

另外，有的人脾气很急，总是心烦气躁，好争执，这在中医看来就是心火亢盛。心里的火气太大，无处宣泄，就拿小肠经"撒气"了。结果小肠经就会肿胀、硬痛，然后牵连到耳朵、喉咙、脖子、肩膀、肘、臂、腕、小手指，造成这些地方或疼痛或麻木。

所以，我们说小肠经是心脏健康的"晴雨表"，一定要多加关注。通过小肠经，我们可以预测心脏的功能状况，还能够用调节小肠经的方法来治疗心脏方面的疾患。

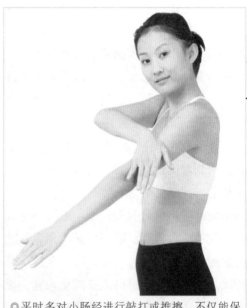

◎平时多对小肠经进行敲打或推擦，不仅能保健，还能预防小肠经相关的疾病。

四季养生小贴士

在重度腹泻时，应卧床休息，勿食生冷、硬滑、油腻食物。寒证腹泻不忌姜、椒、蒜等辛辣之品，但也不宜多食，热证腹泻则不宜食这类食品。饮食宜少渣，易消化，高热量、高蛋白、低脂肪。

❤ 想小肠通畅，不妨到饭桌上找答案

我们吃下的食物在口腔和食道内实际上是不被吸收的。而胃对食物的吸收也是很少的，小肠才是吸收的主要部位，而大肠则主要吸收水分和盐类。它接受由小肠泌别清浊后剩下的食物残渣，再吸收残余的水液，形成粪便，传送至大肠末端，经肛门而排出体外。

现代人总是受着小肠不通畅的苦，粪便积存在肠道内，毒素排不出体外就会回流，伤害我们的身体。而想要畅便，首先要从饮食做起，因为"只有吃得好，才能拉得好"，畅便的秘密就在你的餐桌上。

《本草纲目》中记载了大量可以畅顺肠道的食物，这些食物我们都可以在普通的日常饮食中找到。《本草纲目》中记载了大量可以畅顺肠道的食物，比如黄绿色蔬菜、海藻类、糙米杂粮、大蒜、西洋李子和牛蒡、莲藕、红薯等根茎植物。这里面有蔬菜水果，还有主食，有些是我们常吃的，有些是我们不常吃的，那为什么吃这些食物可以通畅小肠呢？

因为菠菜、胡萝卜、南瓜、甘蓝、青椒等黄绿色蔬菜富含维生素C、β-胡萝卜素、维生素E，堪称人体健康的宝库。黄绿色蔬菜含有的水溶性膳食纤维，融于水中，可防止硬结，而且对肠道的刺激小，还有清洁作用，尤其适合那些痉挛性便秘患者。

而海带、裙带菜、褐藻等海藻类富含多种维生素和矿物质。其中水溶性纤维藻胶和甘露醇不仅可以缓解便秘，还可以降低胆固醇和血糖。

糙米杂粮富含膳食纤维，更是有助于消化的好东西。糙米中的纤维在肠道内可以包裹住糖分、脂肪，防止被血液过多吸收，使其随着大便直接排泄出去。吃糙米时最好细嚼慢咽，如果觉得难以下咽，那就和糯米或者白米一起做。

大蒜的好处更是多，不仅能够有效预防癌症，还能帮助人们消除疲劳，预防感冒，治疗失眠和各种成人病。另外，大蒜能增加肠道内双歧杆菌的数量，大蒜辣素还可以促进肠道蠕动，每天吃一点儿大蒜，对身体会非常有好处。但是大蒜吃多了会导致腹泻，所以一般来说，每天吃一瓣就可以了。

西洋李子的水溶性纤维是苹果的5倍，适合便秘和腹泻交替出现的痉挛性便秘。

莲藕中的膳食纤维含量尤其丰富，是润肠通便的首选食品。牛蒡的营养中42%为膳食纤维，是便秘患者的珍宝，其中的菊粉成分还有利尿、清洁肠道的功能，可以帮助排泄诱发癌症的有害物质，是预防大肠癌的首选食品。红薯的膳食纤维含量也非常丰富，生吃熟吃都可以。生红薯的白色汁液对治疗便秘有奇效，此外，其中的抗氧化维生素和丰富的矿物质，可以调节血压，预防成人病和癌症。

因此，要想消化系统好，平时就要多吃以上介绍的这些食物。

坐得肩背酸痛，敲小肠经最解乏

长期坐在办公桌或电脑前的上班族们肯定都有过这样的体会：只要坐的时间一长，颈肩部就会发紧、发酸、疼痛，后背肌肉僵硬、酸痛，站起来活动活动，敲敲疼痛的地方就会好一些。但这只是暂时的，过一会儿疼痛照旧。

这就是患上了所谓的"颈肩综合征"。主要是由于长期伏案工作，肌肉关节软组织得不到锻炼，而且经常一个姿势保持很久，造成部分肌肉长期紧张，得不到应有的休息，而另外一些肌肉又长期休息，得不到锻炼，本来的相互协调变得不协调而造成的。长此下去，不但会耽误工作，还会使身体素质直线下降，所以每个奋战在电脑前的上班族们一定要予以重视，不能无视这些小毛病，否则这些小毛病会酿成"大祸"。

那么怎么治疗颈肩综合征呢？在这里，告诉你一个安全、有效、省时、省钱的妙招，那就是敲小肠经（又称肩经），它在手臂阳面靠近小指的那条线，再配合一点儿不需要任何工具的肌肉锻炼，你会发现那些不爽的感觉会马上消失。

首先，沿着手三阳经按揉、推捋和拿捏。因为手三阳经的走向是从手到头，循行的路线经过颈肩部，所以循经按揉拿捏可以很好地疏通这些经的经气，放松沿行的肌肉等软组织，消除肌肉的僵硬感。其次，可以点揉穴位：曲池有通经活络的作用；然后就是肩井，按压肩井可以很好地缓解颈肩部的肌肉紧张；还有天宗，点揉天宗能够放松整个肩胛部的紧张感和疲劳感。如果方便的话，最好两个人再相互推一下背部，基本上是沿着足太阳膀胱经的循行路线由一侧从上往下推，然后从对侧从下向上按摩，力量可以由轻到重。注意从上往下推时力量可以加重，从下往上按摩时力量一般不需太大。这样反复操作5分钟左右，就能感觉到整个背部有一种温热感直透到皮下，肌肉紧张造成的酸痛感觉很快就消失了。

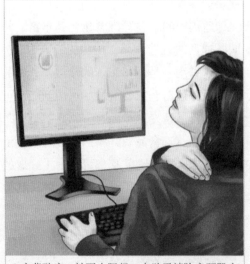

◎肩背酸痛，敲下小肠经，有助于消除肩颈肌肉紧张，缓解酸疼。

四季养生小贴士

在进行了经络按摩后，一定要努力使自己一天中都能保持挺胸的姿势，以保持肩部的通畅感。在工作的间隙要站起来活动活动，这样既可以缓解颈肩的压力，又可使腹部的气流通畅，对预防胃肠疾病很有好处。

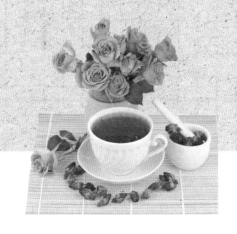

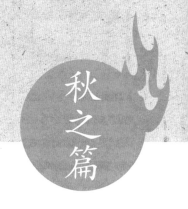

秋之篇

平定内敛，收获大自然的金秋祝福

●随着天气一天天地转凉，树叶经不住寒冷，变黄了，慢慢落下来，如一只只美丽的黄蝴蝶，轻轻在空中旋转、游荡，最后落下……这，就是大自然送给我们的金秋。此时，暑夏的高温已降低，雨量减少，空气湿度相对降低，气候偏于干燥。我们经夏季过多的发泄之后，体内阳气渐收，阴气生长，所以保养要注重滋阴养肺、平定内敛，而且还应该把这一原则具体贯彻到生活的各个方面。

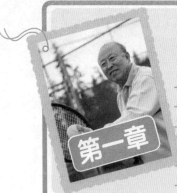

立秋到霜降，秋天送给人类的六份厚礼

第一章

◎秋季包括立秋、处暑、白露、秋分、寒露、霜降六个节气，是由热转凉，再由凉转寒的过渡性季节，气候变化经历了由热转凉，由凉转寒两个阶段。由于每一个节气都有属于自己的特征，这就要求我们在养生保健的过程中，要根据这些不同的特征，有针对性地进补、起居、运动，等等，从而达到"天人合一"的最佳境界。

● 凉来暑退草枯寒，立秋谨防"秋老虎"

每年的8月8日左右是立秋，立秋预示着秋天的到来。民间有谚语说，"立秋之日凉风至"，就是说：立秋是凉爽季节的开始。但是，立秋以后由于盛夏余热未消，秋阳肆虐，通常还会继续热上一段时间，民间亦有"秋老虎"之说。

立秋以后，各种瓜果开始陆续上市，但民谚有"秋瓜坏肚"的说法，就是指立秋以后如食大量瓜类水果易引发胃肠道疾病。人们在夏天食用了大量瓜果，立秋以后如果再这样吃下去，就会损伤肠胃，导致腹泻、下痢、便溏等急慢性胃肠道疾病。因此，立秋之后应慎食瓜类水果，脾胃虚寒者尤应禁忌。

秋天也是进补的好时节，但进补也要有讲究，不能无病进补和虚实不分滥补。中医的治疗原则是虚者补之，不是虚证病人不宜用补药。虚病有阴虚、阳虚、气虚、气血虚之分，对症服药才能补益身体，否则适得其反；而且药补不如食补，忌以药代食。食补则以滋阴润燥为主，

如乌骨鸡、猪肺、龟肉、燕窝、银耳、蜂蜜、芝麻、豆浆、藕、核桃、薏苡仁、花生、鸭蛋、菠菜、梨等。

度过炎热的夏季，秋高气爽的天气也会让人胃口大开，所以立秋养生还要注意防止秋膘上身导致肥胖。对于一些"苦夏"的人来说，秋季适当地"增肥"是可以的，但对于本身就肥胖的人来说，秋季则应该注意减肥，在饮食方面，多吃赤小豆、萝卜、竹笋、薏米、海带、蘑菇等低热量食品。还应提高热量的消耗，有计划地增加活动量，以达到减肥目的。

立秋以后，因秋燥而起的疾病也会困扰一些人，在养生方面就要注意滋养津液，多喝水、淡茶等，并吃些能够润肺清燥、养阴生津的食物，如萝卜、西红柿、豆腐、藕、秋梨等，少吃辛辣、油炸食物及膨化食物，少饮酒。

在起居方面，这一时节应该早睡早起，多呼吸新鲜空气，在清晨安静广阔的空间里宣泄情绪，这对身体都是有好处的。

伊人去处享清秋，处暑注意缓"秋乏"

每年的8月23日左右是处暑节气，"处"有躲藏、终止的意思，处暑的意思就是暑天将结束，民间也有"处暑寒来"的谚语。但此时天气还没有明显的转凉，晴天午后的炎热亦不亚于暑夏之季，但早晚比较凉爽。

处暑以后，气温会逐渐下降，这时候人体容易出现的情况就是"秋乏"，俗话说"春困秋乏夏打盹"，人们经常会有懒洋洋的疲劳感，所以这个节气的养生首先是要保证睡眠充足。晚上尽量在10点以前上床睡觉，并要早睡早起，中午最好要有一定的午休时间，以减轻困顿感。特别是老人一定要午休，因为老年人的气血阴阳俱亏，睡眠时间减少会使睡眠质量下降，因此古代养生家认为老年人宜"遇有睡意则就枕"，就是只要感觉到困意就应该睡一会儿。传统的中医养生还很讲究睡"子午觉"，就是在子时和午时一定要睡觉，子时是夜里11点到凌晨1点，午时是中午11点到下午1点，这时候对于人体来说，正是阴阳交合之时，在这两个时间段睡觉能很好地养阴养阳，功效加倍。其实，睡"子午觉"对老年人来说应该不成问题，但是对于工作繁忙、经常熬夜的上班族来说就有点儿困难，但是不管怎样，为了自己的健康着想，还是应该早点儿睡觉。

在饮食方面，处暑时依然应该保持饮食清淡，少吃油腻、辛辣及烧烤类食物，如辣椒、生姜、花椒、葱、桂皮等，多吃蔬菜水果，多喝水，多吃鸡蛋、瘦肉、鱼、乳制品和豆制品等。

为缓解秋乏，处暑时除了养成良好的生活习惯，还要加强锻炼，如登山、散步、做操等，以强健身心，减轻季节交替时身体的不适感。经常伸伸懒腰也可缓解秋乏，伸懒腰时人体的胸腔器官会对心、肺形成挤压，可以促进心脏的充分运动，使其提供更多的氧气供给各个组织器官。所以，即使在不疲劳的时候，有意识地伸几个懒腰，也会觉得舒服。

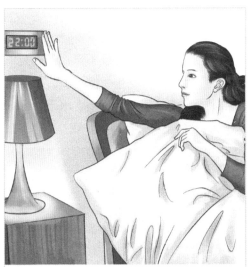

◎处暑时节，要保证睡眠充足，饮食清淡，加强锻炼。

四季养生小贴士

"处暑"前后白天闷热，夜晚凉爽，如果白天受热晚上受寒，最容易中"阴暑"，多表现为身热头痛、无汗恶寒、关节酸痛、腹痛腹泻等。专家提醒，"立秋"后市民晚上睡觉时不要吹空调、电扇，也不宜对着门窗睡，避免受到冷风侵袭。睡觉时，大家最好盖条毯子或薄被。

碧汉清风露玉华，白露保暖多防病

每年的9月7日至9日为白露，这是个典型的秋天节气。白露过后，天气渐凉，空气中的水蒸气夜晚时常在草木等物体上凝成白色的露珠，因此得名。

谚语说"过了白露节，夜寒日里热"，是说白露时昼夜温差很大。还有句古语说："白露节气勿露身，早晚要叮咛。"就是在提醒人们白露时节白天气温比较温和，但早晚较凉爽，在穿衣方面要多注意。

白露时节，支气管、哮喘发病率很高，要做好预防工作，排除诱发因素，过敏体质的人应注意花粉、粉尘、皮毛、牛奶、鸡蛋、鱼、虾、螃蟹、油漆、药物等，尽量避免与之接触。另外，调整身体和精神状态，避免情绪压抑、过度劳累对缓解咳嗽、气喘、心悸等症状也有帮助。在饮食上也要慎重，

葡萄　柿子

梨　白芝麻

蜂蜜

◎白露时节，昼夜温差大，应做好疾病预防，宜食养阴润燥的食物。

少吃或不吃鱼虾海鲜、生冷炙烩腌菜和辛辣酸咸甘肥的食物，多吃青菜、萝卜、葡萄、柿子、梨、芝麻、蜂蜜等润肺生津、养阴润燥的食物。

预防秋季常见病也可以通过体育锻炼增强体质，如打太极拳、练气功等比较舒缓的运动方式都很合适。另外每天用冷水洗脸、洗脚甚至洗擦全身，对这些疾病也有极好的预防作用。

天气转凉后，还容易导致胃部抽搐，引起腹泻、恶心等症状，尤其是那些比较瘦且平时胃就不太好的人，胃部的保暖非常重要。因为较瘦的人通常胃壁较薄，在气温变化的情况下更容易产生痉挛，轻者导致胃痛和消化不良，重者则可能产生呕吐和腹泻等情况。胃部受凉还会导致"肠易激综合征"，直接表现就是严重腹泻，导致疲劳和浑身无力，甚至会发生脱水等情况。

所以，白露以后要注意保暖，特别是一些年轻的女性，不要舍不得换下夏天单薄的裙子，也要少吃生、凉食物，多吃熟食和暖食，尤其不要在早上吃水果和喝凉水，避免肠胃受到过度刺激。

四季养生小贴士

白露节气里，很多人在调养身体时一味地强调海鲜肉类等营养品的进补，而忽略了季节性的易发病，给自己和家人造成了机体的损伤，影响了学习和工作。因此，有专家提醒，在白露节气中要避免鼻腔疾病、哮喘病和支气管病的发生。

凉意舒情果清芬，秋分养生先调阴阳

每年的9月23日左右是秋分节气，秋分正好是秋季的中分点，如春分一样，秋分这天阳光几乎直射赤道，昼夜时间的长短再次相等，秋分过后，北半球开始昼短夜长。

在我国，秋分才是秋天的真正开始，这个时节，大部分地区已经进入凉爽的秋季，南下的冷空气与逐渐衰减的暖湿空气相遇，产生一次次的降水，气温也一次次地下降，所以有"一场秋雨一场寒"的说法。

关于秋分养生与春分养生具有相似的地方，就是要顺应四时变化，保持体内阴阳平衡。要想保持机体的阴阳平衡，首先要防止外界邪气的侵袭。秋季天气干燥，主要外邪为燥邪。秋分之前有暑热的余气，故多见于温燥；秋分之后，阵阵秋风袭来，使气温逐渐下降，

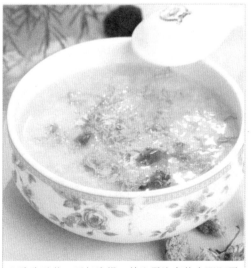

◎秋分时节，天气凉燥，养生需注意体内阴阳平衡，宜食温补身体的粥类。

寒凉渐重，所以多出现凉燥。同时，秋燥温与凉的变化，还与每个人的体质和机体反应有关。要防止凉燥，就得坚持锻炼身体，增强体质，提高抗病能力。秋季锻炼，重在益肺润燥，如练吐纳功、叩齿咽津润燥功。

在饮食方面，中医从阴阳平衡角度出发，将饮食分为宜与忌，不同的人有其不同的宜忌，如那些阴气不足，而阳气有余的老年人，则应忌食大热滋补之品；发育中的儿童，如无特殊原因也不宜过分进补；痰湿质人应忌食油腻；木火质人应忌食辛辣；患有皮肤病、哮喘的人应忌食虾、蟹等海产品；胃寒的人应忌食生冷食物等。还可以熬煮健胃健脾、补肾强骨、软糯甜香、非常适口的栗子粥，也可以吃些润肺、清火、止咳、通便的百合粥，菊花粥也是不错的选择，不仅可以温补身体，还可以缓解秋燥。

另外，还要保证良好睡眠，保持乐观的生活和精神状态，这样可以避让肃杀之气，适应秋天的平容之气。

四季养生小贴士

因为秋分节气已经真正进入到秋季，这一节气里昼夜时间大致相等，人们在养生中也应本着阴阳平衡的规律，使机体保持"阴平阳秘"的原则，按照《素问·至真要大论》所说"谨察阴阳之所在，以平为期"，阴阳所在不可出现偏颇。

秋分季节特征和坐功图

秋分季节特征

　　就秋分来说，就是进入秋天的开始，这之后暖空气减少，温度降低，水分蒸发减少，减少了冷暖空气的交汇，也就没有了雷声和闪电，所以初候被说成是"雷始收声"；"二候蛰虫坯户"就是说冬眠的动物和昆虫已经开始为冬眠做准备；"三候水始涸"，就是指这时的水开始干枯。

一候雷始收声 ➡️ 二候蛰虫坯俯户 ➡️ 三候水始涸

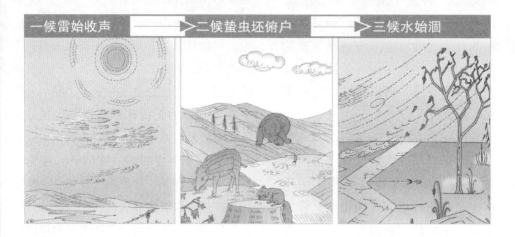

秋分八月中坐功图

　　功法：每天丑时至寅时之间，盘坐，两手掩耳，十指向后相对，上体向左侧倾，至极而止。再慢慢向右侧倾。左右动作相同，方向相反，各做十五次。然后，叩齿、咽津、吐纳。

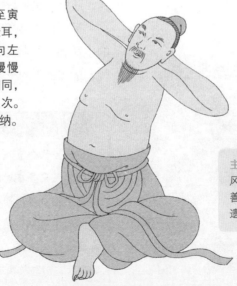

主治：膝髌肿痛、腹大水肿、风湿积滞、股胫外侧痛、消谷善饮、膺乳气冲、胃寒喘满、遗尿、腹胀。

天高云淡雁成行，寒露"养收"保阴精

每年的10月8日左右是寒露，《月令七十二候集解》说："九月节，露气寒冷，将凝结也。"寒露的意思是气温比白露时更低。寒露以后，天气渐冷，万物逐渐萧落，是热与冷交替的季节。

寒露是一个冷热交替的节气，此时，人体阳气慢慢收敛，阴精开始潜藏于内，故养生也应以保养阴精为主，也就是说，秋季养生不能离开"养收"这一原则。

在人体五脏中，肺对应秋，肺气与金秋之气相应，此时燥邪之气易侵犯人体而耗伤肺的阴精，如果调养不当，人体就会出现咽干、鼻燥、皮肤干燥等秋燥症状。因此，寒露时节适当多食甘、淡滋润的食品，如芝麻、糯米、粳米、蜂蜜、乳制品等，既可补脾胃，又能养肺润肠，可防治咽干口燥等症。少食辣椒、生姜、葱、蒜等易损伤阴精的辛辣之食。

寒露以后，由于气温下降较快，感冒也成为此时的流行病，在城市，这个时间已经开始接种流感疫苗了。而在日常养生中，首先要做到适时添加衣物，不要盲目坚持"秋冻"，还要多加锻炼，增强体质。

对于老年人来说，寒露时节可谓"多事之秋"，许多疾病都会缠上老年人，甚至危及生命，其中最需警惕的便是心脑血管病。由于气候开始明显变冷，低温使体表血管弹性降低，外周阻力增加，使血压升高，进而导致脑血管破裂出血；寒冷的刺激可使交感神经兴奋，肾上腺皮质激素

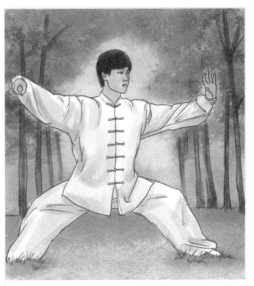

◎寒露时节，冷热交替，疾病预防最重要，需加强锻炼，并做好防寒保暖。

分泌增多，从而使小动脉痉挛收缩，外周阻力增加，使血压升高；寒冷还能增加血液中纤维蛋白原的含量，使血液黏稠度增高，促使血液中血栓的形成。所以，心脑血管疾病的高危人群或有病史的患者，在这个时节尤其要注意防寒保暖，进行适当的御寒锻炼，合理饮食起居，并保持良好的心境。

四季养生小贴士

我们经常说"伤春悲秋"，气候渐冷，秋风扫落叶，可能会引发人心中的凄凉之感，很多人在寒露这个时候就会出现情绪不稳，易忧郁。因此，在此深秋之际保持良好的心态，宣泄积郁之情，保持乐观豁达的心态也是养生保健的一项重要内容。

梅映红霞报晚秋，霜降一定要防寒

每年的10月23日左右是霜降，这是秋季的最后一个节气。霜降，顾名思义就是：由于天气寒冷，露水已经凝结成霜了。这个时候在北方的清晨，我们时常可以看到包裹在干枯树枝上的雾凇，大自然在用这种方式告诉我们：冬天就要来了。

霜降是秋冬气候的转折点，也是阳气由收到藏的过渡，这个时节天气渐冷，很多人手脚易凉，后背易冷，但心里有燥热的感觉，这是气血遇寒循环不畅所致，因此养生就要注意做到"外御寒、内清热"。要依气候变化及时增减衣物，以避免被寒气所侵或者热伤风。对内则要清郁热、祛邪气，可以吃些生的白萝卜块。白萝卜皮白而不透者肉味偏辣，只能熟吃；

皮色透明，肉不辣而甜者，可以生吃。生吃白萝卜一是下气，解腹胀；二是白萝卜入肺，肺应秋季，白萝卜可以加强肺的"肃降"功能，既止咳，又促大肠运动，"肺与大肠相表里"。可以吃甜食的人吃些白梨；老弱病者则吃些白木耳；对于小孩子和身体好的人，心里觉得燥热时可以吃些冷饮，但要少吃。

天气逐渐变冷，风湿病、"老寒腿"、慢性胃病又成了常见病，防治这些病症主要是注意身体的局部保暖。老年人要适当地多穿些衣服，膝关节有问题的可以穿上一副护膝，晚上睡觉时也要注意保暖。胃不好的人注意不要吃寒凉的东西，觉得胃部不适时，可以用热水袋暖一会儿，疼痛就会缓解。

四季养生小贴士

"霜叶红于二月花"。霜降过后，枫树、黄栌树等树木在秋霜的抚慰下，开始漫山遍野地变成红黄色，如火似锦，非常壮观。大家在外出登山、欣赏美景的时候，一定要注意保暖，尤其要保护膝关节，切不可运动过量。膝关节在遇到寒冷刺激时，血管收缩，血液循环变差，往往使疼痛加重，故在天冷时应注意保暖，必要时戴上护膝。老年人外出活动以颐养身心为宜，感觉劳累时不要硬撑，不宜做屈膝动作时间较长的运动，要尽量减少膝关节的负重；此外也要注意保暖防病，不要在大风天去爬山，以免感冒或者感染呼吸系统疾病。

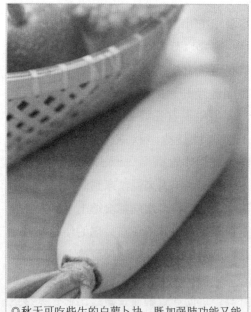

◎秋天可吃些生的白萝卜块，既加强肺功能又能促进大肠运动。

金秋时节，滋阴润肺最为先

第二章

◎秋季给我们的感觉常是清肃、干爽。然而，我们此时最容易出现肺部疾病，常见的有感冒、咳嗽、哮喘等，若不小心医治很容易使症状加重。近年临床死因资料表明，感染是引起死亡的主要原因，其中绝大多数为肺部感染。因此，秋季养生重在养肺，滋阴润肺、防治肺气虚衰是秋季养生的当务之急。

养肺防衰，重在多事之秋

正值豆蔻年华的女孩刘某，却患上了支气管炎哮喘。经过一段时间的治疗后虽有好转，但一到秋季天气变冷哮喘病就开始发作。

其实，秋季不仅是肺部疾患高发季节，更是养肺防衰的关键时节。

中医提出"笑能清肺"的观点，笑能使胸廓扩张，肺活量增大，胸肌伸展，笑能宣发肺气、调节人体气机的升降、消除疲劳、驱除抑郁、解除胸闷、恢复体力，使肺气下降、与肾气相通，并增加食欲。

清晨锻炼，若能开怀大笑，可使肺吸入足量的大自然中的"清气"，呼出废气，加快血液循环，从而达到心肺气血调和，保持人的情绪稳定。

秋季养肺首先要注意作息有规律。应该早卧以避风寒，早起以领略秋爽，使精神安定宁静，如此才能不受秋天肃杀之气的影响。

在心态情绪方面要使精神内守，不急不躁，这样在秋天肃杀的气象中，仍可得到平和，肺呼吸正常，这是秋天的

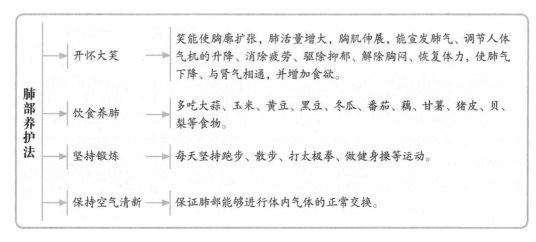

肺部养护法	开怀大笑	笑能使胸廓扩张，肺活量增大，胸肌伸展，能宣发肺气、调节人体气机的升降、消除疲劳、驱除抑郁、解除胸闷、恢复体力，使肺气下降、与肾气相通，并增加食欲。
	饮食养肺	多吃大蒜、玉米、黄豆、黑豆、冬瓜、番茄、藕、甘薯、猪皮、贝、梨等食物。
	坚持锻炼	每天坚持跑步、散步、打太极拳、做健身操等运动。
	保持空气清新	保证肺部能够进行体内气体的正常交换。

养生大道。

在饮食方面，由于秋天燥邪为盛，最易伤人肺阴，此时可以通过食疗达到生津润肺、补益肺气之功。

干燥的秋天，每天通过皮肤蒸发的水分在600毫升以上，所以，补水是秋季养肺的重要措施之一。一个成年人每天喝水的最低限度为1500毫升，而在秋天喝2000毫升才能保证肺和呼吸道的润滑。因此，每天最好在清晨和晚上临睡之前各饮水200毫升，白天两餐之间各饮水800毫升，这样，可使肺脏安度金秋。

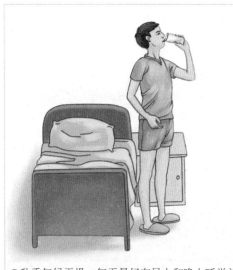

◎秋季气候干燥，每天最好在早上和晚上睡觉前各饮水200毫升，有助预防秋燥。

在秋季经常沐浴也能起到养肺的作用，沐浴有利于血液循环，使肺与皮毛气血相通。一般秋季洗澡的水温最好在25℃左右，洗浴前30分钟，先喝淡盐开水一杯，洗浴时不宜过分揉搓，以浸浴为主。

古代医书中提到："形寒饮冷则伤肺"，就是说如果没有适当保暖、避风寒，或者经常吃喝冰冷的食物、饮料，则容易损伤肺部功能而出现疾病。因此饮食养肺应多吃玉米、黄豆、黑豆、冬瓜、番茄、藕、甘薯、猪皮、贝、梨等，但要根据个人体质、肠胃功能酌量选用。

"通腑气"是改善肺功能、防止肺病的一个有效途径。古人常说："若要长生，肠中常清。"肺与大肠相表里，大肠不通就会影响气的肃降，导致肺气上逆，气道不利。临床上大多数慢性支气管炎患者都有大便秘结的症状，而通过通大肠不仅能降肺气、泄浊阴，还有利中焦、调脾胃之效。在生活中则应常吃猪血，因为猪血里的血浆蛋白质经人体胃酸和消化液中的酶分解后，可产生滑肠作用，能与侵入人体的粉尘、有害金属微粒等结合并随大便排出体外。新鲜蔬果、蜂蜜等富含纤维素的食物，不仅可润肠通便，还能治肺补肺。

四季养生小贴士

对于吸烟的人来说，肺部的养护尤为重要。肺每时每刻都在吐故纳新，不断吸入大自然的清新之气，以保证脏腑功能活动的需要。而吸烟是导致空气污染的重要因素。据测定：吸烟有耗伤肺阴，"助热留邪"之弊。近年大量研究资料证实，吸烟会降低肺的换气功能和抗病力，使上呼吸道感染率明显增高；而且，吸烟与肺癌、心血管疾病的发生有着密切关系。因此，应大力提倡戒烟以保护肺功能，减少疾病发生和提高人类生存质量。

肺为"宰相"，与生命息息相关

《黄帝内经》里说："惟贤人上配天以养头，下象地以养足，中傍人事以养五藏。天气通于肺，地气通于嗌，风气通于肝，雷气通于心，谷气通于脾，雨气通于肾。"意思就是，懂得这些道理的人，把人体上部的头比作天，下部的足比作地，中部的五脏比作人事以调养身体。天的轻清之气通于肺，地的水谷之气通于嗌，风木之气通于肝，雷火之气通于心，溪谷之气通于脾，雨水之气通于肾。因此，肺在人体里的重要地位可见一斑。

另外，还有"命悬于天"的说法，意思是说人悬命于天的过程中，起关键作用的是我们的肺。《黄帝内经》明确指出，人体与天上的空气相连靠的就是肺。因此，命悬于天，就是命悬于肺。

肺在五脏六腑中的地位很高，相当于一个王朝的宰相。中医有"肺为水之上源"之说。一旦肺热或肺寒，宣发肃降功能失调，人的气机运行就会受阻，人就会生病。最典型的症状就是咳嗽。不过，咳嗽有寒热之别，不能"一视同仁"。受寒后，鼻塞流涕，或者稍微有些发冷打战，这种病应该服生姜、葱白，一日两次，不宜长服；患热咳的人，晚上咳得尤其厉害，喉咙发痒，还会有口渴之感，这种病应该服一些淡盐汤水，病初服用很快就会治愈，也可以长期服用。

同时，生命离不开两样东西，一是空气，一是食物。人体内负责运化空气的是肺，负责传导食物的是大肠。肺经与大肠经相表里，所以，一旦传输这两样东西的器官出现了问题，便"命悬于天"了。

在五行里，肺与大肠同属金，肺属阴在内，大肠为阳在外。肺为"相傅之官"，主气；大肠为"传导之官"，变化水谷，传导糟粕。正因肺与大肠相表里，所以，大肠的邪气容易进入肺，肺的邪气也可以表现在大肠上。

一旦外邪进入了大肠，就会出现感冒发热和"上火"等症状，有的人会喉咙、牙齿疼痛，有的人会出现痤疮、雀斑、酒糟鼻，有的人会腹胀、腹泻、便秘、上肢不遂。如果这时候不采取措施阻止外邪的进攻，外邪就会长驱直入，进入人体的内部，表现为较严重的肺部疾病。因此平时感冒发热，如果不及时治疗，就容易转化成肺炎。

负责运化空气	负责传导食物
↓	↓
肺属阴在内	大肠为阳在外

肺经与大肠经相表里

大肠的邪气容易进入肺，肺的邪气也可以表现在大肠上。

手太阴肺经特效穴

通畅肺腑中府穴

正坐或仰卧，以右手示指、中指、无名指三指并拢，用指腹按压左胸窝上，锁骨外端下，感到有酸痛闷胀之处，向外顺时针按揉1～3分钟，再用左手以同样的方式，逆时针按揉右胸中府穴。

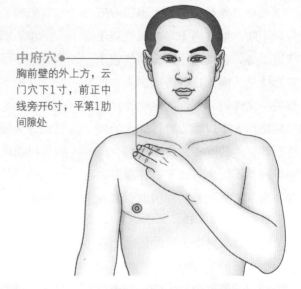

中府穴
胸前壁的外上方，云门穴下1寸，前正中线旁开6寸，平第1肋间隙处

气血不足太渊相助

太渊穴
手掌心朝上，腕横纹的桡侧，大拇指立起时，有大筋竖起，筋内侧凹陷处即是

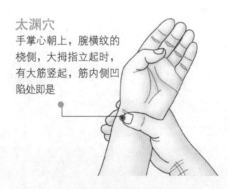

太渊穴位于人体的手腕横纹上，拇指的根部，取穴的时候，应该让患者采用正坐的姿势，手臂前伸，手掌心朝上。用一只手的手掌轻轻握住另一只手，握住手臂的那只手，大拇指弯曲，用大拇指的指腹和指甲尖垂直方向轻轻掐按，会有酸胀的感觉。分别掐按左右两手，每次掐按各1～3分钟。

头疼咳嗽列缺穴

列缺穴
在桡骨茎突的上方，腕横纹上1.5寸处

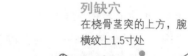
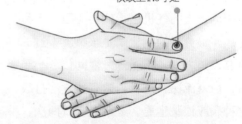

两只手的拇指张开，左右两手的虎口接合成交叉形，右手示指压在左手的桡骨茎状突起的上部，示指尖到达的地方即为列缺穴。用示指的指腹揉按，或者用示指的指甲尖掐按，会有酸痛或酥麻的感觉。先左手后右手，每次各揉(掐)按1～3分钟。

护肺，关键看你会吃不会吃

肺是我们身体内的重要器官，保护肺是我们的职责，那么怎么才能更好地保护肺呢？首先就要从吃开始。有养肺功能的水果，在秋季不妨多吃一些：

（1）梨：梨有清热解毒、润肺生津、止咳化痰等功效，生食、榨汁、炖煮或熬膏，对肺热咳嗽、麻疹及老年咳嗽、支气管炎等症有较好的治疗效果。

（2）柑橘：柑橘性凉味甘、酸，有生津止咳、润肺化痰、醒酒利尿等功效，适用于身体虚弱、热病后津液不足口渴、伤酒烦渴等症，榨汁或蜜煎，治疗肺热咳嗽尤佳。

（3）柿子：柿子有润肺止咳、清热生津、化痰软坚之功效。鲜柿生食，对肺痨咳嗽、虚热肺痨、咳嗽痰多、虚劳咯血等症有良效。

（4）白果：白果别名灵眼、银杏、佛指柑、鸭脚子。性平，味甘、苦，入肺、脾经，具有滋阴润肺、养血生肌的作用。

（5）燕窝：中国传统中医学认为，燕窝具有养阴、润燥、益气、补中、抗衰、疗病等功效。用燕窝与银耳、冰糖适量炖服，可治干咳、盗汗、肺阴虚症。

（6）白萝卜：现代研究认为本品含芥子油、淀粉酶和粗纤维，具有促进消化，增强食欲，加快胃肠蠕动和止咳化痰的作用。祖国医学认为本品味辛、甘，性凉，入肺、胃经，为食疗佳品，可以治疗或辅助治疗多种疾病。

（7）银耳：中医认为，银耳味甘淡，性平，归肺、胃经，具有滋阴润肺、养胃生津的功效，适用于虚劳干咳、少痰或痰中带血丝、口燥咽干、神经衰弱、失眠多梦等。

（8）玉竹：玉竹性味甘、平，无毒。含生物碱、强心苷、铃兰苦苷等，玉竹的铃兰苷有强心作用，小剂量可使心搏增速和加强，大剂量则相反。玉竹主治时疾寒热，内补不足，止消渴，润心肺。

（9）杏仁：杏仁性味辛、苦、甘、温，有小毒。苦杏仁主咳逆上气。甜杏仁又名巴旦杏仁，为滋养缓和性止咳药，主治咽干、干咳。

不过，肺虚的朋友应忌吃下列食物：

石榴：石榴有损耗肺气之弊，故凡肺气虚者，不宜多食。

荸荠：凡肺气虚弱之人，无论咳嗽或是虚喘，皆不宜多食。

胡桃：是一味典型的辛辣刺激食品，古代医家认为多食动气燥液，耗气伤阴。

薄荷：味甘辛，辛能发散，耗伤肺气。

四季养生小贴士

秋季最简单的养肺方法就是积极补充水分，秋季气候干燥，使人体大量丢失水分。据测算，人体皮肤每天蒸发的水分约在600毫升，而鼻腔呼出的水分也不下300毫升，要及时补充这些损失，秋天每日至少应比其他季节多补充500毫升以上，以保持肺脏与呼吸道的正常湿润度。

鱼际、曲池、迎香，护肺的三大宝穴

在中国的传统医学观念里，秋气与人体的肺脏相通，肺脏开窍于鼻，而其表现在皮毛。秋天，秋高气爽也带着燥气，若肺气失调，则容易出现鼻干口燥、干咳、喉咙痛等上呼吸道疾病。所以，秋季养生要注意呼吸系统的维护，特别要注意肺部的调养。

在刚刚过去的夏天里，人们喝冷饮，穿衣盖被都尽量轻薄，使得脾胃虚寒，而脾又为"肺之母"，脾受凉必然会对肺有影响。中医还有"肺为娇脏"的说法，就是说肺既怕冷也怕热，既怕干也怕湿。即使在其他季节里没有注意养肺，在秋季也要对肺特别关注，因为在适合养肺的季节里多呵护肺，可能会收到事半功倍的效果。

秋季护肺，按揉穴位是一个很好的选择。但要注意，秋季的保健养生要分为前后两个阶段。秋天的主要邪气是燥，但有温燥和凉燥之分，秋天的前半季温燥弥漫，选双侧鱼际、曲池、迎香，滋养肺气，预防鼻炎、咳嗽等呼吸系统疾病。秋季的后半程凉燥横行，每天坚持按揉鱼际、迎香、曲池，还肺一片清凉，将肺炎等秋季易发病统统挡在身外。

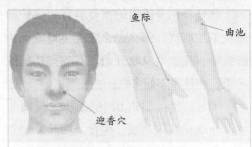

◎每天坚持按揉鱼际、曲池、迎香三穴，可有效防治肺炎等秋季易发病。

鱼际可以不拘时地进行按压，每次按压3~5分钟，并要长期坚持。

曲池有很好的清热作用，每天下午1~3点按揉这个穴位最好，因为这段时间是阳气最盛的时候，按揉此穴位可以使阳气降下来。

曲池的位置：屈肘成直角，在肘横纹外侧端与肱骨外上髁连线中点。完全屈肘时，在肘横纹外侧端处。

迎香穴属手阳明大肠经。"不闻香臭从何治，迎香二穴可堪攻"。顾名思义，如果鼻子有毛病，例如因为感冒或鼻子过敏等引起鼻腔闭塞，以致不闻香臭，按摩本穴有直接效果。每天双手按在两侧迎香穴上，往上推或反复旋转按揉2分钟，鼻腔会明显湿润、通畅很多。迎香穴就在鼻翼两侧。

四季养生小贴士

秋季护肺除了要按揉以上三个穴位之外，还要注意饮食。人们在饮食中还要注意少吃刺激性的食物，甜酸苦辣咸都不要过分。除了温肺外，还应尽量吃些润肺的东西，如杏仁、桃仁等干果，对肺都有滋润作用。另外，还要多喝水，也可以直接从呼吸道摄入水分，方法是将热水倒入杯中，用鼻子对准杯口吸入蒸汽，每次10分钟，早晚各一次即可。

每天按揉合谷穴，肺部从此不阴虚

中医上常说的肺阴虚主要是指阴液不足而不能润肺，从而导致干咳、痰少、咽干、口燥、手足心热、盗汗、便秘等一系列生活中常见的症状。

中医有"肺为娇脏"之说，指出肺是娇嫩、容易受邪的脏器。肺既恶热，又怕寒，它外合皮毛，主呼吸，与大气直接接触。外邪侵犯人体，不论从口鼻吸入，还是由皮肤侵袭，都容易犯肺而致病。即使是伤风感冒，也往往伴有咳嗽，说明肺是一个娇嫩的脏器，故名。所以，肺对外邪的抵抗力是很低的，尤其是老人和小孩，抵抗力就更低了。

因此，在平时，我们一定要注重肺的保养。肺不阴虚了，抵抗力强了，这些症状也就自愈了。由于肺与大肠相表里，通过按摩大肠经上的穴位，也可有效激发肺经能量。在大肠经的经穴中，合谷穴是调养肺阴虚的最佳穴位。

合谷穴是大肠经上的穴位，俗称"虎口"。在手背，第1、2掌骨间，第2掌骨桡侧的中点处。只要坚持每天按摩两侧合谷穴3分钟，就可以使大肠经脉循行之处的组织和器官的疾病减轻或消除，胸闷气短、多咳多痰、易发高热、多出虚汗等症状慢慢消失。但要注意的是，体质较差的病人，不宜给予较强的刺激，孕妇一般不要按摩合谷穴。

另外，在饮食上，肺虚时要多吃酸味的东西，少吃辛辣的东西。因为肺喜欢收敛，不喜欢发散。顺着肺的喜好就是补，跟肺反着干的就是泻。酸性收敛，正投肺所好，所以能补肺虚；辛味发散，正为肺所恶，会将肺泻得更虚。青梅、杨梅等，都有去虚火、敛肺止咳的功效，是肺虚者日常保健最佳选择。

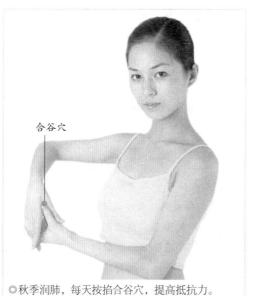

合谷穴

◎秋季润肺，每天按揉合谷穴，提高抵抗力。

四季养生小贴士

中医将老年人的肺虚分为肺气虚和肺阴虚。肺气虚主要表现为：呼吸气短、痰液清稀、声音低怯、神疲乏力、自汗畏风、面色淡白、易患感冒；肺阴虚为：形体消瘦、口燥咽干、干咳少痰、五心烦热、盗汗颧红，甚则痰中带血、声音嘶哑等。有些老年人上述症状都有，则为气阴两虚。因此，应采取相应的措施进行调补，以延缓肺的老化，推迟"老年肺"的发生。

人参补气助阳，健脾又益肺

人参是举世闻名的珍贵药材，在人们心目中占有重要的地位，中医认为它是能长精力、大补元气的要药，更认为多年生的野山参药用价值最高。对于气虚体质的人来说，人参可以说是保命强身的良药。

据《本草纲目》记载，人参性平，味甘，微苦；归脾、肺、心经。其功重在大补正元之气，以壮生命之本，进而固脱、益损、止渴、安神。故男女一切虚证，阴阳气血诸不足均可应用，为虚劳内伤第一要药。既能单用，又常与其他药物配伍。

一味人参，煎成汤剂，就是"独参汤"。不过，这种独参汤只用在危急情况，一般情况下切勿使用。常常需要与其他药物配伍使用。如：提气需加柴胡、升麻；健脾应加茯苓、白术；止咳要加薄荷、苏叶；防痰则要加半夏、白芥子；降胃火应加石膏、知母，等等。

不过，在大多数情况下，人参还是以补为主，《本草纲目》中记载它的主要功用有：

（1）大补元气。用于气虚欲脱的重证。表现为气息微弱、呼吸短促、肢冷汗出、脉搏微弱等。

（2）补肾助阳。人参有增强性功能的作用，对于麻痹型、早泄型阳痿有显著疗效，对于因神经衰弱所引起的皮层型和脊髓型阳痿也有一定疗效，但对于精神型阳痿则无效。可用少量参粉长期服用，或配入鹿茸粉、紫河车粉等助阳补精药同用，其效甚佳。

（3）补肺益气。用于肺气不足，气短喘促，少气乏力，体质虚弱。

（4）益阴生津。治疗津气两伤、热病汗后伤津耗气。

（5）安神定志。人参能补气益血，故对气血亏虚、心神不安所致的失眠多梦、心悸怔忡等皆有疗效。

（6）聪脑益智。人参能调节大脑皮层功能，改善记忆，增强智力，可用于头昏健忘、记忆力下降、智力减退、脑动脉硬化的治疗。

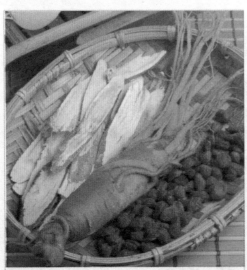

◎人参是举世闻名的珍贵药材，健脾又益肺，适宜气虚体质的人食用。

四季养生小贴士

气虚体质的人可以用人参煮粥。用人参3克，切成片后加水炖开，再将大米适量放入，煮成稀粥，熟后调入适量蜂蜜或白糖服食，可益气养血，健脾开胃，适用于消化功能较差的慢性胃肠病患者和年老体虚者。

杏仁是宝贝，补肺、润肠又养颜

杏的种子杏仁，又名苦杏仁。《本草纲目》记载，杏仁味苦、性温、有小毒，入肺、大肠经，有止咳定喘、生津止渴、润肠通便之功效。李时珍说："杏仁能散能降，故解肌、散风、降气、润燥、消积，治伤损药中用之。治疮杀虫，用其毒也。治风寒肺病药中，亦有连皮尖用者，取其发散也。"

杏仁分苦杏仁和甜杏仁两种，临床应用多以苦杏仁为主。苦杏仁能止咳平喘，润肠通便，可治疗肺病、咳嗽等疾病；甜杏仁和日常吃的干果大杏仁偏于滋润，有一定的补肺作用；杏仁还有美容功效，能促进皮肤微循环，起到润泽面容、减少面部皱纹形成和延缓皮肤衰老的作用，另外用其制成粉霜乳膏涂于面部，可在皮肤表面形成一层皮脂膜，既能滋润皮肤，保持皮肤弹性，又能治疗色素痣等各种皮肤病。

我们平时如果偶感风寒，咳嗽不止，也可以试试喝这杯杏仁茶和百合杏仁粥。

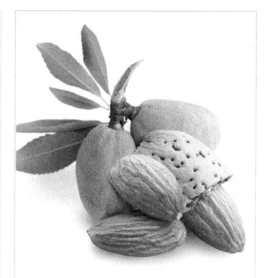
◎日常食用的甜杏仁，其性平味甘，有润肺止咳功效。

杏仁茶

原料：甜杏仁、糯米面、白糖各适量。

制法：将甜杏仁磨细备用，锅中加清水适量煮沸后，放入甜杏仁及糯米面调匀，再下白糖，煮至熟即可服食。

百合杏仁粥

原料：新鲜百合球根100克，杏仁粉20克，米100克，白胡椒粉、盐适量。

制法：百合球根洗净，剥成小瓣，加在米中与适量的水熬煮成粥。起锅前，再加入杏仁粉及调味料，拌匀即可。

四季养生小贴士

核仁进入胃肠道后，苦杏仁苷遇水，并在苦杏仁苷酶的作用下，产生可严重影响人体细胞功能的氢氰酸，从而破坏中枢神经等重要生命功能。小儿误服苦杏仁10～20粒即可出现中毒。大部分小儿食后1～2小时出现症状。症状初期口中苦涩、流涎、恶心、呕吐，继之腹泻，伴有头痛、头晕、全身无力、心跳加快、四肢肢端麻痹，严重时还可出现呼吸困难、昏迷、惊厥，最终因呼吸肌麻痹而死亡。这种中毒非常容易预防，只要家长将相关知识告诫孩子，完全可使孩子逃离这种意外。

足疗保健，千万别舒服了脚伤了肺

"人之有脚，犹树之有根，树枯根先竭，人老脚先衰"，脚乃人体的第二心脏，重视脚部健康，做足疗是非常有必要的。但做足疗时必须选择清洁、干净的环境，否则会引发哮喘。

而如今一些足疗房"五味俱全"，一些看似体贴的足疗店环境却比较差，由于足疗店空气质量差，很多人可能做完后反而胸闷、头晕。夸张地形容，简直是"舒服了脚，伤了肺"。

小张是某杂志社的记者，有一次收到一位傅姓男士投诉某足疗店的电话。傅先生告诉小张，每到周末或晚饭后的高峰时段，那里都得排号或电话预约，尽管店内装修和设施都很讲究，但空气质量实在不尽如人意。用傅先生的话形容，"不喘气憋得慌，喘气就是一股臭脚丫子味。"

现在大大小小的足疗店在各大城市都有所见，而绝大多数店都相对密闭，不通风。即使有空调，由于没有空气对流，空气中含氧量低，二氧化碳相对含量高。还有很多足疗场所安排在地下，为了掩盖脚臭，经营者会点上香，空气就更浑浊了，

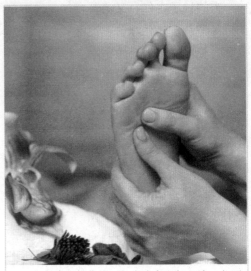

◎足疗虽有保健作用，但应注意空气环境，勿要"舒服了脚，伤了肺"。

对健康很不利。

在这种场所待久了，再加上点香会引起氧气消耗，对有呼吸系统疾病的人或患有慢性咳嗽的患者来说，容易诱发哮喘；而对心血管病人来说，由于氧气含量降低，还容易出现生命危险。此外，房间内过于潮湿，容易诱发皮肤病等。

所以我们如果要去做足疗，就要选择通风设施较好的店。

四季养生小贴士

足疗虽有保健作用，但是并不是所有的人都适合做足疗的，以下这五类人最好不要做足疗：

（1）足部有外伤、水疱、疥疮、发炎、化脓、溃疡、水肿及较重的静脉曲张的患者。

（2）肾衰竭、心力衰竭、心肌梗死、肝坏死等各种危重病人。

（3）患有各种严重出血病的人，如脑出血、胃出血、子宫出血及其他内脏出血等。

（4）正处于大怒、大悲、大喜或精神紧张的人。

（5）妊娠及月经期的妇女。

润肺消痰避浊秽，首选茼蒿

湖北有一道"杜甫菜"，用茼蒿、菠菜、腊肉、糯米粉等制成。为什么要叫作杜甫菜呢？这其中还有这样一个传说：杜甫一生颠沛流离，疾病相袭，他在四川夔州时，肺病严重，生活无着。年迈的杜甫抱病离开夔州，到湖北公安，当地人做了一种菜给心力交瘁的杜甫食用。杜甫食后赞不绝口，肺病也减轻了很多。后人便称此菜为"杜甫菜"，以此纪念这位伟大的诗人。

杜甫菜能有这种食疗效果，是因为其中含有茼蒿。据《本草纲目》记载，茼蒿性温，味甘、涩，入肝、肾经，能够平补肝肾，宽中理气。主治痰多咳嗽、心悸、失眠多梦、心烦不安、腹泻、脘胀、夜尿频繁、腹痛寒疝等病症。

现代医学也证明茼蒿具有多种作用。

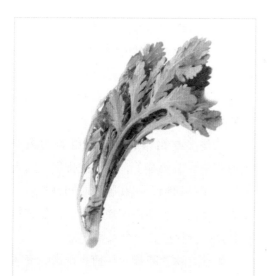

◎茼蒿主治肺部疾病，对肺部保养有很好的功效，秋季宜多食。

❶ 促进消化

茼蒿中含有特殊香味的挥发油，有助于宽中理气、消食开胃、增加食欲，并且其所含粗纤维有助肠道蠕动，促进排便，达到通腑利肠的目的。

❷ 润肺化痰

茼蒿内含丰富的维生素、胡萝卜素及多种氨基酸，性平、味甘，可以养心安神、润肺补肝、稳定情绪、防止记忆力减退；其气味芬芳，可以消痰开郁、避秽化浊。

❸ 降血压

茼蒿含有一种挥发性的精油以及胆碱等物质，具有降血压、补脑的作用。需要注意的是，茼蒿辛香滑利，胃虚泄泻者不宜多食。

茼蒿的根、茎、叶都可食用，含有广泛而丰富的营养，可炒菜食用，也可煮水代茶饮。

四季养生小贴士

虽然一般人群均可食用茼蒿，但因茼蒿辛香滑利，胃虚腹泻者不宜多食。选购茼蒿时，应以叶片无黄色斑点、鲜亮翠绿、根部肥满挺拔为宜。至于其储存，冷藏前先用纸把茼蒿包起来，然后将根部朝下直立摆放在冰箱中，这样既可以保湿，又可避免过于潮湿而腐烂。

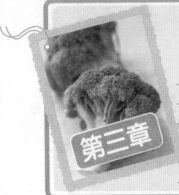

水润少辛，吃掉"多事之秋"

第三章

◎东北有一个"抢秋膘"的习俗，就是人们到了"立秋"这一天要吃点儿肉，长点儿膘。而华东地区的人们则在"立秋"这一天要吃点儿西瓜。前者像是展望未来：天气将冷，身上不多些脂肪，怎么御寒？后者像是回首往事：那么闷热的夏季，是怎么熬过来的？其实，从真正的健康角度讲，秋季饮食应以水润少辛为原则，从而实现滋阴润肺、呵护脾胃的目的。

♥ 立秋后，要学会全面防"燥"

不知不觉中立秋了。立秋即秋季的开始，人们在享受秋高气爽的同时，也别忘了它还带来了时令主气——燥。秋燥是外感六淫的病因之一，人体极易受燥邪侵袭而发生疾病。病邪从口鼻侵入，初起即有津气干燥的症状，如鼻咽干燥、干咳少痰、皮肤干燥等。那么，具体该怎么应对秋燥呢？

一是多补充水分。秋燥最容易伤人的津液，应多喝开水、淡茶、果汁饮料、豆浆、牛奶等，从而养阴润燥，弥补损失的津液。喝水或喝饮料时，以少量频饮为佳，并且要少喝甜味饮料。

二是多吃新鲜蔬菜和水果。梨、橙子、柚子、黄瓜、萝卜、藕、银耳等水果、蔬菜有生津润燥的功效，要多食用。另外，还应多吃些蜂蜜、百合、莲子等清补之品，以顺应肺脏的清肃之性。少吃辛辣、煎炸食物，如葱、姜、八角、茴香、炸鸡腿、油条等，多食皆会助燥伤阴，加重秋燥。

三是多吃粗粮和富含纤维素的蔬菜（如芹菜、白菜等），以促进排便。因为如果大便不通畅，积在肠内时间过长就会化火，从而减少体内津液，所以，促进排便也是防止秋燥的一个重要方法。

此外，秋季防燥，还应少洗澡，多运动。因为运动能促进血液循环，津液自然会充盈。

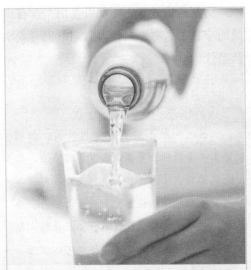

◎秋燥最容易伤人的津液，故要预防秋燥应多补充水分。

秋季饮食，少辛多酸、合理进补

秋季饮食，宜贯彻"少辛多酸"的原则。所谓少辛，是指少吃一些辛味的食物。因为，肺属金，通气于秋，肺气盛于秋。少吃辛味，可有效防止肺气太盛。

具体来讲，一方面可食用芝麻、糯米、蜂蜜、荸荠、葡萄、萝卜、梨、柿子、莲子、百合、甘蔗、菠萝、香蕉、银耳、乳品等食物，也可食用人参、沙参、麦冬、川贝、杏仁、胖大海、冬虫夏草等益气滋阴、润肺化痰的保健中药制作的药膳；另一方面要少吃葱、姜、韭菜、辣椒等辛味之品，而要多吃酸味的水果和蔬菜。

同时，根据中医"春夏养阳，秋冬养阴"的原则，虽然进入秋季是进补的大好时节，但进补也不可乱补，要注意一些禁忌（见下表）。

此外，秋季养生可以分为初秋、中秋和晚秋3个阶段。初秋之时，欲食之味宜减辛增酸，以养肝气。古代医学家认为，秋季，草木零落，气清风寒，节约生冷，以防疾病，此时宜进补养之物以生气。《四时纂要》说："取枸杞浸酒饮，耐老。"中秋炎热，气候干燥，容易疲乏。此时首先应多吃新鲜少油食品。其次，应多吃含维生素和蛋白质较多的食物。晚秋临近初冬，气候愈渐寒凉，这时秋燥易与寒凉之邪结合而侵袭人体，多见凉燥病症。这时应多吃微温或性平味甘酸的食物，以养肺强身抗凉燥；少吃或不吃寒性之品，以免雪上加霜。

四季养生小贴士

现代医学认为，秋燥症应多食含维生素A、B族维生素、维生素C、维生素E类食品，如胡萝卜、藕、梨、蜂蜜、芝麻、木耳等以养血润燥，提高抗秋燥、抗病能力。

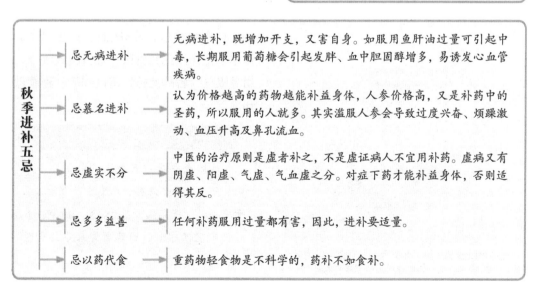

秋季进补五忌

忌无病进补	无病进补，既增加开支，又害自身。如服用鱼肝油过量可引起中毒，长期服用葡萄糖会引起发胖、血中胆固醇增多，易诱发心血管疾病。
忌慕名进补	认为价格越高的药物越能补益身体，人参价格高，又是补药中的圣药，所以服用的人就多。其实滥服人参会导致过度兴奋、烦躁激动、血压升高及鼻孔流血。
忌虚实不分	中医的治疗原则是虚者补之，不是虚证病人不宜用补药。虚病又有阴虚、阳虚、气虚、气血虚之分。对症下药才能补益身体，否则适得其反。
忌多多益善	任何补药服用过量都有害，因此，进补要适量。
忌以药代食	重药物轻食物是不科学的，药补不如食补。

滋阴润燥，麦冬、百合少不了

由于夏天出汗过多，体液损耗较大，身体各组织都会感觉缺水，人在秋季就容易出现口干舌燥、便秘、皮肤干燥等病症，也就是我们常说的"秋燥"。

《本草纲目》里说，麦冬可以养阴生津、润肺清心，适用于肺燥干咳、津伤口渴、心烦失眠、内热消渴及肠燥便秘等。而百合入肺经，补肺阴，清肺热，润肺燥，对"肺脏热，烦闷咳嗽"有效。所以，要防止秋燥，用麦冬和百合最适宜。

至于如何用麦冬和百合来滋阴润燥，还有一些小窍门。

西洋参麦冬茶

秋季需要护气，尤其是肺气和心气，如平时应尽量少说话。不过，那样也只能减少气的消耗，而真正需要的是补气，而补气佳品非西洋参麦冬茶莫属。

原料：西洋参10克，麦冬10克。

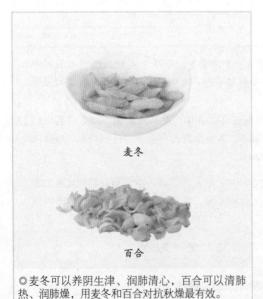

麦冬

百合

◎麦冬可以养阴生津、润肺清心，百合可以清肺热、润肺燥，用麦冬和百合对抗秋燥最有效。

制法：泡水，代茶饮，每天1次。

蜜蒸百合

秋天多风少雨，气候干燥，皮肤更需要保养，多食百合有滋补、养颜、护肤的作用。但百合因甘寒质润，凡风寒咳嗽、大便稀溏、脾胃虚弱者忌用。关于具体的吃法，《本草纲目》中记载了这样一个润肺的方子。

原料：百合200克，蜂蜜适量。

制法：将新百合加蜜蒸软，时时含一片吞津。

除此之外，预防秋燥，补水同样必不可少。秋季天气干燥，要多吃滋阴润燥的食物，如梨、糯米、蜂蜜等；常吃些酸性食物，如山楂、秋梨膏、柚子等，具有收敛、补肺的功能。尽量不要吃辛辣食物。

再有，秋季人体内的阳气顺应自然界的变化，开始收敛，故不宜添加过多的衣服。还有一个非常简便的养生方法：晨起闭目，采取坐势，叩齿36次；舌在口中搅拌，口中液满后，分3次咽下；在意念的作用下把津液送到丹田，进行腹式呼吸，用鼻吸气，舌舔上腭，用口呼气。连续做10次。

四季养生小贴士

选购麦冬应以表面淡黄白色、半透明、气香、嚼之发黏、无发霉者为佳。至于保存，应将其置阴凉干燥处、防潮。另外，有风寒咳嗽、因脾胃虚寒导致食量少、拉肚子的人最好不用麦冬。

西蓝花，滋阴润燥的秋季菜

经过漫长而炎热的夏季，我们的身体能量消耗大而进食较少，因而在气温渐低的秋天，就有必要调补一下身体，也为寒冬的到来蓄好能量。

我们知道没有能源汽车跑不起来，人体没有能源也就无法生存。大家看一看那些长寿的动物，如龟、蛇等，它们的长寿和喜静、注重能源的储存有很大关系。《素问》有句名言："善养生者，必奉于藏。"所以人要想健康长寿，在秋季也应该像那些动物一样，注意养阴，蓄积能量。

对此，营养学家提倡，秋季要多吃西蓝花，因为这时西蓝花花茎中营养含量最高。常吃西蓝花有润喉、开音、润肺、止咳的功效，还可以减少乳腺癌、直肠癌及胃癌等癌症的发病率，堪称美味的蔬菜良药。

新研究证明，常吃西蓝花还可以抗衰老，防止皮肤干燥，是一种很好的美容佳品；且对保护大脑、视力都有很好的功效，是营养丰富的综合保健蔬菜。

下面，我们就来介绍两款用西蓝花为原料做的菜品。

香菇西蓝花

原料：西蓝花、香菇各适量，盐、味精、胡椒粉各适量。

制法：西蓝花洗净，适当切成小朵，用热水把香菇泡软，洗净挤干水分。将西蓝花、香菇同时放入开水中焯一下，捞出沥干凉凉待用；炒锅置火上，放油烧热，依次放入香菇、西蓝花快速翻炒；待炒熟后，放盐、味精和胡椒粉调味，出锅即成。

功效：防癌抗癌、润燥爽口。

凉拌西蓝花

原料：西蓝花、黑木耳（干）、小葱、大蒜各适量，味精、盐、醋、香油各适量。

制法：黑木耳泡发去蒂洗净，用开水焯一下，切丝备用；将西蓝花洗净分成小块，用开水焯一下，摊开，凉凉；葱切丝、蒜切末；将西蓝花、黑木耳丝、葱丝、蒜末放一起，加适量盐、醋、味精香油，拌匀即可食用。

功效：润肺止咳、滋润皮肤。

西蓝花中常有残留的农药，还容易生菜虫，所以在吃之前，可将菜花放在盐水里浸泡几分钟，菜虫就跑出来了，还可有助于去除残留农药。

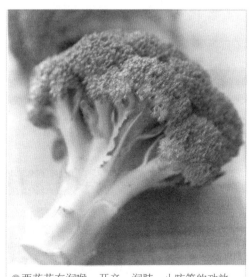

◎西蓝花有润喉、开音、润肺、止咳等的功效，故秋季要多吃西蓝花。

❤ 喝碗猪肚汤，温胃暖全身

中医认为，秋季进补，应该先把胃养好。这是因为进补的目的就是要让人体摄取营养，从而达到调补气血、补益健康之效，而脾胃是人体之本，进补前当然要调养好脾胃，尤其是那些脾胃虚弱的朋友。

在养胃方面，《黄帝内经》给了我们很好的启示：能够喝些适当的粥浆，可以使胃气慢慢地恢复。对此，猪肚汤便成了难得的佳品。该汤既能健肠胃，又能祛秋燥；既能滋阴，又具有补益之功效。

猪肚汤是滋补食疗佳品，采用猪肚为主料，如果在普通猪肚汤的基础上加上各种辅料、调味品，可以制作出不同风味的猪肚汤。一般来说，猪肚汤有许多种，常见的有莲子猪肚汤、芡实猪肚汤、清炖猪肚汤、甘菊猪肚汤、白胡椒煲猪肚汤、霸王花猪肚汤、腐竹白果猪肚汤等，对于身体虚弱者、术后病人、孕产妇等都具有很好的滋补作用。

下面介绍普通猪肚汤的做法，其他猪肚汤的做法可触类旁通。

猪肚汤

原料：猪肚1只，生姜250克。

制法：将猪肚洗净，塞入生姜（切碎），扎好后放入瓦锅，加清水适量，用文火煮至熟烂为度，使姜汁渗透进猪肚内即成。

功效：此汤最适于秋季服用，具有温胃散寒、营养补虚之功效，对老年脾胃虚寒及十二指肠溃疡疗效显著。

注意：服时吃猪肚（淡吃或拌少许酱油），不吃姜，必须喝猪肚汤（如汤味太辣，可加入适量开水），每只猪肚可吃3～4天，连续吃8～12只。热证及感染性疾病不宜服用。

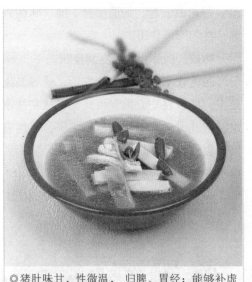

◎猪肚味甘，性微温，归脾、胃经；能够补虚损，健脾胃，适宜脾胃虚弱、食欲不振者食用。

四季养生小贴士

《黄帝内经》里讲："浆粥入胃，泄注止，则虚者活；身汗得后利，则实者活。此其候也。"意思是说：能够吃些粥浆，慢慢地胃气恢复，大便泄泻停止，那么五虚之症便可痊愈。如果本来身热无汗，而现在却得汗，原来大小便不通，现在却通了，则五实之症可以痊愈。这就是五虚、五实能够痊愈的情况。

秋令时节，新采嫩藕胜太医

秋令时节，正是鲜藕应季之时。鲜藕除了含有大量的碳水化合物外，蛋白质和各种维生素、矿物质也很丰富。其味道微甜而脆，十分爽口，是老幼妇孺、体弱多病者的上好食品和滋补佳品。

莲藕含有丰富的维生素，尤其是维生素K、维生素C，铁和钾的含量较高。它常被加工成藕粉、蜜饯、糖片等补品。莲藕的花、叶、柄、莲蓬的莲房、荷花的莲须都有很好的保健作用，可做药材。

中医认为，生藕性寒，甘凉入胃，可消瘀凉血、清烦热、止呕渴。适用于烦渴、酒醉、咯血、吐血等症，是除秋燥的佳品。而且妇女产后忌食生冷，唯独不忌藕，就是因为藕有很好的消瘀作用，故民间有"新采嫩藕胜太医"之说。熟藕，其性也由凉变温，有养胃滋阴、健脾益气的功效，是一种很好的食补佳品。而用藕加

工制成的藕粉，既富有营养，又易于消化，有养血止血、调中开胃之功效。

具体说来，莲藕的功效有以下几种：

（1）莲藕可养血生津、散瘀止血、清热除湿、健脾开胃。

（2）莲藕含丰富的单宁酸，具有收缩血管和降低血压的功效。

（3）莲藕所含丰富的膳食纤维，对治疗便秘，促进有害物质排出十分有益。

（4）生食鲜藕或挤汁饮用，对咯血、尿血等症有辅助治疗作用。

（5）莲藕中含有维生素B_{12}，对防治贫血病颇有效。

（6）将鲜藕500克洗净，连皮捣汁加白糖适量搅匀，随时用开水冲服，可补血、健脾开胃，而且对治疗胃溃疡出血效果颇佳。

不仅如此，藕节也是一味著名的止血良药，其味甘、涩，性平，含丰富的鞣质、天门冬素，专治各种出血，如吐血、咯血、尿血、便血、子宫出血等症。民间常用藕节六七个，捣碎加适量红糖煎服，用于止血，疗效甚佳。但凡脾胃虚寒、便溏腹泻及妇女寒性痛经者均忌食生藕；胃、十二指肠溃疡者少食。

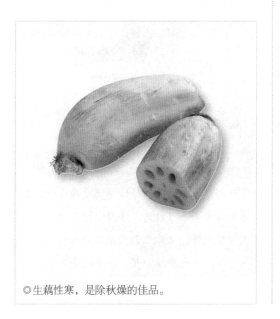

◎生藕性寒，是除秋燥的佳品。

四季养生小贴士

由于藕性偏凉，所以产妇不宜过早食用，一般在产后1~2周后再吃藕可以逐瘀。在烹制莲藕时要忌用铁器，以免导致食物发黑。

"饥餐渴饮"，并不适合秋天养生

很多人都认为，渴了饮水，饿了吃饭，这是天经地义的事情。但是，我们却不能用它来指导秋季养生。你肯定会好奇地问："这是为什么呀？"

这是因为秋燥，即使不渴也要喝水。秋季的主气为燥，它又可分为温燥和凉燥。深秋季节凉燥尤重，此时天气已转凉，近于冬寒之凉气。燥的结果是耗伤阴津，导致皮肤干燥和体液丢失。

正常人体除三餐外，每天需要另外补充1500毫升的水。天热出汗多时，饮水还要增加。"不渴也喝水"对中老年人来说尤为重要。如果中老年人能坚持每天主动喝进适量的水，对改善血液循环、防治心血管疾病都有利。

秋凉不能不吃早餐。有些人贪图清晨的凉爽，早上起床晚，又要赶着上班，早餐不是不吃就是吃不好。长时间不吃早餐，除了会引起胃肠不适外，还会导致肥胖、胆石症、甲状腺功能障碍，甚至还会影响到一天的心绪。

总之，秋季养生要有积极的心态，科学地调配自己的饮食，这样才能增强体质，预防各种疾病。

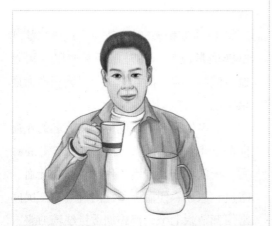

◎秋季是特别干燥的季节，应坚持每天主动喝进适量的水，对改善血液循环，预防肌肤干燥，防治心血管疾病都有利。

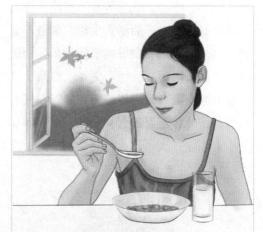

◎早餐是一天中最重要的一餐，千万不能因为早上起床晚，又要赶着上班而忽视它。

四季养生小贴士

深秋天气渐凉，人们的胃口普遍变好，但也会有一部分人由于季节性情感障碍的缘故，变得"悲秋"，而后者又与饮食互为因果，即营养不良或饮食不当可以诱发季节性情感障碍。季节性情感障碍又会影响到人的脾胃功能，产生厌食或食欲亢进。从养生的角度上讲，入秋后应当抓住秋凉的好时机，科学地摄食，不能由着自己的胃口，饥一餐饱一顿。三餐更要定时、定量，营养搭配得当。

秋天进补多喝粥，美味又滋补

许多人因"苦夏"而致的身体消瘦会在秋天渐渐恢复，秋季，胃口和精神转好，是进补的最佳季节。由于气候干燥，美味而滋补的药粥成为不错的选择。

（1）菊花粥：菊花60克、米100克。先将菊花煎汤，再同米煮成粥。具有散风热、清时火、明目等功效，对秋季风型感冒、心烦口燥、目赤肿痛等有较好的治疗功效。同时对治疗心血管疾病也有较好效果。

（2）梨粥：梨2个，洗净后带核切碎，粳米100克洗净，一起放入锅中，加水煮粥。梨具有良好的润燥作用，可为秋令常食的保健食品。

（3）核桃粥：核桃肉20克、米100克。核桃肉洗净放入锅中，同米大火煮沸，转用文火熬煮至熟。常食核桃粥，有补肾健脑和抗衰老的作用。

（4）赤小豆粥：赤小豆50克、米100克、白糖少许。赤小豆和米同放锅中，大火煮开，改用文火熬煮，食用时，放入白糖即可。可清热、利尿、止渴。

（5）红枣小米粥：红枣50克、小米150克、白糖适量。红枣用水泡软洗净后，同米下锅大火煮开，然后用文火慢慢熬煮，待黏稠时，放白糖调匀即可。此粥香甜可口，补血安神，滋养肌肤。

对于胃肠功能衰退的老年人来说，饮食清淡很重要，因此，粥成为老年人喜欢的食物。我们不否认粥有自己的优势，比如老年人牙齿一般都不太好，而喝粥不用

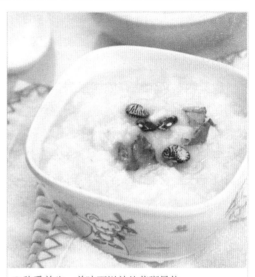

◎秋季养生，美味而滋补的药粥最佳。

细嚼。但专家指出，为了健康，老年人不宜经常喝粥。因为粥毕竟以水为主，"干货"极少，在胃容量相同的情况下，同体积的粥在营养上距离馒头、米饭，还是差得不少。尤其是白粥，单靠各类谷物的搭配远远无法达到人体的需求量，老年人长期喝粥，必将导致营养不良。同时，水含量偏高的粥进入胃里后，会稀释胃酸，这对消化不利。

四季养生小贴士

老人在饮食上追求清淡的关键在于把握好度。如果只是因为牙齿不好而选择喝粥，那就要先把牙治好。对大多数老人而言，平时吃饭，把饭做得烂些就可以了，或在正常饮食之余偶尔换着吃点儿面条、喝点儿粥。

秋天，亲近茶就是亲近健康

近年来，人们不断发现茶叶所含的营养成分及其药理作用，其保健功能和防治疾病的功效得到肯定。

秋天喝茶可治病，如能根据自身体质选用适宜饮品，对增进健康、增强体质大有好处。

秋天天气干燥，"燥气当令"，常使人口干舌燥。如果想省事，到外面买茶叶，宜选乌龙、铁观音等青茶。

青茶性适中，介于红、绿茶之间，不寒不热，适合秋天气候，常饮能润肤、益肺、生津、润喉，有效清除体内余热，恢复津液，对金秋保健大有好处。

青茶汤色金黄，外形肥壮均匀，紧结卷曲，色泽绿润，内质馥郁，其味爽口。

下面，教大家三种可以自己在家制作的天然茶饮，秋天常喝是一种美好又健康的享受。

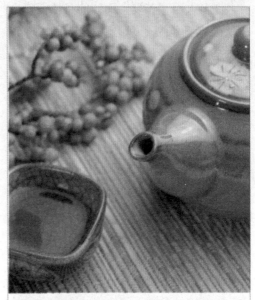

◎秋天宜喝乌龙、铁观音等青茶，可以润肤、益肺、生津、润喉。

萝卜茶

原料：白萝卜100克，茶叶5克，食盐少许。

制法：先将白萝卜洗净切片煮烂，略加食盐调味（不要放味精），再将茶叶用水冲泡5分钟后倒入萝卜汁内服用，每天2次，时间不限。

功效：有清热化痰、理气开胃之功，适用于咳嗽痰多、吃饭不香等。

姜苏茶

原料：生姜、苏叶各3克。

制法：将生姜切成细丝，苏叶洗净，用开水冲泡10分钟代茶饮用。每日2剂，上下午各温服1剂。

功效：有疏风散寒、理气和胃之功，适用于风寒感冒、头痛发热，或有恶心、呕吐、胃痛腹胀等肠胃不适型感冒。

银耳茶

原料：银耳20克，茶叶5克，冰糖20克。

制法：先将银耳洗净加水与冰糖（不要用绵白糖）炖熟；再将茶叶泡5分钟取汁加入银耳汤，搅拌均匀服用。

功效：有滋阴降火、润肺止咳之功，适用于阴虚咳嗽。

需要注意的是，茶虽然是天然养生的佳品，但并不是所有人都适合喝茶，睡眠质量不高的人、容易失眠的人、脾胃虚弱的人都不适合饮茶。

多喝蜂蜜少吃姜，安然度清秋

入秋以后，以干燥气候为主，空气中缺少水分，人体也缺少水分。为了适应秋天这种干燥的特点，我们就必须经常给自己的身体"补液"，以缓解干燥气候对我们人体的伤害。

不过，虽然秋天进行补水是必不可少的，但对付秋燥不能只喝白开水。科学地讲，最佳饮食良方应该是："朝朝盐水，晚晚蜜汤。"换言之，喝白开水，水易流失，若在白开水中加入少许食盐，就能有效减少水分流失。白天喝点儿盐水，晚上则喝点儿蜂蜜水，这既是补充人体水分的好方法，又是秋季养生、抗拒衰老的饮食良方，同时还可以防止因秋燥而引起的便秘，真是一举三得。

蜂蜜所含的营养成分特别丰富，主要成分是葡萄糖和果糖，两者的含量达70%，此外，还含有蛋白质、氨基酸、维生素A、维生素C、维生素D等。蜂蜜具有强健体魄、提高智力、增加血红蛋白、改善心肌等作用，久服可延年益寿。蜂蜜对神经衰弱、高血压、冠状动脉硬化、肺病等，均有疗效。在秋天经常服用蜂蜜，不仅有利于这些疾病的康复，而且还可以防止秋燥对人体的伤害，起到润肺、养肺的作用。而且蜂蜜还有抗氧化的作用，蜂蜜中含有数量惊人的抗氧化剂，它能清除体内的垃圾自由基，达到抗癌、防衰老的作用，从而使人健康长寿。

秋燥时节，尽量不吃或少吃辛辣烧烤之类的食品，这些食品包括辣椒、花椒、

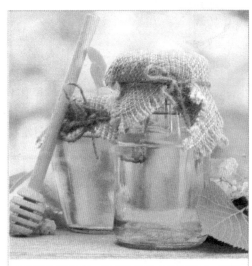

◎蜂蜜营养丰富，秋季适当喝点儿蜂蜜水，可以防止秋燥对人体的伤害。

桂皮、生姜、葱及酒等，特别是生姜。这些食品属于热性，又在烹饪中失去不少水分，食后容易上火，加重秋燥对我们人体的危害。当然，将少量的葱、姜、辣椒作为调味品，问题并不大，但不要常吃、多吃。比如生姜，它含挥发油，可加速血液循环；同时含有姜辣素，具有刺激胃液分泌、兴奋肠道、促进消化的功能；生姜还含有姜酚，可减少胆结石的发生。生姜虽有利，但也有弊。因此不可多吃。尤其是在秋天最好少吃，因为秋天气候干燥、燥气伤肺，再加上吃辛辣的生姜，更容易伤害肺部，加剧人体失水、干燥。古代医书有记载："一年之内，秋不食姜；一日之内，夜不食姜。"

总之，当秋天来临之际，我们最好"晨饮淡盐水、晚喝蜂蜜水，拒食生姜"，如此便可安然度过"多事之秋"。

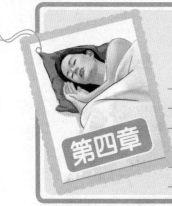

早睡早起多注意，秋季健康很容易

◎秋天，很多时候中午烈日当头，早晚却凉风瑟瑟，气温很难让人适应。你可能会说："管那么多干吗，前人不是告诉我们要'秋冻'吗？秋天只要少穿点儿就养生了！"可事实上，我们稍有不慎，又很容易被冻着，不仅起不到养生的作用，反而损伤身体。对此，中医指出，秋季是人体阳消阴长的过渡时期，日常起居及相关生活细节对保健养生非常重要。

第四章

秋三月，生活起居要有节律

秋三月是指农历七八九三个月，这个季节的特点是降大于升，收敛过于生发，天气下降，地气内敛，外现清明，所谓秋高气爽。人在秋季也要由夏季的散发状态转入收敛，应该早睡早起，与鸡同步，使肾之志安宁稳定，以缓和秋气的肃杀；令心之神气收敛内藏，使秋气得以平和。

起居主要是指生活作息及日常生活的各个方面。要保持身体健康，就必须注意起居调摄，妥善安排工作和生活中的各个细节，使其更加符合自然规律和自身的生理特点。

起居调摄所包含的内容很多，诸如作息安排、苦乐劳逸、衣食住行、站立坐卧等。在这其中，有规律的作息对健康非常重要。

中医学认为，人类依天地而生，一年之中，四季的自然气候变化对人体的影响十分明显，人们应该根据季节变化和个人的具体情况制订出符合生理需要的作息制度，并养成按时作息的习惯，使生理功能保持稳定平衡的良好状态。例如，春季夜间缩短，白昼渐长，风和日暖，人们应早起，增加户外活动，沐浴温暖阳光，以应春天的生机而养生，避免睡眠过多，使人困倦、头昏；夏季作息，宜晚些入睡，早些起床，以顺应自然界阳盛阴衰的变化；入秋后，白昼渐短，夜晚延长，可以早些就寝，早些起床活动；冬季昼短夜长，晚间宜早卧，早晨可稍迟起身，待日出再外出活动，以避开严寒。

现代科学证明，人体内的所有活动都可能产生有规律的周期性变化，而规律性的生活可以使机体形成条件反射，让各器官组织的生理活动能不致疲倦地长时间运行。如果不注意拟定科学的作息制度，经常"开夜车"，必然会影响到工作效率和身体健康。培养有规律的生活习惯的最好办法是主动安排好日常生活节奏，做到每日定时睡眠、定时用餐、定时工作学习、定时锻炼身体等，通过井井有条的生活安排，保证生机勃勃、健康长寿。

秋爽宜睡，但很有讲究

"天凉好个秋"，秋天气候宜人，实在是睡眠的好季节。但有些人，只知道秋爽宜睡，却不注意秋季睡眠的方式方法，不仅辜负了凉爽宜睡的条件，而且不利秋季的养生保健。因此，讲讲秋季的睡眠之道，还是很有必要的。

秋季睡眠总的原则是——早睡早起，以应秋候。《素问·四季调神大论篇》中说："秋三月，此谓容平。天气以急，地气以明，早卧早起，与鸡俱兴。使志安宁，以缓秋形，收敛神气，使秋气平，无外其志，使肺气清。此秋气之应，养收之道也。"这就是说，在秋季的这三个月中，秋爽气清，万物收藏，人的起居调摄应与气候相适应。经过一个相对少眠的夏季，秋季能注重搞好睡眠，正好借此予以补偿。

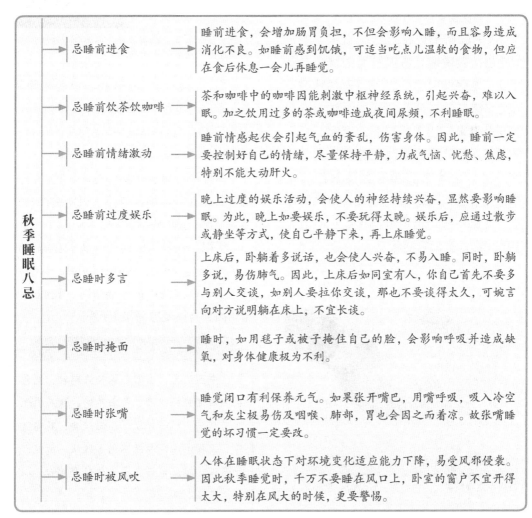

秋季睡眠八忌		
	忌睡前进食	睡前进食，会增加肠胃负担，不但会影响入睡，而且容易造成消化不良。如睡前感到饥饿，可适当吃点儿温软的食物，但应在食后休息一会儿再睡觉。
	忌睡前饮茶饮咖啡	茶和咖啡中的咖啡因能刺激中枢神经系统，引起兴奋，难以入眠。加之饮用过多的茶或咖啡造成夜间尿频，不利睡眠。
	忌睡前情绪激动	睡前情感起伏会引起气血的紊乱，伤害身体。因此，睡前一定要控制好自己的情绪，尽量保持平静，力戒气恼、忧愁、焦虑，特别不能大动肝火。
	忌睡前过度娱乐	晚上过度的娱乐活动，会使人的神经持续兴奋，显然要影响睡眠。为此，晚上如要娱乐，不要玩得太晚。娱乐后，应通过散步或静坐等方式，使自己平静下来，再上床睡觉。
	忌睡时多言	上床后，卧躺着多说话，也会使人兴奋，不易入睡。同时，卧躺多说，易伤肺气。因此，上床后如同室有人，你自己首先不要多与别人交谈，如别人要拉你交谈，那也不要谈得太久，可婉言向对方说明躺在床上，不宜长谈。
	忌睡时掩面	睡时，如用毯子或被子掩住自己的脸，会影响呼吸并造成缺氧，对身体健康极为不利。
	忌睡时张嘴	睡觉闭口有利保养元气。如果张开嘴巴，用嘴呼吸，吸入冷空气和灰尘极易伤及咽喉、肺部，胃也会因之而着凉。故张嘴睡觉的坏习惯一定要改。
	忌睡时被风吹	人体在睡眠状态下对环境变化适应能力下降，易受风邪侵袭。因此秋季睡觉时，千万不要睡在风口上，卧室的窗户不宜开得太大，特别在风大的时候，更要警惕。

秋夜凉，别让身体着了凉

在夏天的时候，因为天气炎热，所以许多人都喜欢开着窗户、光着膀子、什么也不盖睡觉。到了初秋的时候，虽然气温开始下降，但是下降的幅度不是很大，白天依然很热，只有早晚很凉，而且当微风吹进室内时，能带给人一种清新凉爽的感觉，因此有些人仍然延续着夏天的习惯，睡觉时什么也不盖。这样，身体壮的人没问题，但体弱的人如果不注意，会被寒气所伤，引发肠胃问题和心脏疾病。

人的肚脐部位没有脂肪组织，表皮角质层比较薄嫩，所以肚脐的屏障功能很差，是腹壁薄弱处之一。而初秋时节正是寒暖交替、冷热交锋的时候，前半夜暑去爽来，让人感到非常凉爽，后半夜寒邪下注，室内暑湿上蒸，二者相交在一起，这时寒邪就很容易从没有盖着的肚脐进入人体内，导致人体经脉阻滞、气血不通，出现腹部疼痛、呕吐、不思饮食、腹泻等症状。

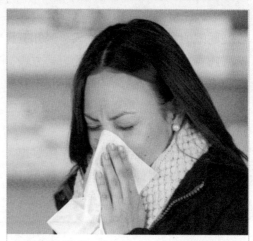

◎秋天天气凉爽，注意保暖，如果身体着凉，易让病菌侵入人体，引发感冒等疾病。

另外，在我们的鼻腔、口腔黏膜周围，存在着各种各样的细菌，它们之所以不能危害我们的身体，是因为身体具有一定的抵抗力，而当我们受凉的时候，就会导致身体的抵抗力下降，这时，这些病菌就会长驱直入，危害身体，引发感冒、发热甚至更严重的疾病。

所以，在秋天的时候，我们在睡觉时一定要盖上被子之类的保暖用品，只有这样，当入夜或清晨秋凉袭来时，我们才不至于因为身体受凉而染上疾病。

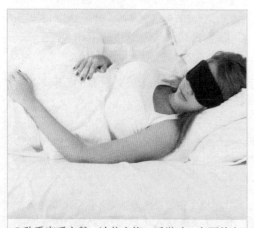

◎秋季寒暖交替、冷热交锋，睡觉时一定要盖上被子之类的保暖用品，以免着凉。

四季养生小贴士

中医认为，当寒邪入侵腹部时，就易引起人体经脉阻滞、气血不通，从而出现腹部疼痛、呕吐呃逆、不思饮食、肠鸣腹冷、大便泄泻或秘结不通等症状。所以，秋夜入睡时，最好穿上一件贴身背心，以防止寒湿之邪入侵。

把握冷暖度，"秋冻"好过冬

老百姓常说"春捂秋冻"，意思是说春天棉衣要晚脱一段时间，以免受凉生病；秋天则相反，厚衣服要晚些穿，多经受寒冷的刺激，从而增强机体抵抗力。不过，不同的人群、人体的不同部位，都应区别对待，一味地秋冻就会把身体冻坏。

首先，要因人而异。年轻人血气方刚，对外界寒冷的适应及抵御能力都比较强，可以冻一冻；而老年人大多肾阳衰微，禁不起太冷的刺激；还有一部分慢性病患者，如心血管和哮喘病人，他们对寒凉的刺激更加敏感，稍不注意就会引起疾病发作。因此，这些人不仅不能"秋冻"，还应采取一些保暖措施。

其次，对身体的不同部位要区别对待：有4个部位一定要注意保暖。第一个是腹部，上腹受凉容易引起胃部不适，甚至疼痛，特别是有胃病史的人更要加以注意；下腹受凉对女性伤害大，容易诱发痛经和月经不调等，经期妇女尤其要加以重视。有些女孩爱穿露肚皮的时装，我们建议秋冬季节最好不穿。第二个是脚部，脚是人体各部位中离心脏最远的地方，血液流经的路程最长，而脚部又汇集了全身的经脉，所以人们常说"脚冷，则冷全身"。全身若受寒，机体抵抗力就会下降，病邪就有可能乘虚而入。第三个是颈部，这个部位受凉，向下容易引起肺部症状的感冒；向上则会导致颈部血管收缩，不利于脑部供血。第四个是肩部，肩关节及其周围组织相对比较脆弱，容易受伤。

最后，要领悟"秋冻"内涵。对于"秋冻"的理解，不应只局限于未寒不忙添衣，还应从广义上去理解，诸如运动锻炼，也要讲求耐寒锻炼，增强机体适应寒冷气候的能力。不同年龄可选择不同的锻炼项目。无论何种活动，都应注意一个冻字，切勿搞得大汗淋漓。当周身微热，尚未出汗，即可停止，以保证阴精的内敛，不使阳气外耗。

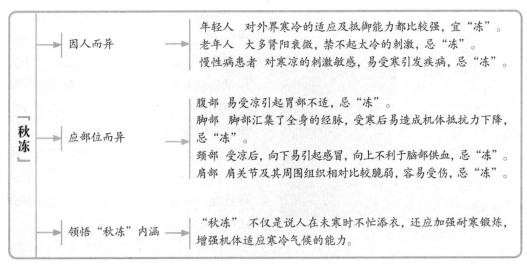

「秋冻」

因人而异
- 年轻人 对外界寒冷的适应及抵御能力都比较强，宜"冻"。
- 老年人 大多肾阳衰微，禁不起太冷的刺激，忌"冻"。
- 慢性病患者 对寒凉的刺激敏感，易受寒引发疾病，忌"冻"。

应部位而异
- 腹部 易受凉引起胃部不适，忌"冻"。
- 脚部 脚部汇集了全身的经脉，受寒后易造成机体抵抗力下降，忌"冻"。
- 颈部 受凉后，向下易引起感冒，向上不利于脑部供血，忌"冻"。
- 肩部 肩关节及其周围组织相对比较脆弱，容易受伤，忌"冻"。

领悟"秋冻"内涵
- "秋冻"不仅是说人在未寒时不忙添衣，还应加强耐寒锻炼，增强机体适应寒冷气候的能力。

秋闲晒太阳，远离细菌和疾病

一般人认为，冬天应常晒太阳。其实，秋天也应多晒太阳。

光线按其波长可分为可见光线、红外线和紫外线。可见光介于红光和紫光之间，波长为400~800nm，对细菌一般无影响。但连续照射对某些细菌，如链球菌、脑膜炎双球菌有杀菌作用。

红外线能使物体发热，人的皮肤表层能吸收长波红外线，深层能吸收短波红外线。因此在阳光的照射下，可使毛细血管扩张，血流加快，增强新陈代谢，促进细胞增长，改善皮肤营养。因而能使人精神愉快，食欲增加，强身健体，提高学习和工作效率。另外，红外线还有消炎止痛的作用。正因为如此，在昔日的碧空蓝天之下，人们能够在海水、沙滩、阳光下自由徜徉，在湖光山色中任意翱翔，袒胸露背地进行阳光浴

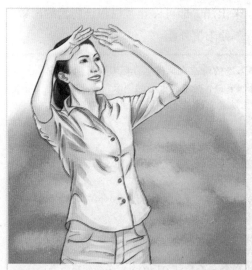

◎阳光是有效的天然杀菌因素，秋天应多晒太阳。

成为不少人所追求的一种时尚。

阳光是有效的天然杀菌因素，许多细菌在阳光的直接照射下容易死亡。烟尘笼罩的空气、玻璃及有机物等均可减弱阳光的杀菌能力。因此阳光只能作为辅助消毒的方法。阳光杀菌作用的主要成分是紫外线。

紫外线与红外线相比，其波长最短，但对人体的益处较多。

紫外线能促进黑色素生长，使皮肤角质层增厚，阻碍病毒、细菌等有害物质侵入皮肤。直射的紫外线能直接杀死细菌和病毒，散射的紫外线能削弱病毒和细菌活动，抑制其生长繁殖。

伤寒杆菌、结核杆菌在日光下数小时就会死亡，百日咳嗜血杆菌在日光下一小时即死亡，痢疾杆菌在日光下30分钟可被消灭，肝炎病毒在紫外线照射下，1小时便失去活性。流感病毒对紫外线很敏感，晒太阳可防止流感的传播。

晒太阳既可预防又可治疗佝偻病。阳光中的紫外线能使人体皮肤中的7-脱氧胆固醇转变成维生素D。据有人统计，1平方厘米皮肤暴露在阳光下，3小时可产生维生素D约20国际单位。因此，采用晒太阳来预防和治疗佝偻病是最好的方法。

另外，紫外线作用于皮肤时具有抗炎症、抗过敏、抗神经性头疼、改善皮肤营养状况等多种效应。阳光中的可见光部分还可增强情绪活动，振奋精神。

因此，秋天要多晒晒太阳。

循序渐进冷水浴，增强秋季抵抗力

秋季的自然水温正适合冷水浴。冷水浴有着明显的保健作用，它可以加强神经的兴奋功能，使得洗浴后精神爽快，头脑清晰。冷水浴可以增强人体对疾病的抵抗能力，被称作是"血管体操"；有助于消化功能的增强，对慢性胃炎、胃下垂、便秘等病症有一定的辅助治疗作用。

但是，冷水浴锻炼必须采取循序渐进的方法：秋天，气温逐渐降低，人体对寒冷和冷水也逐渐适应，以至于到了深秋和冬季，洗冷水浴也不会感觉太冷。

冷水浴的"循序渐进"，还应包括洗浴部位的"由局部到全身"、水温的"由高渐低"以及洗浴时间的"由短渐长"。

概括来讲，常见的冷水浴主要有以下四种：

（1）头面浴，即以冷水洗头洗脸。

（2）脚浴，双足浸于水中，水温可从高逐渐降。

（3）擦浴，即用毛巾浸冷水擦身，用力不可太猛，时间不宜太长，适可而止。

（4）淋浴，先用温洗，渐渐降到用自来水洗浴。需要注意的是：患有严重高血压、冠心病、风湿病、空洞性肺结核、坐骨神经痛以及高热病人不宜冷水浴。

此外，女性因其特殊的生理原因，特别是在经期、哺乳期、怀孕期间的女性朋友，遇到冷水的刺激会引起女性内分泌失调、闭经、腹痛，而且许多细菌也会进入阴道引发阴道炎等妇科疾病，严重的对女性以后怀孕、生理健康都有一定的影响。洗冷水澡时因水温过低，人体会感到寒冷，产生一系列应激反应，如心跳加快，血压升高，肌肉收缩，神经紧张等，不但不能消除疲劳，还易引起感冒，应尽量避免。

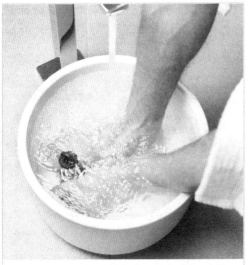

◎秋季冷水浴，需要循序渐进，由头面浴、脚浴、擦浴向淋浴过度，逐渐提高身体的抵抗力。

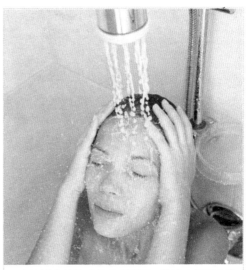

◎女性因为其特殊的生理原因，洗冷水浴更应该谨慎。

秋季洗手，别太频也别太热

生活中，手部不仅要从事繁杂的工作，还经常暴露在日光下，每天频繁清洗，或是经常使用含消毒杀菌成分的香皂，都会对我们的手部造成损伤。如果洗手不当，最容易造成损害的是手掌心，这个部位角质层厚，皮脂腺稀少，稍不注意就会粗糙、干裂，甚至脱皮；手背皮肤柔软、细嫩，比脸颊的皮肤还薄，也极易老化、松弛。

因此，在秋季，我们一定要掌握正确的洗手方法：第一，避免频繁洗手，在清洗衣物时，不要让双手长时间浸泡在水中。第二，洗手时水温不应过热，否则会破坏手部表面的皮脂膜，促使角质层更加干燥甚至皲裂，最佳水温应该在20～25℃之间。第三，洗手时应选用无刺激性的中性洗手液，最好含有维生素B₅、维生素E或羊毛脂、芦荟等滋润型护肤成分，尽

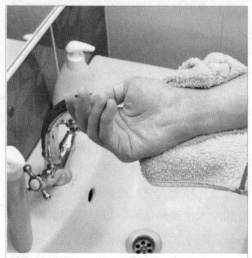

◎洗手完毕后，应用干净、柔软的毛巾及时将手擦干。

量不使用肥皂等碱性较强的清洁用品。最后，手洗干净后，不能任其自然风干，因为在干燥的空气中，手部皮肤内的水分，会伴随未擦干的水分一起蒸发掉。

正确方法是洗手完毕，用干净、柔软的毛巾擦手，在皮肤未干时，涂抹具有保湿功能的护手霜，及时锁住皮肤内的水分。

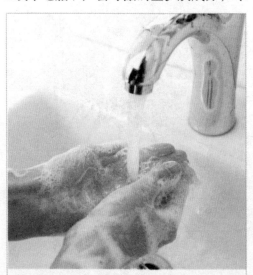

◎频繁洗手会造成皮肤失水干燥，要避免让双手长时间浸泡在水中。

四季养生小贴士

手接触外界环境的机会最多，也最容易沾上各种病原菌，尤其是手闲不住的孩子，哪儿都想摸一摸。如果再用这双小脏手抓食物、揉眼睛、摸鼻子，病菌就会趁机进入宝宝体内，引起各种疾病。而经常正确地洗净双手，可以显著减少手上所带的各种病原菌，有效预防感冒、腹泻、肺炎、脑膜炎、肝炎、细菌性痢疾等疾病。

气候干燥，起居要防静电伤身

在气候干燥的秋季，我们常常会碰到这种现象：晚上脱衣服睡觉时，黑暗中常听到噼啪的声响，而且伴有蓝光；见面握手时，手指刚一接触到对方，会突然感到指尖针刺般疼痛，令人大惊失色；早上起来梳头时，头发会经常"飘"起来，越理越乱；拉门把手、开水龙头时都会"触电"，时常发出"啪、啪"的声响……这就是人体的静电对外放电的结果。

人体活动时，皮肤与衣服之间、衣服与衣服之间互相摩擦，便会产生静电。随着家用电器增多以及冬天人们多穿化纤衣服，家用电器所产生的静电荷会被人体吸收并积存起来，加之居室内墙壁和地板多属绝缘体，空气干燥，因此更容易受到静电干扰。

由于老年人的皮肤相对比年轻人干燥，以及老年人心血管系统的老化、抗干扰能力减弱等因素，因此老年人更容易受静电的影响。心血管系统本来就有各种病变的老年人，静电更易使病情加重或诱发室性早搏等心律失常。过高的静电还常常使人焦躁不安、头痛、胸闷、呼吸困难、咳嗽等。

为了防止静电的发生，室内要保持一定的湿度，要勤拖地、勤洒水或用加湿器加湿；要勤洗澡、勤换衣服，以消除人体表面积聚的静电荷。发现头发无法梳理时，将梳子浸入水中片刻，等静电消除之后，便可以将头发梳理服帖了。脱衣服之后，可用手轻轻摸一下墙壁，摸门把手或水龙头之前也要用手摸一下墙，将体内静电"放"出去，这样静电就不会伤你了。对于老年人，应选择柔软、光滑的棉纺织或丝织内衣、内裤，而且尽量不穿化纤类衣物。

◎秋季气候干燥，皮肤与衣服、衣服与衣服之间都易产生静电，可通过勤换衣服、勤洗澡来减少静电的发生。

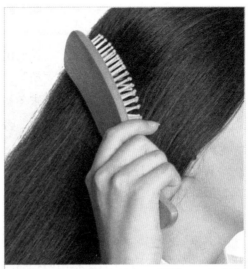

◎气候干燥，头发易起静电而不易梳理。这时可将梳子浸入水中片刻，等待静电消除后再梳头。

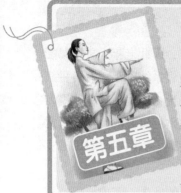

秋高气爽，让你的全身动起来

第五章

◎秋之后，早晚凉爽，户外湛蓝的天空和习习秋风都让人有到外面活动活动筋骨的想法。没错，这个时节确实是让人全身活动舒展的好时节，但我们要是没有掌握正确的锻炼原则，在锻炼中不小心伤了自己，恐怕是得不偿失了。因此，我们每个人都应该根据自己的个人情况，在氧气充足、空气清新的地方选择适合自身的体育锻炼。

❤ 初秋，耐寒锻炼正当时

养生专家指出，初秋适当进行一些耐寒锻炼，有助于提高人对环境变化的适应能力，提高心血管系统的功能。这样做，也可以更好地度过冬天。

一般来说，耐寒锻炼包括：登山、步行、太极拳、洗冷水浴、骑自行车，等等。我们可以根据自身的健康状况、兴趣，来选择具体的项目。有些人认为，耐寒锻炼是纯粹的受冻，事实并非如此。耐寒锻炼是有一定原则的。

首先，锻炼要把握好"度"。我们出门进行耐寒锻炼时，不要过度地"动"，应该以不打寒战为宜。尤其到了秋末冬初的交界时，稍微出一点儿汗就可以了，否则就会损伤阳气。

其次，锻炼应循序渐进。很多人认为，锻炼的时候要少穿，否则稍微一动就热得很。其实，我们在进行运动的过程中，衣服应该一件一件地减少，千万不要以为穿件单衣、冻得不得了就出门，以为靠运动产热来升温。同时，我们的活动时

间应由少开始，逐渐增多，以给身体一个适应的时间。

最后，锻炼后要记得补水。秋天气候干燥，容易出现口舌少津、嘴唇干裂、大便干燥等症状，再加上运动时会有汗液蒸发等，体内更加容易丧失水分，从而加重身体因缺水而产生的各种燥症。因此，进行耐寒锻炼后，要给身体进行一次补水。

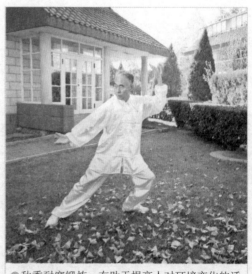

◎秋季耐寒锻炼，有助于提高人对环境变化的适应能力，要根据自身的健康状况正确选择。

想要长寿，把小劳留给秋天

从许多长寿老人的生活起居都可发现，他们的长寿之道就是——常欲小劳。这也是唐代孙思邈的养生观点之一。所谓"小劳"，其实就是动一动的意思。秋天阳消阴长，所以宜"收"，要保养体内的阴气。而运动作为养生保健中的一大主要方面，也应遵循这一原则，即运动量不宜过大。

这里，我们为大家介绍两种养生保健运动，与"小劳"有异曲同工之妙，大家不妨一试。

① 扭脚运动

做完腹式呼吸后，双脚并拢，脚趾慢慢朝下压，再慢慢地抬起，尽量向上抬，然后放松，做30～50次，这时，你会感觉脚腕及小腿的肌肉酸酸的、胀胀的。然后，两脚稍分开一些，两脚腕同时向外、

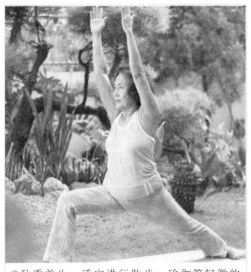

◎秋季养生，适宜进行散步、瑜伽等轻微的运动。

向内做30～50次。然后反过来向内、向外再做30～50次。这样做下来，你会觉得脚腕及腿酸胀得特别舒服，腿和脚特别暖和。脚和腿上有3条阳经和3条阴经，这样，就能加速经络的气血运行，使气血通畅，浊气下行，对治疗高血压等病有很好的作用。有高血压病的人，晚上做过脚部操以后，睡眠状态很好，血压也平稳了。早晨做完脚部操再起床，更是血压稳定，头脑清晰。坚持半月后，再增加脚部运动的次数，效果更佳。

此法降压效果明显，血压低和身体虚弱的人不适合做。

② 扭手运动

做完腹式呼吸和脚部操后，手臂向前后向左右伸直，双手分别用劲慢慢地张开到尽可能大的程度，然后再慢慢地用劲握拳，再放松，如此反复做10～20次，同样会有手及手臂的酸胀感。然后，两手腕同时向外、向内、向下各做30～50下，旋转时速度要慢，要用劲，然后两手腕再向内、向下、向外各做30～50下。做完后双手及双臂都会感到非常热并有明显的酸胀感。双手及双手臂同样有6条经络通过，活动手腕能够促进这6条经脉的运行，坚持3个月左右，能改善相应脏器的功能，如心脑血管疾病，呼吸系统疾病，便秘，肠胃不舒服等症状。特别是有失眠现象的人，在晚上睡眠前做一次，可以很快进入梦乡。

重阳登山，登出一生的健康

重阳节，农历九月初九，起源于战国时代，因在《易经》中九是阳数，九月初九两九相重，故称重阳。每逢此佳节，民间就会有登高的习俗，源远流长。民间传说登高的原意，在于躲避灾难。农历九月，已步入初寒，人们不仅在萧瑟秋风中感受到季节的冷暖变化，而且在夏冬时气的升降中，稍不适应，则会感染风寒。这样，重阳时节在古代被视为危险的时期。在神秘的阴阳观念居支配的年月里，九九重阳，意味着阳数的极盛，凡事盛极必衰。因此，九九重阳之日，有如五月五日一样是令人生畏之灾日。古人为了避开这一不吉之日，就采用了一种超乎寻常的行为，以外出登高野游的方式，脱离有可能发生灾祸的日常时空。在古人那原始的信仰里，认为由室内到室外的空间移动，即能化解生存的危机，这种登高避祸的方

式，在古代节俗中常常出现，有如正月十五登高等。登高习俗可能最初起源于居住平川的人家，凸显于平地的高山，在原始居民观念中属于神奇之地，登临高处，意味着接近了天神，因此也就易于获得福佑；这种登高习俗，后来随着人口的流动而传播到全国。

现代研究表明，重阳登山于养生保健，也具有重大的积极意义。

登高，不仅是一项有益的体育锻炼，也是一种有情趣的"秋游"活动。它能够增强心肺功能，促进血液循环，增进食欲，改善睡眠，安定情绪，并使小便酸度上升，进而加速新陈代谢。同时，在登山的过程中，随着海拔高度的增加，气压逐渐降低，可以促进人体生理功能的一系列变化，对哮喘等疾病起到辅助治疗的作用，并对降低血糖、增高贫血患者的血红蛋白和红细胞数同样具有很好的作用。现代研究还表明，新鲜空气可以清肺健脾，攀峰越岭能够舒筋骨，以防关节老化。此外，站在高处凝眸远眺，还可以延缓视力的退化。

但需要注意的是，老年人要量力而行，切不可操之过急，以防过累损伤身体。

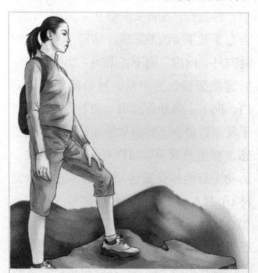

◎重阳节登高，既是民间习俗，又有养生保健的作用。

四季养生小贴士

年老体弱者，登高时间要避开气温较低的早晨和傍晚，登高速度要缓慢，上下山时可通过增减衣服达到适应空气温度的目的。高血压、冠心病等患者更要量力而行，以防产生不测。

骑车，健康与快乐同行

在丹桂飘香、层林尽染的秋天，以骑自行车代替坐车，不仅能节约能源，不污染周围的环境，而且可以强身健体。

科学地讲，骑车这项运动裨益我们的健康主要体现在四大方面：

第一，加强下肢锻炼。骑自行车可直接锻炼腿足，能增强腿部力量和双腿的弹跳力，并延缓下膝关节韧带的衰老进程，使膝关节活动更加轻便、灵活、有力，进而改善血液循环，有助于身体各器官的协调一致。

第二，有助于减肥。骑自行车40～50分钟，相当于步行4～5千米路程所消耗的热量。因此，常骑自行车可以防止身体肥胖。

第三，加强脑力锻炼。随着年龄的增长，神经系统功能逐渐衰退。经常骑车，可以锻炼大脑的反应能力，有利于健全大脑功能，活跃思维，防止老年痴呆。

第四，增强体质，延级缓老。骑车时，人体与车的接触主要有三个部位：脚掌心同车踏板，手掌心同车把手，臀部同车鞍座。

中医学经络理论认为：脚掌心和手掌心集中了人体肾、脾、胰、肝、心等脏腑器官的经脉，经常按摩脚掌心和手掌心，对于疏通经络气血，滑利关节，增强体质，防止衰老有着重要的意义。特别是脚掌心的"涌泉穴"和手掌心的"劳宫穴"都是养肾、强肾的重要穴位。骑车时有意识地在车脚踏板上按摩"涌泉穴"，在车把手上按摩"劳宫穴"，对于防治心脏、神经、消化、泌尿等

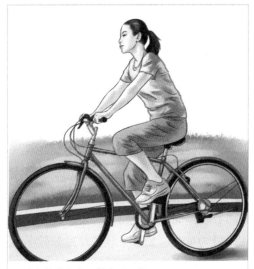

◎骑车代替坐车，健康又环保。

系统疾病有特殊效果。

自行车运动应当坚持并有规律地进行，最好能使自行车成为你日常生活的一部分。为了能真正从自行车运动中获得好处，你应当坚持每天骑行15～20分钟，保持16千米／小时的车速最佳。

当然，如果你想要不离开家进行自行车锻炼，也可以使用固定的自行车运动器械，而且其运动强度是可调的。

四季养生小贴士

为预防骑自行车引起的阴部不适，须注意以下几点：第一，车座太硬的，可用泡沫塑料做一个柔软的座套套在车座上。第二，调整车座的高度和角度。车座太高，骑车时臀部必然左右错动，容易造成会阴部的擦伤。第三，骑车时间较长时，要注意变换骑车姿势。

快步踏清秋，让你更长寿

美国有位医学博士发现，每天10分钟快步行走，不但对身体健康极有裨益，还能使消沉意志一扫而光，保持精神愉快。更值得一提的是，这也是秋季一项非常不错的运动之选。

快步走路比慢步走路更能锻炼身体，因为它能促进血液循环，有利于提高氧气的消耗，增加心脏的收缩力。人在行走时，肌肉系统犹如转动的泵，能把血液推送回心脏，而下肢是肌肉最多的部位，其作用最为重要。如果下肢行动过分软弱无力，就不能产生足够的推动力向心脏输送血液。

睡前如能进行一次快步走，有利于很快入睡，其效果不亚于口服镇静剂。每天快步走3次，每次15分钟，不仅可以健身，而且可以有效地防治肥胖症、糖尿病、下肢静脉曲张等，对身体也不会有损害。

人们虽相信"生命在于运动"的至理名言，而今更相信"动过则损，静过则废"的道理。而快步走这一运动方式，不存在动过与静过的偏向，"快步走入长寿"是有科学根据的。

现代医学研究证明，坚持快走锻炼，对防止大脑老化，预防痴呆有着积极作用。痴呆是大脑老化、萎缩、大脑皮质高级功能损害所致的最终结果。当一个人经常健忘，丢三落四变得频繁时，往往就是其大脑迟钝老化的开始，发展下去就会成为痴呆。

许多中老年人也常常有这样的体会，每天坚持快步行走，通常步速在每分钟100～120米之间，每次快走半小时以上，数月下来就会收到明显的健脑效果。慢走则不能获得这种效果，每次快走少于30分钟，效果也不佳。

有关研究还表明，跑步并不比快走效果更好。因为快走容易控制速度，对心肺的刺激小，不会给心脏等器官造成超荷负担，而且能增加肺活量，加大心脏收缩力，促进血液循环，使大脑获得充足的供氧，从而起到有效预防大脑老化的作用。

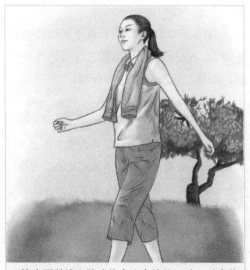
◎快走可以让心肺功能产生有效的运动，对身体健康极有裨益。

四季养生小贴士

"快走"有利于女性的身心健康。至于走多快才算是"快走"？研究报告指出，如果在12分钟内走完1千米的距离，这样的速度可以称之为"快走"了，因为这个速度可以让心肺功能产生有效的运动。

太极拳，秋季平衡阴阳的养生功

太极拳是我国的国粹，它适合任何年龄、性别、体型的人练习。太极拳在技击上别具一格，特点鲜明。练习太极拳时，需要练习者手足并用，动作连贯柔和，心与意、气与力、手与脚能有机结合，具有健身、防病、改善生理功能和延缓衰老的功效，是一种适合经常锻炼的养生功法。秋季经常练习太极拳，对于身心健康有意想不到的收获。

我国著名的水利工程师张含英先生活了102岁，他不仅为我国的水利事业做出重要贡献，在养生上也有很多经验，曾荣获"世纪健康老人"的称号。他除了生活规律、乐观豁达外，最喜欢的就是打太极拳。张含英中学时就开始学习太极拳，几十年来一直坚持练习，已经成了他生活的一部分。张老通过打太极拳治好了疾病，

强健了身体，延长了寿命。

太极拳是一种非常柔和的运动，有强身健体的效果，对于消化系统的各种慢性病有良好的辅助治疗及康复作用。太极拳对消化系统疾病的影响在于：

（1）习练太极拳顺应四季的阴阳消长润养五脏，春季养肝，夏季养心，秋季养肺，冬季养肾，四脏阴阳调和滋润脾胃，促进六腑代谢，治疗胃肠、肝胆方面的慢性疾病效果非常明显。

（2）由于打太极拳使血液流畅，循环加强，各脏器的供血增加，同时由于腹式呼吸可使腹腔内各脏器受柔和、持久而有节律的按摩，促进消化液的分泌，加强胃肠的蠕动，使局部供血得到改善，因而对消化系统，特别是胃肠的组织和功能都有良好影响。肠胃吸收得好，相应也加强了各脏器的活动功能和机体的生命力，促进新陈代谢过程，形成了一个良性循环。

（3）习练太极拳带动胃、肠、肝、胆、胰做大幅度转动，同时，深、长、细、匀的呼吸，横膈肌活动范围的扩大，腹内压所致的按摩作用，能使肝、胆血行流畅，可以消除肝脏瘀血，改善肝功能。肝组织在经常保持活血通瘀的情况下生机旺盛，功能改善，使得慢性、迁延性肝炎得以康复。

通过长期习练太极拳可以增强消化系统慢性病患者身体体质，提高机体抗病能力，同时可以预防疾病的复发，起到延年益寿的效果。

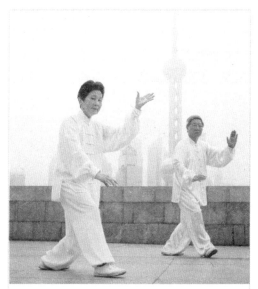

◎太极拳是一种非常柔和的运动，有强身健体、防病治病的效果。

邓氏八段锦，祛病又强身

八段锦是古代导引功法的一个重要分支，它起源于南朝梁代，形成于宋代，发展于明清。到了现代，中医大家邓铁涛教授又对其进行归纳整理，使其臻于完善，从而成为在养生界中广为流传的养生功法。

顾名思义，八段锦一共包括八段，其中前四段的功用在于治病，后四段的功用在于强身。正如邓老所说："八段锦简单易学，经常锻炼，对增强体质，调节人体各脏腑经络气血的运行，均有显著的功效。"下面，我们就介绍邓氏八段锦的具体锻炼方法。

❶ 第一段：双手托天理三焦

起势：

直立，两臂自然下垂，手掌向内，两眼平视前方，舌尖轻抵硬腭，自然呼吸，周身关节放松，足趾抓地，意守丹田，以求精神集中片刻，两臂微曲，两手从体侧移至身前，十指交手互握，掌心向上。

动作：

（1）两臂徐徐上举，至头前时，翻掌向上，肘关节伸直，头往后仰，两眼看手背，两腿伸直，同时脚跟上提，挺胸吸气。

（2）两臂放下，至头前时，掌心由前翻转向下，脚跟下落，臂肘放松，同时呼气。

收势：如此反复16～20遍，使呼气吸气均匀，最后十指松开，两臂由身前移垂于两侧。

❷ 第二段：左右开弓似射雕

起势：

自然站立，左脚向左侧跨一步，两腿屈膝成马步，上体直，同时两臂平屈于两肩前，左手示指略伸直，左拇指外展微伸直，右手示指和中指弯曲，余下手指紧握。

动作：

（1）左手向左侧平伸，同时右手向右侧猛拉，肘弯曲与肩平，眼看左手示指，同时扩胸吸气，模仿拉弓射箭的姿势。

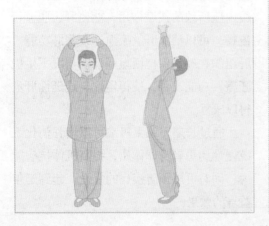

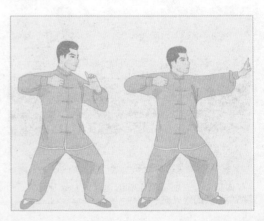

（2）两手回收，屈于胸前，成复原姿势，但左右手指伸展相反，同时呼气。

（3）右手向右侧平伸，同时左手向左侧猛拉，肘屈与肩平，眼看右手示指，同时扩胸吸气。

收势：

如此左右轮流进行开弓16～20次，最后还原预备姿势。

③ 第三段：调理脾胃须单举

起势：

立直，两臂自然垂伸于体侧，脚尖向前，双眼平视前方。

动作：

（1）右手翻掌上举，五指伸直并拢，翻转掌心向上，并向左外方用力举托，指尖向左，同时左手下按，掌心向下，指尖向前，拇指展开，头向后仰，眼看右指尖，同时吸气。

（2）按数次后，右手沿体前缓缓下落，还原至体侧，同时呼气。

（3）左手翻掌上举，五指伸直并拢，掌心向上，指尖向右，同时右手下按，掌心向下，指尖向前，拇指展开，头

向后仰，眼看左指尖，同时吸气。

（4）再举按数次后，左手沿体前缓缓下落，还原至体侧，再呼气。

收势：

运动时宜注意配合呼吸均匀，如此反复16～20遍，恢复起势状态。

④ 第四段：五劳七伤往后瞧

起势：

自然站立，双脚与肩同宽，两臂自然伸直下垂，手掌紧贴腿侧，挺胸收腹，宁神调息，气沉丹田。

动作：

（1）双臂后伸于臀部，手掌向后，躯干不动，头慢慢向左旋转，两眼目视左后方，同时深吸气，稍停片刻，头部缓缓转正，眼平视前方，并呼气。

（2）头再慢慢向右旋转，眼向右后方看，并吸气，稍停片刻，再旋转复归原位，眼平视前方，并呼气。

收势：

如此反复16～20遍，最后还原成起势姿势。

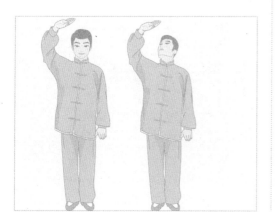
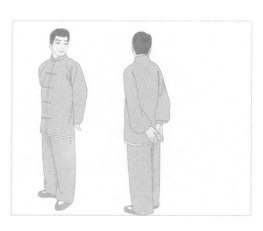

⑤ 第五段：攒拳怒目增气力

起势：

自然站立，两腿分开屈膝成马步，两侧屈肘握拳，拳心向上，两脚尖向前或外旋转，怒视前方。

动作：

（1）右拳向前猛冲击，拳与肩平，拳心向下，两眼睁大，向前虎视。

（2）右拳收回至腰旁，同时左拳向前猛冲，拳与肩平，拳心向下，两眼睁大，向前虎视。

（3）左拳收回至腰旁，随即右拳向右侧冲击，拳与肩平，拳心向下，两眼睁大，向右虎视。

（4）右拳收回至腰旁，随即左拳向左侧冲击，拳与肩平，拳心向下，两眼睁大，向左虎视。

收势：

做以上动作时注意配合呼吸，拳出击时呼气，回收时吸气。如此反复进行16～20遍，最后两手下垂，身体直立。

⑥ 第六段：两手攀足固肾腰

起势：两腿直立，两手自然垂于体侧，成立正姿势。

动作：

（1）两臂高举，掌心相对，上体背伸，头向后仰。

（2）上体尽量向前弯曲，两膝保持正直，同时两臂下垂，两手指尖尽量向下，头略抬高。

收势：

如此反复16～20遍，最后还原收势（注：此段可用自然呼吸）。

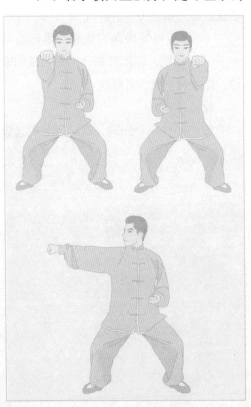

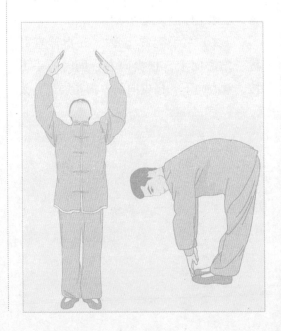

❼ 第七段：摇头摆尾去心火

起势：

两腿分开，屈膝下蹲成马步，两手按在膝上，虎口向内。

动作：

（1）上体及头向前深俯，随即在左前方尽量做弧形环转，头尽量向左后旋转，同时臀部则相应右摆，左膝伸直，右膝弯曲。

（2）复原成起势姿势。

（3）上体及头向前深俯，随即在右前方尽量做弧形环转，头尽量向右后旋转，同时臀部则相应左摆，右膝伸直，左膝弯曲。

（4）复原成起势姿势。

收势：

如此反复16～20遍，可配合呼吸，头向左后（或右后）旋转时吸气，复原时呼气，最后直立而收势。

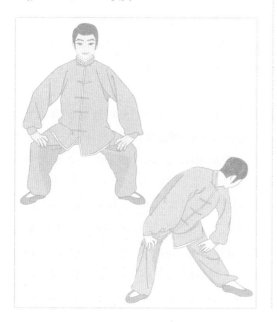

❽ 第八段：背后七颠把病消

起势：

立正，两手置于臀后，掌心向后，挺胸，两膝伸直。

动作：

（1）脚跟尽量向上提，头向上顶，同时吸气。

（2）脚跟放下着地有弹跳感，同时呼气。

收势：

如此反复进行16～20次，最后恢复成起势姿势。

以上八段锦，每一动作都能对某一局部起到应有的作用，并通过局部调节整体。通过此八段动作，运动量不大不小，老弱咸宜，即可以强身防病，又能医疾治病，特别是一些久治不愈的慢性病患者，通过锻炼确能收到意外佳效。

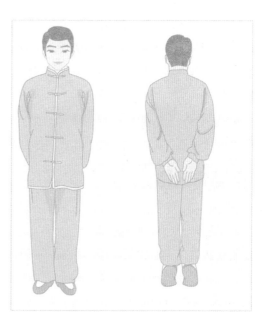

练好王氏五禽戏，三元合一最长寿

自华佗之后，五禽戏辗转传授，不断发展，形成了各种流派，王玉川教授去粗取精，集各家之长，编成了一套完善的保健功法，不仅大大提高了保健功效，而且也使其更具现代特色。下面我们就把这套健身功法介绍给大家。

① 练功要领

（1）全身放松：练功时，首先要全身放松，情绪要轻松乐观。乐观轻松的情绪可使气血通畅，精神振奋；全身放松可使动作不致过分僵硬、紧张。

（2）呼吸均匀：呼吸要平静自然，用腹式呼吸，均匀和缓。吸气时，口要合闭，舌尖轻抵上腭。吸气用鼻，呼气用嘴。

（3）专注意守：要排除杂念，精神专注，根据各戏意守要求，将意志集中于意守部位，以保证意、气相随。

（4）动作自然：五禽戏动作各有不同，如熊之沉缓、猿之轻灵、虎之刚健、鹿之温驯、鹤之活泼等。练功时，应据其动作特点而进行，动作宜自然舒展，不要拘谨。

② 基本动作

第一式：虎戏。

手足着地，身躯前纵后退各3次，接着上肢向前、下肢向后引腰。然后面部仰天，恢复起始动作，再如虎行般前进、后退各7次。

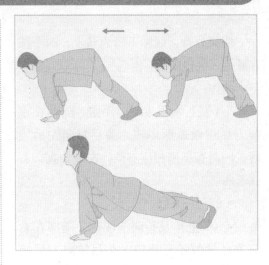

锻炼功法：做虎戏时，手脚均着地，模仿老虎的形象；身体前后振荡，向前3次，向后3次，即前后、前后、前后；做毕，两手向前移，伸展腰部，同时抬头仰脸，面部仰天后，立即缩回，还原。按照以上方法继续做7遍。

注意事项：本动作取虎之神气、善用爪力和摇首摆尾、鼓荡周身的动作。动作过程中意守命门，可益肾强腰、壮骨生髓、通督脉、去风邪。

第二式：鹿戏。

手足着地，头向两侧后视，左三右二。然后伸左脚三次，伸右脚两次。

锻炼功法：做鹿戏时，手脚仍着地，伸着脖子往后看，向左后方看3次，向右后方看2次，即左后右后、左后右后、左后；继而脚左右伸缩，也是左3次，右2次。

注意事项：做本动作时取鹿之长寿而性灵，善运尾闾，故本动作当意守尾闾

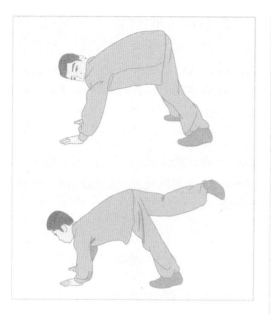

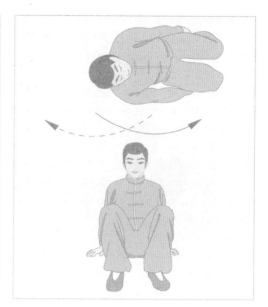

（长强穴），以引气周营于身，通经络、行血脉、舒展筋骨。

第三式：熊戏。

仰卧，两手抱膝下，举头，左右侧分别着地各7次。然后蹲地，双手交替按地。

锻炼功法：做熊戏时，身体仰卧，两手抱着小腿，抬头，身体先向左滚着地，再向右侧滚着地，左右滚转各7次。然后屈膝深蹲在地上，两手在身旁按地，上体晃动，左右各7次。

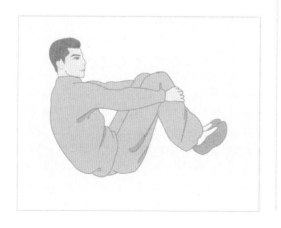

注意事项：熊体笨力大，外静而内动，练熊戏时，着重于内动而外静，可使头脑虚静，意气相合，真气贯通，且有健脾益胃之功效。另外，运动过程中要求意守中宫（脐内），以调和气血。

第四式：猿戏。

如猿攀物，使双脚悬空，上下伸缩身体7次，接着以双脚钩住物体，使身体倒悬，左右脚交替各7次。然后以手钩住物体，引体倒悬，头部向下各7次。

锻炼功法：做猿戏时，身体直立，两手攀物（最好是高单杠），把身体悬吊起来，上下伸缩7次，如同引体向上。在两手握杠、两脚钩杠的基础上，做一手握杠、一脚钩杠，另一手屈肘按摩头颈的动作，左右各7次。手脚动作要相互配合协调。

注意事项：猿机警灵活，好动无定，练此戏就是要外练肢体的灵活性，内练抑制思想活动，达到思想清静，体轻身健的

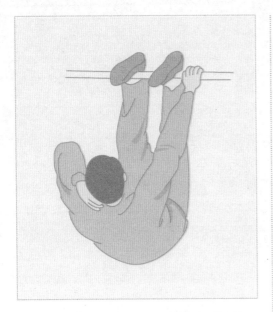

目的。要求意守脐中，以求形动而神静。此动作有一定危险性，做好准备工作之后方可进行，老人及孩子不宜。

第五式：鸟戏。

一足立地，另一足翘起，扬眉鼓力，两臂张开如欲飞状，两足交替各7次。然后坐下伸一脚，用手挽另一脚，左右交替各7次，再伸缩两臂各7次。

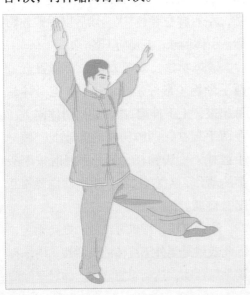

锻炼功法：做鸟戏时，双手臂向上竖直，一脚翘起，同时伸展两臂，扬眉鼓劲，模仿鸟的飞翔。坐在地上，伸直两腿，两手攀足底，伸展和收缩两腿与两臂，各做7遍。

注意事项：鸟戏又称鹤戏，即模仿鹤的形象，动作轻翔舒展。练此戏要意守气海，以调达气血，疏通经络，活动筋骨关节。

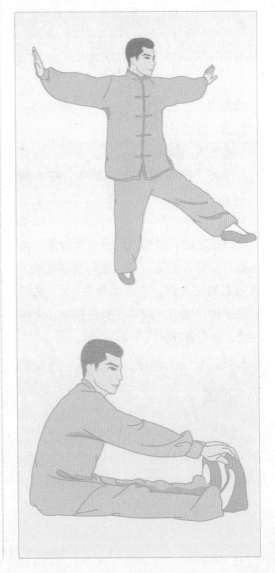

天天跳绳，强身健体又益智

如今，跳绳已成为全世界流行的健身方法，加上越来越多的娱乐明星也把跳绳作为自己保持身材和锻炼身体的方法，更使得跳绳这一普普通通的活动成为大众健身的明星。

客观来讲，跳绳运动的配备十分简单，只需一条绳、轻便衣服及一双合适的运动鞋便可；而且跳绳所占的地方也不多，无须租借特别场地，而且参与人数不限，可单独一人或多人进行。由此可见，跳绳是一项简单方便、容易参与的运动。

跳绳是一项极佳的秋季健体运动，能有效训练个人的反应和耐力，有助保持个人体态健美，从而达到强身健体的目的。

现代科学研究发现，青少年多参加跳绳运动有助于大脑功能的提高和智力的发展。这是因为：人的双脚部位有许多血管和神经，以及众多的末梢神经感受器，而

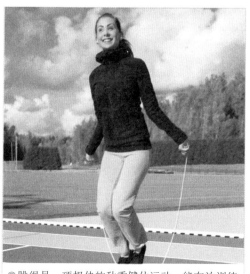

◎跳绳是一项极佳的秋季健体运动，能有效训练个人的反应和耐力，达到强身健体的目的。

且双脚还是运行气血、联络脏腑、沟通内外、贯穿上下十二脉的重要起始部分。跳绳时，人的双足匀速地跳地，刺激足部的神经血管，并通过它调节身体器官的功能。另外，手臂摆动，腰部也得协助四肢而扭动，腹部肌群配合提腿，上下肢也不停地交替运动。同时，呼吸加深，使胸膈、腹肌都参与了运动。手握绳头不断地旋转会刺激拇指的穴位，对脑下垂体发生作用，进而增强了脑细胞的活动，提高了思维和想象能力。

另外，跳绳还有助增强个人的肌肉耐力和心肺功能，加速人体新陈代谢，增强血液运行，强化血管功能，促进身心健康，增加骨质密度。

跳绳的练习方式很多，按人数分有单人跳、双人跳、集体跳；按是否移动分原地跳、行进间跳；按变换花样有向前摇跳、向后摇跳、侧摇跳、体前交叉跳等。还可进行1分钟计时跳，测连续不断的跳次。像多人跳，主要是看人数多少和连续跳多少次，以增加竞争的乐趣。

此外，养生专家还提醒我们，饭前和饭后半小时内不要跳绳；体重较重者宜采用双脚同时起落。同时，上跃也不要太高，以免关节因过分负重而受伤；剧烈的跳绳运动后不要立刻停止下来，应继续以比较慢的速度跳绳或步行一段时间，待血液循环恢复正常后，才可以停止下来。之后要记住做一些伸展、缓和的动作，才算是真正结束运动。

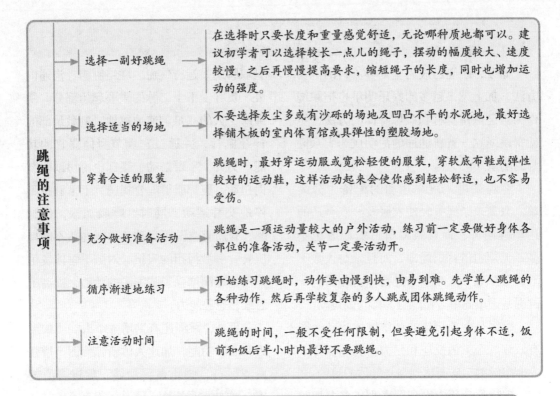

跳绳的注意事项	选择一副好跳绳	在选择时只要长度和重量感觉舒适，无论哪种质地都可以。建议初学者可以选择较长一点儿的绳子，摆动的幅度较大、速度较慢，之后再慢慢提高要求，缩短绳子的长度，同时也增加运动的强度。
	选择适当的场地	不要选择灰尘多或有沙砾的场地及凹凸不平的水泥地，最好选择铺木板的室内体育馆或具弹性的塑胶场地。
	穿着合适的服装	跳绳时，最好穿运动服或宽松轻便的服装，穿软底布鞋或弹性较好的运动鞋，这样活动起来会使你感到轻松舒适，也不容易受伤。
	充分做好准备活动	跳绳是一项运动量较大的户外活动，练习前一定要做好身体各部位的准备活动，关节一定要活动开。
	循序渐进地练习	开始练习跳绳时，动作要由慢到快，由易到难。先学单人跳绳的各种动作，然后再学较复杂的多人跳或团体跳绳动作。
	注意活动时间	跳绳的时间，一般不受任何限制，但要避免引起身体不适，饭前和饭后半小时内最好不要跳绳。

四季养生小贴士

这里，再为大家推荐一套跳绳健美操，既能使体型健美，又有健身的功效。

动作一：举绳弯腰。双手举绳，高过头顶，手臂尽量绷直，随着腰部的左右侧弯，手臂一开一合。此动作锻炼双臂和两侧腰。

动作二：举绳摆动。双脚打开，与肩同宽，脚步左右移动，双手根据脚步的拍子上下拉紧和放松绳子。此动作锻炼双臂和腹部。

动作三：侧并步。左脚向左侧点地时，双手拿绳，高过头顶向左摆动；右脚向右侧点地时，双手拿绳，高过头顶向右摆动。此动作可锻炼双臂和大腿。

整套绳操跳下来需要45分钟，包括徒手有氧运动、绳操、放松运动、垫上运动几个部分。身体各个关节都被舒展，手臂更有明显的酸痛感，僵硬的背部感觉很轻松。

一个星期保持2～3次的运动频率，一个月后就能看见自己手臂上的赘肉以喜人的速度消失，肩部的线条出来了，厚实的肥肉被匀称而有弹性的肌肉代替，整个人看上去灵巧了不少。走路的姿态更加优雅了，体态也更加挺拔了。

锻炼前，先要学会健康呼吸

不论我们意识到了还是没有意识到，我们每天都在不断地呼吸，呼吸的次数达到了一天大约2万次。假设一个人的寿命是80岁，那么他在活着的时候共呼吸60亿次以上。呼吸虽然是一件非常自然的事情，但很多人未必会正确呼吸。而且有关健康调查数据表明，半数以上的人呼吸方式并不健康。

所以，在秋季这个需要养肺的大好时节，运动过程中要懂得正确的呼吸方法。

① 培养正确的呼吸习惯

有关专家指出，典型的不健康呼吸方式表现为呼吸过于浅短，也就是吸入的新鲜空气还没来得及到达肺叶下端的肺泡，就已经被呼出。如果人们长时间采用这种不健康的呼吸习惯，吸入的氧气不足，血液碱性增加，导致血红细胞不能释放出足够的氧气供给大脑、心脏或其他脏器，从而出现头晕眼花、易疲劳等症状。同时，由于上述症状容易引起更浅短的呼吸，因此形成了恶性循环。所以，培养正确的呼吸习惯很重要。

正确的呼吸方法应是：仰天而卧，手放在肚子上；吸气时，用手抵着肚子；呼气时，让肚子放松，自然下垂。这叫腹式呼吸。它强迫你用横膈膜而不是依赖于柔弱的胸肌进行呼吸，并且它能充分利用肺容量呼出废气，吸进更多的氧气。

一旦你理解了如何用横膈膜呼吸，每小时锻炼几分钟，早上、晚上多做几

分钟，持续6~8周，以后你将能自动地依照此种方式呼吸。当你遇到压力时，你会自然而然地深呼吸，因为你经过了锻炼。

一旦你形成了自觉的习惯，你的肺就会扩张。这种锻炼可通过刺激各呼吸肌的柔韧性而使你的肺活量大大增强。如果肌肉再扩展一些，它们会把肺组织拉得更开一些，使得更多空气进入。

② 爱护你的呼吸器官

除了强化你的呼吸肌，你还可以通过防病来延长肺的使用寿命。

大多数情况下，当空气进入肺时，许多有害物质如花粉、灰尘、病毒及其他微粒都混进来，身体内对细菌作战的武器库可持续不断地净化空气。鼻孔、气管及支气管内的纤毛将这些杂质向着鼻孔方向排

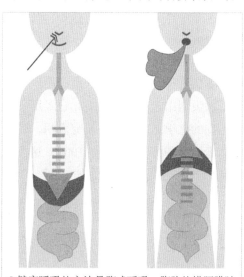

◎健康呼吸的方法是腹式呼吸，腹腔的横膈膜随着呼吸做上下运动，吐故纳新。

斥，它们被咳出、打喷嚏喷出或吞入胃里。如果细菌已深入到肺泡，白细胞将对其发起攻击。

但随着年龄增长，肺在清除细菌时变得力不从心了。对于过了35岁的人来说，纤毛变得不太灵敏了，呼吸也因肋骨缺乏灵活性而遇到麻烦。但你可以通过有规律的饮食、锻炼及放松，预防疾病及肺功能的减弱。

（1）不要吸烟。当你吸烟时，肺就受到了各方面的伤害。吸进的烟雾使呼吸道壁变干，使其生疮。尼古丁通过血管使其变窄从而减少供氧量，使阻滞细菌的纤毛变得毫无用处。同时，烟雾进入肺部，产生了许多黏液，使呼吸道充血。烟雾内的二氧化碳能吸收血液中的氧气，而且烟雾的刺激会破坏肺泡，而肺泡是无法恢复的。吸烟与癌症、心脏病、牙床病及阳痿等都有关。肺癌是所有癌症中最致命的杀手，一年有9.4万人死于此病。

（2）避免被动吸烟。当人们吸烟时，会喷出苯、甲醛、一氧化碳等有毒物质。他人若把这些都吸进去了，实际上比吸烟者本人吸入了更厉害的致癌物质，因为二次吸烟比起直接吸烟来，它经历了一个不同的化学加工过程。研究表明，二次吸烟者中患肺癌的概率为1/1000，这个比率是其他致癌污染物的1000倍。

（3）在不利的环境里工作。许多人干的是脏活，钻孔、锯木甚至耕作都会对肺造成干扰。在那些破烂与浓烟四处飘荡的工作环境中，你应戴上口罩或防护性面具。

（4）一些不良习惯造成的影响。尽管人们在想到空气污染时总联想到户外活动，但实际上更应注意室内活动。许多人因为室内活动而使肺部受损。包括使用化学物质在内的活动都应在通风良好的地方进行。

（5）避免空气污染。不要在黄昏时分锻炼，此时正值污染最严重之时，应在大清早或太阳落山后的晚间进行锻炼。此时，太阳照在汽车尾气及其他污染物上形成的近地面臭氧是最少的。

（6）清晨不宜在花木丛中深呼吸。植物与人类对环境空气的要求及影响各不相同。清晨，光照较弱，加之温度低，光合作用十分微弱，植物尚不能释放氧气，又由于整个夜间的积累效应，树林或花草丛中二氧化碳的浓度较大。在这种环境中做深呼吸就会吸入大量二氧化碳，对身体产生不良影响。因此，最好不要在清晨到树林、花草丛中做深呼吸。另外，深夜也不宜在浓密蔽塞的树林中久留。

（7）避开汽车。开车在都市公路上兜风，吸进的一氧化碳可抵得上1天吸1包烟。

四季养生小贴士

最好的呼吸方法是尽情地进行深呼吸。每个人每天应该休息几次，至少做三次腹部呼吸。例如，躺在床上，在腹部放一本书，深呼吸，使腹部扩张。专家指出，进行缓慢的深呼吸能够降低血压、杜绝心律不齐、增强消化功能，并能减轻忧虑，使大脑思维更加活跃。

擦胸捶背，提高你的机体免疫力

秋季经常擦胸能使"休眠"的胸腺细胞处于活跃状态，增加胸腺素分泌，作用于各脏器组织，提高免疫功能，对防治疾病以及推迟衰老极为有益。

擦胸的具体方法很简便，取坐位或仰卧位均可。将双手擦热后，用右手掌按在右乳上方，手指斜向下，适度用力推擦至左下腹；然后再用左手掌从左乳上方，斜推擦至右下腹，如此左右交叉进行。一上一下为一次，共推擦36次。还可兼做擦背动作，用双手反叉于背后，沿着腰背部（脊柱两旁）用力上下来回擦背，一上一下为一次，共擦36次。擦背有助于激活背部免疫细胞，促进气血流通，调适五脏功能。擦胸摩背通常每天起床和晚上睡前各做一次。可在中饭1小时后加做一次。

实践证明，坚持擦胸锻炼，可改善脏腑血液循环，促进胃肠和肺肾的代谢，提高免疫功能，对冠心病、高血压、肺心病、糖尿病、肾炎、腰痛症及各种胃肠道疾病有良好的辅助疗效，如患有肿瘤、出血症时应停止锻炼。

与之类似，捶背也是一种比较适合在秋季进行的养生保健方法。捶背可以刺激背部组织与穴位，再通过神经系统和经络传导，促进局部乃至全身的血液循环，增强内分泌与神经系统的功能，提高机体免疫功能和抗病能力。

捶背通常有拍法和击法两种，均沿脊柱两侧进行。前者用虚掌拍打，后者用虚拳叩击，手法均宜轻不宜重，力求动作协调，节奏均匀，着力富有弹性。如此自上而下或自下而上轻拍轻叩，既可自我操作，也可请别人帮忙，每分钟60~100下，每日1~2次，每次捶背时间以30分钟为限。

长期坚持捶背至少有三个方面的好处：一是改善局部营养状态。通过捶背可促进局部血液循环，加速背部组织的新陈代谢，减少皮肤细胞的老化。二是舒筋活血，健身防病。尤其对于从事重体力劳动的中老年人来说，难免会出现腰酸背疼，肌肉紧张，轻柔的捶背，不仅有利于肌肉放松，消除疲劳，还能防止慢性病及腰肌劳损的发生。三是宁心安神，振奋精神。人过度疲劳时，就会出现心烦意乱、坐卧不宁的现象，捶背带来的良性刺激会使心绪逐渐安定下来，从而感到全身舒适和精神倍增。

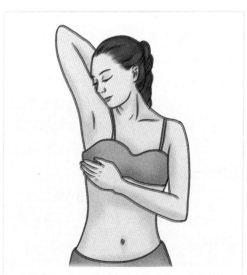

◎女性擦胸时还可做抓拿乳房的动作，双手搓热，左手按右边乳房，右手按右边乳房，约做30遍。

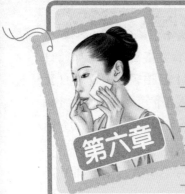

第六章

秋"收"，容颜也要跟着收获

◎到了秋天，你是否常为这些问题而烦恼：不知不觉皮肤就干得不得了，甚至有些起皮，一张漂亮的脸蛋顿时失去了光彩；明明已经擦了美白、补水的护肤产品，可肌肤仍然暗淡无光；还有嘴唇干裂、手脚干裂等。其实，秋季气候干燥，极易引发身体和皮肤上的问题。对此，我们从头到脚，都要做好美容保养的工作，让容颜也随着大自然一起收获。

❤ 秋日养肌肤，先从排毒开始

在夏天转为秋天之后，肌肤的新陈代谢开始转慢，盛夏的骄阳和潮湿让一些问题潜藏起来，慢慢堆积在肌肤表面排不出去，或者排出的速度较慢。进入秋天之后，这些问题就显现出来，例如肤色暗沉、干燥缺水，甚至出现色斑，手感也比夏季要粗糙很多，这说明你的肌肤需要排毒了。

在清除了体内大部分的毒素之后，才能安心进补保养，我们的肌肤才能安然度过这一年中最冷的冬季。下面，先自测一下你的肌肤是不是有以下的症状。

（1）肤色不是很黑，但暗沉发黄。

（2）天气转凉，脸部的肌肤更加出油。

（3）坚持用眼霜，但黑眼圈和眼袋依然明显。

（4）皮肤变得干燥，摸上去很粗糙。

（5）皮肤抵抗力下降，容易出现过敏现象。

如果以上现象中你有3个以上，说明"中毒"的症状在你身上突出，要赶快着手排毒了。

直接食用有利于排毒的水果或蔬菜是美容排毒的关键。《本草纲目》指出，地瓜可以"补虚乏，益气力，健脾胃"，还有"海中之人多寿，乃食甘薯故也"之说。所以排毒要多食地瓜。紫菜含丰富的蛋白质、碳水化合物以及多种维生素、碘和其他微量元素。豆腐则可清热解毒。多喝紫菜豆腐汤可以润体解热，排毒。

此外还要多吃些石榴、燕麦片、苹果、胡萝卜、木耳等。当然，在补充排毒食品时，要避免油炸、烧烤、饼干、罐头等容易堆积毒素的食物。

另外，秋季排毒，洗脸、沐浴、运动也是不可少的，姐妹们一定要做足排毒工作。

四季养生小贴士

当前许多人似乎都缺少睡眠，而睡眠对一个人的机体和容颜至关重要，因为睡眠不足也会影响细胞再生的速度，导致肌肤老化。因此，要想皮肤好，还应加强睡眠。

享受牛奶盛宴，拥有牛奶般的肤质

虽然大家都觉得过期的牛奶扔掉太可惜，但很少有人知道过期牛奶会产生乳酸，可以软化角质，是既经济又有效的护肤佳品。当然，如果牛奶已经结块就不要再使用了。

《本草纲目》中有牛奶可以治反胃热、补益劳损、润大肠、治气痢、除黄疸的记载。对于女人而言，牛奶则可以润泽肌肤、增加皮肤弹性、缓解皮肤干燥。在干燥的秋季，给皮肤做做牛奶保养，效果一定很好。

❶ 手部牛奶浴

手是女人的第二张脸。秋季里除了使用护手霜外，用牛奶洗手也会使双手滋润起来。尤其在忙完家务后双手会变得粗糙、油腻，而牛奶不但能除去油腻，还能滋养手部肌肤。

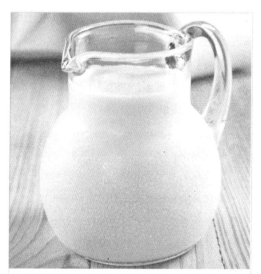

◎用牛奶沐浴、护发、敷面膜等，可有效润泽肌肤、增加皮肤弹性、缓解皮肤干燥。

❷ 用牛奶护发可让头发靓丽

牛奶中含有的酶素可以促进皮肤表面角质的分解，用热牛奶洗头能够令头发顺滑靓丽、有光泽。也许你会担心牛奶在头发上留下奶腥味，其实不用担心，只要洗后涂抹一些有香气的护发素就好了。但要记住洗头时不要使用过期的牛奶。

我们知道，秋季眼部皮肤是很容易松弛和出现皱纹的，尤其是在熬夜后，眼部疲劳、水肿、黑眼圈等问题都来了。不要发愁，用适量牛奶和醋加开水调匀，然后在眼皮上反复轻按3～5分钟，再以热毛巾敷片刻，就可以缓解眼部疲劳，还能瞬时消除眼部水肿。

最后，再为各位朋友推荐一道牛奶大枣补血养颜汤。很简单，先准备牛奶500毫升、大枣25克、大米100克。然后将大米与大枣同煮成粥，再加入牛奶，烧开即可服用。

四季养生小贴士

秋季想要拥有牛奶般的肤质，还可以敷一些自制的天然补水面膜。下面就给大家介绍一种西红柿杏仁面膜的做法。

原料：西红柿1个，杏仁粉3茶匙。

制法：先将西红柿连皮揉成浆状，再加入杏仁粉搅拌，敷在脸上约15分钟，然后用温水洗净。

功效：西红柿含有丰富的维生素C，而且蕴含丰富的果酸，能有效去除面部死皮及为肌肤补充水分。配合有美白滋润功效的杏仁粉，让肌肤时刻有足够的水分。

依据肤质，量身打造自己的保湿方案

秋季空气湿度降低，皮肤角质层不能及时补充足够的保湿因子，而油脂腺的活跃能力也在减低，脸上的油分便会减少，因此皮肤就容易绷紧，甚至在眼下及鼻旁更会出现细纹。于是，保湿就成了护肤养颜的重中之重。

不过，爱美的女士一定要注意了，不同肤质的人保湿方法也不尽相同。

❶ 干性皮肤

干性皮肤会使人有紧绷的感觉，易起皮屑，易过敏，还可能伴有细小的皱纹分布在眼周围。这类皮肤的抗衰老护理尤为重要，除了要以保湿精华露来补充水分之外，还要每周敷一次保湿面膜。另外，因为干性肌肤本身油脂分泌得就不多，如果频繁洗脸，会让干燥的情况更为严重。因此，每天洗脸最好不要超过两次，且最好以清水洗脸，尽量避免使用洗面皂。洗完脸后应选用含有透明质酸和植物精华等保湿配方的滋润型乳液。干性皮肤随着角质层水分的减少，皮肤易出现细小的裂痕，在给皮肤补水的同时还要适当补充油分，高度补水又不油腻的面霜也是不错的选择。

❷ 油性皮肤

许多人认为油性皮肤不会有干燥的问题，其实不然。这样的皮肤即使有天然丰沛的油脂保护，也可能留不住水分，从而导致皮肤干燥和老化。因此，

对于这种缺水不缺油的皮肤，彻底地清洁和保湿是延缓衰老最重要的步骤。选择保湿护肤品时，最好挑选质地清爽、不含油脂，同时兼具高度保湿效果的产品。使用亲水性强的控油乳液、保湿凝露，配合喷洒矿泉水或化妆水，水分不易蒸发，能保持长时间滋润，同时，也不会给油性的皮肤造成负担。

❸ 混合性皮肤

对于混合性的皮肤，由于出现局部出油而又经常干燥脱皮的现象，除了保湿乳液外，保湿面膜也是必不可少的。最好每周使用保湿面膜敷一次脸，或是用化妆棉蘸化妆水，直接敷在干燥部位来保湿。

❹ 中性皮肤

中性皮肤既不干也不油，肤质细腻，恰到好处，只需选择一些与皮肤pH值相近的保湿护肤品，配合喷洒适度的脸部矿泉水。尽量不要在晚上睡前使用太过滋润的晚霜，以防止过多的油脂阻塞皮肤的正常呼吸而导致皮肤早衰。

四季养生小贴士

现代美眉似乎都缺少睡眠，睡眠对一个人的机体和容颜至关重要，因为睡眠不足会影响细胞再生的速度，导致肌肤老化，这种恐怖的后果会直接反映在美眉们的脸庞上。因此爱美的美眉们要想使自己脸部皮肤好，务必养成在23时前入睡的习惯。

工作狂，也要做足办公室保湿课

夏秋换季的时候，本来润润的皮肤变得干干涩涩，还会有紧绷的感觉，更糟的是脸上还有脱皮的现象，不但化妆时粉没办法上得均匀，妆也总是浮浮的，最怕的是小细纹利用这个"大好机会"悄悄跑出来。尤其是那些整日坐在干燥办公室里的"工作丑女"们，更是苦恼异常。

其实，这是季节在提醒你：该好好护肤了！秋天，肌肤的锁水能力大大下降。所以，保湿是最重要的功课。

李时珍说："水为万化之源，水去则营竭。"对秋季护肤来说，多喝水无疑是最好、最简单的方法，不但可以加速新陈代谢的速度，把多余的废物通通排出体外，还能让肌肤随时保持润泽及弹性。所以，从现在起早上一起床，就先喝上一杯水吧。

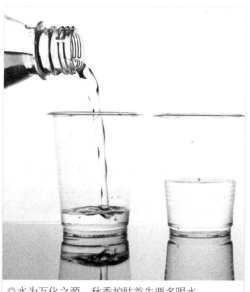

◎水为万化之源，秋季护肤首先要多喝水。

除了饮水你也可以自制一款补水的化妆水。将新鲜的玫瑰花洗净，加少量的水煮45分钟，放温后滴入少许蜂蜜或精油，搅匀即可。上班时带上一小瓶，再准备几片干净的面膜纸。觉得皮肤干燥时就将自制的化妆水倒少许在面膜纸上，轻轻敷于脸上15分钟，立刻就能感觉脸颊水嫩嫩的。需注意的是，摘下面膜纸后要轻轻拍打面部，直至残留的水分完全吸收。

为了避免身体里的水分在无声无息的空调下流失，建议你在办公室里放一个小鱼缸，维持屋里的湿度，让空调带走鱼缸里的水，而不是你脸上的水。当然你也可以在桌边放盆小植物，让它充当空气过滤器，让你感觉空气更清新。盆里的水分也有助于减弱空调杀手的威力。一整天待在空调房里的女性更要注意。

加强一下这些保湿功课，让我们的肌肤远离干燥，水水嫩嫩过秋天。

四季养生小贴士

拯救干燥的肌肤，下班后的功课也相当重要。睡前一定要用热毛巾敷一下肌肤，帮助肌肤的毛孔张开，5分钟之后，在干燥的地方涂上保湿面膜，15分钟以后再洗去面膜。接下来，涂上一层薄薄的保湿精华液，由于精华液是成分浓缩的精华，护肤效果可以直达细胞底部，最后涂上保湿面霜来促进精华素的吸收。一觉醒来的时候，肌肤便会感受到难得的滋润。

水果护肤，让肌肤告别秋燥

秋季干燥的气候让美女们损失了大量的津液，肌肤缺水成了大问题。为此，有的美女不惜"重金"购买昂贵的护肤品，其实，这大可不必。因为秋天是水果大丰收的季节，有很多利于肌肤补水的水果，如苹果、梨、柑橘，等等，我们完全可以一边吃美味的水果，一边完成补水的美容功课。

《本草纲目》中记载：梨可以清热解毒、润肺生津、止咳化痰；柑橘有生津止咳、润肺化痰、醒酒利尿等功效；石榴有生津液、止烦渴的作用；荸荠有清热生津、化湿祛痰、凉血解毒等功效。我们可以把梨洗净去核切片，加水煮沸30分钟，然后加少许冰糖煮成梨汤喝，酸酸甜甜，既过嘴瘾又可除秋燥，真是不错。当然，你也可以把梨、苹果、香蕉混在一起榨成果汁，这样什么营养都有了。

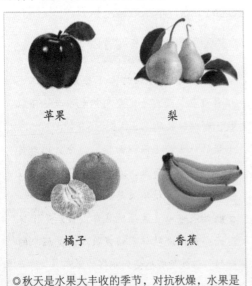

苹果　　　　　　梨

橘子　　　　　　香蕉

◎秋天是水果大丰收的季节，对抗秋燥，水果是良药。

对抗秋季干燥不光靠吃，还可以把这些水果捣烂或榨汁后敷在脸上。这是因为人类的皮肤是覆盖人体表面的最大器官，吃进去的水果在血液输送养分过程中一路分配下来，到皮下的毛细血管时能被皮肤吸收的维生素已经所剩不多。水果中包含的丰富维生素在存放中有些会散失、氧化，在水洗过程中也会大量损失。因此，将水果维生素直接涂抹皮肤上要比"吃"来得快速和有效。

将一个苹果去皮捣烂，加一茶匙蜂蜜，再加少许普通乳霜，敷于洗干净的脸上，20分钟后用温水洗净，再用冷水冲洗一下，然后涂上适合自己的面霜。这个方法很适合皮肤干燥的女性。

另外，用捣烂的香蕉敷脸，也能柔化干性皮肤。过20分钟后用温水洗干净，涂上面霜，方便快捷。

对于油性皮肤的女性来说，可将榨好的柠檬汁加少许温水，用来擦脸，这有助于去除脸上死掉的细胞。

其他一些水果也有独特的护肤作用：西柚汁对毛孔过大有收敛作用；橙比柠檬温和，对中性肤质特别适合。姐妹们可根据自己肌肤的情况选择适合自己的水果。

四季养生小贴士

秋天吃瓜果，要谨防秋瓜坏肚。譬如，在夏天，西瓜是消暑佳品，但是立秋之后，不论是西瓜还是香瓜都不能恣意多吃，否则会损伤脾胃的阳气。

金秋润唇有方，绽放甜美微笑

健康红润的双唇是女人特有的标签。大嘴美女舒淇就是用那美丽红唇倾倒了大众，微微一笑，美艳无比，这就是女人"唇"情的魅力。可是，秋天到了，一些小小的瑕疵就会破坏这道"唇"情的风景，干裂、脱皮的嘴唇会让最甜美的微笑变得干涩。

所以，女人们应该在秋天好好呵护自己的双唇，绽放最灿烂的笑容。

下面，我们就具体介绍几种呵护双唇的方法。

❶ 去唇面干皮

第一步：把毛巾用热水沾湿后，轻轻敷在双唇上约2分钟。此步骤用来软化唇面的干皮。注意水温不可过烫，以免让嘴唇受伤。

第二步：用儿童型软毛牙刷刷掉死皮。顺着皮肤纹理的方向，动作要轻柔。这一步可以去除大范围的死皮。

第三步：把卫生棉签沾湿温水，在唇面上滚动，去除残留的细微部分的死皮。

第四步：轻柔地抹上护唇膏。

❷ 自制唇膜给你深层滋润

唇膜可以为你的嘴唇补水，也能起到营养滋润的作用，就像面膜一样。养护嘴唇必不可少。而且并非一定要到美容院才可以享受唇膜的滋润，居家就可以自制唇膜。唇部发干、脱皮严重时，可以每星期做2~3次，滋润效果立竿见影。

第一步：彻底卸唇妆，去干皮。

第二步：将双唇热敷5分钟。

第三步：涂抹含有维生素E的护唇油。

第四步：把一块保鲜膜剪成可以覆盖嘴唇的大小，然后将双唇包裹起来，敷10分钟左右的时间。可以使得护唇油上的精华被嘴唇彻底吸收。

❸ 唇部上妆之前先涂抹护唇膏

彩妆对唇部的娇嫩肌肤是有伤害的，但为了明艳动人的双唇，女人们又难以舍弃璀璨的唇彩产品，所以要尽量把对唇部的伤害减至最小。在涂抹口红，或者唇彩之前，先涂抹一层含有滋润、抗皱成分的护唇膏，这就像为双唇加了一层保护膜，阻隔了外来的直接伤害。

❹ 嘴唇也要防晒

抵抗炎炎烈日，脸部、手臂、双腿都抹上厚厚的防晒霜，你是不是忽略了娇弱的双唇呢？嘴唇也需要防晒，否则衰老的速度也会加快，年龄的秘密也就被它泄露无疑了。

可以使用具有防晒系数的护唇膏，避免因为阳光直射而退去唇色。SPF值在2~4为最低防护效果，6~8为中等防护效果，8~15为高效防护效果，高于15为超高效防护效果。通常情况下，SPF值为8的防晒护唇膏最适宜，既能达到防晒效果，又不会有特别油腻的感觉。

❤ "换肤术"，帮你退掉暗黄肌肤

皮肤暗黄，很容易给人气色差的感觉，整个人看起来也显老。导致这种肌肤问题的根本原因是气血不畅、毒素堆积，身体内部循环不畅，体现在外表上就是肌肤光泽度下降，脸色暗黄不明亮，人也显得没有精神。要解决这一问题，做表面文章是远远不够的，还要从内部调理着手。

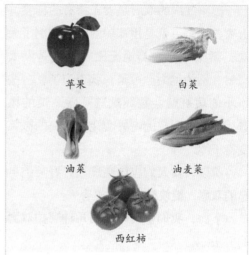

苹果　　　　白菜

油菜　　　　油麦菜

西红柿

◎多吃苹果、白菜、油菜、油麦菜、番茄等粗纤维蔬果，可促进身体排毒，改善暗黄肌肤。

❶ 多喝开水，坚决杜绝便秘

便秘是造成女性气色不佳的一大原因，有人甚至说便秘一天等于抽三包烟，虽然有些夸张，但便秘确实会造成体内毒素的堆积，产生很坏的影响。防治便秘最简单有效的方法就是多喝开水。记住一天至少要喝1升水，这样坚持下去，可有效地防治便秘，皮肤也会相应变好。

❷ 多吃粗纤维蔬果

粗纤维蔬果，如苹果、白菜、油菜、油麦菜、番茄等，常吃有助改善暗黄肌肤。此外，《本草纲目》还记载了很多粮食，如小米"治反胃热痢，煮粥食益丹田、补虚损、开肠胃"；大麦"味甘性平、有去食疗胀、消积进食、平胃止渴、消暑除热、益气调中、宽胸大气、补虚

劣、壮血脉、益颜色、实五脏、化谷食之功"；高粱米性味平微寒，具有凉血、解毒之功等，面黄的女性应该经常食用。

❸ 每天尽量运动20～30分钟

运动能促进肠胃蠕动，让你的身体增强活力，还能帮助排出废物和毒素。如果实在没时间，那么就用按摩法，平躺在床上，双腿弯曲，用双手手掌按摩腹部，顺时针方向50次，逆时针方向50次，交替做，注意速度不要太快，坚持50次左右即可。

四季养生小贴士

如果你的生活、工作、情感方面的压力长时间不能得到排解，从而导致心理上的紧张压力，会直接影响肾上腺素。肾上腺素具有加强全身抵抗力，以对抗心理压力的作用。如果心理承受的压力长期不能得到疏解，则肾上腺素的分泌功能就会衰退，于是肌肤就会相应地失去抵抗力，容易产生斑疹，也容易出现雀斑、青春痘，让脸色变得"暗黄"。因此，平时也要学会给自己减压。

不想"孔"慌，洁肤向左、好习惯向右

客观来讲，毛孔粗大是皮肤老化的预兆。随着年龄的增加，血液循环逐渐不顺畅，皮肤的皮下组织脂肪层也容易松弛、缺乏弹性，如果不给予适当的保养，必会加速老化，毛孔自然也越加扩大。因此，对付毛孔粗大的问题，最重要的是采用正确的护理方法和养成良好的生活习惯。

在这里，给姐妹们介绍一个每天都可以用的，并能解决毛孔粗大问题的方法：正确洗脸。每天早晚洗脸时先用温水，等把皮肤内的污垢冲洗干净后，再换用凉水拍打面部，这可以有效降低皮肤温度，收缩毛孔，但需要注意的是拍打面部的动作一定要在15次以上。

此外，如果我们想要远离粗糙的"瓦陶肌"，拥有细致无瑕的"搪瓷肌"，就必须先了解并解决以下几个小问题。

第一，很多人因为脸容易出油，就会拼命洗脸，事实上这是不对的！肌肤有自我保护能力，过度清洁就会带走油脂，肌肤反而会分泌更多油脂来保护。如果真的觉得脸油油的很不舒服，洗脸次数也不要多，可以利用吸油面纸，或是只用清水洗脸。

第二，当毛孔长了粉刺，会把毛孔撑大，适当地清除粉刺有助毛孔缩小。但如果只将阻塞物清除掉，没有后续处理，毛孔撑太久后可能定型，所以清完粉刺一定要做肌肤收敛。不过粉刺最好不要拔，用外力将粉刺拔除，会增加毛孔周围肌肤受损发炎的机会。

第三，不管是一般彩妆产品还是用来修饰毛孔的底妆产品，是用较细的粉末将毛孔遮盖住，或是利用光线反射的原理让毛孔看起来较小，只要使用它们，就必须彻底卸洗干净，否则长期下来就会将脏东西阻塞在毛孔中。

不同年龄女性的防"孔"要点

年龄	最容易出现的肌肤问题	护肤要点
20岁左右	最容易受到毛孔粗大的困扰，因为此时是油脂分泌的高峰期。油脂分泌旺盛会造成毛孔阻塞，皮肤新陈代谢就会不顺利，代谢的东西无法如期脱落，致使毛孔扩大。	要特别注意控油和彻底清洁皮肤。每天认真做好清洁工作，特别是化妆的女孩子一定要彻底卸妆，并定期去除面部角质，在保养品中加上一些收敛控油成分，即可预防改善。
30岁左右	皮肤开始松弛和老化了，肌肤弹性变差，皮肤抵抗力减弱。	此时护肤的关键在于加强保湿以恢复肌肤弹性。此外，定期去角质，加强皮肤的清洁，多多补水，防止皮肤干燥，提升保湿度与角质层抵抗力，让肌肤有弹性。
40岁左右	会因为压力或内分泌等原因造成毛孔堵塞等问题；同时，初期老化开始令毛孔出现扩张。	此时控制肌肤衰老速度是女人的首要问题。比较有效的方法是尽量调节皮脂的分泌量，使其处于正常状态，使用具有高营养滋润成分并能收紧面部松弛肌肤作用的护肤品。

❤ 秋季养发，五大方面要做到

在中国人传统的审美观里，总是比较青睐秀发飘飘的女人，这样的女人显得清灵飘逸又不失柔媚温婉，一头漂亮的秀发真的可以为女人加分不少。可是，到了秋天，随着秋风乍起，头发也开始变得干燥起来。

对此，在秋季日常生活中，我们就要注意头发的保养了。具体可从以下五方面做起。

❶ 每天按摩头皮

头皮上有很多经络、穴位和神经末梢，按摩头皮有利于头发的生长，防止头发变白、脱落。此外，按摩头皮能够通经活络并刺激末梢神经，增强脑的功能，提高工作效率。很多人把按摩想得很复杂，其实按摩很简单，可以在每日的早、晚，用双手手指按摩头皮，从额骨攒竹穴开始按摩，经神庭穴位、前顶穴位到后脑的脑户穴位，手指各按摩数十次，直至皮肤感到微微发热、发麻为止。

其实，梳发也是按摩，但一定要有个限度。调查研究证明，如果连续梳刷50次，甚至100次以上，很容易因梳头过度增加头发负担，而使头发受损，不但不能达到按摩效果，反而更加刺激油脂腺，使发根过于油腻，发尾易于干枯、断裂。这里我们不妨也学学孙思邈的"发常梳"：将手掌互搓36下令掌心发热，然后由前额开始扫上去，经后脑扫回颈部。早晚做10次。

❷ 千万不要像搓衣服一样洗头发

日常生活中，我们可以发现很多长发女性像洗衣服一样洗头发，殊不知，这样洗发后头发会绞结成一团，不用护发素根本无法理顺。而且，像洗衣服一般扭搓揉洗的手法，很容易使头发绞结、摩擦而受损，甚至在拉扯中扯断发丝。

正确的洗发步骤是，洗发前先用宽齿梳将头发梳开、理顺，用温水从头皮往下冲洗头发，洗发水挤在手心中，揉出泡沫后均匀抹在头发上，然后用十指指肚轻柔地按摩头皮几分钟，再用手指轻轻捋发丝，不要将头发盘起来或搓成一团，保持发丝垂顺。

拥有美丽秀发的徐熙媛告诉我们，洗头发的时候一定要用指腹揉头皮，每一寸头皮都要被洗发水的泡沫覆盖，并且用指腹揉过每一寸头皮，这样头皮才会洗得干净。

❸ 头发还是水洗的好

干洗头发是发廊流行的洗头方式，直接将洗发产品挤在头发上，然后喷少许水揉出泡沫，按摩十几分钟后冲洗掉。很多人觉得这既舒服，又能洗得更干净。但是，这种想法和做法是大错特错的。干燥的头发有极强的吸水性，直接使用洗发剂会使其表面活性剂渗入发质，而这一活性剂只经过一两次简单的

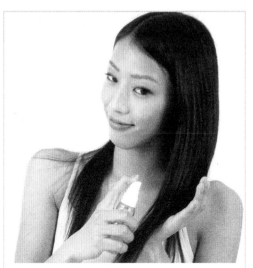

◎发梢是头发最易受损的部位，使用护发素时，应先涂抹在发梢处。

冲洗是不可能去除干净的，它们残留在头发中，反而会破坏头发角蛋白，使头发失去光泽。

另外，中医认为洗头发的时候做按摩很容易使寒气入侵。理发师在头发上倒上洗发水，就开始搓揉头发，再按摩头部、颈部。按摩使头部的皮肤松弛、毛孔开放，并加速血液循环，而此时头上全是冰凉的化学洗发水，按摩的直接后果就是吸收化学洗发水的时间大大延长，张开的毛孔也使头皮吸收化学洗发水的能力大大增强，同时寒气、湿气也通过大开的毛孔和快速的血液循环进入头部。由此可见，洗头发还是水洗的好，同时在洗头时不要做按摩。

❹ 护发素要正确涂抹

洗发后使用护发素会让头发变得柔顺，所以很多女性在使用护发素时毫不吝啬，厚厚的涂满头，特别是在发根处重点"施肥"，可是久而久之，头发却出现油腻、头屑多等"消化不良"症状。其实头发不比植物，更何况植物的根吸收过多营养尚且会发育不良，在发根使用过量的护发素只会阻塞毛孔，给头发造成负担。其实，发梢才是最易受损，需加强保护的部位，使用护发素时，应先涂抹在发梢处，然后逐渐向上均匀涂抹。

❺ 把头发散开，让它也休息休息

人工作了一天，晚上要睡觉休息，头发也一样，扎了一整天，晚上一定要散开来，这样才能让它得到彻底地休息。

这些都是很简单的头发护理方法，也是最基本的头发护理要点。每一个渴望拥有美丽秀发的女人都不能忽略其中的任何一步，只有从最基础的做起，长期坚持下来，头发才会健康靓丽。

四季养生小贴士

很多人洗完头发没等头发干就去睡觉，经常这样很容易引起头痛。因为大量的水分滞留于头皮表面，遇冷空气极易凝固。长期有残留水凝固于头部，就会导致气滞血瘀，经络阻闭，郁疾成患，特别是冬天寒湿交加，更易成病。所以，洗完头后一定不要马上睡觉，要等到头发干了再睡。

上一堂秋天护足课，让你举步生春

受秋季气候的影响，足部很容易干燥、裂口、长茧，如何保护好足部，让自己举步生春呢？

足部的干裂、长茧，其原因是秋季汗腺分泌减少，皮肤干燥，同时由于角质层增厚，失去弹性，再加上外力牵扯、挤压所以形成裂缝。因此双足护理重在预防。

美国足部医学协会指出，秋天是让双脚修复的季节，也给冬季脚部皮肤不干燥、不龟裂打基础，建议每天给脚"加湿"一到两次：用温水洗脚，水中可以加入护肤霜或保湿霜。洗净后用手拍干，涂上保湿霜。脚跟和侧面可以多抹一些，趾甲和脚趾间不要涂得太多，避免给真菌创造理想的生存环境。

在日常洗足时，特别在天气寒冷的季节，不要用太多的碱性强的肥皂和药皂。可常用热水泡足，较简易的保健泡脚法是

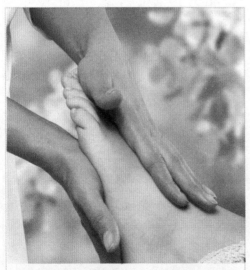

◎秋天是让双脚修复的季节，宜常用温水洗脚，并为双足涂上保湿霜。

用花椒煎汤泡洗，它不仅祛除里寒，而且扶助阳气。在杀菌、消毒、止痛、止痒、消肿方面效果理想。

还可用消毒好的刀片削去容易发生裂隙部位的粗糙皮肤，再涂上凡士林、植物油或润肤霜等。也可口服维生素A、维生素E以及多食新鲜蔬菜、水果等。

最后，为大家总结一下秋季护足的六个步骤：

第一步，检查脚趾关节是否长硬茧，趾甲周围有无起皮或倒刺。

第二步，双足在倒入足浴露的温热水中浸泡10分钟，擦干后按摩脚趾。

第三步，充分按摩脚面，脚两侧，并用大拇指按压足底。

第四步，易干裂的脚后跟是应重点护理的部位，反复按摩，使血液更流畅。

第五步，选择保湿效果好的滋润护脚霜，均匀涂于脚部，不要遗忘细小的地方。

第六步，在脚后跟多涂抹些保湿类的护足霜，这里应给予特别的滋润。

四季养生小贴士

秋季护足，在鞋、袜的选择和穿戴上也有讲究。鞋不宜太紧太窄，否则影响足部血液循环。高跟鞋要用前掌垫，可有效缓解脚掌疼痛。穿平底鞋，可以垫个后跟垫，使脚掌受力点前移，减少脚后跟韧带的拉力，让你的脚跟少受疼痛折磨。坚持每日洗脚换袜，鞋、袜一天一换。

纤纤玉手，你需要这样呵护

手是人的第二张脸，拥有一双美丽的手，对女性来说是相当重要的。尤其是初次见面与人握手时，如果自己的双手非常漂亮，不但可以显现出魅力，还能给对方以美的享受。而在秋天，由于气候干燥等原因，我们要对其进行格外的呵护。

羊乳自古就被视为极佳的营养补品，现代医学研究证明它还是美容的佳品。《本草纲目》说羊乳可益五脏、补老损、养心肺、利皮肤，所以，女性朋友可以多喝些羊奶。另外，《本草纲目》里说牛奶有"返老还童"之功效。我们可以在喝完牛奶或酸奶后，将剩在包装里的奶抹到手上，约15分钟后用温水洗净双手，这时你会发现双手嫩滑无比。另外，还可以取鸡蛋清，加入适量牛奶、蜂蜜调和均匀后敷在手上，15分钟左右洗净双手，再抹护手霜。每星期做一次，有祛皱、美白的功效。

此外，坚持用淘米水洗手，可收到意想不到的好效果。煮饭时将淘米水贮存起来，临睡前用淘米水浸泡双手几分钟，再用温水洗净、擦干，涂上护手霜即可。

如果你想让自己的手变得柔嫩健美，还可以这样做：用温肥皂水洗手，擦干后浸入温热盐水中约5分钟，擦干后再浸入温热的橄榄油中，慢揉5分钟，再用肥皂水洗净，接着再涂上榛子油或熟猪油。过10~12小时后，双手会变得柔软细嫩。

生活中我们可能留意到这样一个现象：刚出生的小孩都是攥着手的，人老了

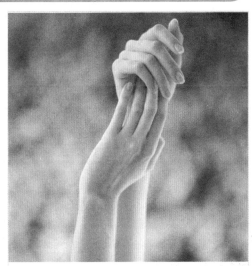

◎秋天干燥，要加强对手的呵护，可通过敷面膜、抹护手霜等方式加强保养。

去世的时候，手又是撒开的。手是人体最有特色的器官之一，是智慧的象征，所以，做好手部保养和护理是很有必要的。

老人们有个很好的锻炼方法——揉核桃，就是把两个核桃放在手心里，揉来揉去，这种方法可以很好地活动每根手指。多活动手指不仅可以起到护手的作用，还可以缓解疲劳，避免老了以后患痴呆症。上班等车、坐车之际，你也可以取两个核桃或者乒乓球练习练习。

四季养生小贴士

与揉核桃有异曲同工之妙的是手指相敲法，就是让双手的手指相对，互相敲击。这种方法能锻炼手指上的井穴，既锻炼了手的灵活性，也练了肝气，对养生十分有好处。手脚冰凉的女人一定要经常十指相敲，这样，血脉可以通到四肢末梢。

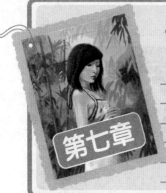

第七章

调情养志，让"秋悲"渐行渐远

◎秋天，五谷丰登，却又是个万物凋零的季节。正如刘禹锡在《秋词》所言："自古逢秋悲寂寥，我言秋日胜春朝。"人们在秋天的心情差异，就是这样充满矛盾。客观来讲，虽然秋天凉爽宜人，但气温变化不定，冷暖交替，确实容易给人的心理、生理上带来一定影响。因此，我们在秋季一定要注意调情养志。

从点滴开始，让"悲秋"走出你的生活

秋末冬初是一年中诱发精神疾病最多的时期，通常每年的这个时节开始至12月初，是抑郁症的好发期。这个时节很容易心绪低落。"悲秋"并不是无病呻吟，现代心理学认为，林黛玉式的"悲秋"情怀也是一种身心性疾病，即季节性情感障碍。大部分会自行消失或缓解，但若不引起重视，及时进行预防和调节，则会对本人和身边人的生活造成或轻或重的影响。

为什么此时容易悲伤呢？原来这和生理因素是相关的。秋天内应于肺，悲忧最易伤肺；肺气脾气一虚，机体对外界病邪的抵抗力就下降，使秋天多变的气象诸要素更易入侵人体，从而致病。深秋至冬季是一年中诱发精神疾病最多的时期。工作压力大的青年人要引起注意。

其次，"悲秋"与人体内激素变化导致的情绪感受密切相关。在大脑中有一个似豌豆大小的腺体——松果体，被称为人体的"生物钟"，它分泌的褪黑激素会使人情绪低落、悲哀、伤感或昏昏欲睡。其分泌受昼夜自然规律的控制，秋天若光照不足，会使松果体分泌的褪黑激素明显增多。于是人体细胞极不活跃，新陈代谢相对减慢，人的情绪也就抑郁消沉、郁郁寡欢，科学家称之为"季节性情感障碍症"。

此外，秋燥会使得一些人上火，遇事容易急躁发火，影响心境和情绪。"悲秋"的初期表现是睡眠开始不太好，神经衰弱；经常烦躁不安，觉得生活有点儿无聊，每天无所事事，对什么都提不起兴趣；往往早晨起来觉得这一天很难过，下午则会好一些，晚上反而会平静下来。如果三个星期以内出现这种情况，还构不成病。若持续两三个月，则要找心理咨询师进行疏导。若超过三个月，则属于抑郁症，需要药物治疗。

"悲秋"，除了会造成心理障碍外，还会引发高血压、心脑血管疾病。特别是急性子的人，尤其要引起注意。兴奋型、

思伤脾，"没心没肺"才快乐

"红豆生南国，春来发几枝。愿君多采撷，此物最相思。"从古到今，相思困扰过多少人！然而，少有人想过这会不会是一种病。

造物主总喜欢捉弄人，使一厢情愿的事经常发生。于是，就有了相思的另一种形式——单相思。哪个少女不怀春，哪个少男不钟情？单相思一般都是正常的，但也有一些"单恋"过了头，结果变成了病态。

俗话说："男大当婚，女大当嫁。"相思实属人之常情。失恋的青年男女因相思而心情不佳、郁郁寡欢、沉默、注意力不集中、失眠、食量减少、消瘦，并不足为奇。这不会影响日常生活和工作，而且持续时间一般较短。随着时间的推移，痛苦会逐渐减少，或者有了新的恋爱对象，注意力发生转移，心理反应也就渐趋消失。但是，也有少数人情况会变得严重而发展成心理障碍，表现为情绪抑郁、言语减少、连续失眠、食欲丧失、消极厌世、兴趣消失，有的则表现为喜怒无常、激动、失去自我控制能力。这种心理障碍被称为反应性抑郁症，影响生活、学习和工作，且持续时间较长，危害性极大。

对于过度思虑的人来说，无休止的思考好似积攒在心头的"赘肉"，无法搬运、无处转移。你知道吗？我们的心灵也需要减肥，否则它会不堪重负。心灵减肥的过程其实是一个"放心"的过程，过度思恋，相当于你一不小心误入了思虑的泥沼，这时候，你最好赶快掉头往回跑，做一些轻松愉快的事情来分散自己的注意力，如读小说、听音乐、看电影、吃零食、与朋友聊天等。不要钻牛角尖，切忌陷入思维定式，要学一点儿"没心没肺"，给点儿阳光就灿烂。

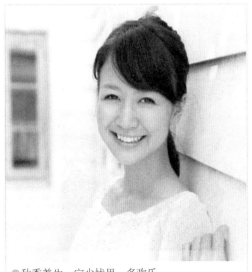

◎秋季养生，宜少忧思，多欢乐。

四季养生小贴士

思为脾之志，思源于脾，发于心，所以当人思虑过度时可伤脾，累心。思虑过度在情志上表现为全神贯注，或神志恍惚，心不在焉之表情等。"思则气结"，气机瘀滞不通，运化失常表现为消化系统时，则使脾气结于肠腹之中，表现为神疲乏力，食欲减少，皮肤干枯，肌肉消瘦，久而久之，全身各组织缺乏营养而导致心悸气短，面色萎黄或生长黄褐斑，严重影响容颜的靓丽。

♥ 三种按摩术，养出秋季好心情

进入秋季以后，天气逐渐凉爽干燥，这样的气候虽然会使人有秋高气爽的舒适感觉，但干燥也会对人体产生一定的危害。在家进行简单的自我按摩，能有效防止"秋燥"对人的侵害。

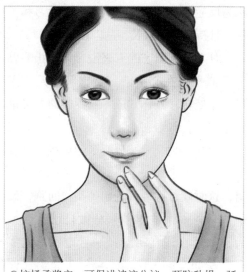

◎按揉承浆穴，可促进津液分泌，预防秋燥，延缓衰老。

❶ 压揉承浆

承浆穴在下唇凹陷处，以示指用力压揉，口腔内会涌出津液。糖尿病患者用力压揉此处10余次，口渴感即可消失，在不缺水的情况下，可不必反复饮水。这种津液不仅可以预防秋燥，而且含有延缓衰老的腮腺素，可使老人面色红润。

❷ 按摩鼻部

中医认为，肺开窍于鼻。不少人鼻黏膜对冷空气异常敏感，秋天冷风一吹，就会伤风感冒，经久难愈。所以在初秋时，我们就应坚持按摩鼻部，有助于养肺。

方法为：①摩鼻：将两手拇指外侧相互摩擦，有热感后，用手指在鼻梁、鼻翼两侧上下按摩50次，可增强鼻的抗寒力，亦可治伤风，鼻塞等。②浴鼻：每日早、晚将鼻浸于冷水中，闭气不息，换气后再浸入；也可以用毛巾浸冷水后敷于鼻上，坚持至寒冬。

❸ 揉腹排便

秋季气候干燥，大便也会干结难排，有许多人甚至数日一解或用药物来维持大便通畅，结果造成习惯性便秘。按摩是一种简单易行的通便方法，这种方法可在晚上睡觉前或清晨起床前进行。具体操作方法是：身体仰卧，先将两手掌心摩擦至热，然后两手叠放在右下腹部，按顺时针方向按摩，共按摩30圈。

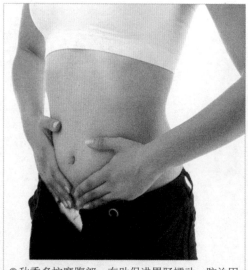

◎秋季多按摩腹部，有助促进胃肠蠕动，防治因秋燥引起的便秘等病症。

无论男女，想哭就哭吧

看到万物开始凋零，听到秋风扫落叶的沙沙作响，我们何以忍得住悲凉呢？此时，我们如果在生活中再遭遇些伤感，乃至伤害，想必沉重的叹息声、不争气的泪水，会很容易失去控制……

你可能会告诫自己：一定要忍住，不能哭，绝对不能哭！然而，你是否晓得，悲伤有损健康，但悲伤时哭泣，却是有利于健康的。

从医学角度来看，眼泪是泪腺分泌出来的一种液体，泪腺位于眼球的外上方。一般人平均每分钟眨眼13次左右，每眨一次眼，眼睑便从泪腺带出一些泪水来。当人们眨眼时，泪水对眼睛便有清洁作用，如可以冲掉异物、刺激物等。

心理专家研究发现，人悲伤时掉出的眼泪中，蛋白质含量很高。这种蛋白质是由于精神压抑而产生的有害物质，压抑物质积聚于体内，对人体健康不利。美国某医学中心精神病实验室专家研究发现，眼泪可以缓解人的压抑感。他们通过对眼泪进行化学分析发现，泪水中含有两种重要的化学物质，即脑啡肽复合物及催乳素，其仅存在于受情绪影响而流出的眼泪中，在受洋葱等刺激流出的眼泪中则测不出来。因此他们认为，眼泪可以把体内积蓄的导致忧郁的化学物质清除掉，从而减轻心理压力，保持心绪舒坦轻松。

这个实验室的专家曾对200多名男女进行过为期一个月的"哭泣试验"，结果有85％的女性和73％的男性说他们大哭一场以后心里舒坦了许多，压抑感测定平均减轻40％左右。试验结果还表明，男性哭的能力显然不如女性，他们哭的次数只有女性的1/5，并且有45％的男性哭时眼泪只在眼圈里打转而掉不下来，可绝大部分女性的眼泪都能夺眶而出，只有6％的女性眼泪掉不下来。

专家指出，一味抑制哭泣的做法是不可取的。常言道"男儿有泪不轻弹"，男性由于习惯于控制他们的感情和眼泪，他们比女性更容易患与精神压力有关的疾病，如溃疡病等。

所以说，人们应该转变对哭泣的态度，在悲凉的秋季，如果有什么不开心的事情，想哭就哭吧。因为，哭泣是一种极其自然的生理现象，强忍眼泪，对健康是有害的。

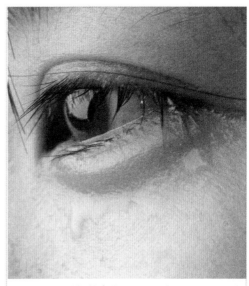

◎哭泣是一种极其自然的生理现象，强忍眼泪对健康是有害的。

♥ 控制自己，远离焦虑

在心理学中，情绪指身体对行为成功的可能性乃至必然性，在生理反应上的评价和体验，包括喜、怒、忧、思、悲、恐、惊7种。其中，怒、忧、思、悲、恐、惊都会产生焦虑。这是一种没有明确原因的、令人不愉快的紧张状态。

一般来讲，适度的焦虑可以提高人的警觉度，充分调动身心潜能。但如果焦虑过火，则会妨碍你去应付、处理面前的危机，甚至妨碍你的日常生活。

四季当中，在春秋两季更容易产生焦虑的情绪。不过，两种季节针对焦虑的缓解对策是大不相同的。关于夏季焦虑的应对，我们在夏之篇已经讲过，这里我们再讲一下如何应对秋季焦虑情绪。

有位心理学家曾说过，"我们生活中80%以上的情绪问题都是由自己造成的。"自然，焦虑的产生也不例外。俗话说："解铃还须系铃人"，既然焦虑大都是由我们自己造成的，那么我们也可以通过一些方法掌控自己的情绪，把焦虑驱赶出去。

有效控制自己的焦虑情绪，你可以通过以下四步方法。

第一步：评估。

我焦虑什么？

我为什么会焦虑？

……

要对这些问题，做直截了当的探索，越具体越好，最好拿出纸笔来，清楚地写下来，问题才会明朗，仅用头脑想是不够的。

第二步：理解。

纵然我所焦虑的事情真的发生了，或是最坏的结果发生了，是否真的是那么可怕？

他人是不是也有过类似的遭遇？他们是不是就完蛋了？

如果真的发生了，我就无法再活下去了吗？

评估及理解是很重要的消除焦虑的两大步骤，因为只有面对可能发生的最坏后果，我们才能从容地面对现在。有句话说："人死不过如此，就算砍头也不过碗大的疤，20年后又是一条好汉。"连死都不怕了，还焦虑什么呢？人需要看破看透，才能放得下，只有放下人的欲念，才有自信。

第三步：再次评估现在的情况。

现在的真正问题是什么？（例如担心高考失败的真正问题是什么？可能数学不好，所以会担心高考失败。）

问题的起因是什么？（数学不好的原因是什么？是数学的某一部分不好？还是数学基础不好？）

解决的办法有哪些？（再加强数学学习、请家教……）

什么时候开始？（明天就开始）

第四步：方法的有效度评估。

目的是了解此方法有没有帮助，若没有，立刻改变。

走出自卑泥潭，越活越年轻

自卑，就是自己轻视自己，看不起自己。这种心理在秋季出现的频率相当高。自卑心理严重的人，并不一定就是他本人具有某种缺陷或短处，而是不能容纳自己，自惭形秽，常把自己放在一个低人一等，不被自己喜欢，进而演绎别人看不起的位置，并由此陷入不能自拔的境地。

由于自卑的人大脑皮层长期处于抑制状态，中枢神经系统处于麻木状态，体内各器官的生理功能相应得不到充分地调动，不能发挥各自的应有作用；同时分泌系统的功能也因此失去常态，有害的激素随之分泌增多；免疫系统失去灵性，抗病能力下降，从而使人的生理过程发生改变，出现各种病症，如头痛、乏力、焦虑、反应迟钝、记忆力减退、食欲不振、性功能低下，等等，这些表现都是衰老的征兆所在。

可见，自卑的心理就是促使一个人在人生道路上常走下坡路，加速自身衰老的催化剂，因此，希望健康的人如果想要防止早衰，就应摒弃自卑心理。

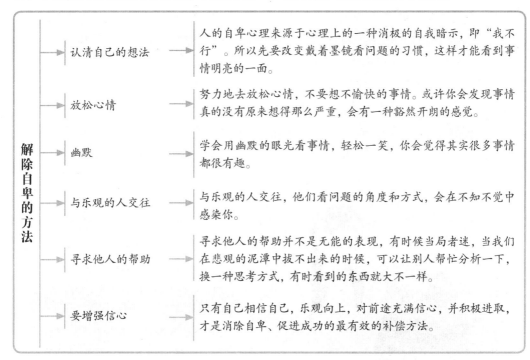

解除自卑的方法		
	认清自己的想法	人的自卑心理来源于心理上的一种消极的自我暗示，即"我不行"。所以先要改变戴着墨镜看问题的习惯，这样才能看到事情明亮的一面。
	放松心情	努力地去放松心情，不要想不愉快的事情。或许你会发现事情真的没有原来想得那么严重，会有一种豁然开朗的感觉。
	幽默	学会用幽默的眼光看事情，轻松一笑，你会觉得其实很多事情都很有趣。
	与乐观的人交往	与乐观的人交往，他们看问题的角度和方式，会在不知不觉中感染你。
	寻求他人的帮助	寻求他人的帮助并不是无能的表现，有时候当局者迷，当我们在悲观的泥潭中拔不出来的时候，可以让别人帮忙分析一下，换一种思考方式，有时看到的东西就大不一样。
	要增强信心	只有自己相信自己，乐观向上，对前途充满信心，并积极进取，才是消除自卑、促进成功的最有效的补偿方法。

四季养生小贴士

拘谨可能使某些人对你怀有敌意。对于有敌意的人，不讲话虽不是最好的方法，但却是唯一的方法。一定要避免使自己处于一种不利的环境中。否则，当你处于这种不利情况时，虽然人们会对你表示同情，但他们同时也会感到比你地位优越而在心里轻视你。

听音乐，最时尚的调心美容大法

有人曾说，真正的音乐是人类情感最有效的表达方式，是人类爱和智慧的升华，是人类对未来的憧憬与呼唤。音乐把人类微妙的感情和曲折丰富的经验，化成了无形的音符，冥冥之中回响，抚摸你的心灵，叩动你的心扉，让你为之痴醉……

从养生保健角度看，听音乐其实是最时尚的调心美容大法。此刻你可能很怀疑，音乐真的能美容吗？关于这种说法目前的确没有科学的理论可以证实，但是大家应该都有这样的体验：心情不好的时候，听一首欢快的歌就会觉得舒服一点儿，这就表明音乐的确能调节人的情绪，而心情好了，人的脸色就好看，自然也就变漂亮了，所以我们说音乐是最时尚的调心美容大法。

不过，听音乐也是有讲究的，不是随便听哪种音乐都会让人情绪好转、变得更漂亮的，因为有些音乐反而会助长你的坏情绪。

（1）生气忌听摇滚乐。人生气时，情绪易冲动，常有失态之举，若在怒气未消时听到疯狂而富有刺激性的摇滚乐，无疑会火上浇油，助长人的怒气。

（2）听音乐要适时适地。在早晚起床或就寝时，可以用养生音乐作为背景音乐；亦可在闭目养神时静心体味音乐。在欣赏音乐时，最好离开音响设备2米左右，并且置身于音响的正前方，这样可以比较好地接收音乐声波且左右均衡，对听觉最有利。

（3）空腹时不要听进行曲。人在空腹时，饥饿感受很强烈，而进行曲具有强烈的节奏感，加上铜管齐奏的效果，人们听了受步步向前的驱使，会进一步加剧饥饿感。

（4）吃饭时不要听打击乐。打击乐一般节奏明快、铿锵有力、音量很大，吃饭时欣赏，会导致人的心跳加快、情绪不安，从而影响食欲，有碍食物消化。

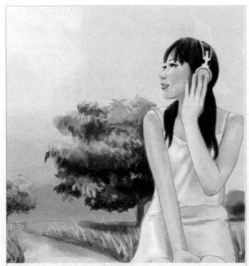

◎音乐是人类爱和智慧的升华，听音乐是最时尚的调心美容大法。

四季养生小贴士

音乐是我们每一个人不可或缺的精神食粮，一首优美的乐曲能使人精神放松，心情愉快，令人体大脑得到充分的休息，体力得到适当的调整。所以，我们在闲暇之时要多听听音乐，在享受艺术的同时也换来健康的身心。

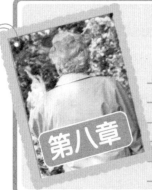

丰收季节，远离疾患静享安逸

◎比起夏日的潮湿闷热，秋天在让人感到清爽的同时，也为我们带来一片燥情。而且秋季天气变化明显，时风时雨，忽冷忽热。这些，使得秋天防病祛病、自我保健变得极其重要。养生专家指出，在秋季，对秋乏、中风、肺结核、肺气肿、胃肠炎及过敏性鼻炎等高发病，我们务必做好防与治的双向工作，这样才能真正静享到金秋的美丽与健康。

第八章

♥ 金秋一到，先防"秋乏"

常言道"春困秋乏"，很多人都好奇，为什么人到了秋天会感觉倦乏呢？

《黄帝内经》认为，秋乏的产生，与夏季气候环境对人的影响有关。盛夏季节，天气炎热，持续的高温使机体产生了一系列的生理变化。如大量出汗导致体内水盐代谢失调；胃液分泌减少，胃肠功能减弱，食欲不振；神经系统兴奋性增高，新陈代谢加速。人们在夏天由于缺乏充足的睡眠和足够的营养，过度消耗的能量没能得到及时补偿。

秋天到来后，随着天气转凉，日照时间逐日缩短，人体各系统也相应发生了变化。如出汗减少，水盐代谢恢复平衡，消化功能恢复常态，心血管系统的负担得到减轻，人体能量代谢相对恒定。这时机体进入了一个生理性的休整阶段。因为秋日气候凉爽，适宜睡眠，所以人们总有睡不够的感觉。

秋乏是机体在秋季的气候环境中得以恢复体力的保护性措施，补偿盛夏带给人体的超常消耗。当然，不能把秋乏单纯理解为多吃多睡，解决秋乏主要有两方面的措施：一方面要使机体得以休整，注意饮食、多休息，加强营养，劳逸结合；另一方面要使身体适应季节变化，应多到户外做运动，呼吸新鲜空气。

四季养生小贴士

"秋乏"状态与人体缺氧有一定关系，对于经常待在室内的办公室一族，可利用办公间隙到室外散散步，接受大自然阳光的沐浴，呼吸新鲜空气，提高人体兴奋性。这样就能有效驱离"秋乏"，提高工作效率。另外，室内适合放置一些能吸收二氧化碳等废气的花草。例如，办公室适宜养芦荟和吊兰，客厅养殖些常春藤、无花果、猪笼草、普通芦荟等，也可以净化空气，让你神清气爽，远离秋乏。

天气转凉，别让"五更泻"缠上你

进入秋季，天气逐渐转凉，因季节转换和昼夜温差带来的疾病逐渐增多，在这个时节中老年人尤其要预防"五更泻"的发生。

"五更泻"即五更泄，又名鸡鸣泄，肾泄。中医认为，此病主要由于脾肾阳虚，肾阳不足，命门火衰，阴寒内盛所致，所以有"肾泻"之称。"五更泻"多见于由炎夏转入秋凉时期，男性多于女性，多见于中老年人。五更时分正当阴气最盛、阳气未复之际，在这种特定环境下，虚者愈虚，因而形成了"五更泻"。若夜晚盖不好肚腹，使之受寒凉所袭，更易发生。此症这类腹泻往往积年累月，给病人带来很大烦恼。

治疗"五更泻"应温肾健脾、固涩止泻。患者除应注重腹部保暖、忌食生冷食物外，适当食疗亦可收到满意效果。常用的食疗方有补骨脂浸酒和醋浸生姜茶。

补骨脂浸酒：取补骨脂60克，浸泡在500毫升白酒中，约一周后，每晚饮一小盅即可。或取补骨脂10克，猪腰子一对（洗净切成小块），入锅加水煎1小时，调味后分2～3次食用，隔日1次，连用数次，亦有一定疗效。

醋浸生姜茶：用米醋浸腌24小时即可。使用时，每次用3片生姜加适量红糖，以沸水冲泡代茶，经常饮用有止泻效果。

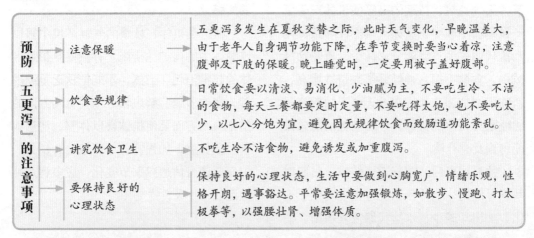

预防『五更泻』的注意事项	注意保暖	五更泻多发生在夏秋交替之际，此时天气变化，早晚温差大，由于老年人自身调节功能下降，在季节变换时要当心着凉，注意腹部及下肢的保暖。晚上睡觉时，一定要用被子盖好腹部。
	饮食要规律	日常饮食要以清淡、易消化、少油腻为主，不要吃生冷、不洁的食物，每天三餐都要定时定量，不要吃得太饱，也不要吃太少，以七八分饱为宜，避免因无规律饮食而致肠道功能紊乱。
	讲究饮食卫生	不吃生冷不洁食物，避免诱发或加重腹泻。
	要保持良好的心理状态	保持良好的心理状态，生活中要做到心胸宽广，情绪乐观，性格开朗，遇事豁达。平常要注意加强锻炼，如散步、慢跑、打太极拳等，以强腰壮肾、增强体质。

四季养生小贴士

五更泻的诊断：①怕凉怕冷，秋冬季较重，夏季稍轻，换季时易复发，喝啤酒吃冷食便腹泻；吃了不干净的食物也腹泻；吃得过饱也腹泻；冷风一吹也腹泻。②便急：部分患者一有便意就马上需要解便，慢了就拉到裤内，十分尴尬，坐车旅游出门十分小心，整天提心吊胆，生活非常紧张。③大便次数多：轻者每日3～5次，重者每日5～10次以上。④腹痛：便前腹部不适或腹痛，便后减轻。

♥ 当归为主力，秋末开始防冻疮

冻疮是由于暴露于零度以下寒冷环境引起的局限性、红斑性炎症损害。暴露于寒冷、潮湿的环境是发生冻疮的主要危险因素，多发生在秋冬季，尤其温带气候地区冬天降温急剧并且环境潮湿时，冻疮较多见。妇女、儿童和老人常受累，儿童可能与冷球蛋白或冷凝集素有关。虽然冻疮常常发生在冬季，但其防治应从秋末开始，以当归为主的汤药最为有效。

中医认为，冻疮虽然病在皮肤上，其实多为体内阳气不足，外寒侵袭，阳气不伸，寒凝血瘀而致。因此，在治疗上常采用温经散寒、活血化瘀、消肿止痛的方法。

方药以当归为主，可选择"当归四逆汤"。制作方法：当归15克，桂枝12克，赤芍10克，细辛6克，通草6克，甘草6克，大枣8枚，煎服。本方可使阳气通，寒气散，气血通畅，对治疗冻疮非常有效。

除内服中药外，还可外用"红灵酒"。制作方法：当归60克，红花30克，川椒30克，肉桂60克，细辛15克，干姜30克，樟脑15克，用95%酒精1000毫升浸泡7天后外搽患处。或用鲜红辣椒3～5个放入

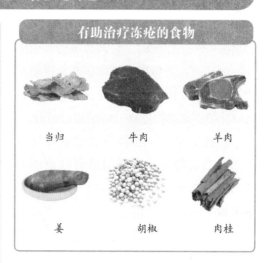

有助治疗冻疮的食物

当归　　　牛肉　　　羊肉

姜　　　胡椒　　　肉桂

250毫升75%酒精或高度白酒内浸泡7天制作成辣椒酊，都有较好疗效。新发冻疮未溃破者，还可用麝香止痛膏贴患处，也可用红花油、活络油等外搽。若冻疮瘙痒，不能用手抓搔，以免抓破感染。

在食疗方面，也以当归为主，可多食牛羊肉、生姜、胡椒、肉桂等热性食物，常服当归生姜羊肉汤对预防和治疗冻疮有较好疗效，制作方法：当归30克，生姜20克，羊肉500克，加水适量煎煮，亦可适当加些盐、调料等。久服补血活血，温阳益气，强身健体。中药酒：生姜、当归、红花、川芎各10克，同浸于500毫升白酒中，一周后即可服用，每次饮酒10毫升，每日2次。

㈣季养生小贴士

快入冬时，要注意全身及手足保暖和干燥，衣服鞋袜宜宽松干燥。一旦发生冻疮，应当先用温水浸泡，不要立即烘烤或用热水烫洗，否则容易导致局部溃烂；伏案工作者，久坐后要适当起身活动，以促进气血流通。

❤ 初秋，当心脑中风来袭

脑中风是由向大脑输送血液的血管疾病引起的一种急性疾病。它将影响患者生活的方方面面：身体影响例如瘫痪和虚弱；沟通能力例如语言、理解力；感观影响；大脑功能例如思维过程、情绪和记忆力。

初秋是老年人心脑血管疾病发病率大幅上升的时节，特别是患有高血压、动脉硬化的中老年人，初秋一定要警惕脑中风。

专家认为，在日常生活中采取下列措施，可有效预防或减少脑中风的发生。

❶ 早晚喝杯救命水

脑中风的发生与老年人血液黏稠度增高有关。人们经过一夜睡眠、出汗和排尿后，人体水分减少，血液黏稠度会升高。所以夜晚入睡前及早晨起床后，应喝下约200毫升白开水，可以降低血液黏稠度，起到预防中风的作用。

❷ 每天吃2根香蕉

研究发现，每天吃1~2根香蕉，可使中风发病率减少40%。香蕉中含有丰富的钾盐，钾对于增强心脏的正常舒缩功能具有重要作用，还可抗动脉硬化，保护心血管。此外，香蕉中还含有降血压、润肠通便的物质。

❸ 保持大便畅通

老年性便秘不仅会延长排便时间，还会因排便用力导致心脏负担加重和血压升高，甚至诱发脑中风。为保持大便通畅，应常吃红薯、菠菜、竹笋、芹菜、大白菜等富含粗纤维的食物，促进肠道蠕动，同时应养成定时排便的良好习惯。必要时可服用一些如润肠丸、果导片等药物。

❹ 早晚散步

散步是老年人最安全的有氧代谢运动，长期坚持可使血压下降、血糖降低，起到预防心脑血管疾病的作用。夏天锻炼时间最好选在清晨和黄昏，宜在平坦的地面行走。每次30~40分钟，距离为1.5千米。可以进行做操、打太极拳等运动量不大的体育锻炼。但不宜进行剧烈活动。

另外，在初秋季节，要注意随时增减衣服，夜间防止受凉。阴天下雨少外出，并应勤观测血压。

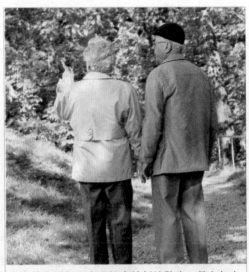

◎老从脚下起，合理的有计划地散步，是老年人增强机体适应力、预防身体疾病的有效措施。

药食疗法，助你狙击肺结核

肺结核是结核病的一种，是由结核杆菌引起的慢性传染病。临床上多呈慢性过程，因身体抵抗力弱，感染结核杆菌后发病。肺结核一般有疲乏、消瘦、盗汗、胃口不好、下午发热、面颊潮红等全身症状，可伴有咳嗽、咳痰、咯血、胸痛、气急等。

近30年来，我国结核病疫情虽有下降。但由于人口众多，控制病情不均衡，有的地区结核病仍为当前危害人民健康的主要疾病之一。因此，秋季我们仍然要提高警惕，以防这个过气的病魔死灰复燃。

肺结核的临床表现多种多样，病灶范围小，可无明显症状，常在X线健康检查时始被发现。病变范围广，机体对结核菌敏感性高，则毒性症状显著。

全身毒性症状表现为午后低热、乏力、食欲减退、体重减轻和盗汗等，当肺部病灶急剧进展或播散时，可有高热。妇女可有月经失调或闭经。

同时，患上肺结核还会有一些呼吸系统症状。

（1）咳嗽、咳痰。早期咳嗽或有微咳，无痰或有少量黏液痰。肺组织发生干酪样坏死或并发感染时，痰量增加并成脓性。并发支气管结核时，可有剧烈的刺激性咳嗽。

（2）咯血。约1/3患者有不同程度的咯血。痰中带血为炎性病灶的毛细血管扩张引起，中量以上咯血常为小血管损伤或空洞内血管瘤破裂所致。

（3）胸痛。当炎症波及壁层胸膜时，患侧胸壁有胸痛，随咳嗽和呼吸而加重。

（4）呼吸困难。慢性重症肺结核时，由于肺组织广泛破坏，或并发肺不张、肺气肿、广泛另外，药食疗法也是治疗肺结核的一种常用方法，下面就给大家介绍一些常用的方法。

（1）蛤什蟆油10克、银耳1朵、粳米100克。将蛤什蟆油及银耳以冷开水浸泡2小时，文火煎煮半小时，再入粳米，煮熬成粥。放冰糖适量调味，分顿随量食用。以上为1日量，连服半个月为一个疗程。

（2）天门冬30克，粳米100克。先煎天门冬取浓汁，去渣，入粳米为粥，沸后加冰糖适量，再煮一二沸。分做1～2次用完，每天2次，连服半个月为1疗程。

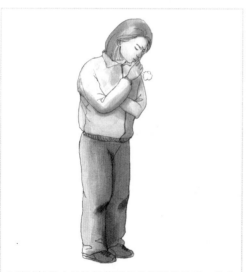

◎肺结核是由结核杆菌引起的慢性传染病，常出现咳嗽、咯血、胸痛等症状。

秋季提高警惕，吃掉各类支气管炎

支气管炎是由炎症所致的呼吸系统疾病，分为急性和慢性两种类型。急性支气管炎多发于寒冷季节，受凉和过度疲劳均可削弱上呼吸道的生理性防御功能，造成感染得以发展的机会。一般感染急性支气管炎的人，先有鼻涕、流涕、咽痛、声音嘶哑等上呼吸道感染症状。全身症状较轻微，仅有头痛、畏寒、发热、肌肉酸痛等。咳嗽为主要症状，开始为干咳，伴有胸骨下刺痒闷痛，痰少。1~2天后咳嗽松动，痰由黏液转为黏液脓性。在晨起、晚睡体位变化时，或吸入冷空气及体力活动后，有阵发性咳嗽。

慢性支气管炎是由于感染或非感染因素引起气管黏膜的炎性变化，黏液分泌增多，临床出现咳嗽、咳痰、气急等症状。早期症状轻微，多在冬季发作，晚期炎症加重，炎症可常年存在。病情进展可并发肺气肿、肺动脉高压、右心肥大等疾病。

① 预防

预防支气管炎主要依靠食物建构坚固的人体免疫系统。在感冒高发季节多吃些富含锌的食品有助于机体抵抗感冒病毒，如肉类、海产品和家禽含锌最为丰富。此外，各种豆类、硬果类以及各种种子亦是较好的含锌食品，可以取得很好的治疗效果。各类新鲜绿叶蔬菜和各种水果都是补充维生素C的好食品。

② 食疗

支气管炎患者要依据病情的寒热选择不同的食物。如属寒者用生姜、芥末等；属热者用茼蒿、萝卜、竹笋、柿子、梨子等。体虚者可用枇杷、百合、胡桃仁、蜂蜜、猪肺等。饮食宜清淡，低钠，能起到止咳平喘，化痰的功效。常见的食品有梨、莲子、柑橘、百合、蜂蜜、鲜藕、大白菜、菠菜、、胡萝卜、西红柿、白萝卜、枇杷等。要补充维生素，多吃一些新鲜蔬菜和水果。多补充蛋白质，瘦肉、豆制品、山药、鸡蛋、动物肝脏、绿叶蔬菜等食物中含优质的蛋白质，应多吃。

③ 忌吃食物

忌食腥发及肥腻之物。腥发之物，特别是海腥类，如带鱼、黄鱼、鱼皮鱼、虾、蟹等。油炸排骨、烤羊肉串、肥肉、动物内脏、动物油等，多食损伤脾胃，易助湿生痰。

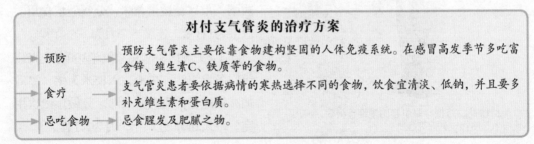

对付支气管炎的治疗方案

预防	预防支气管炎主要依靠食物建构坚固的人体免疫系统。在感冒高发季节多吃富含锌、维生素C、铁质等的食物。
食疗	支气管炎患者要依据病情的寒热选择不同的食物，饮食宜清淡、低钠，并且要多补充维生素和蛋白质。
忌吃食物	忌食腥发及肥腻之物。

防治哮喘，秋天不可松懈

咳嗽型哮喘是由过敏引起的，且有季节性，4月和10月属于多发季节。

哮喘的发病是由于体质过敏，吸入过敏性抗原微粒，如花粉、灰尘、霉菌及其他致敏性物质等，造成细支气管平滑肌发生痉挛，黏膜充血、水肿和分泌增加。病人发病时出现胸闷、气急、哮鸣、气喘、咳嗽和咳痰。哮喘发作时，可用药物治疗缓解。哮喘发作后，恢复正常，可以完全没有症状。

据统计，哮喘的国内发病率占人群中的1%～2%，20%的病人有哮喘的家族史，每年约有10000人因哮喘而死亡，这个数字应该引起人们的足够警惕。

要治疗哮喘必须着眼于恢复人体抗病能力，恢复支气管功能。恢复的办法，不能经常用扩张支气管的方法暂时止喘，因为长期扩张，支气管弹力消失，则支气管

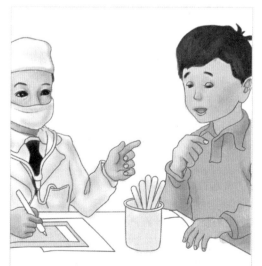

◎哮喘患者自身要注意远离诱发哮喘的因素，如宠物、可诱发哮喘的食物等。

的正常"清除"和"防卫"功能更会减弱，痰越发不能排出，此时支气管不但达不到"清除"功能，反而会变为"痉挛"、哮喘症状更会加深。

哮喘患者自身也要注意减少诱发哮喘的因素，一旦确认相关的致敏物质，就应减少接触这些物质。

例如：不饲养宠物（或至少减少卧室内的皮屑，用致敏物质不能通过的覆盖物覆盖于床单和枕头，使之不接触粉尘）或者减少室内潮湿度，预防霉菌的生长。

忌食可诱发哮喘的食物，比如螃蟹、虾、生奶。平时饮食宜清淡，吃容易消化吸收的富含蛋白质的食物，少吃油腻、煎炸、生冷的食物或雪糕、冷饮寒食等。

尽量避免吸烟以及在有烟雾的环境内逗留。其他的室外和室内的致敏物质如机动车的废气、工作场所的致敏物也应该避免。

一天当中，午间、午后是花粉飘散浓度较高的时间段，哮喘病人应尽量减少外出，刮大风时也要减少外出，免遭尘土、冷空气刺激。

此外，哮喘虽然无法治愈，但可以预防，坚持规律性地预防诊疗是哮喘控制的关键。哮喘病人必须学会自我管理，和医生"并肩作战"，制订一个渐进的管理方案，明确地诊断从而选择合适的药物，确定并避免导致哮喘发作的诱因，进行长期的监测，并不断调整哮喘的治疗方案。

消除肺气肿，饮食最关键

严格地讲，肺气肿不是一种病，而是慢性气管炎、支气管哮喘等的并发症。肺气肿是因肺脏充气过度，细支气管末端、肺泡管、肺泡囊和肺泡膨胀或破裂的一种病理状态。主要因为慢性气管炎、支气管哮喘、空洞型肺结核、矽肺、支气管扩张等长期反复发作，使肺泡壁损坏、弹性减弱，甚至多个肺泡融合成一个大肺泡，使肺泡内压力增大，血液供应减少而出现营养障碍，最终形成肺气肿。

对于肺气肿，可以从以下三方面进行防治。

① 预防

预防肺气肿要戒烟，注意保暖，严防感冒入侵。还要多吃富含维生素A、维生素C及钙质的食物。含维生素A的食物如红薯、猪肝、蛋黄、鱼肝油、胡萝卜、韭菜、南瓜、杏等，有润肺、保护气管之功效；含维生素C的食物有抗炎、抗癌、防感冒的功能，如大枣、柚、番茄、青椒等；含钙食物能增强气管抗过敏能力，如猪骨、青菜、豆腐、芝麻酱等。香菇、蘑菇含香菇多糖、蘑菇多糖，可以增强人体抵抗力，减少支气管哮喘的发作，预防肺气肿。

② 食疗

肺气肿患者要多吃蛋白质类食品，有助于修复因病变损伤的组织，提高机体防御疾病的能力。因病人血液偏酸性，应增加食用含碱性的食物，如蔬菜和水果。供给充足的蛋白质和铁，饮食中应多吃瘦肉、动物肝脏、豆腐、豆浆等，提高抗病力，促进损伤组织的修复。还要多饮水。利于痰液稀释，保持气管通畅；每天饮水量至少2000毫升（其中包括食物中的水分）。

③ 忌吃食物

（1）忌吸烟。

（2）避免吃容易引起过敏的食品，如鱼、虾、蛋等。

（3）急性发作期，应禁饮酒和浓茶，忌食油腻辛辣之物。

（4）还要予以低盐饮食。

（5）每顿饭不宜过饱，以免增加心脏负担。

（6）限制牛奶及其制品的摄入，奶制品可使痰液变稠，不易排出，从而加重感染。

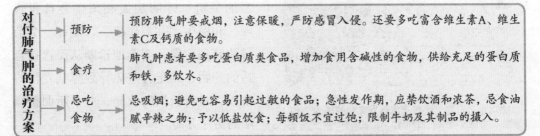

对付肺气肿的治疗方案	预防	→	预防肺气肿要戒烟，注意保暖，严防感冒入侵。还要多吃富含维生素A、维生素C及钙质的食物。
	食疗	→	肺气肿患者要多吃蛋白质类食品，增加食用含碱性的食物，供给充足的蛋白质和铁，多饮水。
	忌吃食物	→	忌吸烟；避免吃容易引起过敏的食品；急性发作期，应禁饮酒和浓茶，忌食油腻辛辣之物；予以低盐饮食；每顿饭不宜过饱；限制牛奶及其制品的摄入。

注重食品卫生，远离急性胃肠炎

秋季是急性胃肠炎的高发期，这是因为此季节天气变化大，人体抵抗力有所下降，腹部容易受凉，消化功能也受到一定影响。

这类病主要表现为上消化道病状及程度不等的腹泻和腹部不适，随后出现电解质和液体的丢失。在中医里，此病属于"呕吐、腹痛、泻泄"等病症范畴。通常，此病起病突然，主要症状为恶心、呕吐、发热、腹痛和腹泻。儿童患者呕吐普遍，成人患者腹泻为多。

我们在夏季都会比较注重食品卫生，如尽量不吃过夜的饭菜，即使是剩了饭菜需要过夜，也会很快将其放在冰箱里储存。然而，到了秋季，由于考虑到气温下降，我们的这种食品安全防护意识有所松懈，以为常温放置过夜的剩菜剩饭仍可食用，于是埋下很多健康隐患。

还有，秋天瓜果大量上市，随着气温的下降，我们的食欲有所恢复，所以容易暴饮暴食，而这些因素都成了秋季急性胃

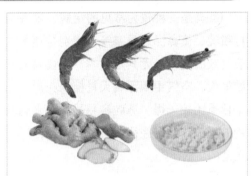

◎秋季是虾蟹大量上市的季节，吃虾蟹时可配点儿姜末吃。

肠炎高发的重要诱因。

专家指出，要预防急性胃肠炎的发生，主要是要注重食品卫生，具体包括以下几大方面。

（1）隔餐食物最好冷藏保存，同时再食用时应充分加热。

（2）秋季是虾蟹大量上市的季节，吃虾蟹时可配点儿姜末吃。

（3）饮食要适量，多吃清淡食物和新鲜蔬菜水果，减少冷饮的摄入。

此外，防治胃肠病，秋季还应适时增减衣服，保证充足睡眠，夜间注意腹部保暖。如果出现嗳气、泛酸、胃痛、厌食、黑粪等症状，及时就医。

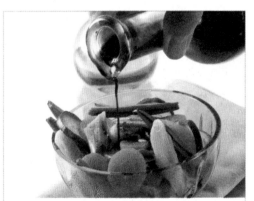

◎秋季是急性胃肠炎的高发期，要注意食品卫生，不吃剩饭剩菜等，以免引发疾病。

四季养生小贴士

有的人患急性胃肠炎后为了防止脱水，大量喝白开水，结果反而稀释掉体内的电解质，造成抽筋等"水中毒"症状。其实，上吐下泻除了流失水分，还流失电解质，因此最好喝些"补液盐"，而非纯粹的白开水。

仙方通鼻窍，名医为你治鼻炎

鼻炎是一种较为常见的疾病，表现为打喷嚏、流鼻涕、鼻塞等。特别是随着季节气候的变化，尤其是秋季，昼夜温差开始加大，空气中飘浮着大量植物花粉，加上秋季比较干燥，鼻腔容易受到外来刺激物的影响，鼻炎往往就会反复发作，影响正常的生活。

鼻炎可见于任何季节，在秋季尤为猖狂。此病多由于外感六淫之邪，或热邪窒肺使肺气不宣，肺窍闭塞所致，个别人喜欢吃味道浓郁或过于辛辣的食物，使脾胃受伤，温热内生，浊气上攻，熏蒸鼻窍，津液壅遏，也可生此病。

对此，我们要常用冷水洗脸、洗鼻或冷水浴，以增强对寒冷的适应力；还要防止过于疲劳，注意锻炼，特别是多做户外活动。

"金元四大名医"之一李东垣认为，

鼻炎患者秋季治疗鼻炎可取金银花、连翘、菊花、竹叶、桔梗各10克，薄荷3克，牛蒡子、甘草各6克，用水煎服，每日2次，此方辛凉解表，适用于总感觉口渴的患者。

有的孩子一年四季都流着脓鼻涕，吃中药怕苦，家长可为孩子煮药膳，取丝瓜藤约1.5米，洗净、剪段，再取猪瘦肉60克洗净切块，同入砂锅内煮汤，至肉熟，加盐、味精调味即可。日服1次，5次为1个疗程。这道"丝瓜藤煲猪肉"清热解毒，通窍活血，而且味道鲜美，是治慢性鼻炎的首选。

慢性鼻炎者可取党参、黄芩、五味子、荆芥、桔梗、诃子、苍耳子、辛夷花各10克，炙甘草8克，细辛3克，用水煎服，每日2次。或用赤芍、川芎、红花、辛夷花、当归尾、丹参各10克，郁金、桃仁各15克，细辛3克，用水煎服，每日2次。

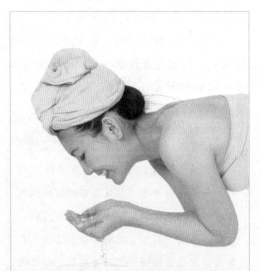

◎常用冷水洗脸、洗鼻或冷水浴，可以增强对寒冷的适应力，预防鼻炎。

四季养生小贴士

治疗慢性鼻炎还可使用按摩疗法。按压头部的百会、通天穴，背部的大杼、风门、肺俞、身柱各30～50次，力度稍重，以胀痛为宜。按揉颈部的风池、天柱，面部的睛明、迎香、印堂、巨髎，胸部的天突穴各30～50次，力度轻柔平缓。掐按手部的二间、少商穴和足部的足三里各50次，力度稍重，以酸痛为宜。

秋天养好骨盆，告别妇科疾病

夏季是妇科炎症高发期，由于天热，不少人未坚持规范治疗，入秋后天气凉快了，症状有所减轻就觉得病好了。其实，这只是表面现象，秋季早晚温差大，一旦感冒抵抗力下降，炎症又会卷土重来。

从生理学角度来看，女性的骨盆除了与前面讲的生育和体态息息相关外，还与诸多妇科疾病密不可分。甚至毫不客气地说，它往往是妇科疾病的发源地。

从脊骨神经角度看，女性的子宫主要受骨盆的保护，如果骨盆出现倾斜或畸形等问题，就会间接影响脊神经信息的传达，而神经传达的信息不正确或有偏差，自然就会导致子宫的不正常收缩。于是，痛经等妇科病就顺理成章地发生了。

清代有医家云："凡治妇人，必先明冲任之脉，明于冲任之故，则本源洞悉，而复所生之病千条万绪，可以知其所从

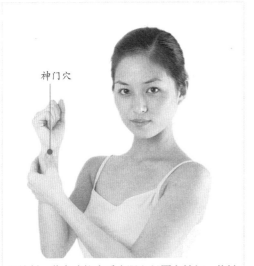

◎针刺、艾灸或按摩手少阴心经原穴神门，能够缓解痛经。

起。"也就是说，一切妇科病几乎都是由冲任二脉受损、失调或阻滞所致。而"冲任二脉皆起源于下元胞内"，即骨盆腔内。所以，如果骨盆养不好，月经不调、痛经、盆腔炎，乃至子宫颈癌等妇科病皆可发生。

《黄帝内经》有言："胞宫络于心。"指手少阴心经与胞宫有络脉相连。经血将来，心脉不见，必然是心经之气沉入胞宫，从而导致小腹胀痛难忍。这里的胞宫就是指女性的子宫。因此，针刺、艾灸或按摩手少阴心经原穴神门，可以使离经的心气返回心经，从而解除痛经。不过，穴位分左右，各疗效亦有所不同，通常左升右降。

除了神门穴外，生姜和红枣对治疗痛经也大有帮助。两者组合熬水，在经期饮服，可引起上行，不仅能帮助下沉胞宫的气上提，而且有助于解除痛经。

专家还指出，妇科炎症可从生活细节上预防。比如，秋季应勤换内衣，注意清洁，内衣一定要单独洗，防止交叉感染；多吃些鱼类、肉类、蛋类、豆类制品等蛋白质丰富的食物和富含维生素的新鲜蔬菜；平时要多喝水，均衡饮食。

四季养生小贴士

秋季虽然是妇科疾病容易复发的季节，但是秋季也是治疗疾病的好时节。因此，女性朋友如果感到身体不适，一定要抓紧到正规的医院进行诊治。

❤ 秋季多养性，减少"男人病"

秋季是男性性功能障碍疾病的高发季节，每逢这个季节，都会有许多男性受到疾病的困扰，严重扰乱男性健康生活。医学研究表明，秋天是多种影响男性性能力的疾病症状加重的季节，客观上确实有部分存在性功能障碍、前列腺增生、急慢性前列腺炎症等疾病的男士会在这个季节表现出"入秋现象"。男性性功能障碍疾病的发病率在秋天常常高于其他季节，这是因为入秋天气变冷，是人体阳气收敛、阴气潜藏体内的时候，所以秋季男性一定要加大对生殖系统疾病的防治。

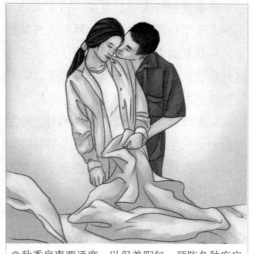

◎秋季房事要适度，以保养阳气，预防各种疾病的产生。

❶ 注意卫生防前列腺疾病

据了解，前列腺发病的原因主要是患者不注意个人卫生，不良生活方式引起尿路的逆行感染。而由于围绕在前列腺腺体外的纤维脂质包膜非常坚韧，使得药物很难穿透前列腺屏障，而导致前列腺炎的难以治愈。

❷ 秋季房事应适度

入秋天气变冷，正是人体阳气收敛，阴气潜藏体内的时候，所以秋季养生离不开"养收"二字。而具体到房事，就是"休身养性"。

在北方，由于秋天万物萧条影响到人的情绪，所以一般提倡节欲。但是在南方，一年四季的气候变化不是很明显，夫妻房事只要有"度"就可以了。

房事的频率要因人而异，只要房事后的第二天不影响正常的学习和工作，就是不过量。

❸ 宜多吃高蛋白食品

男人可以多吃海鲜等高蛋白和乌龟、海参等滋阴补肾的食物；其次就是要注意个人卫生。此外，定期热水坐浴、补充维生素、加强体育锻炼，也可增强免疫功能，提高抗病能力，但是不要使用高于40℃的热水坐浴，否则易导致精子损伤。

❀四季养生小贴士

秋天气候比较干燥，导致人体排尿减少，尿道得不到正常的冲洗而导致发病率的增高，所以市民在秋季应注意多饮水，多排尿。如果有尿频、尿急、尿痛、排尿不畅等症状应尽快就医，以免使炎症转为慢性。

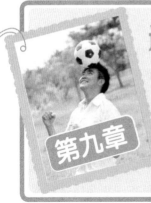

过好申酉戌三时，天天享受诗意"清秋"

第九章

◎现在社会上越来越流行排毒了，这从侧面反映出人们身上的"毒"增多了。还有，肾虚、心脏病不知何时就成了社会上的流行病。为什么会这样呢？从一定程度上来说，这与大家没有过好申酉戌三时有关。因为这三时主要负责排毒、补肾和保护心脏的。如果你不想成为花钱排毒和肾虚、心脏病大军中的一员，那就赶快利用好申酉戌三时来养生。

♥ 申时膀胱经当令，提高效率就靠它

申时（下午3～5点）为膀胱经当令的时段。在中医里，膀胱经号称太阳，是很重要的经脉，它起于内眼角的睛明穴，止于足小趾尖的至阴穴，交于足少阳肾经，循行经过头、颈、背、腿、足，左右对称，每侧67个穴位，是十四经中穴位最多的一条经，共有一条主线，三条分支。本经腧穴可主治泌尿生殖系统、精神神经系统、呼吸系统、循环系统、消化系统的病症及本经所过部位的病症。例如：癫痫、头痛、目疾、遗尿、小便不利等症。

因为膀胱经经过脑部，而此时膀胱经又很活跃，这使得气血很容易上输到脑部，所以这个时候不论是学习还是工作，效率都是很高的。古语说"朝而授业，夕而习复"，就是说在这个时候温习早晨学过的功课，效果会很好。如果这个时候出现记忆力减退、后脑疼等现象，就是膀胱经出了问题，因为下面的阳气上不来，上面的气血又不够用，脑力自然达不到。也有人会在这个时候小腿疼、

犯困，这也是膀胱经的毛病，是阳虚的象，很严重。

《黄帝内经》中说：膀胱经有问题人会发热，即使穿着厚衣服也会觉得冷，流鼻涕、头痛、颈背坚硬疼痛，腰好像要折断一样，膝盖不能弯曲，小腿肚疼，股关节不灵活，癫痫、痔疮都会发作，足小趾也不能随意运动，膀胱经经过的部位都会疼痛。

另外，膀胱经是人体最大的排毒通道，无时不在传输邪毒，而其他诸如大肠排便、毛孔发汗、脚气排湿毒、气管排痰浊，以及涕泪、痘疹、呕秽等虽也是排毒的途径，但都是局部分段而行，最后也要并归膀胱经。所以，要想驱除体内之毒，膀胱经必须畅通无阻。

要缓解这些症状就要经常在申时刺激膀胱经，但是膀胱经大部分在背部，自己刺激时，应找一个类似擀面杖的东西放在背部，然后上下滚动，这样可以有效刺激相关穴位，还能放松整个背部

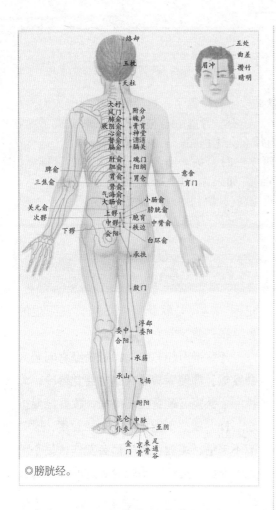

◎膀胱经。

昏脑涨。

有了病才治，是下下策，聪明人都是提前做好防护措施，不得病。如何能让我们的膀胱不得病呢？其实也很简单，只要平时生活中注意一些小细节，养成一些好习惯，那么你就可以拥有健康的膀胱。

比如，男士在排尿时就要特别注意：尽量把裤子褪得足够低，以免压迫尿道，阻碍尿流。阴囊处是尿道最宽也最有可能积存尿液的地方，所以在排尿结束之前，最好在阴囊下面轻轻地压一压，使可能残存的尿液都排出来。否则，在你排尿完毕后，有可能会有尿液流到短裤上。

要养成多喝水的好习惯。饮水量的多少，直接影响膀胱内尿液的浓度，对膀胱癌的发生有重要影响。饮水量少者膀胱中的尿液必然减少，而致癌物质从肾脏排泄到膀胱后，在尿液中的浓度也相对较高。这些高浓度的致癌物质会对膀胱黏膜造成强烈的刺激。同时，饮水量少者，排尿间隔时间必然延长，这就给细菌在膀胱内繁殖创造了有利条件。膀胱癌患者，大多数是平时不喜欢饮水、饮茶的人。

肌肉。也可以在脊柱两旁进行走罐，对感冒、失眠、背部酸痛的疗效很好。在头部，循着膀胱经的循行路线用手模仿梳头动作进行刺激，能够很好地缓解头

四季养生小贴士

膀胱经上有几个穴位很好用，例如睛明穴能治打嗝，打嗝时可以用双手拇指加大力气点按此穴，使其有强烈的酸胀感，能起到很好的抑制作用。睛明穴位于内眼角稍靠上的凹陷处。还有承山穴主要用来治疗痔疮和缓解肌肉疲劳以及腰痛等，对便秘也有一定的效果，尤其对治疗登山或长时间运动之后引起的小腿酸痛、抽筋效果很好。这个穴位位于小腿的后方正中线上，当提脚尖时就能看到或摸到小腿后方肌肉的交角凹陷处。

膀胱经上特效穴

眼部疾病找睛明

正坐，轻闭双眼，两只手的手肘撑在桌面上，双手的手指交叉，除大拇指外，其余八指的指尖朝上，大拇指的指甲尖轻轻掐按鼻梁旁边与内眼角的中点。每天左右两穴位分别掐按一次，每次1～3分钟，也可以两侧穴位同时掐按。

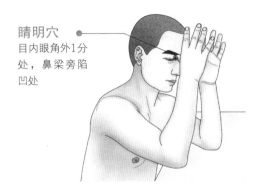

睛明穴
目内眼角外1分处，鼻梁旁陷凹处

风寒感冒揉风门

正坐，头微微向前俯，举起双手，掌心向后，示指和中指并拢，其他手指弯曲，越过肩伸向背部，将中指的指腹放置在大椎下第二个凹陷的中心，即示指的指尖所在的位置就是该穴，举手抬肘，用中指的指腹按揉穴位，每次左右两侧穴位各按揉1～3分钟，或者两侧穴位同时按揉。

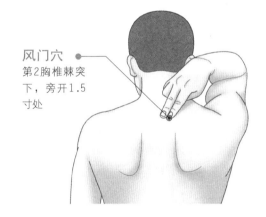

风门穴
第2胸椎棘突下，旁开1.5寸处

止痛安神点申脉

正坐垂足，把要按摩的脚稍微向斜后方移动到身体的旁侧，脚跟抬起，用同侧的手，四指在下，掌心朝上，扶住脚跟底部，大拇指弯曲，指腹放在外脚踝直下方的凹陷中，垂直按压有酸痛感，左右两穴，每次各按揉1～3分钟。

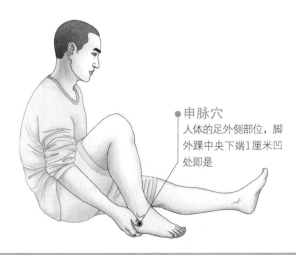

申脉穴
人体的足外侧部位，脚外踝中央下端1厘米凹处即是

下午三点到五点，减肥最是好时机

下午3~5点，也就是申时，中医认为此时是膀胱经当令的时候，疏通膀胱经就是减肥的一个好方法，尤其对于水肿型的肥胖，在膀胱经当令时记得要多跑两趟厕所。还可以通过刺激膀胱经来促进体内垃圾的排出，以达到减肥的目的。

毒素进入人体内，如不能及时排出去，就等于给身体埋下了健康隐患。现在的人们也认识到了毒素的危害，所以，正在利用一切办法进行排毒，如吃各种各样的保健品，去洗肠，甚至洗血，听起来很恐怖，可以说为了排毒，可谓是"八仙过海，各显其能"。

其实，在我们每个人的身体内部，就有一套属于自己的排毒系统，只要把它利用好了，毒素也就能够顺利排出去了。在这套排毒系统中，足太阳膀胱经的作用最为明显。

膀胱经是人体经脉中最长的一条，也是人体最大的排毒通道，它无时无刻不在传输邪毒。我们不妨打个比喻，膀胱经就好比一个城市形形色色的排污管道，集合各个企业、民宅的污水，最后汇集去膀胱（污水储存站）排出。所以，只有膀胱经通畅了，才能把体内之毒驱除出去。

而膀胱经中最重要的要数臀下殷门穴至委中穴这段。因为此处是查看体内淤积毒素程度的重要途径，有两条膀胱经通路在此经过，此处聚毒最多。若聚毒难散，体内必生淤积肿物；若此处常通，则癌症不生，恶疾难成。所以此处实为安身立命之所，不可不知。

有什么简单易行的方法可以帮助打通这段经络呢？

我们可以采用从上到下的按摩法来疏通这段经络。按摩时穴位有痛感效果好，通常是越接近足部时痛感越小，所以要反复按摩这条经络。当用指甲轻掐小脚趾外侧的至阴穴痛如针刺时，膀胱经就算是打通了。然后经常按摩，就可以让这条经脉保持通畅。

刺激膀胱经的最佳时间应该是15~17点，这时是膀胱经当令，膀胱经的气血最旺的时候，如果这时能按摩一下，把气血疏通了，对人体是很有保健作用的。尤其膀胱经还是一条可以走到脑部的经脉，所以气血很容易上输到脑部，因而这个时候不论是学习还是工作，效率都是很高的。

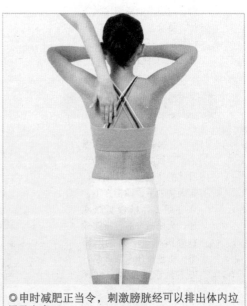

◎申时减肥正当令，刺激膀胱经可以排出体内垃圾及毒素。

申时属猴，锻炼活动好时节

我们知道运动有利于增强有机体的适应能力，调节人体紧张情绪，陶冶情操，保持健康的心态。所以我们要运动，那么该怎么运动呢？散步、游泳、太极、武术……都是很好的运动项目，但什么是最好的运动时间呢？

申时属猴，猴子最主要的个性特点就是活跃敏捷，喜欢蹦蹦跳跳，而古人正是用猴子来比喻人在这个时间段内的身心状态。明朝太医刘纯说："申时，动而汗出，喊叫为乐。"每天大约16点的时候，是人体新陈代谢率最高的时候，此时锻炼身体不容易受伤，锻炼的效果也较好。可谓是锻炼的最佳时间段。细心的人会发现，很多运动员破纪录的时间多在下午这段时间，道理不言而喻。

现代科学家也发现，下午3至6点是人体生理周期最适宜运动的黄金时间，因为

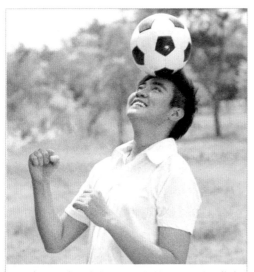

◎下午3～6点是人体生理周期最适宜运动的黄金时间，此时锻炼效果最佳。

受脑部生理周期节律的指挥，此时的人体体温处于最高点，肌肉最暖和且最有弹性，人的反应快，力气大，不易受伤，而脉搏跳动与血压则最低，故申时宜运动。反之，体温在早晨起床前3小时之内是最低的。如果运动，达不到最好效果。

不过健康专家们认为，用不着斤斤计较体温的差别，更重要的是抓紧自己能调配的时间去运动。但你需要注意，运动前应做足伸展与暖身运动，因为早上体温还在低点，易受伤且不利心脏血管；下午锻炼族从生理科学角度而言，无疑时机最佳，身体反应最好，肌肉最柔软；上班族如果运动是为了舒缓压力，那么任何时间做舒缓运动都适宜；夜猫族尽量在睡前3小时之前运动。太靠近睡觉时间运动，可能对心脏不利，也可能因兴奋反而不易入睡。

现在有人愿意练气功、练武术、练健美，这都很好。但不管你采取什么方式锻炼身体，必需全身出汗，必需大声喊叫，只有这样才能让清气上升，浊气下降，才能强身健体。运动出汗不仅可以疏通全身经络，也可改善人的心情。如果今天您情绪低落，可以用出汗解脱烦恼。通过运动出汗，还可以使皮肤更健康、睡眠更深，还可缓解疼痛、放松肌肉、治疗关节炎。

此外，还要强调一点，就是午时最好能睡午觉，到了申时才会保证充足的精力去应付工作和学习。中医强调顺时养生，如果破坏了这一规则，效果自然大打折扣。

午后一杯茶，喝对有讲究

现在越来越多的餐厅和咖啡馆开始经营下午茶，为原本比较冷清的下午时段营造着消费的理由。下午茶是英国17世纪时期的产物，绵延至今，正逐渐变成现代人休闲、享受慢生活的一种习惯。中国和英国都是世界上以饮茶而闻名的国家，但在喝什么茶及怎么喝上，二者却有着很大的区别。英式下午茶通常在下午4~5点钟时进行，并且要搭配一定的甜点。营养学家告诉我们，这对人体健康是非常有益的。

一顿营养均衡的下午茶不仅能赶走下午的瞌睡虫，还有助于恢复体力。此外，下午茶还可以增强记忆力和应变力。有喝下午茶习惯的人在记忆力和应变力上，比其他人的平均分值高出15%~20%。

下午茶中的"茶"当然以红茶为主。红茶品性温和、香味醇厚，茶叶中含有丰富的黄酮类物质，可减少妇女患骨质疏松症的危险；经常用红茶漱口或直接饮用有预防流感的作用；红茶富含微量元素钾，冲泡后，70%的钾可溶于茶水内，可增强心脏血液循环，并能减少钙在体内的消耗。每天喝5杯红茶的人，脑中风的发病危险比不喝红茶的人低69%。此外，红茶中的茶黄素在预防皮肤癌方面比绿茶效果更好。红茶中所含有的鞣酸还具有很强的抗衰老功能。

英国一份营养调查结果显示，长期享用下午茶的女人更苗条，因为她们保持了少吃多餐的饮食习惯。喝下午茶和单纯的吃零食是不同的。零食的热量会储存到体内，而下午茶同其他正餐一样，相当一部分热量用来供机体消耗。它还可以帮助人们保持精力直到黄昏，进而使得晚餐比较清淡，养成最完美的饮食习惯。

◎喝下午茶有助于放松身心，对人体健康非常有益。

四季养生小贴士

很多人下午三四点时困乏难耐时，喜欢喝咖啡提神，但长期大量喝咖啡很容易上瘾，上瘾之后你有事没事就想喝，这样就会伤害你的身体。所以，在这里教你一个简单又安全的提神方法：当你感到疲乏困倦的时候，你就靠在椅子上，先把两手掌互相搓两三分钟，搓热之后，两手五指在脑后交叉，用两掌心分别去捂后颈部的左右两个天柱穴。天柱穴就在我们的后颈部，后发际正中线上半寸处，往两旁各1.3寸（同身寸，中指第二节为1寸）各有1穴。每次捂两三分钟，重复3次以上就能见效。

❤ 酉时肾经当令，藏精保肾最重要

"酉"在月份对应八月。人体同自然天地一样，从这一时刻起开始进入秋冬的收敛收藏时机，此时身体所表现出来的病变则是肾的收藏功能出现了问题，而酉时发低热则是肾气大伤，尤其是青春期或新婚后的男子要注意这一点。

酉时是肾经当令。肾主藏精，因此中国人对肾最为关注。那什么是精呢？打个比方，精就像"钱"，什么都可以买，什么都可以变现。人体细胞组织哪里出现问题，精就会变成它或帮助它。精是人体中最具有创造力的一股原始力量，它是支持人体生命活动一种最基本的物质。

从另外一个角度讲，元气藏于肾。元气是我们天生带来的，也就是所谓"人活一口气"。所以大家到一定年龄阶段都讲究补肾，而身体自有一套系统，经脉要是不通畅的话，吃多少补品都没用，不是想补就能补进去的，一定要看自己的消化吸收能力。

肾精足的一个表现就是志向。比如，老人精不足志向就不高远，小孩子精足志向就高远。所以人要做大事，首先就是要保住自己的肾。

酉时适宜吃晚餐，晚餐宜少，可饮一小杯酒，但不可醉。用热水洗脚，可以降火、活血、除湿。晚餐后漱口，涤去饮食之残物，对牙齿有好处。

吃过了饭最好在适当的时候活动一下，而不是立即睡觉或者一动不动地看电视。俗话说"饭后百步走，能活九十九"，但这个"走"是有讲究的，否

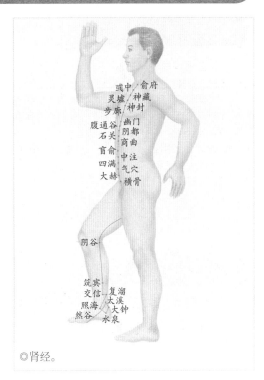

◎肾经。

则起不到养生的作用。

饭后的胃正处于充盈状态，需要足够的血液才能保证消化，如果饭后立即活动，血液就会分散一部分，用于满足其他部位的需要，胃肠得到的血液就会减少，不利于消化。因此，饭后最好休息半小时再走动。

特别要注意的是，冬季室内外温差较大，在外进餐后不宜立即出去，否则容易引起风寒头痛，还会增加心脏的供血负担。因此，饭后应坐下来休息一下，20~30分钟以后再开始活动。

除此之外，饭后不要立即饮水。许多人在喝酒之后会马上喝几杯水或茶，以为可以稀释酒精的浓度，其实这对身体危害更大。因此，最好饭后半小时再饮水。

足少阴肾经特效穴

强身健体涌泉穴

正坐，把一只脚跷在另一条腿的膝盖上，脚掌尽量朝上，用另一侧的手轻握住脚，四指放在脚背，大拇指弯曲并放在穴位处，用大拇指的指腹从下往上推按穴位，有痛感。左右脚心每日早晚各推按1～3分钟。

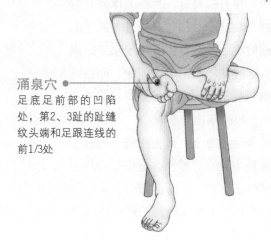

涌泉穴 ●
足底足前部的凹陷处，第2、3趾的趾缝纹头端和足跟连线的前1/3处

清热除燥横骨穴

把一只手掌放在腹部，掌心朝内，拇指刚好位于肚脐眼上，再以小指头为起点，向下一个拇指的位置就是这个穴位，用手的四指头轻轻压揉触摸这个穴位。每天早晚各按揉1次，每次1～3分钟。

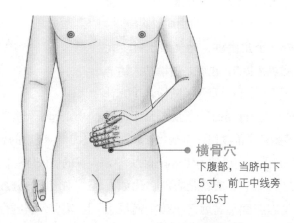

● 横骨穴
下腹部，当脐中下5寸，前正中线旁开0.5寸

快速止咳俞府穴

正坐或仰卧，举起双手，用大拇指的指尖垂直揉按胸前两侧、锁骨下穴位，有酸痛的感觉。每天早晚左右穴位各揉按3～5分钟，或者两侧穴位同时揉按。

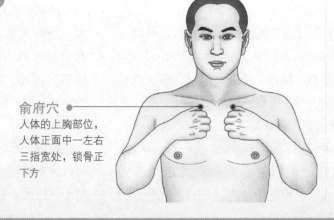

俞府穴 ●
人体的上胸部位，人体正面中一左右三指宽处，锁骨正下方

晚饭吃少，像穷人一样才好

民间有句俗语说："早饭吃饱，午饭吃好，晚饭吃少。"这是很有道理的，对身体也是很有好处的。不过，因为工作和生活节奏的原因，现在很多人却倒了过来，变成"早饭吃得少，午饭吃不好，晚饭酒菜饱"，其实这对人的健康是很不利的。

如果晚餐吃得太多，就很容易引起失眠，还会造成一系列的麻烦。例如晚间没有其他活动，或进食时间较晚，而晚餐吃得又过多，就可引起胆固醇升高，诱发动脉硬化；长期晚餐过饱，反复刺激胰岛素大量分泌，往往造成胰岛素β细胞提前衰竭，从而埋下糖尿病的祸根；晚餐过饱还会使胃鼓胀，对周围器官造成压迫，引起大脑活跃，并扩散到大脑皮层其他部位，诱发失眠。所以，与早餐、中餐相比，晚餐宜少吃。

想拥有苗条身材的女士，晚上千万不要吃甜食，因为这时候吃甜的，无疑是在向肥胖招手。这是因为肝脏、脂肪组织与肌肉等的白糖代谢活性在一天24小时不同的阶段中会有不同的改变。摄取白糖后立即运动，就可抑制血液中中性脂肪浓度升高，而摄取白糖后立刻休息，结果则相反，久而久之会令人发胖。

现在越来越多的人开始奉行素食主义，又环保又健康。无论你是不是一个素食主义者，晚餐一定要偏素，以富含碳水化合物的食物为主，含蛋白质、脂肪类食物则越少越好。因为晚餐吃素可防癌。而偏素的碳水化合物可在人体内生成更多的血清素，发挥镇静安神作用，对失眠者尤为有益。

以上说了那么多晚餐应该吃什么不应该吃什么，那到底晚上什么时候吃饭最合适呢？答案是傍晚6点左右吃晚餐最合适。因为人的排钙高峰期通常在进餐后4～5小时，若晚餐过晚，当排钙高峰期到来时，人已上床入睡，尿液便潴留在输尿管、膀胱、尿道等尿路中，不能及时排出体外，致使尿中钙不断增加，容易沉积下来形成小晶体，久而久之，就会逐渐扩大形成结石。所以，傍晚6点左右进食晚餐较合适。

如果您想拥有健康的身体，苗条的身材，今天开始就遵照以上的要求，科学吃晚餐吧！

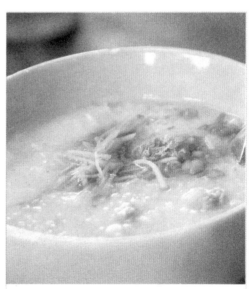

◎晚餐宜吃得简单一点儿，熬点粥，做点儿清淡的蔬菜，这样最有益身体健康。

酉时助阳好时机，男人就该吃枸杞

民间有一句告诫男人的俗语："离家千里，勿食枸杞。"什么意思呢?因为枸杞子有助阳的作用，对于那些已婚成年男性，如果长期在外，夫妻分别时间太长，而吃多了枸杞子，会增强性欲引起性兴奋。故在英国的超市里，枸杞更有"水果伟哥"之称。

枸杞自古被誉为药疗食补佳品。《本草纲目》记载："枸杞，补肾生精，养肝……明目安神，令人长寿。"

枸杞全身是宝，明李时珍《本草纲目》记载："春采枸杞叶，名天精草；夏采花，名长生草；秋采子，名枸杞子；冬采根，名地骨皮"。枸杞子的营养十分丰富，性味甘、平，归肝、肾经。它可用来入药或泡茶、泡酒、炖汤，如能经常饮用，便能滋阴补血，补肝益肾，养血，益精明目，润肺。主治肝肾阴虚及精血不足

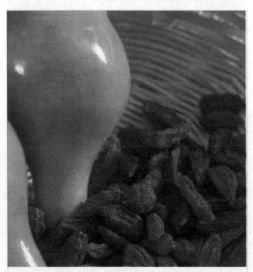

◎枸杞有滋补肝肾、益精明目和养血的功效，男人酉时吃枸杞，有益于补充阳气。

所致的眩晕、眼目昏花、视力下降、耳鸣、遗精、腰膝酸软等，善治消渴症。具有补虚、明目、降糖、延年益寿功效，对糖尿病体虚、目涩者有效。尤其是酉时吃，可以说是对男人最好的补养。

枸杞的叶、茎、花、子、根、皮也都有医疗保健作用，而绝大部分营养成分都囤积在嫩芽及嫩叶之中。枸杞的嫩茎叶，又名枸杞芽，性味苦、甘、凉，入肝、肾经，有清退虚热、补肝明目、生津止渴之功，适用于肝肾阴虚或肝热所致的目昏、夜盲、目赤涩痛、视力减退、热病、津伤口渴等。

需要注意的是，并非所有的人都适合食用枸杞，合理用量内合理服用才可以起到补养的功效。首先，食用枸杞不能过量，一般来说，健康的成年人每天吃20克左右的枸杞子比较合适；如果想起到治疗的效果，每天可以吃30克左右。其次，枸杞子毕竟是药品，凡身体健康无虚证者，不宜应用，以免产生副作用。据医术记载，枸杞子"外邪实热，脾虚有湿及泄泻者忌服""元阳气衰，阴虚精滑之人慎用"。经现代医学研究论证，由于枸杞温热身体的效果相当强，患有高血压、性情太过急躁的人，正在感冒发热、身体有炎症、腹泻的病人，或平日大量摄取肉类导致面泛红光的最好不要食用枸杞子。此外，枸杞泡茶不宜与绿茶搭配，适合与贡菊、金银花、胖大海和冰糖一起泡，用眼过度的电脑族尤其适合。

♥ 戌时敲打心包经，解郁减压好选择

晚上7～9点是心包经当令。什么是心包呢？从名称可以看出，心包与心是有一定关联的，其实中医所说的心包就是心外面的一层薄膜，当外邪侵入时，心包就要挡在心的前面首当其冲。所以，很多心脏上的毛病都可以归纳为心包的病。如心慌、心悸等。

心包经是从心脏的外围开始的，到达腋下三寸处，然后沿着手臂阴面中间的一条线，止于中指。经常敲打心包经对于解郁、解压的效果非常好。拨动心包经时，先找到自己腋下里边的一根大筋，然后用手指掐住拨动，这时你会感觉小指和无名指发麻。每天19～21点之间拨数十遍，就可以排遣郁闷，排去心包积液，对身体是非常有好处的。

在捏揉的过程中，全身要放松，心情要平静，手上稍微用点力，动作慢一点儿，一下一下揉，要将力量"传递"到心脏。捏揉的时候不必具体针对某一个穴位，沿着心包经的这条线走就可以，但如果揉到某一个地方的时候感觉跟其他地方明显不一样，有酸、痛、麻木之感，那就要加以重点关注，这就是我们要找的"特效穴位"了。因为出现这种情况就预示着这个地方可能发生淤堵了，如果不及时加以疏导将可能危及心脏健康，引起各种心脏疾病。所以一旦发现情况，每天按摩的时候就要比其他地方多揉一会儿，直到把它揉得不痛了，没有特别的感觉了，那就好了。

人过了35岁以后，敲心包经更是必

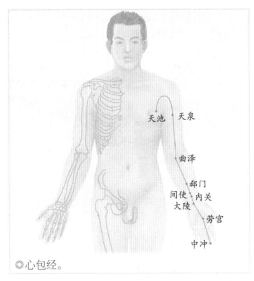

◎心包经。

要。因为长时间的饮食不合理，不健康的生活习惯，使得血液中的胆固醇与脂肪含量增高，继而导致血液流动不畅，诱发心肌梗死及脑中风等严重并发症。敲击心包经就可以使血液流动加快，使附着在血管壁上的胆固醇剥落，排出体外。

因为心包经是沿着我们胳膊前臂一直从中指出去的，所以心脏病就会伴有手指发麻的毛病，如果连小指都发麻那就是很严重了，因为小指的外围就是心经，小指发麻表明这已经不是心包的病，而是心脏的病。当心脏出现刺痛的时候就是心脏病已经发展得很严重了。因此，很多老人都很注重锻炼手指的灵活度，只要手指灵活，就表明气血还能流到身体的各个部位，五脏就基本没问题。

敲心包经还是心脏病的快速治愈法。总之，戌时没事就敲心包经，既能养生又能治病。

代君受过的心包

五脏六腑之外，还有一个特殊的脏器：心包。心包在人体中的作用很大，它代心脏对全身发号施令，也代心脏承受一切入侵的外邪。如果没有心包，人的生命将是不堪一击的。

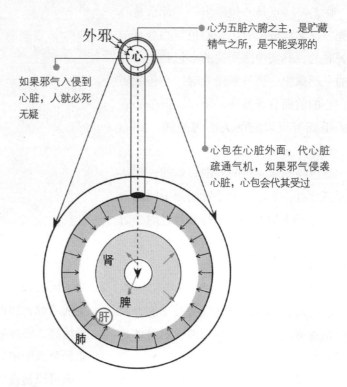

外邪

● 心为五脏六腑之主，是贮藏精气之所，是不能受邪的

如果邪气入侵到心脏，人就必死无疑

● 心包在心脏外面，代心脏疏通气机，如果邪气侵袭心脏，心包会代其受过

肾

脾

肝

肺

巧拨心包经可以解压

① 找到腋下手臂内侧的一根大筋，用手拨动它，会感到小指和环指发麻。

② 这个大筋底下有一个重要的穴位，叫天泉穴。用手掐住它，并且感到手指发麻，就证明拨对位置了。

③ 每天晚上临睡觉前拨十来遍，如此可以排去自己的郁闷和心包积液，对身体非常有好处。

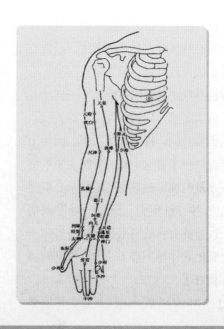

手厥阴心包经特效穴

活力四射天池穴

正坐或仰卧，举起双手，掌心朝向自己的胸前，四指相对，用大拇指的指腹向下垂直按压乳头外一寸的穴位处，有酸痛感。每天早晚左右两穴位各按压一次，每次1～3分钟，或者两侧穴位同时按压。

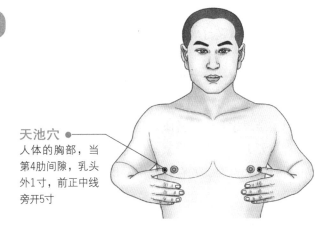

天池穴
人体的胸部，当第4肋间隙，乳头外1寸，前正中线旁开5寸

心痛呕吐按内关穴

正坐、手平伸、掌心向上，轻轻握拳，手腕后隐约可见两条筋，用另外一只手轻轻握住手腕后，大拇指弯曲，用指尖或指甲尖垂直掐按穴位，有酸、胀和微痛感。先左后右，每天早晚两侧穴位各掐按1～3分钟。

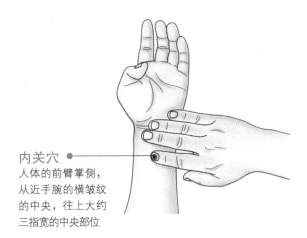

内关穴
人体的前臂掌侧，从近手腕的横皱纹的中央，往上大约三指宽的中央部位

清除口臭大陵穴

正坐，手平伸，手掌心向上，轻轻握拳，用另一只手握住手腕处，四指在外，大拇指弯曲，用指尖或者指甲尖垂直掐按穴位，有刺痛感。先左后右，每天早晚两侧穴位各掐按一次，每次掐按1～3分钟。

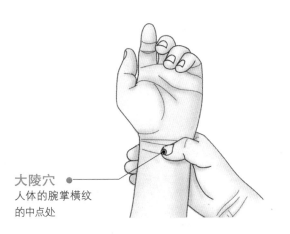

大陵穴
人休的腕掌横纹的中点处

戌时打坐，以静制动的养生功

大道至简，《黄帝内经》里一个简简单单的养生方式就是打坐，也可以称为静坐。打坐和瑜伽都强调静，以静制动。《黄帝内经》中说："呼吸精气，独立守神。"这里的神气内收，即是静功的结果。打坐可以安定思虑，保持健康，是修养身心的一种重要方法。很多佛家高僧都把打坐当成每日的必修课，并在打坐中领悟佛法，修养身心。

现代科学研究已证实，打坐可以增强肺功能，提高心肌功能，调整神经系统功能，协调整体功能，并对多种疾病均有良好的防治作用，比如神经官能症、头痛、失眠、高血压和冠心病等。此外，静坐能有效地排除心理障碍，治疗现代极易多发的心身性疾病。静坐尤其适合脑力劳动者，能够缓解他们因用脑过度而造成的神经衰弱、心悸、健忘、少寐、头昏、乏力等症状。

打坐是松弛身体、调整五脏六腑功能的有效办法。通过打坐，能够使人体阴阳平衡，经络疏通，气血顺畅，从而达到益寿延年之目的。

但是打坐也有要求，如果打得不好，打得不对，不但对我们无益还会有害。让我们来看看打坐的要求都有哪些？

首先，要端正坐姿。端坐于椅子上、床上或沙发上，面朝前、眼微闭、唇略合、牙不咬、舌抵上腭；前胸不张，后背微圆，两肩下垂，两手放于下腹部，两拇指按于肚脐上，手掌交叠捂于脐下；上腹内凹，臀部后凸；两膝不并（相距10厘米），脚位分离，全身放松，去掉杂念（初学盘坐的人往往心静不下来，慢慢就会习惯的），似守非守下丹田（肚脐眼下方），慢慢进入忘我、无为状态，步入空虚境界。这时候你会感觉没有压力，没有烦恼，全身非常轻松舒适。

其次，要选择清幽的环境。选择无噪声干扰，无秽浊杂物，而且空气清新流通的清静场所。在打坐期间也要少人打扰。

再次，要选择最佳时间。打坐的最佳时间是在睡前，时间以半小时为宜。不过工作繁重的上班族可以不拘泥于此，上班间隙，感到身心疲惫，可以默坐养神。

最后，坐后不能立即入睡，还要调试。打坐结束后，打坐者可将两手搓热，按摩面颊、双眼以活动气血。此时会顿感神清气爽，身体轻盈。

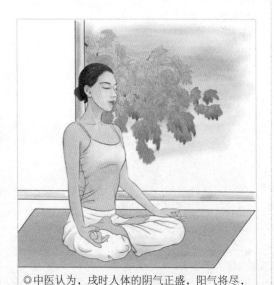

◎中医认为，戌时人体的阴气正盛，阳气将尽，此时养生，以静制动最宜。

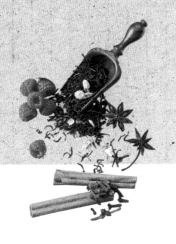

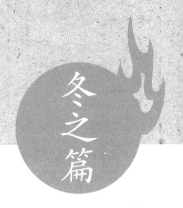

养精蓄锐，为生命银行增加储蓄

●冬季，天寒地冷，万物蛰伏，树木萧萧，百草凋零，一派萧条零落。在这个气候寒冷的季节，万物敛藏，人体新陈代谢亦趋缓慢，机体的生理功能和食欲都会有所减退。因此，人也应该遵循"闭藏"的养生法则，多保存体内的阳气，收敛充实阴气，这样才能保持来年蓬勃的生命力。所谓"闭藏"，一方面是指调节饮食，适度进补；另一方面也告诉我们要"神藏于内"，即保持精神上的平静。这样，我们才能做好冬季的养生保健，为生命银行增加足够的储备。

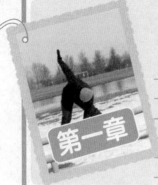

立冬到大寒，冬天送给人类的六份厚礼

第一章

◎走过前面春天、盛夏、金秋，我们的身体消耗了大量的元气，迫切需要固本培元。而冬季的六个节气，正是大自然送给人们养阳敛阴、休养生息的好时节。从立冬到大寒，每个节气都有寒冷干燥的气候，但是它们又各有不同。所以，我们养生必须区别对待每一个节气，通过选择合适的食物和运动等方式，来好好接纳大自然送给我们的这六份厚礼。

万物收藏梅开红，立冬最宜补身体

每年的11月8日前后是立冬，这是冬季的第一个节气。在民间，立冬是进补的好时节，认为只有这样才足够抵御严冬的寒冷。

中医学认为，立冬到来时阳气潜藏，阴气盛极，草木凋零，蛰虫伏藏，万物活动趋向休止，以冬眠状态，养精蓄锐，为来春生机勃发做准备。人类虽然不冬眠，但到了冬季人体阳气潜藏，在养生方面也应注意补肾藏精，中医就有"冬不藏精，春必病温"之说，意思是冬天如果不好好养精蓄锐，来年春天就会疾病缠身。

进入冬天以后，在起居方面应该做到"无扰乎阳，早卧晚起，必待日光"，也就是说，进入冬季以后，每天要早睡晚起，等太阳出来以后才起床，这样才能保证充足的睡眠。睡觉前，应养成用热水泡脚的习惯，然后用力揉搓足心，这样不仅能御寒保暖，还有补肾强身、解除疲劳、促进睡眠，以及防治感冒、冠心病、高血压等多种疾病的作用。

传统中医养生还有"冬时天地气闭，血气伏藏，人不可作劳汗出，发泄阳气"之说，意思是冬天天气闭藏，人体的气血也潜藏起来了，这时候人不可以过分劳作大汗淋漓，发泄阳气。立冬以后，天气还不是太冷，在衣着方面也要注意，不能穿得过少过薄，这样会容易感冒损耗阳气，当然也不能穿得过多过厚，否则腠理开泄，阳气不得潜藏，寒邪也易于侵入。

在饮食方面，冬季也是进补的最好季节，民间有"冬天进补，开春打虎"的谚语。冬季食补应注意营养的全面搭配和平衡吸收。元代忽思慧所著《饮膳正要》曰："……冬气寒，宜食黍以热性治其寒。"

意思是说，少食生冷，有的放矢地食用一些滋阴潜阳，热量较高的膳食为宜，例如：牛羊肉、乌鸡、鲫鱼，同时也要多吃新鲜蔬菜以避免维生素的缺乏等。

不过，此时令进补应根据实际情况有针对性地选择清补、温补、小补、大补，不可一概而论。

保暖增温雪初降，小雪要有好心情

每年的11月22日或23日是二十四节气中的小雪节气。小雪表示降雪的起始时间和程度，是指初冬北方冷空气势力增强，气温降至0℃或以下，开始出现降雪。但大地尚未过于寒冷，虽开始降雪，但雪量不大，故称小雪。此时阳气上升，阴气下降，而致天地不通，阴阳不交，万物失去生机，天地闭塞而转入严冬。

小雪前后，天气经常是阴冷晦暗的，一些容易受天气影响的人就会觉得郁闷烦躁，特别是本身就患有抑郁症的人还可能会加重病情，所以在这个节气要着重调养心情，保持开朗豁达，尽量少受天气的影响。

也可以多参与一些户外活动、在晴朗的时候多晒太阳。冬季大自然处于阴盛阳衰状态，人体内部也不例外，在冬天常晒太阳，能起到壮人阳气、温通经脉、增强

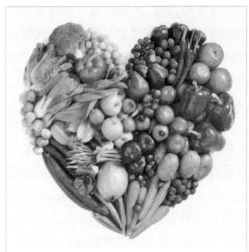

◎冬天饮食要注意增加维生素的供给，可以多吃蔬菜和瓜果。

体质，预防疾病等的作用。

冬季天气寒冷，在饮食方面应适当多吃些热量较高的食物，提高碳水化合物及脂肪的摄入量。全麦面包、稀粥、糕点、苏打饼干等均属碳水化合物，这些食物的摄入有助于御寒，其中所含的微量矿物质硒还可以振奋精神。要注意增加维生素的供给，多吃萝卜、胡萝卜、辣椒、土豆、菠菜等蔬菜以及柑橘、苹果、香蕉等水果。动物肝、瘦肉、鲜鱼、蛋类、豆类等食品也可以保证身体对维生素A、维生素B_1、维生素B_2等的需要。

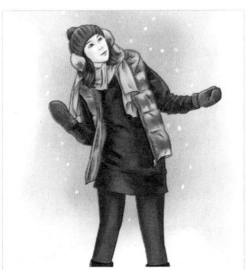

◎小雪时节，天气阴冷晦暗，人会觉得郁闷烦躁，不妨多到户外走走，调养好心情。

四季养生小贴士

小雪预示着冬季的真正到来，其间人们会明显感觉到天气的寒冷，御寒保暖是放在第一位的，还有就是要注意饮食、起居方面的调养，以确保健康地度过整个冬季。

朔风怒吼飞瑞雪，大雪就要综合调养

每年的12月7日前后是二十四节气中的大雪。大雪，顾名思义，就是说此时已经到了雪花漫天飞舞的时节，民间有"瑞雪兆丰年"之说，可见大雪节气的到来，预示着来年能否丰收。

关于大雪节气的养生，从中医的角度来看，此时已到了"进补"的大好时节。这里的进补并不是一般狭义理解上的随便吃些营养价值高的食品，或者用点壮阳的补药，进补其实是养生学的一个分支内容，具体来说是要通过养精神、调饮食、练形体、慎房事、适温寒等综合调养达到强身健体益寿的目的。

但是进补要有讲究，首先要注意适度原则，不可太过，不可不及。如若稍有劳作则怕耗气伤神，稍有寒暑之异便闭门不出，食之唯恐肥甘厚腻而节食少餐，这样不仅无异于补养，甚至会损害健康。所以，即使是补养也要注意动静结合、劳逸结合、补泻结合、形神共养，不可失之偏颇。

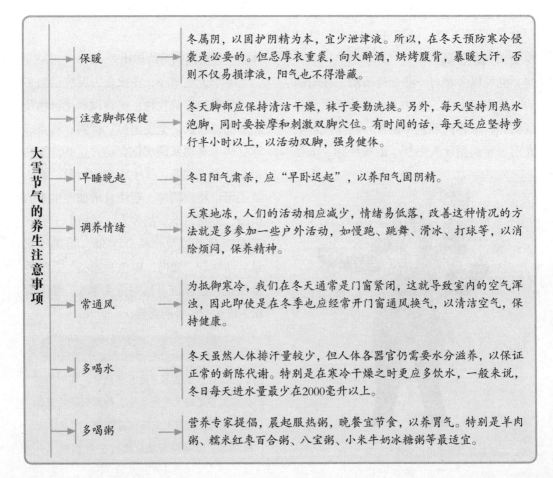

大雪节气的养生注意事项

保暖	→	冬属阴，以固护阴精为本，宜少泄津液。所以，在冬天预防寒冷侵袭是必要的。但忌厚衣重裘，向火醉酒，烘烤腹背，暴暖大汗，否则不仅易损津液，阳气也不得潜藏。
注意脚部保健	→	冬天脚部应保持清洁干燥，袜子要勤洗换。另外，每天坚持用热水泡脚，同时要按摩和刺激双脚穴位。有时间的话，每天还应坚持步行半小时以上，以活动双脚，强身健体。
早睡晚起	→	冬日阳气肃杀，应"早卧迟起"，以养阳气固阴精。
调养情绪	→	天寒地冻，人们的活动相应减少，情绪易低落，改善这种情况的方法就是多参加一些户外活动，如慢跑、跳舞、滑冰、打球等，以消除烦闷，保养精神。
常通风	→	为抵御寒冷，我们在冬天通常是门窗紧闭，这就导致室内的空气浑浊，因此即使是在冬季也应经常开门窗通风换气，以清洁空气，保持健康。
多喝水	→	冬天虽然人体排汗量较少，但人体各器官仍需要水分滋养，以保证正常的新陈代谢。特别是在寒冷干燥之时更应多饮水，一般来说，冬日每天进水量最少在2000毫升以上。
多喝粥	→	营养专家提倡，晨起服热粥，晚餐宜节食，以养胃气。特别是羊肉粥、糯米红枣百合粥、八宝粥、小米牛奶冰糖粥等最适宜。

日短阳生炉火旺，冬至保养要全面

每年的12月22日左右是二十四节气中的冬至，这是一个很重要的节气。冬至这一天的白天是一年中最短的一天，过了冬至后，白天的时间逐渐变长，夜晚逐渐变短，俗话说：吃了冬至饭，一天长一线。冬至的到来是阴气盛极而衰、阳气开始萌芽的时候。

在养生学上，冬至是一个重要的节气，在《易经》中有"冬至阳生"的说法，冬至过后体内的阳气开始萌芽，这个时候人们应该顺应这一身体功能的变化，做好各方面的身体调养。

首先要做到静神少虑、畅达乐观，讲究生活情趣，适当进行锻炼，防止过度劳累。精神调养不论在任何节气都是养生的重点，拥有一个好的心态对于保持身体健康是很有益处的。

其次是节欲保精。每个人都应根据自身实际情况节制房事，不可因房事过度，劳倦内伤，损伤肾气。因为肾为先天之本，肾精充足，五脏六腑皆旺，抗病能力强，身体健壮则人能长寿；反之，肾精匮乏，则五脏虚衰，多病早夭。孙思邈在《千金要方》中曾经提出："人年二十者，四日一泄；三十者，八日一泄；四十者，十六日一泄；五十者，二十日一泄；六十者闭精勿泄，若体力犹壮者，一月一泄。"这说明严格而有规律地节制性生活，是健康长寿的必要保证。

最后是饮食调养。冬至是进补的好时节，日常饮食应对照下表分类，选择适合自己的食物，为来年打下一个好的身体基础。

滋补类型与食品分类

滋补类型	营养功效	食品分类
补气	指具有益气健脾功效，对气虚证有补益作用的食品。	糯米、党参、黄芪、大枣、山药、胡萝卜、豆浆、鸡肉等。
补血	指对血虚证者有补益作用的食品。	动物肝脏、动物血制品、红枣、花生、龙眼肉、荔枝肉、阿胶、桑葚、黑木耳、菠菜、胡萝卜、乌鸡、海参、鱼类等。
补阴	指具有滋养阴液、生津润燥的功效，对阴虚证有补益作用的食品。	银耳、木耳、梨、牛奶、鸡蛋等。
补阳	指具有补阳助火、增强性功能的功效，对阳虚证有补益作用的食品。	羊肉、虾类、鹿肉、核桃仁、韭菜、枸杞子、鸽蛋、鳝鱼等。

冷风寒气冰天地，小寒更要合理锻炼

每年的1月5日前后是小寒节气。俗话说"冬练三九"，小寒正处于三九天，是一年中天气最冷的时候，所以此时正是人们加强锻炼、提高身体素质的大好时节。但此时的锻炼也要讲究方式、方法。

首先，锻炼之前应做好充分的准备活动。因为冬天气温低，体表血管遇冷收缩，血流缓慢，肌肉的黏滞性增高，韧带的弹性和关节的灵活性降低，如准备活动不充分易发生运动损伤。

其次，冬季运动过程中，宜采取鼻吸口呼的呼吸方式。吸气时用鼻是因为鼻腔黏膜有血管和分泌液，能对吸进来的空气起加温和过滤作用，抵挡住空气里的灰尘和细菌，对呼吸道起保护作用。随着运动量的增大，只靠鼻吸气感到憋闷时，可用口帮助吸气，口宜半张，舌头卷起抵住上腭，让空气从牙缝中出入。

最后，若遇到大风、大雾等天气，则不适宜进行露天锻炼。而且，老年人在冬天不应起得过早，最好在日出后出门锻炼。锻炼时的衣着，既要保暖防冻，又要轻便舒适，有利于活动。最初活动时由于气温较低，应多穿些衣服，待做些准备活动，身体暖和后，再脱掉厚重的衣物进行锻炼。锻炼后要及时加穿衣服，避免寒邪入侵。

寒冷的冬天有一种简单的健身方法——搓手。搓手的做法很容易：双手抱拳，从虎口接合，捏紧，再移动双手转动，在转动过程中使手的各部分互相摩擦。搓手的时间没有限制，时间稍长，两只手都会感到暖暖的。经常搓手，可以预防冻疮的发生，使手指更加灵活自如，同时对大脑也有一定的保健作用。

此外，在严冬季节，人们经常一进屋就把冻僵的手脚放到取暖器旁边烤，或插入热水中取暖。其实这样对手脚皮肤保健非常不利，日后很容易生冻疮。正确的方法是在距取暖器不远的地方，将裸露的手脚互相搓擦，使手脚的温度自然回升，待皮肤表面变红时，再移到取暖器旁或放入热水中取暖。

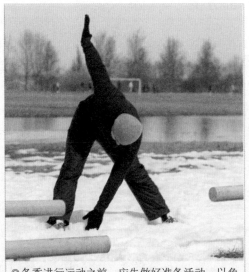

◎冬季进行运动之前，应先做好准备活动，以免发生运动损伤。

四季养生小贴士

小寒除了继续食补，在此时令中宜多进行如慢跑、跳绳、踢毽子等户外的运动，这样不仅有助于血液循环，也对缓解长时间严寒下紧张的精神状态大有帮助。

银装素裹蜡梅飘，大寒养生宜温补防寒

每年的1月20日左右是大寒，这是一年中的最后一个节气，在气象记录中虽不像大雪到冬至、小寒期间那样酷冷，但仍处于寒冷时期。大寒过后，特别是在农村，人们便开始忙着除旧布新，腌制年肴，准备年货。

大寒期间有一个对于北方人非常重要的日子——腊八，即阴历十二月初八。在这一天，人们用五谷杂粮加上花生、栗子、红枣、莲子等熬成一锅香甜美味的腊八粥。民间又把腊八节叫小年，意指其为春节的序幕，以这天为开始，人们就准备过年了。总之，大寒是二十四节气之尾，也是冬季即将结束之际，大地回春的迹象已经隐约可见。

关于大寒节气的养生，依然要以温补为主，这是年尾调养身体的重要时刻，以养精蓄锐迎接新的一年。大寒虽然已经不像小寒那样酷寒，但天气还是比较寒冷，所以在衣着上还是要注意保暖，早晚天气较冷时尽量减少在户外的时间。

饮食仍然是温补的重要途径，不妨多吃红色蔬果及辛温食物，如红辣椒、红枣、胡萝卜、樱桃、红色甜椒、红苹果等蔬果能为人体增加热能，使体温升高，多吃还能抵抗感冒病毒，加速康复，是冬季的首选食物。此外，一些辛温食物如紫苏叶、生姜、青葱、洋葱、花椒、桂皮等，也对风寒感冒具有显著的食疗功效。

一些根茎类食物，如芋头、番薯、山药、马铃薯、南瓜等具有丰富的淀粉及多

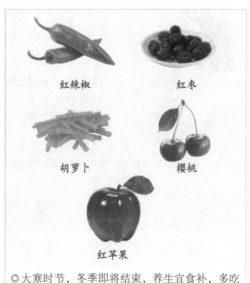

红辣椒　　红枣

胡萝卜　　樱桃

红苹果

◎大寒时节，冬季即将结束，养生宜食补，多吃红色蔬果及辛温食物最佳。

种维生素、矿物质，也可快速提升人体的抗寒能力。

若无尿酸高、肾脏病、糖尿病、高血压等疾病，可在大寒之时喝一点儿酒，如米酒、葡萄酒等，有助于气血循环，睡前小酌1杯，更能提高睡眠质量。

冬末气候寒冷干燥，许多人还容易出现嘴唇干裂、口角炎等问题，这主要是缺乏维生素B_2所致，可多食酸乳酪、花粉、酵母粉等，症状很快就会有所改善。

四季养生小贴士

大寒是一年最后一个节气，但却是一年"气"的开始，做好大寒时节的养生尤为重要。由于大寒中经常有春节这样的盛大节日，充满了喜悦与欢乐的气氛，我们应把大寒养生保健的重点放在食补上，切忌暴饮暴食，起居不规律。同时要以固护脾肾，调养肝血为调理的首要原则。

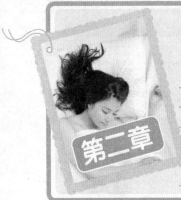

冬季养好肾，健康根基才牢固

◎现代生活节奏日益加快，越来越多的人感到体力透支，精力日下。其中很大程度上是因为人们没有好好照顾自己的肾，致使肾虚。肾作为先天之本，生命之根，人体衰老与寿命的长和短在很大程度上取决于肾气的强弱，冬属水，其气寒，主藏。故冬天宜养精气为先，对性生活有节制，以益长寿。

第二章

♥ 肾衰有"表现"，检测有方法

"肾气"，是指肾精所化之气，它反映了肾的功能活动，对人体的生命活动尤为重要。若肾气不足，不仅早衰损寿，而且还会发生各种病症，对健康极为不利。主要表现为以下五个方面。

① 封藏失职

肾气不足，精关不固，男性易发生遗精、早泄、滑精；老年女性则会出现带下清稀而多、清冷。肾气不足，膀胱失约，会表现为小便频数而清长，夜间更为严重，严重时还会小便余沥不尽或失禁。

② 肾不纳气

肾主气，肾气不足，气失所主，气逆于上，会表现为喘息气短，气不接续，呼多吸少，唯以呼气为快，动则喘甚，四肢发冷，甚而危及生命。

③ 主水失职

肾气有调节人体水液代谢的作用。

老年人肾气不足，水液代谢紊乱，就会造成水失所主，导致水肿发生。还会引起尿频、尿失禁或者尿少、尿闭。

④ 耳鸣失聪

肾气不足，不能充养于耳，就会造成肾虚耳鸣，听力减退，甚至耳聋。

⑤ 衰老提前

肾气在推动人体生、长、壮、老、死中起着重要作用。肾气不足，五脏六腑功能减退，则会出现诸如性功能减退、精神疲惫、腰膝酸痛、须发早白、齿摇脱落等衰老的现象。

检测你的肾是否健康，可以通过人们每天自身的排尿量来判断，一般正常人每天的排尿量应该在1500~2000毫升，正常饮水的情况下排尿多于2500毫升或少于400毫升则有可能是肾出现问题，应及时到医院就诊。

避咸忌寒养好肾，唱响冬季健康歌

中医古籍《黄帝内经》云："冬者，天地闭藏，水冰地坼。"其性寒冷，寒与肾相应，最易耗伤肾的阳气。保养宜以抗寒为中心，重在补肾，以闭藏为主导，以温补为大法。

肾作为人体一个重要的器官，是人体赖以调节有关神经、内分泌免疫系统等的物质基础。肾是人体调节中心，人体的生命之源，主管着生长发育、衰老死亡的全过程。既然肾对人体的作用如此重要，那我们冬季应该怎么养护它呢？

俗话说："民以食为天。"那么，首先我们就先来看看，冬天吃什么，怎么吃对肾好吧。

中医认为，在饮食保养方面，冬天可适当进食羊肉、牛肉等滋肾壮阳的食物，这对素体虚寒、阳气不振者尤其有益。对于肾之阴精亏少、阴阳渐衰的中老年人来讲，还可配食乌龟、甲鱼等护阴之品，以求阴阳平衡。另外，不少干果和坚果具有补肾养肾功效，如核桃、板栗、松子、榛子等，冬天食用正合时宜。中医专家还认为，保护肾脏要多吃黑色食物，少吃刺激性食品及甜食。黑色食品能入肾强肾，冬宜食"黑"，可择食黑米、黑豆、黑芝麻、黑木耳、黑枣、蘑菇、海带、紫菜等食物。

需要注意的是，咸味入肾，可致肾水更寒，寒凉之品则易损元阳，所以冬令饮食不能过咸，并忌寒凉。

在食补的同时，如果我们能改掉那些有损肾脏的坏习惯，那么就能产生事半功倍的效果。

首先应停止暴饮暴食，暴饮暴食会加重肾脏负担，经常如此，有损肾脏。还有要注意扁桃体炎，扁桃体链球菌感染会导致急性肾炎，因此，扁桃体炎反复发作者，要考虑尽早手术根治。年纪大的人要注意不要经常憋尿，冬夜憋尿的习惯很不利于肾脏，因为尿液长时间滞留在膀胱，易造成细菌繁殖，使细菌通过膀胱、输尿管感染肾脏，造成肾盂肾炎。

此外，冬天还要注意健脑并加强秀发护养，因为"肾生髓，其华在发"。冬天还要经常叩齿，因为肾主骨，齿为骨之余，经常叩齿有益肾、坚肾的功效。还有，肾在液为唾，所以平时不要随便吐唾液，特别在冬日要养成以舌抵上腭，待唾液满口后，慢慢咽下的习惯，这样是滋养肾精很好的方法。由于肾与膀胱互为表里，而膀胱经脉行于背部，寒邪入侵，首当其冲，故冬天应注意背部保暖，以护肾阳。

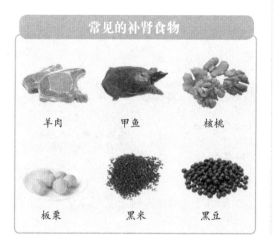

常见的补肾食物

| 羊肉 | 甲鱼 | 核桃 |
| 板栗 | 黑米 | 黑豆 |

肾虚有区别，防治要对症

肾虚就是指肾脏精气阴阳不足。它是一种统称，在中医学中肾虚的种类有很多，其中最常见的是肾阴虚、肾阳虚。所以，要补肾也要分清自己是哪一种肾虚，不要稀里糊涂地乱补，这样不但无益还有害。

如果您有感冒不断、畏寒怕冷、爱喝水、四肢不温、口干舌燥、口腔常溃疡、夜尿多、腰痛、怕热、腰酸、口舌生疮、小便黄热、烦躁且疲劳、坐立不安这些症状的话，那么您很有可能已经肾阳虚了。因为，这些都是肾阳虚引起的症状。

肾阳虚是每个年龄段的人都容易出现的情况，虽然不是什么大病，但如果不加注意的话，很容易导致胃、肺和肾脏上的重大疾病，如肾炎、膀胱炎、糖尿病、阳痿等。所以我们千万不能掉以轻心，一旦出现上述症状，要及时治疗。另外，按一按合谷、足三里、鱼际三穴，也会有奇效。

同时，还可服用一些中成药来增强卫气的护卫防御功能，如玉屏风散、防风通圣散等都是不错的选择。在饮食上，要多吃黑色的食物，如黑豆、黑芝麻等，少吃甜食，忌油炸食品。

而如果你有五心烦热、潮热盗汗、口干舌燥、尿黄便干、腰酸、虚汗、头晕、耳鸣等这些症状的话，你很可能是肾阴虚。中医认为，肾阴是肾精作用的体现，全身各个脏腑都要依靠肾阴的滋养；是人体阴液的根本，所以又称"元阴"。人体各个脏腑失去肾阴的滋养就会发生病变，如肝失滋养则肝阴虚、肝阳亢，甚至出现肝风；心失滋养则心阴虚、心火旺、心烦失眠、心神不安；脑失滋养则眩晕耳鸣。反过来，各个脏腑的阴液严重不足时，也会导致肾阴不足，如热邪侵犯灼伤胃导致胃阴不足，进一步就会损伤肾阴，称为"肾阴涸"。由于"阴虚生内热"，肾阴虚往往会出现潮热、升火颧红、舌红、口干咽燥、脉数无力等热象，但也有虚而无热，则称为肾精亏损。

一旦出现肾阴虚，就要及时补阴，以制约偏亢的阳气，来维护我们身体的健康。在人体的经穴中，涌泉、太溪和关元是补阴的常用穴位。

肾阳虚和肾阴虚的症状区别

	观面色	观精神	观寒热	观病痛	观舌相
肾阳虚	阳虚者，面色青白无光。	畏寒肢冷，气短懒语，抑郁不欢，疲惫，爱哭。	怕冷，出凉汗，手脚发凉。	腰痛。	舌齿淡嫩，舌形胖，舌苔白，舌苔厚。
肾阴虚	颧红，脸是绛色。	燥热不安，易发火。	怕热，出热汗，手心烦热。	腰酸。	舌齿红，舌形瘦，苔少，苔薄。

❤ 节欲保精，养肾要房事有度

中医有句话叫"欲不可早"，就是说欲望是不可以提前的。欲多就会损精，人如果精血受到损害，就会出现两眼昏花、眼睛无神、肌肉消瘦、牙齿脱落等症状。所以，养生贵在摄养，在保精护肾方面首重就是节欲。

男耗精，女耗血。过早地开始性生活，对女子来说就会伤血，对男子来说就会伤精，这样将来对身体的伤害是很大的。因此古代的养生家一直强调人一定要有理性，能控制自己的身体，同时也要控制住自己的性欲，否则的话，就会因为欲念而耗散精气，丧失掉真阳元气。

另外，一个人要想保养人体元气，避免阴精过分流失，除了不能过早进行性生活外，在行房时还应注意季节的变化。四季气候不同，机体的功能状态有相应的变化，性功能有高低强弱的差异，如能根据季节不同，性兴奋的强弱而调整性生活的频率，对防止性功能障碍，保证身体健康有一定的作用。

《养生集要》中说："春天三日一施精，夏及秋当一月再施精，冬当闭精勿施。夫天道冬藏其阳，人能法之，故得长生，冬一施当春百。"认为冬天应尽量减少性生活，以保养肾阳精气，春季万物生长，是生物繁殖生长的季节，可以3～4天过一次性生活，夏秋季则每个月过1～2次性生活。虽然"冬一施当春百"的说法并不科学，但冬季气温较低，人的新陈代谢也随之降低，性欲也相对低下，与此相

应，应当适度节制性生活，减少性生活的频率，以保养肾阳之气，使精气内守，避免耗伤精血。

此外，喝醉了也不能行房事，因为这样特别伤肾，同时也会导致男子的精子减少；阳痿之后不可通过服壮阳药行房事，因为这是提前调元气上来，元气一空，人就会暴死；人在情感不稳定的时候，尤其是悲、思、惊、恐等情绪过重的时候不能行房事，否则容易伤及内脏，损耗阴精，还可能因此而患病；行房事时间不可选择在早上，以晚上10点为最佳。

在戌时，心已经很愉悦了，那么下一步就是要让肉体也能够喜悦，这就是身心不二。我们中国人讲究身心不二，一个人的心喜悦了，他的身体也要喜悦，所以这个时候，人体就要进入到一个男女阴阳结合的时期。

人的精气是有定量的，在长年累月折腾之下必然大量损耗，也许在三年五载内难以感觉到身体有什么大的变化，而一旦发病，想要恢复就很困难了。因此，在性生活方面要保持节制的态度。

放纵性欲，会导致内分泌失调，身体的免疫防御功能减退，抵抗力下降，新陈代谢失常，疾病增加，缩短寿命。现代人很多不懂得遵循身体的内在规律，不知道克制和节制情欲色欲，反而当作好事顺着欲望去加强它，大大小小的人生悲剧天天都在发生。夫妻之间虽然不存在道德问题，但是也不能放纵自己。

常食"黑五类"，肾脏安康底气足

　　祖国的传统中医学，把不同颜色的食物或药物归属于人体的五脏：红色入心，青色入肝，黄色入脾，白色入肺，黑色入肾。所以，多吃黑色食物可以对肾起到很好的滋养和呵护作用，这点也已经受到了现代营养学家的肯定。

　　黑色食物一般含有丰富的微量元素和维生素，如我们平时说的"黑五类"，包括黑米、黑豆、黑芝麻、黑枣、核桃，就是最典型的代表。如果仔细研究"黑五类"的营养，就会发现，其中个个都是养肾的"好手"。

　　米中的珍品——黑米，也被称为"黑珍珠"，含有丰富的蛋白质、氨基酸以及铁、钙等微量元素，有滑涩补精、健脾暖肝、舒筋活血等功效。

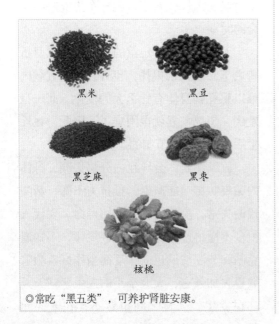

黑米　　　　黑豆

黑芝麻　　　黑枣

核桃

◎常吃"黑五类"，可养护肾脏安康。

　　豆被古人誉为肾之谷，黑豆味甘性平，不仅形状像肾，还有补肾强身、活血利水的功效，特别适合肾虚患者。

　　有"营养仓库"之称的黑枣性温味甘，有补中益气、补肾养胃、补血的功能。

　　核桃则有补肾固精、利尿消石、润肠通便的作用，常用于肾虚腰痛、尿路结石等症。

　　黑芝麻性平味甘，有补肝肾、润五脏的作用，对因肝肾精血不足引起的眩晕、白发、脱发、腰膝酸软、肠燥便秘等有较好的食疗保健作用。

　　"黑五类"个个都是养肾的"好手"，如果这五种食物一起熬粥，更是难得的养肾佳品。

　　除了"黑五类"外，黑荞麦也是补肾的"好手"。它可药用，具有消食、化积滞、止汗之功效。除富含油酸、亚油酸外，还含叶绿素、卢丁以及烟酸，有降低体内胆固醇、降血脂和血压、保护血管功能的作用。它在人体内形成血糖的峰值比较延后，适宜糖尿病人食用。

　　此外，黑木耳、李子、乌鸡、乌梅、紫菜、板栗、海参、香菇、海带等，都是营养十分丰富的食物。肾不好的人，可以每周吃一次葱烧海参，将黑木耳和香菇配合在一起炒，或炖肉时放点儿板栗，都是补肾的好方法。

　　总之，平时要多吃一些黑色的食物，肾不好可补肾，肾好的也可养肾。

没事练几招，巩固肾气、强筋壮骨

中医认为，适宜的运动能改善体质，强壮筋骨，活跃思维，有利于营养物质的消化和吸收，从而使肾气得到巩固。因此，保护肾气就要适当地运动。以下专为肾虚患者介绍几种运动。

① 缩肛功

平卧或直立，全身放松，自然呼吸。呼气时，做排便时的缩肛动作，吸气时放松，反复进行30次左右。早晚均可进行。本功能提高盆腔周围的血液循环，促进性器官的康复，对防治肾气不足引起的阳痿早泄、女性性欲低下有较好的功效。

② 强肾操

两足平行，足距同肩宽，目视前端。两臂自然下垂，两掌贴于裤缝，手指自然张开。脚跟提起，连续呼吸9次不落地。

再吸气，慢慢曲膝下蹲，两手背逐渐转前，虎口对脚踝。手接近地面时，稍用力抓成拳（有抓物之意），吸足气。

憋气，身体逐渐起立，两手下垂，逐渐握紧。

呼气，身体立正，两臂外拧，拳心向前，两肘从两侧挤压软肋，同时身体和脚跟部用力上提，并提肛，呼吸。以上程序可连续做多次。

③ 刺激脚心

中医认为，脚心的涌泉穴是浊气下降的地方。经常按摩涌泉穴，可益精补肾。

按摩脚心对大脑皮层能够产生良性刺激，调节中枢神经的兴奋与抑制过程，对治疗神经衰弱有良好的作用。方法是：两手掌对搓热后，以左手擦右脚心，以右手擦左脚心。每日早晚各1次，每次搓300下。

④ 自我按摩腰部

两手掌对搓至手心热后，分别放至腰部，手掌分别上下按摩腰部，至有热感为止。早晚各一次，每次约200下。这些运动可以健运命门，补肾纳气。

两手握拳，手臂往后用两拇指的掌关节突出部位，自然按摩腰眼，向内做环形旋转按摩，逐渐用力，以至酸胀感为好，持续按摩10分钟左右，早、中、晚各一次。腰为肾之府，常做腰眼按摩，可防治中老年人因肾亏所致的慢性腰肌劳损、腰酸背痛等症。

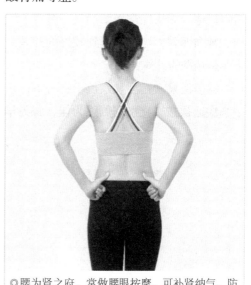

◎腰为肾之府，常做腰眼按摩，可补肾纳气，防治中老年慢性腰肌劳损、腰酸背痛等病症。

手脚冰凉，冬天要好好补肾

一到冬天，许多人白天手脚冰凉，穿得再厚身上都暖和不起来；晚上睡觉，被子盖得比别人多，被窝却通宵冷冰冰的。这种怕冷的感觉让人整个冬天都显得缩手缩脚，感冒不断，老病也易复发和加重。中医认为，怕冷是由于体内阳气虚弱所致，其实说白了就是肾虚。

人体肾阴、肾阳是相互依存、相互制约的，不是一成不变的。到了冬天过度怕冷说明身体当中阳气不足，也就是我们说的肾阳不足。造成肾阳不足的原因首先是脾虚，脾气虚弱之后，消化食物的功能必定降低，我们体内没有足够的食物运化成血来滋养五脏六腑，致使肢体末端血流不畅、血运不足、失其温运，导致手脚冰冷。

中医认为，要治疗手脚冰凉，主要在于疏通经络、活血化瘀、改善血液循环和新陈代谢。如果经常按摩涌泉、劳宫、气冲、肾俞四穴，往往能起到较好的疗效。下面是按摩的具体方法。

揉搓涌泉穴：涌泉穴位于脚心部，用手掌快速揉搓，直到有热感为佳，每天早晚揉搓涌泉穴100下，接着揉搓各脚趾100下。中医学认为，人体诸多经脉都汇集于足底，与全身各脏腑、组织、器官都有密切关系。尤其是刺激涌泉穴，有益于补肾壮阳、强筋壮骨。坚持揉搓此穴会促使手脚冰凉症状减轻。

揉搓劳宫穴：劳宫穴位于手心部。一手握拳，揉搓另一只手的手心部，直到感到手心微热，再换另一只手，交替进行。

按揉气冲穴：气冲穴位于大腿根里侧，此穴下边有一根动脉。先按揉气冲穴，后按揉动脉，一松一按，交替进行，一直按揉到腿脚有热气下流的感觉为佳。

按揉、拍打肾俞穴：肾俞穴位于两边腰眼，轻轻用力，两边各拍打100余次。

另外，食疗对于改善阳气虚弱的状况也能起到一定作用。如常用的大枣红糖汤（大枣10个、生姜5片、红糖适量，每晚煎茶喝）对改善手脚冰凉的疗效颇佳。冬季手脚冰凉，还可适当吃些羊肉、牛肉等，暖中补虚、开胃健脾、益肾养肝、御寒去湿，同时也要做好身体的保暖工作。

◎揉搓涌泉穴，有益于补肾壮阳、强筋壮骨，能减轻手脚冰凉的症状。

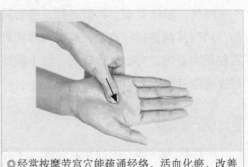

◎经常按摩劳宫穴能疏通经络、活血化瘀、改善血液循环和新陈代谢。

养肾，试试疏通任督法

中医对肾的认识，内涵比现代医学解剖之"肾"广泛。它认为肾在人体内是一个极其重要而又包含多种功能的脏器，与膀胱、骨髓、脑、头发、耳、二阴等构成系统，内藏元阴元阳，为水火之宅，是先天之本、生命之根。在整个生命过程中，正是由于肾中精气的盛衰变化，而呈现出生、长、壮、老的不同生理状态。人从幼年开始，肾精逐渐充盛；到了青壮年，肾精进一步充盛，达到极点，体壮实，筋骨强健；而等到老年，肾精衰退，形体也逐渐衰老，全身筋骨运动不灵活，齿摇发脱，呈现出老态龙钟之象。因此，养肾很重要，因为肾养得好就可以延缓衰老。但是，养肾不等于吃补药。

中医理论认为，肾气充足，性功能旺盛，可有效保持身心健康。然而，强肾保健并不像我们平常所认为的那样，吃点儿大补

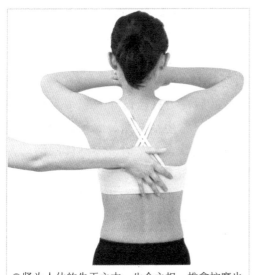

◎肾为人体的先天之本、生命之根，推拿按摩也能达到强肾壮阳的目的。

的药就可以了。正如《黄帝内经》中所说的"肾恶燥"，有时候反而越补越虚。

其实，中医关于养肾的方法有很多种，除药物之外，还有饮食、推拿按摩、针灸、气功等，都能达到强肾壮阳的目的。

疏通任督法是一种简单易行、效果显著的养肾功法，这里推荐给大家。

取半仰卧位。点神阙：一手扶小腹，另一手中指点按神阙穴（位于脐窝正中），默数60个数，然后换手再做一次。搓尾闾：一只手扶小腹，另一手搓尾闾（即尾骨）30～50次，然后换手重做30～50次。揉会阴：一只手或双手重叠扶在阴部，手指按在会阴穴上，正反方向各揉按30～50次。揉小腹：双手重叠，在小腹部正反方向各揉按30～50圈。此功法温运任脉，疏通任督，培补元气，调理阴阳。久练有疏通经络、滋阴补肾、调节任督冲脉等功能，对前列腺炎、泌尿结石、子宫疾患有良好的防治功效。

生活中，只要认真坚持这种保健功法的锻炼，就能使肾气旺满，阴阳协调，精力充沛，从而起到防治疾病、延缓衰老的作用。

四季养生小贴士

无病进补，既增加开支，又会伤害身体，如服用鱼肝油过量可引起中毒，长期服用葡萄糖会引起发胖，另外，补药也不能多多益善，任何补药服用过量都有害。

373

不仅是男人，女人也应该补肾

补肾是养生保健的重要措施，特别是在冬季这个需要"养精蓄锐"的季节。然而，在现实生活中，有很多错误的观念束缚着人们的补肾行为——女人不需要补肾。一般讲起女人的进补，都会主张养血、柔肝。其实，女人更应该补肾。

俗话说，女人是水做的，肾也属水，那么按照中医的理论，人体的一切体液都与肾有关系。我们在形容一个女人漂亮时，会用水灵灵来形容，试想一个形体干涩、皮肤粗糙、脾气暴躁的女人，会有谁喜欢呢？皮肤干涩、毛发粗糙就是典型的肾水亏虚、肝血失养的外在表现。肝为刚脏无补法，真正的养肝之法是补肾。女人补肾的具体方法有哪些呢？从中医的角度来看，方法并不复杂。

首先，要保证充足的睡眠。夜里的11点到1点是胆经运行的时间，但此时正是

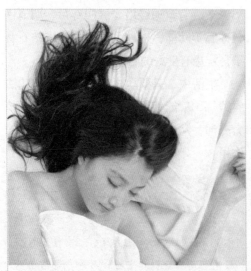

◎女性养肾，首先要保证充足的睡眠，以养好子水，养护肾脏。

天地之间能量交换，生子水的时候。这个子水，翻译成现在的语言，我们可以勉强称其为能量，对人体的健康非常有益。女性朋友长期熬夜会导致子水丢失，长期在子时不睡的话，人就不会得到天地赋予我们的能量，气血不能鼓荡充盈，是健康与美容的大敌。

其次，要学会控制自己的情绪。不要动不动就发脾气、生气，尤其是月经期间，由于情绪低落，会导致女人无缘无故地发脾气，此时一定要学会控制，否则对于生理、心理影响很坏，于己于人都没有好处。

再次，女性朋友在生活中要少食寒凉的食物，不要盲目服用保健品，一定要保持每个月月经的通畅。女性朋友只有月经通畅才能保证体内瘀血的减少或不发生。女性体内如果有了瘀血，会引起面部色素沉着、蝴蝶斑及子宫肌瘤、卵巢囊肿等一系列疾病或症状。所以女人一定要保证每个月的月经通畅，只有月月通，才能天天漂亮。

最后，为自己设计一套个人护肾办法。从日常生活开始，除了做到劳逸结合，均衡饮食，平时多参与休闲活动，减轻精神压力，释放不良情绪外，应当多做一些简单的按摩和体操，也能达到护肾健肾的功效。例如经常活动腰部，可使腰部气血循环畅通，使肾气得到不断充养。

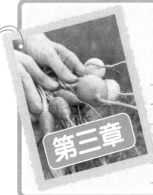

温补一个好身体，寒冬无情食有情

第三章

◎俗话说："民以食为天"，在养生中也是以食疗为本。冬季万物萧条，不宜出行，却是进补的大好时机。食物也分寒性热性，冬季自然以热性食物为主。像羊肉、萝卜、白菜、腊八粥，都是祖传下来的冬季滋补良品。但是美味却不可贪食，而且在进补的时候要特别注意搭配和禁忌。也不是所有的人都需要补，而且补的时候也要对症进补。

♥ 冬季滋补，饮食为先

人们往往习惯于冬季进补，为什么要冬季进补呢？因为冬三月，是养精蓄锐的大好时期，这时人的皮肤肌腠比较致密，汗出较少，摄入的营养物质也容易贮藏起来，况且在冬令季节里人的食欲也比较旺盛，所以这时是进补的最好时节，冬至以后尤为相宜。 虽说冬季是进补的大好时机，但到底吃什么最好呢？首先应该注意，对于一般无病而体弱者，冬补还是以"食补"为主，兼有慢性病者，则需食补加药补。有许多食品，为"药食两兼"物品，因此食补和药补并无严格区别，关键在于合理调配，对症施补。

冬季进补的四个原则

一是多补充热源食物，如瘦肉、鸡鸭肉、鸡蛋、鱼、牛奶、豆类及其制品等，以提高机体对低温的耐受力。

二是多补充含蛋氨酸的食物。寒冷气候使得人体尿液中肌酸的排出量增多，故在冬季应多摄取含蛋氨酸较多的食物，如芝麻、葵花子、酵母、乳制品、叶类蔬菜等。

三是适量补充无机盐。医学研究表明，人怕冷与饮食中无机盐缺少很有关系。因此，专家建议冬季应多摄取含根茎的蔬菜，如胡萝卜、百合、山药、藕及青菜、大白菜等。

四是多吃含维生素B_2、维生素A、维生素C的食物。寒冷气候使人体氧化功能加强，机体维生素代谢也发生了明显变化，故饮食中要及时补充维生素。

四季养生小贴士

冬季是养生的季节，适合多吃一些具有滋补作用的食物。坚果含有丰富的、对人体有利的不饱和脂肪酸以及大量维生素、微量元素等，是专家推荐的最适合冬季食用的食物之一。榛子、核桃、杏仁、腰果，被人们称为"世界四大坚果"。它们不论从营养成分还是从口感上来说，在各种坚果中都属于佼佼者，冬季适当多吃一些，会让你的身体更加强壮。

冬天多喝汤，驱寒又防病

冬天阴气盛而阳气衰，适合进补，但进补是有讲究的，不是人人都需要进补，也不是一定要吃补品才能达到健身壮体的目的，喝汤也可补身。下面就来介绍几种适宜冬天喝的汤，大家一定记得对症喝汤。

① 多喝鸡汤抗感冒

冬季喝鸡汤对感冒、支气管炎等防治效果独到，它可加快咽喉部及支气管黏膜的血液循环，增加黏液分泌，及时清除呼吸道病毒，促进咳嗽、咽干、喉痛等症状的缓解，特别有益于体弱多病者。

② 常喝骨汤抗衰老

50～59岁这个年龄段，是人体微循环由盛到衰的转折期，老化速度快，如果中老年人不注意保养，皮肤常常会变得干燥、松弛、弹性降低，出现皱纹，常有头晕、胸闷、神经衰弱等不适，这些都是微循环障碍的结果。骨汤中的特殊养分以及胶原蛋白等可疏通微循环，从而改善上述老化症状。

③ 多喝面汤可增强记忆

面条中富含卵磷脂，可强化人脑记忆功能。卵磷脂有一个特点，极易与水结合，故煮面条时，大量的卵磷脂溶于汤中，因此，多喝面汤可补脑并增强记忆力。

④ 喝鱼汤可防哮喘

鱼汤中含有一种特殊的脂肪酸，具有抗炎作用，可阻止呼吸道发炎，防止哮喘病发作。每周喝2～3次鱼汤，可使因呼吸道感染而引起的哮喘病发生率减少75%。喝鱼汤可防哮喘，而用大马哈鱼、金枪鱼、鲭鱼等多脂鲜鱼熬汤，防哮喘的效果更好。

⑤ 喝菜汤可增强人体抗污染能力

各种新鲜蔬菜含有大量碱性成分，并溶于汤中，喝蔬菜汤可使体内血液呈弱碱性，并使沉积于细胞中的污染物或毒性物质重新溶解，随尿排出体外，所以蔬菜汤有"最佳的人体清洁剂"的美称。

⑥ 喝海带汤可使人体新陈代谢增强

海带是一种含碘非常高的食物，而碘元素有助于甲状腺激素的合成，此种荷尔蒙具有产热效应，通过加快组织细胞的氧化过程，提高人体的基础代谢，并使皮肤血流加快，从而促进人体的新陈代谢。

大家都认为冬天需要多补充一些营养，于是不少人喝起带有补品的汤来，其实正常人体内的各种营养是保持平衡的，其相互间的比例也是一定的，无论哪一种营养过多或过少，都会导致营养失衡，进而影响身体健康。所以，就一般健康的人来说，绝对没有必要人为地去打破这个平衡，为了所谓的更健康而进食带有大补性质的汤类。

寒冬最离不开的美味：腊八粥

我国自古就有喝腊八粥的习俗，腊八粥的原料没有规定，所有的五谷杂粮都可以入粥。冬天喝腊八粥可畅胃气、生津液，温暖滋补，可以祛寒。所以，腊八粥不应该仅仅成为腊八节的节日食品，而应该成为老百姓冬季餐桌上不可或缺的美食。

最早的腊八粥是用红小豆和糯米来煮，后经演变，加之地方特色，逐渐丰富多彩起来。现在可以根据各人的口味和身体状况不同而做成各种各样的腊八粥。

① 补脾健胃的薏米腊八粥

主要原料为粳米、糯米和薏米等。粳米具有补中益气、养脾胃、和五脏等功用。糯米具有温脾益气的作用，适于脾胃功能低下者食用，对于虚寒泻痢、虚烦口渴、小便不利等有一定的辅助治疗作用。薏米具有健脾、补肺、清热、渗湿的功能，经常食用对慢性肠炎、消化不良等症也有良效。

② 养心补肾的果仁腊八粥

主要原料为花生、核桃仁、莲子、枸杞、大枣、松子、栗子、粳米等。花生有"长生果"的美称，具有润肺、和胃、止咳、利尿、下乳等多种功效；核桃仁具有补肾纳气、益智健脑、强筋壮骨的作用；莲子可补气健脾；枸杞具有延年益寿的作用，对血脂也有辅助的调节作用；大枣能益气养血、健脾，对脾胃虚弱、血虚萎黄

和肺虚咳嗽等症有一定疗效；松子仁能滋润心肺、通调大肠；栗子能补肾益气、治腰酸腿软。

③ 降糖降脂的燕麦腊八粥

主要原料是燕麦、大麦、黑豆、红豆、绿豆、奶花芸豆、粳米等。燕麦具有降低血中胆固醇浓度的作用，对于糖尿病以及糖尿病合并心血管疾病的患者很有好处。腊八粥中的各种豆，能使蛋白互补，而且纤维素含量较高。糖尿病人喝腊八粥最好不放糖，如果想吃甜食，可以放些甜菊糖、木糖醇甜味剂。

④ 补充蛋白质的黄豆腊八粥

主要原料为黄豆、红豆、奶花芸豆、豌豆、绿豆、黑豆、粳米等。黄豆营养十分丰富，并且具有降低血中胆固醇、预防心血管病、抑制多种恶性肿瘤、预防骨质疏松等多种保健功效。红豆具有健脾祛湿、利水消肿之功，对于脾虚腹泻以及水肿有一定的辅助治疗作用。

⑤ 滋阴益肾的黑米腊八粥

主要原料是黑米、枸杞、大枣、黑豆、糯米、葡萄干等。许多黑色食品都是绝好的美容食品。比如黑米能滋阴益肾、明目活血。黑豆中还含有丰富的不饱和脂肪酸，食用油脂中饱和脂肪酸和不饱和脂肪酸的比值对人体健美影响很大。

冬食萝卜保健康，不用医生开药方

都说"冬吃萝卜夏吃姜，不劳医生开药方。"说的就是萝卜的养生妙用。为什么提倡冬天多吃萝卜呢？冬季气温低，所以人们经常待在室内，饮食上还常进补。进补加上运动少，人的体内易生热生痰，尤其是中老年人，症状就更明显。

《本草纲目》中记载，萝卜可消积滞、化痰、下气宽中、解毒，所以萝卜可以用来消解油腻、去除火气，又利脾胃、益中气。多吃一些萝卜，温中健脾，对健康大有裨益。

这里的萝卜是指大白萝卜。中医认为，冬天阳气向里向内，人的机体容易出现"阳气在里，胃中烦热"的情况，易生痰热，出现咳嗽、哮喘、胃部不适等症状。而白萝卜生吃具有止渴、清内热作用，加工后可消食健脾。随着气温的下

降，人们的户外活动减少，热性食物进食较多，比如羊肉等，容易让人体产生内热而引起消化不良。此时多吃白萝卜，也有助于消化。此外，冬吃白萝卜还可保暖防寒、温中健胃。

如果每晚睡觉前吃30克白萝卜，不但能消食化积、清热解毒，还可延年益寿。一般情况下，儿童在冬季也应该多吃一些白萝卜。因为多数幼儿感冒时会出现喉干咽痛、反复咳嗽、有痰难吐等上呼吸道感染症状，多吃点儿白萝卜可滋养咽喉，化痰顺气。

萝卜肉多汁浓，味道甘美，不仅能生吃，还有多种烹调方法。在餐桌上，摆上一碗萝卜炖羊肉，就是一家老小的养生大餐。

将羊肉去筋膜洗净切成小方块，将萝卜去皮切成滚刀块，将羊肉块放入开水锅中，用微火煮20分钟后放入萝卜块，加入少许食盐、料酒、味精，煮5分钟后，撒上香菜末即成。

不过需要注意的是，吃萝卜也有一些禁忌。现代医学研究证明，萝卜不能与橘子、柿子、梨、苹果、葡萄等水果同食，因为萝卜与这些水果一同摄入后，产生的一些成分相互作用可形成硫氰酸，会抑制甲状腺，从而诱发或导致甲状腺肿。此外，萝卜性凉，脾胃虚寒者不宜多食。萝卜"下气宽肠"，气虚及泄泻者不宜多吃。一般萝卜也不与人参、地黄、首乌同食。

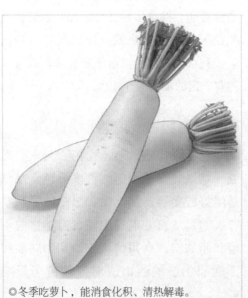

◎冬季吃萝卜，能消食化积、清热解毒。

大白菜，冬季养生的"看家菜"

大白菜又称结球白菜、黄芽菜，古称菘菜，是冬季上市最主要的蔬菜种类，有"菜中之王"的美称。由于大白菜营养丰富，味道清鲜适口，做法多种，又耐贮藏，所以是人们常年食用的蔬菜。

大白菜的营养价值很高，含蛋白质、脂肪、膳食纤维、水分、钾、钠、钙、镁、铁、锰、锌、铜、磷、硒、胡萝卜素、维生素B_3、维生素B_1、维生素B_2、维生素C，还有微量元素钼等多种营养成分。

正因为大白菜营养丰富，所以对人体有很好的保健作用。《本草纲目》中说大白菜"甘渴无毒，利肠胃"。祖国医学认为，大白菜味甘，性平，有养胃利水、解热除烦之功效，可用于治感冒、发热口渴、支气管炎、咳嗽、食积、便秘、小便不利、冻疮、溃疡出血、酒毒、热疮。由

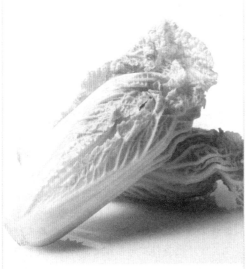

◎白菜性味甘平，有清热除烦、解渴利尿、通利肠胃的功效，是冬季进补的最佳选择。

于其含热量低，还是肥胖症及糖尿病患者很好的辅助食品；大白菜含有的微量元素钼，能阻断亚硝胺等致癌物质在人体内的生成，是很好的防癌佳品。

但是，为什么冬天是人们吃大白菜最多的时候呢？因为冬季天气寒冷，人们都会穿得很厚，很多时间待在温暖的室内，人体的阳气处于潜藏的状态，需要食用一些滋阴潜阳理气之类的食物，于是大白菜就成了这个季节的宠儿。

虽然大白菜的营养价值很高，但是吃的时候也要注意。其一，白菜在凉拌和炖菜时最好与萝卜分开来，不要混杂在一起，那样可能会产生一些相互破坏营养成分的不利物质。其二，北方地区的居民还经常把大白菜腌制成酸菜，但是，专家提醒，经常吃酸菜会对健康不利，特别是大白菜在腌制9天时，是亚硝酸盐含量最高的时候，因此腌制白菜至少要15天以后再食用，以免造成亚硝酸盐中毒。其三，有的人在食用大白菜时还喜欢炖着吃，而实际上各种蔬菜都是急火快炒较有营养，炖的过程中各种营养素尤其是维生素C的含量会损失较多。其四，有慢性胃炎和溃疡病的人，大白菜要少吃一些。此外，霉烂变质的白菜不宜食用，服用维生素K时不宜食用，不宜食用久放的熟白菜，不宜焖煮后食用，不宜水浸泡后食用，不宜和猪、羊肝同时食用，不应使用铝制器皿盛放或烹制的白菜，不宜多食偏食。

香菇伴你过一冬，来年疾病去无踪

香菇又名香蕈，是冬令的滋补食品。香菇性味甘平，中医书中多有记载。《本草求真》中说："香蕈味甘性平，大能益胃助食，及理小便不禁。"

《日用本草》中说："益气，不饥，治风破血。"香菇具有益气补虚、健脾胃、去痘疹的功效，适用于久病体虚、食欲不振、小便频数、高血压、糖尿病、贫血、肿瘤、动脉硬化等病症。

冬季是疾病多发的季节，香菇中含有提高免疫力的真菌多糖，多吃有助于增强免疫力，可防冬季病的发生。"双笋烩香菇"的菜肴特别适宜冬季食用。原料为芦笋、香菇、玉米笋、姜，调料是盐、味精、胡椒粉、淀粉、色拉油。先将芦笋切段，和其他原料一起用沸水焯一下，锅内放油，下入姜片炒香，放入全部原料，调味后翻炒，勾芡即成。芦笋中丰富的纤维素可有效促进肠道废物排出。玉米笋当中含有丰富的木聚糖和阿拉伯聚糖，不仅能促进肠道蠕动，还能包裹结合食物中的污染物质，从肠道排出。这道菜堪称食品中可溶性膳食纤维、不溶性膳食纤维、活性

多糖类的大聚会，可以有效提高人体的抗污染和抗病能力。需要注意的是，香菇不要反复洗泡，洗净后用少量水发开即可，以免损失其中宝贵的真菌多糖。

香菇与野生毒菇易混淆。毒菇有80多种，含有毒蕈碱、毒蕈溶血素等，食后会中毒，甚至死亡，应严格区分。

下面教大家几个简单易鉴别香菇的好方法。

第一，看香菇的外表形状和颜色。优质的香菇，肉厚，菇盖边缘向内卷成"铜锣形"，菇的盖面无皱褶，有明显裂纹或花斑，菌褶呈米黄色或舰白色，菌柄不超过菌盖直径的一半。

第二，闻香菇的气味。一般情况下，香菇应有其独特的清香，无腐烂、发霉味道。

第三，用手指按压。手指甲压菌盖上部及菌柄，如果坚硬、稍留有指甲痕，则说明水分基本符合要求。

第四，检查香菇中是否有虫蛀、发霉、烤焦以及非食用菌等杂物混入。

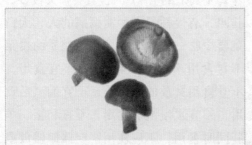
◎冬季吃香菇，有益气补虚、健脾胃、去痘疹、提高身体免疫力的功效。

四季养生小贴士

香菇具有极强的吸附性，必须单独贮存，即装贮香菇的容器不得混装其他物品，贮存香菇的库房不宜混贮其他物资。另外，不得用有气味挥发的容器或吸附有异味的容器装贮香菇。光线中的红外线会使香菇升温，紫外线会引发光化作用，从而加速香菇变质。因此，必须避免在强光下贮存香菇，同时也要避免用透光材料包装。

冬季鲫鱼最肥美，温补身体正合时

鲫鱼又名鲋鱼，另称喜头，为鲤科动物，产于全国各地。《吕氏春秋》载："鱼火之美者，有洞庭之鲋。"可知鲫鱼自古为人崇尚。鲫鱼肉嫩味鲜，尤其适于做汤，具有较强的滋补作用。之所以冬季是吃鲫鱼的最佳季节，自然是看好其温补之功。明代著名的医学家李时珍赞美冬鲫曰："冬月肉厚子多，其味尤美。"民谚也有"冬鲫夏鲤"之说。

鲫鱼含有丰富的蛋白质，不仅质优，而且齐全、易于消化吸收，是肝肾疾病、心脑血管疾病患者的良好蛋白质来源，常食可增强抗病能力。

《本草纲目》中记载："鲫鱼性温，味甘；健脾利湿、和中开胃、活血通络、温中下气。"对脾胃虚弱、水肿、溃疡、气管炎、哮喘、糖尿病患者有很好的滋补食疗作用；产后妇女炖食鲫鱼汤，可补虚通乳；先天不足，后天失调，以及手术后、病后体虚形弱者，经常吃一些鲫鱼都很有益；肝炎、肾炎、高血压、心脏病、慢性支气管炎等疾病的患者也可以经常食用，以补营养，增强抗病能力。另外，鲫鱼子能补肝养目，鲫鱼脑有健脑益智的作用。

吃鲫鱼时，清蒸或煮汤营养效果最佳，若经煎炸则上述的功效会大打折扣。冬令时节食之最佳。鱼子中胆固醇含量较高，故中老年人和高血脂、高胆固醇者应忌食。

下面就介绍一种简单的鲫鱼食疗制作方法。

节瓜鲫鱼汤

原材料：鲫鱼1条，节瓜150克，胡萝卜适量。

调味料：盐、胡椒粉各少许，姜2片，葱段10克。

做法：鲫鱼去鳞去鳃，洗净后切段，入油锅略煎；节瓜去皮洗净，切厚片；胡萝卜去皮洗净，切薄片。净锅上火倒入水，放入鲫鱼、姜片、葱段，用大火烧沸后下入节瓜、胡萝卜。改用小火慢慢煲至熟，最后加入盐、胡椒粉调味。

功效：此汤可健脾利湿，促进血液循环，增进食欲，更具有通乳、下奶的功效。很适合顺产和剖宫产的妈妈食用。

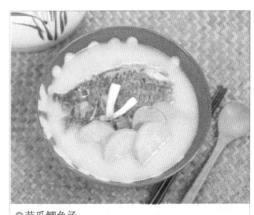

◎节瓜鲫鱼汤。

四季养生小贴士

宝宝脏腑娇嫩，不耐寒热，脾虚肝旺，外感风寒就会影响到肺或导致脾虚而失去正常功能。对久咳不愈的孩子可以用鲫鱼汤治疗。但要注意：不要过浓、过咸。

跟着乾隆学养生，冬季就喝固元汤

皇帝中的高寿者的确不多，但是清朝乾隆皇帝却一生身体健康。这是因为乾隆皇帝十分注重冬季喝汤进补，在这一点上，我们要向他看齐。

为什么乾隆要在冬季喝汤进补呢？这是他深谙养生之道的结果。冬季寒风凛冽，万物蛰伏，大自然中阳气潜藏，阴气旺盛，因此冬季养生要从养阴藏阳着手。潜藏阳气，养护阴精。所以要注意补肾。

乾隆爱喝汤，御厨将各种药材按比例配比后研磨，同牛肚一起放入锅内汲取养分，共煮六个时辰熬制成汤，传说此汤可以延缓衰老、滋阴壮阳。现在多用牛肚、牛骨，放入当归、党参、枸杞等中药炖煮两三个小时。那么，怎样煮汤呢？一般来讲，煮汤时间比较长。

用《本草纲目》中的知识来分析一下这道汤品，牛肉"安中益气，养脾胃"，当归、党参可以补充气血，枸杞是滋肝益肾的佳品。这样慢炖出来的汤，肉或是骨头，包括放的当归、党参这些中药，不管是药效成分还是营养成分都溶解在汤里，容易吸收，尤其是对脾胃功能不好的老年人。冬天气候干燥，汤既有营养还能补水。此外，热乎乎的汤是御寒佳品。

除了喝汤进补以外，乾隆喝酒很有节制，他总是根据不同季节适量地喝补酒。在众多的补酒中，乾隆皇帝最喜欢的一种补酒是松龄太平春酒，每到立冬进补，乾隆就常饮这种酒。

酒有活血御寒的作用，加入药材后，药溶解在酒里起到滋补作用。另外，药酒是药不是酒，如果把中药放进酒里再喝这就是药，是一种中成药制剂，所以要根据自己的体质，对症喝酒，并且控制酒量。乾隆的长寿还在于他用药饵补养。清宫药养之品首重人参。人参可以大补元气、补脾益肺、生津止渴和益智安神。乾隆进补人参每天不超过3克，从50岁以后不断地吃，方法是将人参切成片放在嘴里含着，这样不仅进药均匀，而且还能促进消化液的分泌，帮助消化。

以上是乾隆皇帝的养生良方，现在的生活水平提高了，普通百姓像皇帝一样养生也不是什么难事了。我们在自己家中的厨房就可以做出古时皇帝才能享受的美味汤品。

此外，腮腺炎、麻疹、流感等疾病在这个季节易高发，对付它们的最好办法就是注意锻炼身体，提高抗病能力。当然，也可在医生的指导下服用中药来预防疾病，如可用板蓝根来预防流感。

四季养生小贴士

冬季养生还要注意以下这些问题。因为冬季排汗较少，因此不宜吃太咸的食物，多吃新鲜蔬菜和水果可有效补充维生素；热量较高的食物往往是滋阴壮阳的佳品，比如羊肉、龟、鳖等。人们在冬季应保持充足的睡眠，最好早睡晚起。

火锅热腾腾，冬天享用有讲究

冬天天气寒冷，大家都吃热腾腾的火锅，但是火锅虽然好吃，却也有很多讲究。涮火锅时，肉片是不可缺少的一道原料。涮肉时，要注意以下几点：肉片越新鲜越好。肉片如果储存时间过长，其营养成分就会大量损失。新鲜肉片要切薄，若肉片厚，涮时不易杀死寄生虫虫卵，涮的时间过长还会引起营养的损失。一般来讲，薄肉片在沸腾的锅中烫1分钟左右，肉的颜色由鲜红色变为灰白，才可以吃。

此外，火锅汤中的钠离子、钾离子较多，有肾病、高血压的朋友不宜吃火锅。火锅料如鱼丸、虾丸等各种丸子，含有大量的油脂，糖尿病、高血压、高血脂的病人要注意。火锅汤中含有大量嘌呤，痛风的病人不要吃。调味料如辣椒酱，对于肠胃刺激大，有胃肠疾病的人尽可能使用麻油等较清淡的调料。吃火锅时注意肉类与蔬菜类要均衡，记得吃完之后吃些水果均衡一下。

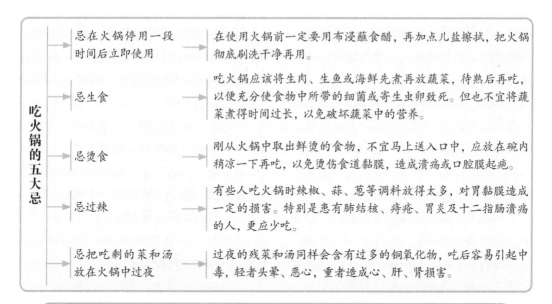

吃火锅的五大忌		
	忌在火锅停用一段时间后立即使用	在使用火锅前一定要用布浸蘸食醋，再加点儿盐擦拭，把火锅彻底刷洗干净再用。
	忌生食	吃火锅应该将生肉、生鱼或海鲜先煮再放蔬菜，待熟后再吃，以便充分使食物中所带的细菌或寄生虫卵致死。但也不宜将蔬菜煮得时间过长，以免破坏蔬菜中的营养。
	忌烫食	刚从火锅中取出鲜烫的食物，不宜马上送入口中，应放在碗内稍凉一下再吃，以免烫伤食道黏膜，造成溃疡或口腔膜起疱。
	忌过辣	有些人吃火锅时辣椒、蒜、葱等调料放得太多，对胃黏膜造成一定的损害。特别是患有肺结核、痔疮、胃炎及十二指肠溃疡的人，更应少吃。
	忌把吃剩的菜和汤放在火锅中过夜	过夜的残菜和汤同样会含有过多的铜氧化物，吃后容易引起中毒，轻者头晕、恶心，重者造成心、肝、肾损害。

四季养生小贴士

碳酸饮料除了含糖分外，含其他营养成分很少，但其中的二氧化碳可促进体内热气排出，产生清凉爽快的感觉，补充水分的效果也较好。果汁饮料含有丰富的有机酸，可刺激胃肠分泌、助消化，还可使小肠上部呈酸性，有助于钙、磷的吸收，但控制体重的人和老年人、血糖高者要注意选用低糖饮料。蔬菜汁、乳品和植物蛋白饮料，如酸奶、杏仁露、椰汁等，适合有慢性病的人和老年人。吃火锅时适量喝点儿白酒或葡萄酒，可以起到杀菌等作用。

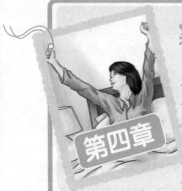

第四章

寒九腊月天，生活起居要"养藏"

◎进入寒冬腊月，一切都步入了沉睡状态，动物冬眠了，植物凋零了，万物萧索，所以人也要遵循自然规律，进入深居简出的阶段，也就是中医里的"养藏"。早上，我们伴随太阳的升起而起床，做什么事都不要急，穿衣吃饭洗澡睡觉都要讲究方式、方法。说得形象些，我们的冬天就要像种子一样，积蓄足够能量，等待破土而出的那一天。

冬天"养藏"，和太阳一起起床

"冬三月，此谓闭藏，水冰地坼，无扰乎阳。早卧晚起，必待日光。使志若伏若匿，若有私意，若已有得，祛寒就温，无泄皮肤，使气亟夺。此冬气之应，养藏之道也。"

那么，我们具体该如何在冬三月里做好"养藏"工作呢？主要应从以下方面着手。

第一，早睡晚起，最好等太阳出来以后再起床。同时，由于寒冷，冬季最好在家里待着，尽量少出门。

第二，保证足够睡眠。俗话说"春困秋乏夏打盹，睡不醒的冬三月"，有些人一到冬天就一副无精打采的样子，这主要是因为冬天天气寒冷，自然界阳气不足，而人与自然界之间相对有一个平衡，人体内随之也会出现阳气不足。阳气不足人就会感到没有精神，成人每天的睡眠时间不应少于8小时，青少年每天的睡眠时间不少于10小时。不要熬夜，同样是睡8小时，但晚上11点前入睡和夜里3点睡效果肯定不同，后者易感到疲劳。

第三，多参加体育锻炼，比如跑步、游泳等运动量较大的锻炼，可以让人运动过后感到神清气爽，精力充沛。但运动后大量出汗要注意保暖，以免感冒；晨练时间不宜过早，最好是天气晴好，有阳光初照。

第四，注意保暖，多晒太阳。日常生活中要尽量远离寒气，接近温气，不要让皮肤泄露于风寒之中，使已经收藏的阳气向外散失。特别是脚和腿，不要为了贪恋苗条身材而穿单薄的衣服。

第五，不宜洗冷水澡，也不提倡冬泳，以免阳气耗损太大。

此外，在冬季，老年人可根据自己的体质、爱好，安排一些安静闲逸的活动，如养鸟、养鱼、养花，或练习书法、绘画、棋艺等。如果进行室外锻炼，运动量应由小到大，逐渐增加，以感到身体热量外泄微汗为宜。恰当的运动会让人感到全身轻松舒畅，精力旺盛，体力和脑力功能增强，食欲、睡眠良好。

科学过冬，室内工作要到位

在冷高压的影响下，进入冬季以后，人们的出行次数会大大减少，大多喜欢待在暖暖的屋子里。其实，从健康角度考虑，冬季的室内保健是至关重要的。

1 冬天再冷，也要适当通风

很多人觉得冬天开门、开窗会放掉屋子里面的热气，太冷了，所以就一直捂着。事实上，这种观念是错误的。有报告显示：成年人每小时大约要呼出20毫升的二氧化碳。也就是说，如果两个人在一个密闭的6平方米的房间里，8小时后会使室内二氧化碳的浓度达到严重危害健康的地步，甚至是致命的。这也是为何在室内待得太久会出现头晕、乏力、胸闷、烦躁等症状。对此，冬季室内外通风是非常必要的。如果房间自然通风条件差，可以借助电风扇来机械地通风，但要避开冷风直接吹入。

2 保持室内适宜的温度和湿度

从健康需要而言，冬季室内温度在16~20℃比较合适，以18℃最为理想。不过，长期处于温室之中，会减弱人体适应气温变化的能力。所以，从养生保健的角度出发，我们不可久居温室，应适当进行一些户外锻炼。关于冬季室内的相对湿度，应以40%~60%为宜。我们可以在家里备一个湿度计，以满足监测需要。一般来说，冬季室内相对湿度通常会偏低。对此，我们可以在室内养一盆水仙，以调节室内的相对湿度。另外，也可以通过向地上洒水、用湿拖布把地板拖湿、在暖器附近放盆水等方式，来增加室内湿度。

3 清除室内过敏源

由于冬季人们大部分时间都待在室内，室内空气携带的过敏源就会较其他季节增多。其中，最为常见，也是最重要的过敏源，就是尘螨和霉菌。对此，我们要经常清洗晾晒窗帘、床单、被罩和枕套；经常吸去吊扇顶部和天花板上的灰尘；经常清洗空调的过滤网；每周用热水洗一次内衣等。霉菌则多滋生在浴缸、洗涤槽和洗衣机内桶等处，解决办法主要是保持卫生间干燥，注意洗衣机内桶的清洁，勤整理衣物等。

总之，想要在室内度过一个健康而温馨的冬季，上述三方面工作就一定要做好。

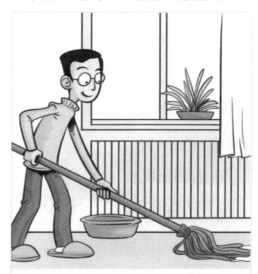

◎冬季我们要经常打扫卫生，以免室内滋生尘螨和霉菌等过敏源。

细节决定好睡眠，为冬季健康加分

很多人都有这样的感觉，冬天天气寒冷，觉也睡得比夏天舒服。事实上，睡得多不等于睡得好，一些人没有关注睡眠卫生，长期存在不良的睡眠习惯，导致失眠等睡眠问题。因此，要想提高睡眠质量，最重要的就是创造良好的睡眠环境。

具体说来，冬天要想睡个好觉，为健康加分的话，你需要注意以下8个细节。

❶ 光线

睡觉与一种叫褪黑素的激素有关，冬天下午五六时就天黑，光线减少，人体的褪黑素分泌增加，因此有想睡觉的感觉。一个好的睡眠环境就要尽量减少光的影响。

❷ 门窗

天一冷就把门窗关得严严实实肯定不好，空气不流通容易产生病菌。但把门窗全部打开也不好，风对着吹容易感冒。门窗具体打开到什么程度，要根据个人是否怕冷的具体情况来定。如果怕冷，可以把卧室的窗关了，把卧室的门和客厅的窗打开，通过这种方式使室内的空气保持流通。

❸ 睡衣

冬天由于比较冷，有些人喜欢穿比较多的衣服睡觉，这并不利于人体的放松。睡觉时，要尽量让身体得到放松。另外，化纤和尼龙质地的睡衣会对皮肤造成刺激，容易使皮肤发痒，影响睡眠质量。棉质的内衣和睡衣，穿得舒服才能睡得香。

❹ 被子

有些父母担心自己的孩子着凉，睡觉的时候会给他盖比较厚的被子，这比较容易堵住他的嘴和鼻。大人的嘴、鼻被堵住后会自己把它拨开，但很小的婴儿和儿童缺乏这方面的能力，因此影响通气。另外，小孩睡觉过程中可能会踢被，父母照看孩子被子有没有盖好的次数要更勤一些。

❺ 睡姿

很多小孩喜欢冬天睡觉的时候让父母搂着睡，也有些伴侣喜欢拥抱着睡，这不是好的睡眠习惯。首先是一人翻身会影响到另外一人，更重要的是一个人呼出来的空气很快又被另一个人吸进去，这些气体以二氧化碳为多。如果一定要拥抱着睡觉，最好是采用同一方向的体位，不要面对面，以减少吸入不新鲜的空气。

❻ 饮食

晚饭不要喝太多汤，以免频频跑洗手间，干扰睡眠。并且被窝内外的温差比较大，上洗手间的时候也容易着凉。晚上七八点以后水也少喝一些，尤其是肾功能相对比较差的老人。

❼ 泡脚

"热水泡泡脚，胜过吃补药"，冬天睡觉之前，用热水泡泡脚，能加快血液循环，有助于加快进入睡眠和提高睡眠质量。

冬季着装，保暖、舒适都需要

冬季温度较低，人体要保持热量平衡，就必须加强组织代谢，增加供养，如不能满足，就会消耗体内细胞的储备。此外，冬季温度过低，会导致身体抵抗力下降，导致各类疾病。所以，冬季科学御寒对养生十分重要。

冬天大家都会穿得厚厚的来保暖，但冬季穿衣也有讲究。有人喜欢将衣服紧紧地"捆"在身上，这样不能达到保暖效果，反而会对身体造成伤害。冬季穿衣要选择保暖、舒适的衣服，要有一定的件数和适宜的厚度。还要根据室温控制穿衣，冬季室内外的温差太大，人体会难以适应而容易诱发感冒等疾病。穿衣忌衣领过高过紧，衣领过紧会使颈部血管受到压迫，使血液不能正常输送，从而导致颈椎病等。

在寒冷的冬天，人们一般都会穿上暖和的衣服来抵御严寒，但是有些却不重视头部的保暖。人的头部是大脑神经中枢的所在地，头为诸阳之会，因为头部的皮肤很薄，但血管粗、汗毛多，所以体内热能的散发量也很大。静止状态下不戴帽子的人，在环境温度为15℃时，从头部散失的热量约占人体总产热量的30%，4℃时约占50%，零下15℃时可高达75%，所以在寒冬季节如果一个人只是穿了保暖的衣服，却不戴帽子，那就好比热水瓶里灌满了热水，但不塞住瓶口一样，热气会源源不断地向外散发。体热从头部散发出去后，就会损害人的阳气，消耗机体的能量。如果头部长期暴露在外面接受寒冷的刺激，还会使头部血管收缩，头部肌肉紧张，引起高血压、脑出血、血管神经性头痛、伤风感冒、面神经麻痹等病症。

俗话说"冬天戴帽子，胜过穿棉袄"，在寒冷的冬季，戴一顶保暖性能良好的帽子是非常必要的，尤其是体弱多病的人和老人，更要采取必要的头部防寒保暖措施，以预防风寒侵袭头部。

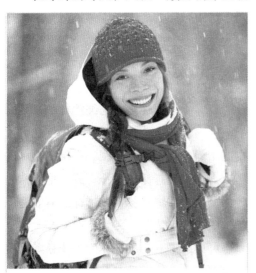

◎冬季寒冷，科学保暖很关键，外出时最好戴上帽子、穿上暖和的衣服。

四季养生小贴士

冬季要合理穿衣，随时增减。活动出汗要及时更换衣物。同时应随气候变化而增减，在活动前或进入有暖气房间时应脱去外衣。还有，孩子外出最好戴口罩，避免着凉。夜间盖好被褥，家长或保育员应勤查看，幼儿踢被褥时及时盖好，以免孩子着凉。不然，常会引起其他大病发生，如肺炎、心肌炎、大叶性肺炎等。

手套和鞋袜，穿戴须讲究

众所周知，在寒冷的冬天，戴手套、穿棉鞋、穿棉袜，几乎是人们御寒保暖必不可少的部分。然而，却很少有人知道，在这三方面是有很多健康讲究的。

① 冬天戴手套，既要合适，又要专人专用

由于疥疮、手癣等病可以通过手套传染，我们每个人都应固定使用自己的手套，不要随便乱戴别人的手套。还有，手套的选择，首先要尺码合适，因为太大会达不到保暖的效果，并使手指活动不便；太小会使手部血液循环受阻，引起不适。对于患手足皲裂的朋友，由于冬季皲裂加重，手部常需要擦药，宜选择里层为薄织品的手套；对于患多汗症的朋友，宜选择既保暖又有良好吸水性的棉织手套；对于皮肤对化纤材料过敏的朋友，宜选择不含这类材料的手套。

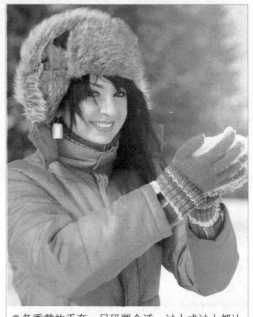

◎冬季戴的手套，尺码要合适，过大或过小都达不到保暖的效果。

② 冬天别穿太紧的鞋子

很多朋友，冬天脚怕冷，刻意穿比较紧的鞋子，以为这样会保暖。其实脚部，尤其是脚趾，如果受到挤压，会出现血液循环不畅，从而产生脚趾肿胀、疼痛等，甚至形成血栓。特别是走起路来，鞋子太紧会使人体重心前倾，时间一长，脚部皮肤容易磨损或长水疱，再加上冬季寒冷的天气，很容易造成冻伤。此外，鞋子太紧，还会引起足底趾骨炎等疾病。

③ 足跟裂的人要慎穿棉袜

很多老年人都喜欢穿纯棉袜。但是，对于足跟皲裂的老人来说却不适合。这是因为足跟裂说明皮肤很干燥，在干燥的冬季，更容易缺乏水分，足部的皮肤像干涸的土地一样，急需外界补充水分和营养，此时，穿上吸湿性良好的纯棉袜子，反而把皮肤内部的水分吸走了，这样就加重了皮肤干燥的程度，让足跟裂得更严重。这类人，可以选择穿尼龙袜，或在尼龙袜的外面套上一层纯棉袜，这样即可有效地保护皮肤，防止皲裂，又保暖。

可见，手套、鞋袜作为冬季穿戴保暖的重要部分，穿着还是非常有讲究的，我们都应加以重视。

寒气袭人，重点部位进行重点呵护

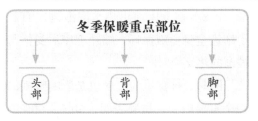

冬季保暖重点部位

头部　　背部　　脚部

冬季气候寒冷，机体新陈代谢相对缓慢，体温调节能力与耐寒能力下降，人体易受寒发病，尤其是老年人与体质虚弱者。因此，要想平安地度过寒冬，必须重视保暖，而头部、背部、足部则是保暖的重点。

《黄帝内经》上讲："头是诸阳之会"。体内阳气最容易从头部散发掉，所以，冬季如不重视头部保暖，很容易引发感冒、头痛、鼻炎、牙痛等，甚至引发严重的脑血管疾病。因此，大家应该在冬天给自己选一顶合适的帽子，不仅能够保暖，还很美观。祖国医学称"背为阳"，

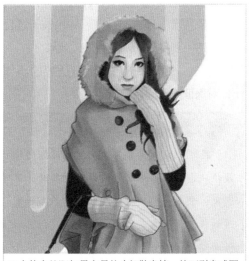

◎人体内的阳气最容易从头部散发掉，从而引发感冒等疾病，所以在冬季尤其要重视头部的保暖。

又是"阳脉之海"，是督脉经络循行的主干，总督人体一身的阳气。冬季里如背部保暖不好，则风寒极易从背部经络上的诸穴位侵入人体，损伤阳气，使人体免疫功能下降，抗病能力减弱，诱发多种疾病或使原有病情加重及旧病复发。因此，在冬季里，给自己加穿一件贴身的棉背心或毛背心以增强背部保暖是必不可少的。

俗语说"寒从脚起"。现代医学认为，双脚远离心脏，血液供应不足，长时间下垂，血液循环不畅，皮下脂肪层薄，保温能力弱，容易发冷。脚部一旦受凉，便通过神经的反射作用，引起上呼吸道黏膜的血管收缩，血流量减少，抗病能力下降，引发人体感冒或使气管炎、哮喘、关节炎、腰腿痛等旧病复发。因此，冬季要注意保持自己的鞋袜温暖干燥，并经常洗晒。平时要多走动以促进脚部血液循环。临睡前用热水洗脚后以手掌按摩脚心涌泉穴5分钟。

除了头、背和脚以外，人体的颈前部也很容易受寒，冬季也要特别注意保暖。颈前部俗称喉咙口，是指头颈的前下部分。这个部位受寒风一吹，不只是颈肩部，包括全身皮肤的小血管都会收缩，如果被寒持续较长一段时间，交感—肾上腺等神经内分泌系统就会迅速做出相应的反应，全身的应变调节系统可能进行一些调整，人体的抵抗能力会有一定下调。因此，在冬季最好准备一条围巾，不仅可以让颈前部不受寒，还能增添靓丽。

一夜寒风冷，注意被窝"小气候"

冬天由于天气寒冷，尤其到了夜里睡觉的时候，更是寒气袭人。对此，许多朋友喜欢紧闭门窗，蒙头入睡。殊不知，这样睡觉看似"保暖"，其实对身体健康非常有害。

研究表明：温度是影响睡眠的最主要的气象要素，最适宜入睡的被窝温度为32～34℃。我们知道，人体的恒温一般在36～37℃。所以在冬季，睡前被窝温度远低于体温，如果睡前不采取一定的措施，人体在接触被窝后的一段时间内，皮肤受到寒冷的刺激，会引起大脑皮质的兴奋，从而不利于入睡。

为了确保卧床后能迅速入睡，可采取以下措施调节被窝温度：

（1）卧床前用电热毯或热水袋，使被窝温度提高到32℃以上，但不能超过35℃。温度控制既可凭手感，也可用体温表测量。

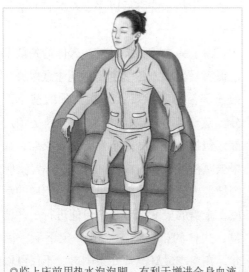
◎临上床前用热水泡泡脚，有利于增进全身血液循环。

（2）临上床前用热水泡泡脚，有利于增进全身血液循环，缩短上床后身体与被窝的热交换时间。

同时，被窝里的湿度也是影响睡眠的一个重要因素。试验表明，50%～60%的相对湿度对人体最为舒适。但人在睡眠中因汗液蒸发，被窝湿度常常高于60%，为了获得湿度最佳状态，晴天要多开窗通风，特别是阴雨和降雪天气以后。若长时间阴雨或降雪，可以用空调除湿，或是室内增温达到除湿的目的。被子、床单要勤洗晒，从而保持棉絮和被面的干燥。而睡眠时把两臂伸出被外，对降低被窝湿度也是有利的，但要防止臂、肩部受凉，身体虚弱的老年人或肩、臂关节炎患者则要慎重。

此外，我们家用的被子通常在3千克左右，对睡眠比较有益。如果被子太重了，既压迫胸部，导致肺活量减少，易做噩梦，又易使被窝温度超过35℃，汗液增多，醒后反而感到疲劳，还容易受凉。如果被子过轻了，会达不到良好的隔热和保暖效果。

总之，冬季保持被窝里有适宜的小气候，对保证睡眠的质量极为重要。

四季养生小贴士

在寒冷的冬天，为了使被窝湿度趋于最佳状态，我们应在天晴的时候及时开窗通风、采光，使室内湿度迅速降低。如果遇到长时间降雪或阴雨的天气，我们可以借助空调等对室内进行增温、除湿，从而达到维持被窝适宜小气候的目的。

在外做足疗，不如在家中药泡脚

现在洗脚城越来越多，可见人们已经对"热水泡脚，加点儿中药"的好处都不陌生了。但是，每天都去洗脚城专程做足疗，不仅麻烦而且花费也大。那怎么办呢？其实，自己在家也能做足疗。

自己做足疗一点儿也不难，只要把足疗液配好就行了。所谓的配足疗液，就是根据自己的情况，在洗脚水里加点儿中药。

在这里为大家推荐几种简单易做的足疗液。当归、桃仁、苏木、川椒、泽兰叶制成足疗液，能让你的脚上皮肤变得柔嫩美丽。脚上皮肤干燥的人，可以试试将桃仁、杏仁、冬瓜仁、薏苡仁熬制的药水兑入热水里洗脚。脚累脚疼者，可以用透骨草、伸筋草、苏木、当归、川椒熬制的药水。冬天里，人容易脚冷，特别是女性，经常整夜都睡不热乎。那么可以在洗脚时，在水中放干姜或樟脑，樟脑会很快在热水中融化，泡后脚会发热，对改善脚凉很有效。

以上提到的这些材料在中药房很容易买到，而且便宜，熬制时先用大火煮开，然后小火煮5~10分钟，取汁即可。这些药水不用每次现熬现用，可以一次多熬制一些，用容器装好，每天洗脚时兑在水中即可。

另外，如果在泡脚的热水里加入鹅卵石，泡脚的同时用鹅卵石磨脚，则能起到类似于针灸的效果，可治疗长期失眠。热水泡脚，如同用艾条"温灸"脚上的穴位，而在泡脚盆里加入鹅卵石，高低不平的石头表面可以刺激脚底的穴位（涌泉、然谷、太溪等）或脚底反射区，起到类似足底按摩和针刺穴位的作用，从而促进人体脉络贯通，达到交通心肾、疏肝理气、健脾益气、宁心安神的功效，更好地改善睡眠。

泡脚用的鹅卵石并没有什么特别的要求，选择圆滑、大小相近的为佳。泡脚用的水应该保持在45℃左右，水深至少要高过踝关节，脚在鹅卵石上均衡地踩踏，浸泡20~30分钟。有心脑血管病和糖尿病的患者用热水泡脚时，要特别注意水温和时间的控制，以免出现头晕、头痛、乏力、心慌等情况。

使用鹅卵石揉搓双脚时要注意力度和水温，要避免擦破或烫伤皮肤。脚部有损伤（包括关节胀痛、拉伤、扭伤等）、炎症还未痊愈的人，不宜进行鹅卵石热水泡脚。

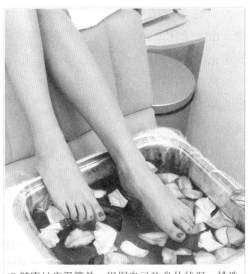

◎健康足疗很简单，根据自己的身体状况，挑选合适的中药材，在家也能做足疗。

冬季洗澡，从脚开始更健康

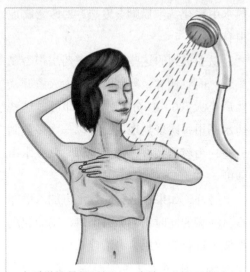

◎冬季淋浴最好不超过10分钟，盆浴不超过15分钟。

在夏天时，许多朋友洗澡都是把水龙头打开，从头往下淋，但是在天寒地冻的冬天，如果依然这么做的话，那就对健康不利了。

这是因为，冬季的低温使人体皮肤的血管处于收缩状态，而冬季洗澡水的温度又相对较高，温热的水突然从头而至，会让人体调节系统"措手不及"，引起头部及全身皮肤血管骤然扩张，大量血液集中到皮肤表面，导致心、脑等重要脏器急剧缺血，头晕、胸闷等种种不适也会随之找上门来。对素有心脑血管疾病的朋友来说，这种做法更无异于"雪上加霜"。心脏急剧缺血会引发心血管痉挛、心绞痛，严重者甚至诱发急性心肌梗死；脑部急剧缺血易出现偏瘫、失语等"中风"症状；高血压患者的血压还会因此骤然下降，出现头晕、心慌等不适症状，甚至昏厥。

所以，冬天洗澡的正确做法应该是：洗澡前先用热水冲冲脚，或先泡泡脚，待脚部暖和后再慢慢往身体上淋水，让身体有一个逐渐适应的过程。除了洗澡的"顺序"外，水温也不能太高，以37～40℃为宜；在时间上，冬季淋浴最好不超过10分钟，盆浴不超过15分钟；洗澡前先喝一杯温开水。

酒后千万不要立即洗澡。因为洗澡时会加快血液循环，大量消耗葡萄糖，而酒精会抑制肝脏的正常生理功能，使其不能将储存的肝糖原转化为葡萄糖，并及时补充到血液中去，从而造成血糖含量大幅度下降，严重者甚至引起休克。因此，洗澡时间最好选择在酒后2小时左右。

同时，洗澡的次数不宜过频，以隔天一次或每周两次为佳。洗澡前不宜饱餐或空腹。饭后立即洗澡，一方面会加剧心脏缺血，甚至发生心绞痛或猝死；另一方面，由于消化道血流量减少，会影响食物的消化吸收，诱发恶心、呕吐等症状。

另外，刚洗完澡是血液供应最容易出问题的时候，如果动作太猛，很容易一下子供血不足，导致严重的心脑血管事件。有冠心病、高血压的老年人需特别注意，最好提前将速效救心丸含于舌下。患有高血压的老年人，洗澡前半小时可服降压药。

所以，冬天洗澡千万不要大意，一定要注意以上提到的一些禁忌和遵循正确的方法。这样才能防患于未然，还有利于身体健康。

避寒湿邪，冬季早晚不宜洗头

在生活中，因为工作的繁忙，许多人都喜欢在早上或者晚上洗头，但头发未干就睡觉或出门受冷风吹，这对健康是十分不利的。特别是在冬季，尤为不利。

经过一天的工作后，人们通常会感到很疲劳，人的免疫力也会大大降低，晚上洗头又不把头发充分擦干，就会使湿气滞留在头皮，长期如此，就会导致气滞血瘀，经络阻闭。尤其是在冬季，寒湿交加，更是身体的一大隐患。那些经常在晚上湿着头发入睡的人，过不了多久就会觉得头皮局部有麻木感，并伴有隐约的头痛；有的人洗头后第二天清晨还会觉得头痛发麻。

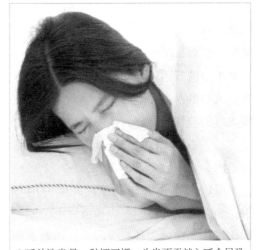

◎睡前洗发是一种坏习惯，头发不干就入睡会导致气滞血瘀、经络阻闭，长此以往会造成健康隐患。

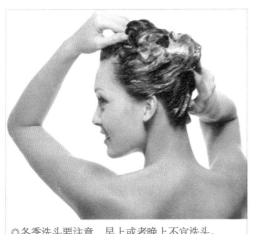

◎冬季洗头要注意，早上或者晚上不宜洗头。

另外，早晨出门前洗头也是不可取的，尤其是在寒冷的冬季，因为头发没有擦干，头部的毛孔张开着，很容易遭受风寒，容易患上感冒头痛。如果经常这样，还可能导致大小关节的疼痛，甚至肌肉的麻痹。

如果您有晚上或早晨洗头的习惯，一定要注意擦干再睡或者擦干再出门。女士洗完澡后一定要注意擦干身体和头发，避免寒邪和湿气乘虚而入，以免罹患头痛、颈腰背痛，甚至引发一些妇科疾病。

四季养生小贴士

喜欢光顾洗头房的人要慎重，最好到正规的、卫生状况好、从业人员都持有健康证的地方去洗头，以免因洗头而惹出毛病。而且即使到正规的洗头房洗头，为了保护你的秀发也需做到以下几点：一要了解自己的发质，根据发质合理选择优质洗发剂，最大限度地减少洗发剂对头发的侵蚀。二要控制洗发剂在头上的保留时间，最好不要超过5分钟，以减少洗发剂中碱性成分对头发的侵蚀。三要要求工作人员做到轻揉轻洗，以减少对头发的损伤。

冬季绿化办公室，身体健康风水顺

研究显示，绿色植物可以吸收室内的二氧化碳，放出氧气，提高了空气中的含氧量。然而，晚上工作人员都离开时，办公室未经良好通风，如果白天再不开窗通风，人员进入办公室时就会吸入高二氧化碳浓度的空气，会感到烦闷、昏昏欲睡、乏力、恶心、工作效率低，而得"办公室征候病"。

所以，在大家都不愿意开窗户的冬季，为了健康，我们更应该做好办公室的绿化工作。通常，具有吸收空气中有害物质、杀菌除尘作用的植物，是办公室绿化的最佳选择。这里就为大家推荐四种。

① 平安树

平安树也叫肉桂，是一种能释放清新气体、让人精神愉悦的植物。平安树一经光的照射，光合作用就随之加强，释放出

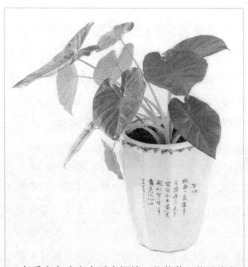

◎冬季在办公室内适当摆放一些花草，能助净化空气，改善环境。

来的氧气比无光照射条件下多几倍。所以，用灯光照射平安树，可以尽快驱除办公室的刺鼻污染味道。

② 百合

百合是多年生草本植物，花色纯洁、晶莹剔透、芳香优雅，加上易于控制花期，被称为世界名花之一。此花具有清热、解毒、润肺、宁心等特效，能够提振精神，是办公风水植物的上乘之选。

③ 芦荟

大部分植物都是在白天吸收二氧化碳释放氧气，在夜间则相反。但芦荟却是一直吸收二氧化碳释放氧气的植物，而且还能够吸收甲醛等有害物质。更值得一提的是，芦荟非常容易成活，培植方便省心。

④ 鸭跖草

鸭跖草就是我们常说的吊兰，具有吸收空气中有毒化学物质的能力。在新装修的办公室或是空调房里摆上一盆吊兰，在24小时之内，它便会神奇地将室内的一氧化碳和其他挥发性气体吸收精光，并将这些气体输送到根部，经土壤里的微生物分解成无害物质后，又作为养料吸收。

此外，还可以利用植物来改善办公室的风水。例如，宽叶榕、发财树、富贵竹、蓬莱松、七叶莲、君子兰、球兰、虎尾兰等，这些植物在办公风水中有吉祥如意、聚财发福的寓意，适合办公空间摆放。

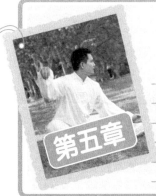

第五章

冬天动一动，少生几场病

◎俗话说，"冬练三九，夏练三伏。"意思是不管天气多冷或多热，都应坚持体育锻炼，这样才能使身体更好地获得"顺四时、适寒暑"的能力。其实，在严寒的冬季，山河大地进入了睡眠的状态，为来年的生机储备能量。但我们人类的身体不能随之冬眠，冬天做运动可以提高免疫力，而且可以锻炼不怕严寒的意志，可谓一举多得。

避开冬泳误区，在严寒中游出健康快乐

近年来，冬泳成为人们非常喜爱的一项运动，很多人不管自身条件，纷纷加入了冬泳的队伍。然而，其实任何一项运动要想起到保健的作用，必须遵循适当的条件，采用相应的方法。同样，冬泳也是如此，盲目的进行不仅收不到保健效果，还会给身体带来损害。

一般来说，希望参加冬泳的人，要注意以下几点。

（1）冬泳不能包治百病：冬泳从本质上讲是一项体育运动，它可以强身健体、提高人体免疫力，能促进一些功能性疾病逐渐缓解、转好。但是，这并不代表冬泳能包治百病。

（2）冬泳并非人人皆宜：患有严重疾病，如高血压、冠心病、脑血管病、肾病、肝病、精神障碍及糖尿病、过敏性体质、先天性心脏病、癫痫病，以及有外伤或有炎症的人和酗酒者都不宜参加冬泳，否则有可能导致疾病突发或伤害身体。儿童由于正处于身体发育期，参加冬泳更要注意适量，必须有成年人监护。

（3）游的时间并非越长越好：冬泳的时间应根据气温、水温和人的体质而异。若在水里游的时间过长，一方面上岸后常会出现全身麻木、冷战不止的现象，这极易损伤某些器官；另一方面刺激过度，容易引起皮质系统衰竭而损害健康。

（4）冬泳后不宜洗热水澡：冬泳上岸后，应用干毛巾擦干身体，直到身体发红为止。然后，迅速穿好衣服，慢跑或原地跳动，直到体温基本恢复。冬泳后切忌马上进入高温房间、烤火或者洗热水澡。

（5）不宜饭后冬泳：虽然吃饱了去冬泳比较有劲，也会有更多热量，但这种做法并不科学。消化器官对温度很敏感，热刺激可以引起消化器官兴奋，冷刺激则起到抑制作用，吃饱后立即冬泳影响消化吸收，容易引起急性胃炎等消化系统疾病。

另外，冬泳有"四游四不游"之说，即游阳不游阴，游雪不游风，游雨不游雾，游清不游混。也要遵守。

漫漫冬季，用慢跑调整我们的身心

慢跑是球类、田径、游泳等运动的基础，它动作简单，易于掌握，运动量易调整，锻炼效果显著，因此是一般中老年及体弱者喜爱的运动。特别适合寒冷的冬季。

慢跑的姿势应为两眼平视前方，肘关节前屈呈90°平行置于体侧，双手松握空拳，略抬头挺胸，上体略向前倾与地平面成85°左右，双脚交替腾空、蹬地，脚掌离地约10厘米。全身肌肉放松，用轻而略带弹跳的步伐前进。呼吸自然，鼻吸鼻呼或鼻吸口呼，必要时口鼻同时呼吸。

慢跑时应注意：跑时躯体保持正直，除微前倾外，切勿后仰或左右摆动；肌肉及关节要放松；上肢要前后摆动，以保持前进时的动作及惯性，保证胸廓的正常扩张；尽量用鼻呼吸，这样可有效地防止咽炎、气管炎；跑时脚的前半部先着地，蹬地时亦为前半部用力，而不能整个脚掌同

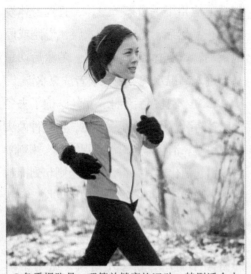

◎冬季慢跑是一项简单健康的运动，特别适合中老年及体弱者。

时着地或用力，脚掌不应有擦地动作，否则会加大前进阻力，易使脚掌疲劳、碰伤甚至摔倒；量力而跑，跑步过程中如遇胸部有紧束感、心悸气促及头昏等情况，切勿突然停跑，而要改跑为走，慢慢停止。

研究发现，慢跑能增强血液循环，改善心脏功能，有助于能量消耗，达到减肥与健美的目的。慢跑还可以减缓心肺功能衰退，降低胆固醇，防止或缓解动脉硬化。慢跑对肥胖症、孤独症、忧郁症和虚弱症等病的治疗有显著的效果。

同时，慢跑这一有氧运动能增加身体的耗氧量，促进新陈代谢。进入中年后，人体的最大有氧能力开始持续下降，每10年大约下降5毫升。通常，对一名很少运动的男性来说，60岁时的最大有氧能力已降至约25毫升，几乎只有20岁时的一半。但已有证据表明，进行有规律的有氧运动能延缓或逆转这一无情的衰老过程，即使你已步入晚年。

研究发现，长期进行相对高强度的有氧运动能使最大有氧能力增强25%，也就是会增加6毫升，相当于减去10～12岁的生理年龄。似乎有充分的证据显示，将最大氧气吸入量维持在一定水平增加了健康老人保持独立性的可能性。

此外，有氧运动的积极作用还有：能降低患严重疾病的危险；加快受伤或生病后的康复速度；因为维持了肌肉控制能力、平衡性和协调性，从而减少了老年人摔倒的危险。

滑雪，助你祛除生活中的压力与烦恼

进入冬季以后，有些人会变得忧郁、易疲劳、工作效率下降等。要改变这种状态，最好的方法就是运动，特别是室外运动。当在雪地里疾速下滑的时候，生活琐事带来的烦恼和工作压力都会被抛诸脑后。

❶ 滑雪的养生作用

（1）滑雪每小时消耗600卡的热量，是比较好的减肥运动之一。

（2）滑雪运动能增强人的肺活量。长期坚持滑雪锻炼，肺活量会有明显的增大。

（3）滑雪能有效地增强体质。在寒冷的户外进行高速度、大运动量的活动能让人体的各个器官，特别是腿部肌肉得到充分的有氧锻炼，从而达到强身健体的目的。

（4）滑雪有利于培养良好的心理素质。滑雪者站在雪道顶端时，往往会产生一种恐惧感，一旦他发现自己能够平衡地滑下陡坡，就会让身心适应这种速度，心理障碍也就随之消失了。

❷ 滑雪运动健康提醒

滑雪是一项极富刺激性的体育运动，滑雪前了解一些必备的常识非常重要。

第一，根据自己的水平选择适合自己的滑雪道，切不可过高估计自己的水平而贸然行事，要循序渐进，最好能请一名滑雪教练。

第二，严格遵守滑雪场的各项规章制度，因为每一项制度都是为了最大限度地保证滑雪者的生命安全。

第三，视力不好的滑雪者，不要戴隐形眼镜滑雪，如果跌倒后隐形眼镜掉落，找回来的可能性几乎为零。为防止雪盲，最好戴防雪盲护目镜，比较理想的护目镜必须能同时阻挡紫外线。

第四，在滑行中如果对前方情况不了解，或感觉滑雪器材有异常时，应停下来检查，切勿冒险。

第五，中途休息时要停在滑雪道的边上，不能停在陡坡下，并注意从上面滑下来的滑雪者。要穿颜色鲜艳或与雪面反差较大的滑雪服，以使其他滑雪者容易辨认自己，从而及时绕行避免相撞。

第六，滑行中如果失控跌倒，应迅速降低重心，向后坐，不要随意挣扎，可抬起四肢，屈身，任其向下滑动，要避免头朝下，更要绝对避免翻滚。

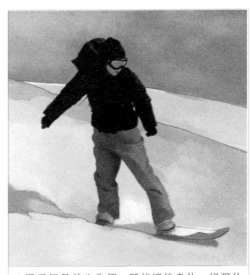

◎滑雪极具养生作用，既能锻炼身体，增强体质，还有助于培养良好的心理素质。

冬季健步走，健身又暖心

寒冷的冬季，万物萧瑟，我们的身体也经受着严寒的考验，健康地度过冬季是每个人的功课，而运动是古往今来很多人不变的选择，在冬季，最好不要做剧烈运动，前面为大家推荐了慢跑、冬泳、滑雪等运动，这里再为大家推荐健步走这一锻炼方式。

健步走，是介于散步和竞走之间的一种运动方式，它主要通过大步向前，快速行走，提高肢体的平衡功能，它不受年龄、性别、体力等方面的限制，属于低投入、高产出的有氧健身运动。

健步走有很多功效，它能提高心肺功能耐力，可以降低心血管疾病和心脏突发事件的危险性；能够改变血液质量，可以有效防止动脉疾病的发生和发展，也能防止如脑血栓、心肌梗死这些并发症的发生；能够促进骨关节的健康，防止多种骨关节、肌肉、肌

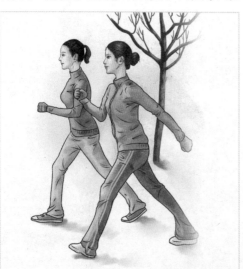

◎健步走是一种低投入、高产出的有氧健身运动。

腱的损伤，降低骨质疏松发生的危险性；同时还能增加人体免疫能力、改善心理状态和睡眠状态，坚持锻炼还能够减少身体的脂肪重量，适合肥胖的人群。

健步走运动特别适合老年人，很多老年人吃得好，运动少，因此出现身体肥胖，这不仅使老年人行动困难，而且增加了患病的概率。"健步走"是老年人控制体重、祛脂减肥、祛病延年的好方法。

健步走的方法是：在自然行走的基础上，躯干伸直、收腹、挺胸、抬头，随走步速度的加快而肘关节自然弯曲，以肩关节为轴自然前后摆臂，同时腿朝前迈，脚跟先着地，过渡到前脚掌，然后推离地面。健步走时，上下肢应协调运动，并配合深而均匀的呼吸。

健步走在着装上也要注意一下，应该穿旅游鞋或其他软底鞋，着宽松服装或运动装，最好携计步器，以便精确测量步频、步速，统计所走的次数，对运动量进行控制。

四季养生小贴士

在锻炼时，可根据个人体质安排休息时间：健步走的步频一般在每分钟走90步左右，既不要太慢，也不要太快。每次走3000～5000步，一日走5000～10000步。每次走40～50分钟，一日走80～100分钟为宜。

同时，1次连续大步走完规定的次数再休息，中间不休息，两次锻炼之间的休息，至少达到4小时。尤其是年长者，更应注意要有足够的休息时间，不要过于疲劳。

保龄球：人人皆宜的冬季运动

冬季，对于想运动，又不爱出门的人来说，在室内进行的保龄球就成了他们的最佳选择，保龄球不但轻松、有趣，而且有益于健康。作为一个比赛项目，它还几次走进过奥运会的殿堂。在亚洲，保龄球从1974年起成为亚运会比赛项目。

保龄球是一项人人皆宜的球类项目，常打保龄球，非常有利于人体健康。

首先，保龄球都是很多人一起进行，它能够营造一种非常轻松的氛围，消除人的疲劳、紧张，缓解、消除工作和生活中的压力。

其次，它是不受天气、时令影响的运动。不分年龄、性别，男女老少均能参与，无论个人体质好坏，只要通过努力均可获得高分，因此可培养和增强人的自信心。

再次，它能够满足人的发泄感、快感、成就感，而且它也是智商要求很高的运动之一，打保龄球能够锻炼人的体力、脑力、观察能力和空间想象能力等。

最后，它能弥补日常生活中和工作重负下的运动不足。据计算，3局保龄球相当于骑车20分钟或跑步15分钟或打网球20分钟。

在从事保龄球运动时，我们应注意以下几点。

第一，要注意循序渐进，第一次玩时，很可能摸不着门路，不要着急，一次次练习，技术就会逐渐提高。

第二，打球时，要注意协调性，启动时，可走3～6步，每个人可根据自己的习惯协调步伐，掷球时，手臂要顺势把球掷出。

第三，要选择合适重量的球，初学者要从较轻的球开始练，等力量增强后，再慢慢增加球的重量。

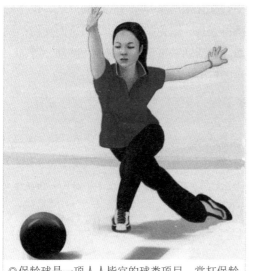

◎保龄球是一项人人皆宜的球类项目，常打保龄球，有益身心健康。

四季养生小贴士

保龄球的重量基本上从6磅到16磅，分为11个级别。简便的分级方法是，小学生6～7磅、中学生8～9磅、女青年10～12磅、男青年13～14磅、中、高级球15～16磅。而成年人还可以通过体重来选择适合自己的球重：40～49千克用10磅、50～54千克用11磅、55～59千克用12磅、60～64千克用13磅、65～69千克用14磅、70～74千克用15磅、75千克以上用16磅。

冬季跳绳，减肥女性的最佳选择

在我国，跳绳至少已有一千多年的历史。唐代将跳绳叫作"透索"，宋代名曰"跳索"，清代则谓之"绳飞"。跳绳取材方便，方法简单，且不受活动场地、气候条件的限制，还可自行调节运动量。由于跳绳花样繁多，可简可繁，随时可做，一学就会，特别适宜在冬季作为健身运动，而且对女性尤为适宜。从运动量来说，持续跳绳10分钟，与慢跑30分钟或跳健身舞20分钟相差无几，可谓耗时少、耗能大的无氧运动。

每当过完一个炎热的夏季，很多女士便以为可以松一口气，因为不用再穿那些贴身的时装，就可以不用那么拼命锻炼减肥了。但殊不知，就是秋冬季的稍一疏忽，让很多女士在夏日付出的努力一下子付诸东流。一般来说，因为秋冬的天气更加凉爽，人体的感觉更加舒适，因此往往会吃下去更多的美味，如果再忽视运动，那么脂肪会很快堆积。

到底什么样的运动更加适合秋冬季节进行？跳绳是一个不错的选择，这个答案得到了不少健身专业人士的肯定。除了减肥之外，跳绳也是最适合锻炼身体的运动之一，现已成为现今在全世界流行的健身方法，加上越来越多的娱乐明星也把跳绳作为自己保持身材和锻炼身体的方法，更使得跳绳这一普普通通的活动成为大众健身的明星。

跳绳有利于增强人体心血管、呼吸和神经系统的功能。在做跳绳运动时手、足、脑并用，能加强身体四肢的运动量及灵敏程度，增强肌肉耐力和心肺功能；跳绳是全身运动，可加速人体新陈代谢，增强血液运行，强化血管功能；每天坚持有助保持均匀体态，促进身心健康，增加骨质密度。

在做跳绳运动时我们应该穿质地软、重量轻的高帮鞋，避免脚踝受伤；绳子软硬、粗细要适中；场地以户外平坦地为最好，切莫在硬性水泥地上跳绳，以免损伤关节，并易引起头昏；跳绳时须放松肌肉和关节，脚尖和脚跟须用力协调，防止扭伤；胖人和中年妇女宜采用双脚同时起落的方式，也不要跳得太高，以免关节因过于负重而受伤；跳绳前先活动一下足部、腿部、腕部、踝部，跳绳后可做伸腿等放松活动。

四季养生小贴士

鉴于跳绳对女性的独特保健作用，法国健身专家莫克专门为女性健身者设计了一种"跳绳渐进计划"。初学时，仅在原地跳1分钟，3天后即可连续跳3分钟，3个月后可连续跳上10分钟，半年后每天可实行"系列跳"，如每次连跳3分钟，共5次，直到一次连续跳上半小时。一次跳半小时，就相当于慢跑90分钟的运动量，已是标准的有氧健身运动。

跳绳减肥的要领：每日跳5分钟为一节，每天可跳5～6节，每周跳6天，待适应后可逐步加量。长期坚持，一定可以有效地减轻体重。

跳跃的速度分为两种：慢速为平均每分钟跳60～70次。较快速为平均每分钟跳140～160次。

最廉价的健康途径——呼吸养生法

冬季，大多数人不爱出门，很多人选择在家里做一些运动，另外还有一些人，根本是动也不爱动，但是我们也不能放任自己长肉，这里，就提供给你一个不用动就养生的方法：呼吸养生法。

在缺少食物的情况下，人可以维持几天的生命，但是如果缺少了空气，那么几分钟人就会窒息。可见，呼吸虽然是再平常不过的事情，但对人体的影响却十分重大。不仅如此，呼吸还和健康有着密切的关系。事实上，正确地呼吸有助于人类长寿。

因为氧气不像人体内其他养料那样能贮存起来，因此人们必须一刻不停地吸进新鲜空气。然而，大多数人只利用了自己肺活量的1/3。那么，怎样才能充分利用肺活量，向血液提供更多的氧气，使自己精力更加充沛？

我们可以先慢慢地由鼻孔吸气，使肺的下部充满空气。吸气的过程中，由于胸廓向上抬，横膈向下，腹部就会慢慢鼓起。然后再继续吸气，使肺的上部也充满空气，这时肋骨部分就会上抬，胸腔扩大。这个过程一般需要5秒钟，最后屏住呼吸5秒钟。经过一段时间的练习，可以将屏气时间增加到10秒，甚至更长。肺部吸足氧气后，再慢慢吐气，使肋骨和胸腔渐渐回到原来的位置。停顿一两秒钟后，再从头开始。这样反复10分钟。时间长了，我们就会自然而然地习惯这种深呼吸法。

还有一种比较特殊的呼吸法——静呼吸。就是用右手大拇指按住右鼻孔，慢慢地由左鼻孔深呼吸，有意识地让空气朝前额流去。可以闭上眼睛，想象自己吸进的空气是有颜色的，如蓝色、淡黄色或绿色，这样会使人感到全身放松，能够重新充满活力。当肺部空气饱和时，用右手的示指和中指把左鼻孔按住，屏气10秒钟，同时想象体内的烦恼随二氧化碳一起排出体外。然后按住左鼻孔重新开始，每遍各做5次。

此外，呼吸还能帮你战胜失眠。临睡前躺在床上，仰脸朝上，两手平放在身体两侧，闭上眼睛，然后开始做深呼吸，同时慢慢抬起双臂，举过头部，紧贴两耳，手指触床头。这一过程约10秒钟，双臂同时还原。这样反复10次，就能消除一天的疲劳，而且能让你很快入睡。

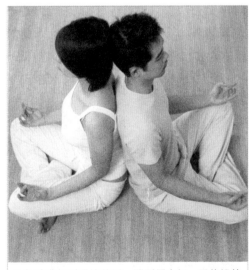

◎冬季进行呼吸法练习，既不用出门，又能锻炼身体，延年益寿。

孙思邈养生十三法，伴你长命百岁

孙思邈是唐代医学家，人称"药王"。他总结了养生十三法，也许你会有所悟。

（1）发常梳。将手掌互搓36下令掌心发热，然后由前额开始扫上去，经后脑扫回颈部。早、晚各做10次。

（2）目常运。合眼，然后用力睁开眼，眼珠打圈，望向左、上、右、下四方；再合眼，然后用力睁开眼，眼珠打圈，望向右、上、左、下四方；重复3次。搓手36下，将发热的掌心敷上眼部。

（3）齿常叩。口微微合上，上下排牙齿互叩，无须太用力，但牙齿互叩时需发出声响。轻轻松松、慢慢地做36下。

（4）漱玉津。玉津即津液、口水。口微微合上，将舌头伸出牙齿外，由上面开始，向左慢慢转动，一共转12圈，然后将口水吞下去。之后再由上面开始，反方向再做一次。口微微合下，这次舌头不在牙齿外边，而在口腔，围绕上下腭转动。左转12圈后吞口水，然后反方向做一次。吞口水时，尽量想象将口水带到下丹田。

（5）耳常鼓。手掌掩双耳，用力向内压，然后放手，应该有"扑"一声。重复做10下。双掌掩耳，将耳朵反折，双手示指压住中指，以示指用力弹后脑风池穴10下，扑扑有声。

（6）面常擦。搓手36下，暖手后上下扫面；或暖手后双手同时向外圈。

（7）头常摇。双手叉腰，闭目，垂下头，缓缓向右扭动，直至恢复原位为一次，共做6次。反方向重复。这动作可令头脑灵活，防止颈椎增生。不过，注意要慢慢做，否则会头晕。

（8）腰常摆。身体和双手有韵律地摆动。当身体扭向左时，右手在前，左手在后，在前的右手轻轻拍打小腹，在后的左手轻轻拍打命门穴。反方向重复。至少做50下，做够100下更好。

（9）腹常揉。搓手36下，手暖后两手交叉，围绕肚脐顺时针方向揉。当自己的身体是一个时钟。揉的范围由小到大，做36下。

（10）摄谷道。摄谷道，即提肛。吸气时提肛，即将肛门的肌肉收紧，闭气，维持数秒，直至不能忍受，然后呼气放松。这套动作无论何时都可以练习。最好是每天早晚各做20~30下。

（11）膝常扭。双脚并排，膝部紧贴，人微微下蹲，双手按膝，向左右扭动，各做20下。这套动作可以强化膝头关节。

（12）常散步。挺直胸膛，轻松地散步。最好心无杂念，尽情欣赏沿途景色。

（13）脚常搓。右手擦左脚，左手擦右脚。由脚跟向上至脚趾，再向下擦回脚跟为一下，共做36下；两手大拇指轮流擦脚心涌泉穴，共做100下。

这一套功法简单易行，适合日常随时随地养生，如果在寒冷的冬季不爱做户外运动的，可以在室内随时做一做，就会收到意想不到的效果！

冬天健身，7点注意你不可不知

寒冷的冬季，很多人都贪恋室内的温暖，就疏于锻炼了。其实，冬天的运动也很必要，俗话说："冬天动一动，少闹一场病；冬天懒一懒，多喝药一碗。"那么，在寒冷的冬天，应该怎样运动呢?

国医大师任继学教授曾在《中华医药》上说过这样一段话："太阳不出来你不要出去，冬三月此谓闭藏。冬天是闭藏，水冻地坼，无扰乎阳，这是什么意思，就是闭藏，人在冬天的时候阳气内收，阴气在外，所以到冬天闭藏的时候，早卧晚起，必待日光。"

在寒冷的冬季，年轻人可以选择跑步等高强度的有氧运动，这样可消耗更多热量，锻炼的时间应该比春夏季多出10～15分钟。在时间上，年轻人由于身体对气候的适应能力较强，体质较好，体力恢复快，可以选择在早上和下午进行锻炼。而中年人则可选择快走、慢跑、爬楼梯等低强度的有氧运动。中年人身体状况一般都处于下降趋势，不要因为忙于工作就放弃健身，否则冬天就是一个"藏病"的季节。中年人可以选择在下班后，18～20时身心比较放松的时间段进行锻炼。

同时，冬天进行健身运动，还需要注意以下几点。

（1）以室内运动为主，偶尔出门让脸庞沐浴严寒。冬天还是以室内运动为主，但也不妨偶尔到室外走动走动，让新鲜空气把肺中混浊之气排挤出去。中医养生专家说："五脏精华之血，六腑清阳之气皆诸于面。所以你看，一接触血脉呀、腠理呀，毛窍都收缩起来。我让你在里头收敛起来，来抵抗寒气，你外边冷，里边是热的，所以它不受伤。"

（2）冬季晨练宜迟不宜早。冬天的寒气比较重，早上的时候更是如此，因为每天的最低气温一般出现在早上5时左右，而人体的阳气还没旺盛。此时外出锻炼，易受风邪侵害，损伤阳气，容易患伤风感冒，也易引发关节疼痛、胃痛等病症。所以说，冬季晨练宜迟不宜早。一般太阳出来半个小时后，晨寒才开始缓解，此时才应该开始锻炼。

（3）冬季气温低，体表血管遇冷收缩，血流缓慢，肌肉的黏滞性增高，韧带的弹性和关节的灵活性降低，极易发生运动损伤。因此锻炼前，一定要做好充分的准备活动，待热后脱去一些衣服，再加大

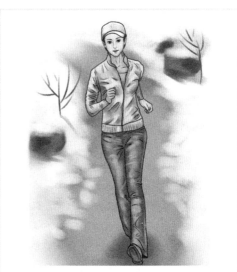

◎冬天应以室内运动为主，但也不妨偶尔到室外走动走动，让新鲜空气把肺中混浊之气排挤出去。

运动量。

（4）不要过于剧烈运动，避免大汗淋漓。《黄帝内经》认为冬季养生应"无泄皮肤"，否则就会使阳气走失，不利于气闭藏，这就是说冬天里不宜剧烈运动，锻炼时运动量应由小到大，逐渐增加，尤其是跑步。不宜骤然间剧烈长跑，必须有一段时间小跑，活动肢体和关节，待机体适应后再加大运动量。冬季宜以散步、太极拳等和缓性的运动为主，通过锻炼，感到全身有劲，轻松舒畅，精神旺盛，体力和脑力功能增强，食欲、睡眠良好，就说明这段时间运动是恰当的。

（5）冬天运动，尽量不要出汗。在冬天只要一出汗就会伤阳，就会伤心。这是因为，汗是心之液，出汗就把阳气伤了，机体抵抗力就低下了，这在冬天是违背养生规律的。所以，冬天室外运动，不能跑，不能跳，最好太阳出来慢慢走，慢慢溜达。

在进行稍微剧烈的锻炼后，要及时擦干汗液，若内衣已潮湿，应尽快回到室内换上干衣服。对于坚持冬季长跑的人，要特别注意冰雪，防止滑倒。遇冰封雪飘大雾天气时，可在室内、阳台或屋檐下原地跑步。

（6）最好在下午锻炼。一般的健身爱好者都有长年早起健身的习惯，而这在冬季就不太适用。科学研究数据表明，冬季健身的最佳时间是在14~19时之间。

（7）大雾天不宜室外锻炼。冬季健身尤其要注意在大雾天不宜进行锻炼。雾是地面上的水蒸气遇冷后，与飞起的尘土凝结成不透明的小水点，浮游在近地面的空间而成的。在大雾的时候，不仅空气中的水分多、尘土多，而且气压较低，呼吸困难，汗液不易蒸发，这时最好在室内做简易的活动。

总之，运动是需要循序渐进、持之以恒的事情，即使在寒冷的冬天也不应该忽略，否则一冬天积攒下来的身体方面的问题就会在来年春天凸显出来，而长期待在温暖的室内也会降低身体的免疫力，增加患感冒等呼吸道疾病的概率。

四季养生小贴士

冬季减肥，可以选择做仰卧起坐。

练习仰卧起坐，速度要因人而异。过快的频率并不能提高锻炼效果，只有适当放慢运动节奏，才可以避免过度疲劳所导致的身体不适，增强腹肌的训练效果。初学者、老年练习者，要控制住节奏，避免一开始就做很多次数的仰卧起坐，导致肌肉酸疼。最初可以尝试一分钟做5次，此后慢慢增加，直至达到30次左右。对于那些有一定健身基础的练习者，更多的是想通过练习达到增强腹部力量的目的，这样要保证一分钟做60个左右。

仰卧起坐正确的做法是，仰卧在床上，双腿正常弯曲，双手半握拳放在耳朵两侧，尽量展开双臂。做动作时，让腰部发力，上身径直起来，注意腰部不要离开床面，然后缓慢下降使身体处于原位，重复做以上动作。当腹肌把身体向上拉起时，应该呼气，这样可确保处于腹部较深层的肌肉都同时参与工作。练习过程中，腿一定不要伸直，否则不仅浪费时间，甚至有害无益。

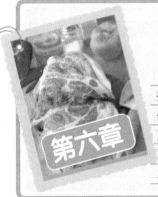

让你的美丽在冬天绽放

第六章

◎寒冷的冬天，天干物燥，对于爱美的女性来说是一个挑战。因此，如何在冬季保持皮肤的美丽滋润是所有女人必做的功课。在这样一个季节，我们在涂抹化妆品的同时，更重要的是以内养外，因为冬天对女性来说是进补的最好时节，只要平日里根据自己的体质，补得科学合理，不愁没有水嫩好肌肤。

告别"冰美人"，从此做回"暖女人"

现代有很多女性，一到冬天就手脚冰凉，即使是在暖和的屋子里也很久缓不过来，成了名副其实的"冰美人"。而寒冷是对女人健康和美丽的最大摧残。女人如果受冷，手脚冰凉，血行则不畅，体内的能量不能润泽皮肤，皮肤就没有生气，面部也会长斑，所以很多女人皮肤像细瓷一样完美，却缺乏生机和活力，总是给人不够青春的感觉。更可怕的是，我们的生殖系统是最怕冷的，一旦体质过冷，它就会选择长更多的脂肪来保温，我们的肚脐下就会长肥肉。

但是女人体质偏冷、手脚易凉和痛经已经成为普遍现象，这是为什么呢？中医专家研究发现，女性冬季怕冷是因为自身的供暖系统出了状况。如果你特别怕冷，根源就在阳气、血液和经络这3个方面。而这3个方面出问题大多与女性的生活习惯有关。

首先，女孩们为了减肥，只吃青菜和水果，肉类靠边站。其实，青菜、水果性寒凉的居多，容易使女人受凉，肉才是女人的恩物，尤其是牛肉和羊肉，含大量的铁质，可以有效地给女人补血。

其次，女孩们爱美，用束身内衣把腰束得紧紧地，其实那一点儿用都没有。束得太紧了，你的生殖系统没有血液供给，就更冷，冷就会长更多的肉。

另外，女孩们不管是春夏秋冬，都爱吃冰冻食品，尤其爱喝凉茶，觉得凉茶可以治痘痘。其实，很多人长痘痘不是因为阳气太旺，而是因为阴虚，阴不能涵阳，与其损其阳气，不如滋阴更合适。南方喝凉茶多的省份如两广，女人生育之后面部长斑的情形更为严重。甚至古代的妓女，为了有效避孕会服用寒凉的中药，可见这些药对生殖系统的伤害。在凉茶中，有一些滋阴补气的可以服用，但性太寒的就不能服用。比如有的女人喜欢生食芦荟，这很恐怖，芦荟中最有效的成分——大黄素，是极其阴冷的。芦荟外用可治烧伤，可想而知它有多冷，还是不吃为妙。

要做暖女人其实很简单，从日常生活中入手就可以。

① 多吃"暖性"食物

冬天，女人可以多吃一些羊肉、牛肉、鸡肉、鹿肉、虾、鸽、鹌鹑、海参等，这些食物中富含蛋白质及脂肪，能产生较多的热量，有益肾壮阳、温中暖下、补气生血的功能，能够祛除体内的寒气，效果很好。

补充富含钙和铁的食物可以提高机体防寒能力。含钙的食物主要包括牛奶、豆制品、海带、紫菜、贝壳、牡蛎、沙丁鱼、虾等；含铁的食物则主要有动物血、蛋黄、猪肝、黄豆、芝麻、黑木耳、红枣等。

海带、紫菜、发菜、海蜇、菠菜、大白菜、玉米等含碘丰富的食物，可促进甲状腺素分泌，甲状腺素能加速体内组织细胞的氧化，提高身体的产热能力。

另外，适当吃些辛辣的食物可以帮助我们防寒。辣椒中含有辣椒素，生姜含有芳香性挥发油，胡椒中含胡椒碱，冬天适当吃一些，不仅可以增进食欲，还能促进血液循环，提高御寒能力。

有一点要提醒女性朋友们注意，除了多吃上面的这些食物外，我们还要忌食或少食黏腻、生冷的食物，中医认为此类食物属阴，易使我们脾胃中的阳气受损。

② 泡澡暖全身

即使再冷的天，只要泡个热水澡，整个身体都会暖起来，这是因为泡澡可以促进我们全身的血液循环，自然也就驱走了寒意。如果想增强泡澡的功效，还可以将生姜洗净拍碎后，用纱布包好放进浴缸（也可以煎成姜汁），或者加进甘菊、肉桂、迷迭香等精油，这些都可以促进血液循环，让身体温暖。

③ 按压阳池穴

阳池穴在手背部的腕关节上，位置正好在手背间骨的集合部位。寻找的方法很简单，先将手背往上翘，在手腕上会出现几道皱褶，在靠近手背那一侧的皱褶上按压，在中心处会找到一个痛点，这个点就是阳池穴了。阳池穴是支配全身血液循环及荷尔蒙分泌的重要穴位，只要按压这个穴位，促使血液循环畅通，身体就会暖和起来了。

按压阳池穴的动作要慢，时间要长，力度要缓。按摩时，先以一只手的示指按压另一手的阳池穴一段时间，再换另一只手。要自然地使力量由手指传到阳池穴内，如果指力不够，可以借助小工具，比如圆滑的笔帽、筷子等。

四季养生小贴士

很多女性到了冬天只是手脚发冷，身上并不太冷。而且有乳腺增生症状，情绪也经常很消沉。这种情况有可能是经络不通，使血液输送的阳气和热能受阻导致的，针对此，我们可以采用热水足浴的方式来缓解。我们双脚有很多重要穴位，将其泡在热水中，可以促进全身的经络和血脉畅通，改善冬天手足冰冷的症状。如果能加一些八角茴香、红花、肉桂、生姜等热性药材煎出的药液，效果会更好。

冬季，"食""色"生香养心气

冬季是万物收藏的季节，要为明年的"春生夏长"做准备，所以对爱美的女性来说，冬季进补很重要。"省咸增苦，以养心气"，李时珍的冬季食补观点是很值得女士们借鉴的。

寒冷的冬天来临了，有些女性朋友们就开始行动，准备补身体。冬天人们食欲大增，脾胃运化转旺，此时进补可谓是投资少、见效快。

李时珍在《本草纲目》中提出，冬季进补应"省咸增苦，以养心气"。这是因为，冬季人体的活动有所收敛，将一定的能量储存于体内，为来年做准备。在饮食调养方面，以温肾阳、健脾胃为主。因为肾是人体生长发育之本，肾主咸味属水，心主苦味主火，水克火。冬季是肾经旺盛之时，在这个季节如果咸味吃得过多会增加肾的负担，因此冬季要适当减少咸味，多吃苦味的食物，以助养心阳。

人的体质各异，冬季饮食亦应因人而异。阴虚之人应多食补阴食品，如芝麻、糯米、蜂蜜、乳品、蔬菜、水果、鱼类等清淡食物；阳虚之人应多食温阳食品，如韭菜、羊肉等；气虚者应食人参、莲肉、山药、大枣等补气之物；血虚者应食荔枝、黑木耳、甲鱼、羊肝等；阳盛者宜食水果、蔬菜、苦瓜，忌牛羊肉、酒等辛热之物；血瘀者宜多食桃仁、油菜、黑大豆等；痰湿者多食白萝卜、紫菜、海蜇、洋葱、扁豆、白果等；气郁者少饮酒，多食佛手、橙子、橘皮、荞麦、茴香菜等。

而关于进补的时间，专家认为，在冬至前后进补为最佳。《易经》中说"冬至阳生"，节气运行到冬至这一天，阴极阳生，此时人体内阳气蓬勃生发，最易吸收外来的营养，而发挥其滋补功效，因此在这一天前后进补最为适宜。当然这不是绝对的，要因人而异。患有慢性疾病又属于阳虚体质的人需长时间进补，可从立冬开始直至立春；体质一般不需大补的人，可在三九天集中进补。

需要注意的是，冬天虽然清爽，但空气过于干燥，容易咳嗽，而此类咳嗽多是燥咳，所以应以润肺生津为主，如煲老糖水，将凉水、陈皮、冰糖放入锅中煲两小时就可以了。

在冬季药补的人需要注意饮食禁忌，在服用人参等补气药物时，忌食萝卜，特别是生萝卜。进补期间，要少饮浓茶和咖啡，因为它们都是消导之品，会使补品中的有效成分分解而降低功效。

进补时要少吃寒凉滋腻的食品，如冷牛奶、肥肉、糯米点心等，以免败伤胃气，造成积滞，影响补品的消化和吸收。在进补过程中，不能过多食大蒜、辣椒等辛辣食物，因为这些食物不仅与补阴类药物不适合，也会使补气药、补阴药的效果降低。

有许多药物制成了补酒形式，患有高血压、肝病的女性或者孕妇千万不要服用。

这里给大家推荐两款冬季滋补汤：

杜仲羊肉萝卜汤

原材料：杜仲15克，羊肉200克，白萝卜50克，羊骨汤400克。

调味料：盐、味精、料酒、胡椒粉、姜片、辣椒油各适量。

做法：羊肉洗净切块，汆去血水；白萝卜洗净，切成滚刀块；将杜仲用纱布袋包好，同羊肉、羊骨汤、白萝卜、料酒、胡椒粉、姜片一起下锅，加水烧沸后小火炖1小时，加盐、味精、辣椒油即可。

功效：本品能补肝肾、强筋骨、安胎，对肾虚腰痛、筋骨无力、妊娠漏血、胎动不安等症有食疗作用。

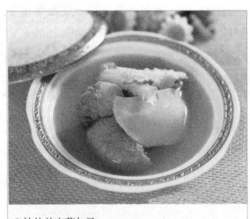

◎杜仲羊肉萝卜汤。

黑豆红枣猪皮汤

原材料：红枣10颗（去核），猪皮200克，黑豆50克。

调味料：盐、味精各适量。

做法：猪皮刮干净，或者可用火炙烤去毛，入开水汆烫捞出，待冷却之后，切块。黑豆、红枣分别用清水洗净，泡发半小时，放入砂煲里，加适量水，煲至豆烂，再加猪皮煲半小时，直到猪皮软化。

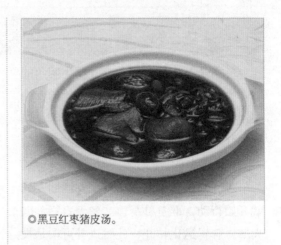

◎黑豆红枣猪皮汤。

加适量盐、味精，用勺子搅拌均匀，即可熄火盛盘。

功效：本品能补脾和胃、益气生津、解药毒，对胃虚食少、脾弱便溏、气血津液不足等症有食疗功效。

羊肉性温热、补气滋阴、暖中补虚、开胃健力，被称为"人类的保健性功能食品"，更是女性朋友离不开的美容肉，具体做法如下：萝卜300克，羊肉200克，豌豆100克，盐、胡椒、香菜各适量。将羊肉洗净，切成小块，放入砂锅内，加水煮沸，除去表面泡沫。然后将萝卜洗净切块，与豌豆一起放入羊肉汤中，大火浇开，改用小火煨。出锅前放入盐、胡椒适量，稍煨一下，再放些香菜即可。

四季养生小贴士

冬季皮肤干燥，缺水少油，蜂蜜中含有各类丰富的生物活性物质，能补充皮肤所需营养，使皮肤细嫩光滑。养心安神、滋阴补血的龙眼最适合于体弱多病、心悸失眠、面色无华的女性食用。

天干物燥，依然能吃出水润容颜

随着寒冬的到来，很多女性经常会有嘴唇干裂、皮肤干痒、头发干枯、咽喉肿痛、鼻子出血等困扰，所以这个时候一定要好好养护自己的容颜。其实，冬令时节，只要合理调整饮食，美丽的容颜就可以"吃"出来。

1 吃大枣、喝蜂蜜，使你"面如桃花"

冬季皮肤干燥，缺水少油，蜂蜜采百花之精，含有丰富的各类生物活性物质，能改善皮肤的营养，使皮肤保持细嫩光滑。因此，蜂蜜有女性"美容圣药"之美称，经常食用蜂蜜可使人"面如桃花"。

经测定，红枣中的维生素含量为百果之冠，被人誉为"活维生素丸"。维生素A的重要功能之一是激活和调节表皮细胞的生长，抗角化，所以补充维生素A有助于改进皮肤的水屏障特性，若与维生素E同时使用，可延缓皮肤的衰老。故俗话说得好："一日吃三枣，终生不显老。"

2 吃龙眼、嚼胡桃，为你"保湿补水"

将龙眼肉加冰糖熬制成"玉灵膏"，每天早晚冲服一汤匙，简单方便，易于保存。龙眼又名桂圆，味甘性平，有养心安神、滋阴补血的功效，最适合于体弱多病、心悸失眠、面色无华的女性进补之用。

胡桃，民间又称长寿果，有强身健脑、养颜益容之功。若将胡桃肉和黑芝麻研碎合用，更是珠联璧合，相得益彰，因为黑芝麻中含有丰富的胱氨酸和B族维生素、维生素E，可增加皮脂分泌，改善皮肤弹性，保持皮肤细腻。用脑过度、神经衰弱、体虚疲乏、皮肤干燥者饮用尤佳。

另外，在冬季，对紫外线的防御仍不可懈怠。这个时候的UVB紫外线虽不如盛夏强烈，但UVA紫外线却和全年任何时间的强度大致相同，而UVA紫外线不仅会增加皮肤黑色素，使肤色变深，更能深入肌肤，令肌肤衰老。

最后，冬季还要注意皮肤的保湿。随着冬季的到来，天气干燥日益加重，肌肤受伤害的特征越来越多地显现出来，此时肌肤表面容易干燥，缺乏弹性，因此在冬季深度且长效的保湿是必不可少的。肌肤失去水分，就仿佛是失了水的水果一样，不再新鲜诱人。同时，及时地给肌肤补充能量与营养，也是延缓肌肤衰老的有效方法。

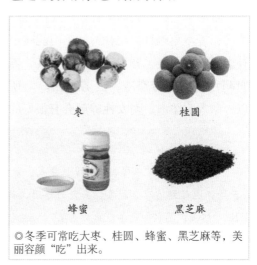

枣　桂圆

蜂蜜　黑芝麻

◎冬季可常吃大枣、桂圆、蜂蜜、黑芝麻等，美丽容颜"吃"出来。

吃点儿红肉，寒冬也会变暖春

"红肉"是什么肉？红肉其实是营养学上的词语，指的是在烹饪前呈现出红色的肉，像猪肉、牛肉、羊肉、鹿肉、兔肉等，简单地说"红肉"就是红色的肉，一般富含血红素铁。对女人来说，红肉是很好的冬季养颜滋补品。

铁是制造血红蛋白的重要原料，担负着身体内氧的运输代谢功能，若女性膳食中含铁较低，易患缺铁性贫血，致使营养素得不到充分的氧化，而导致疲劳症的发生。肉类和内脏当中的血红素铁的吸收利用率较高，对补充铁最为有益。冬季吃点儿红肉，可补充女性气血。

女人气血充足才会漂亮，越红的肉越补血。因为红肉中有丰富的铁，且容易吸收。如果你是素食主义者，或是不吃红肉的人，那就应该多吃含铁丰富的红色食物，樱桃、草莓、红枣等都可以起到补血的作用。血气足了，通畅了，冬季的皮肤才会红润，而且不会长痘痘。

而冬季进补，人们更钟情于红肉中的羊肉，《本草纲目》记载："羊肉能暖中补虚，补中益气，开胃健身，益肾气，养胆明目，治虚劳寒冷，五劳七伤。"所以，冬季吃羊肉，对女性养颜会有很好的

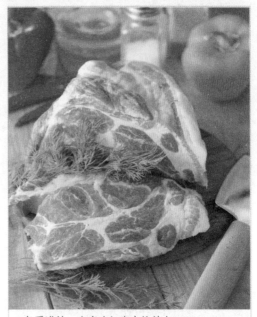

◎冬季进补，宜多吃红肉中的羊肉。

帮助。

羊肉性温热，补气滋阴、暖中补虚、开胃健力，被称为"人类的保健性功能食品"，《本草纲目》认为其为补元阳、益血气的温热补品。羊肉是一种红肉，多吃对养颜很好。

羊肉的食法众多，蒸、煮、炒、涮等无一不可。冬季是吃羊肉进补的最佳季节，如果将羊肉与其他食物或药物合并制成膳食，则健身治病的功效更好。

四季养生小贴士

吃羊肉时，可以搭配一些凉性蔬菜，如冬瓜、丝瓜、油菜、菠菜、白菜、金针菇、莲藕、笋等，能起到清凉、解毒、去火的作用，既能利用羊肉的补益功效，又能消除羊肉的燥热之性。然而，茶水却是羊肉的"克星"。这是因为羊肉中蛋白质含量丰富，而茶叶中含有较多的鞣酸，吃羊肉时喝茶，会产生鞣酸蛋白质，使肠的蠕动减弱，大便水分减少，进而诱发便秘。

冬日活肤术，教你打造靓丽容颜

冬天，我们的皮肤会变得泛红、粗糙、紧绷、暗沉……这些让很多女人有说不出的苦恼，因此要想有"面子"，就必须让皮肤活起来，让皮肤活起来最好的办法就是利用冬日活肤术。

冬季空气湿度很低，再加上肆虐的寒风令人的皮肤变得干枯粗糙、暗淡无光，恼人的敏感、脱皮、起皱纹等问题不断涌现。

严重的"旱灾"实在让很多女人很苦恼。那如何让肌肤在冬日里"活"起来呢？

① 彻底洁肤

冬季天气寒冷、风沙大，淤积在毛孔中的垃圾很多，如果清洁不彻底，很容易产生角质粗厚、粉刺、脂肪粒等问题，既破坏肌肤美观，又影响对保养品的吸收。因此，冬季里清洁皮肤是呵护皮肤的基础步骤。

油性皮肤的女性可以用凉开水洁面，温度保持在20~25℃之间，这样的水质与皮肤细胞内的水分十分接近，因此更易浸透到皮肤里，从而使皮肤更加细腻、红润、有光泽。

干性皮肤的美眉则可以用蒸气洁面法，蒸气可使面部皮肤毛孔扩张，排出淤积于毛孔内的污垢，同时，补充细胞新陈代谢所需要的水分，使干燥、粗糙的皮肤变得细嫩。

② 热敷

冬天，肌肤问题不仅仅是干燥，温度的降低也令血液循环备受阻力，即便用尽化妆水和精华素，也是收效甚微。冬天的抗老化措施不妨加一步"热敷"，保湿效果一定会令你惊讶不已。传统的加热法多为水蒸，但是这种方法耗时长。如果条件允许，可以用微波炉加热湿毛巾。这样不仅更快速，而且也更卫生。

③ 补水+防冻

冬季里女性很容易感到面部干燥，痛痒难忍，发生脱皮现象。每天用温水洗手、洗脸、洗脚，可以有效地预防皮肤裂口。喜爱运动的女性在冬季进行户外体育运动时要注意保暖，不要做出汗过大的剧烈运动。补水是抵御干燥冬季的最好方法。冬日里应当经常喝水，这样皮肤才不会干燥。如面部易生斑点或肤色易变黄暗，就避免喝茶、咖啡等有色饮料，以清水为佳。

四季养生小贴士

人体的储水功能，主要依赖由无机盐所构成的晶体渗透压和由蛋白质所构成的胶体渗透压，注意配置合理的饮食营养结构，多补充含骨胶原、黏多糖、卵磷脂、维生素、矿物质丰富的食品，以改善皮肤问题。

精油按摩，告别红血丝烦恼

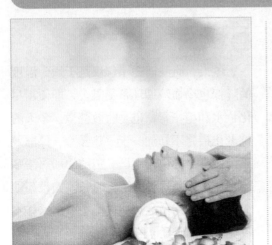

◎冬季易发红血丝肌肤，这时选用合适的精油进行按摩，可有效缓解这一情况。

　　脸上明显的血丝叫螺纹静脉，或蜘蛛静脉，它主要是因为面部毛细血管扩张或一部分毛细血管位置表浅引起的面部现象。一般角质层比较薄，毛细血管缺乏弹性和易破而产生的。

　　有红血丝的人脸色比正常肤色红，容易过敏。女性有螺纹静脉的比例很高，而且随着年龄的增长及怀孕等其他因素的影响会加重。严重的螺纹静脉可采用激光治疗，但对大脑会有一定损伤。

　　这种红血丝皮肤在夏季和冬季发生率最高，而且保养不好就容易加重。一般来说，这种肌肤的朋友，在夏季宜采用内调外养的形式进行调理和预防，而到了冬季，精油按摩则是个不错的选择。

❶ 适用精油

　　丝柏、罗马洋甘菊、檀香、橙花、玫瑰、薰衣草、天竺葵、柠檬等。这些精油都能促进细胞再生，强化微细血管壁，抑制皮肤组织损伤。

❷ 精油配方

　　普通螺纹静脉：橙花5滴+薰衣草3滴+洋甘菊3滴+25毫升葡萄籽油或甜杏仁油

　　有损伤的螺纹静脉：橙花2滴+洋甘菊3滴+玫瑰1滴+10毫升荷荷芭油

　　静脉曲张：柠檬5滴+丝柏5滴+天竺葵3滴+25毫升葡萄籽油或甜杏仁油

❸ 使用方法

　　根据脸上红血丝的不同类型调制不同的按摩油，每次取3～5滴均匀地涂抹在面部有红血丝的地方，轻轻按摩至完全吸收，如此反复2～3次。

❹ 使用须知

　　红血丝皮肤是非常敏感的，一般情况下不可以做皮肤按摩，但为了让皮肤更好地吸收营养，有时要做轻微的按摩，这时一定要注意按摩力度，手法一定要轻。

四季养生小贴士

　　有红血丝肌肤的朋友，不要让皮肤长时间暴露在极冷或极热的环境中，所以冬季要做好肌肤保暖工作，夏季要做好肌肤防晒工作。同时，宜选择性质温和的洁面奶和柔肤水；避免食用酒精、咖啡、可乐等刺激性食物也很重要。

冬食"枣"，美容养颜抗衰老

中医认为红枣味甘性温、归脾胃经，有益气养血、健脾益智之功，民间有"一天吃三枣，终生不显老"之说。红枣味甘性平，能调百味。红枣既能滋补养血，又能健脾益气，有抗疲劳、养神经、保肝脏、抗肿瘤、增强机体免疫力的功能。特别是用于贫血虚寒、肠胃病等的防治十分有效，长期服之可延年益寿。

冬天多食枣，可弥补人体维生素的不足。红枣内维生素A、维生素C和维生素D的含量都大大高于蔬菜和水果。尤其是含有生物类黄酮物质，能保护维生素C不受破坏，人们把红枣誉为"天然的维生素丸"，是人体抗衰老的补品，所以冬季最好多吃一些枣。

下面为大家介绍一些以大枣为原料的菜肴和它们的保健功效。

橙片糯米枣

原材料：大红枣150克，糯米、橙子各适量。

调味料：蜂蜜20克。

做法：大红枣去蒂洗净，割开去核；橙子洗净，切薄片；糯米洗净，浸泡10分钟后捞出。将糯米入蒸锅蒸软，取出捣碎后，放入大红枣中，摆盘后入蒸锅蒸熟。取出淋上蜂蜜，摆上橙子即可。

功效：具有健脾补血、清肝明目之功效，长期食用可使面部肤色红润。

红枣南瓜美容汤

原材料：猪排骨200克，南瓜100克，红枣4颗。

调味料：盐3克。

做法：猪排骨洗净，斩件；南瓜去瓤，切块；红枣去蒂，洗净。砂锅入水烧开，下猪排骨煲尽血渍，倒出洗净。将红枣、南瓜、猪排骨放入砂锅，注入清水，用大火煲沸，改小火煲1小时，加盐调味即可。

功效：可以补虚养血。经常服食，可以驻颜祛斑、健美丰肌，并用于治疗面部黑斑、形体消瘦。

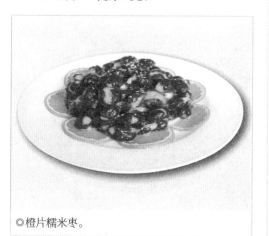

◎橙片糯米枣。

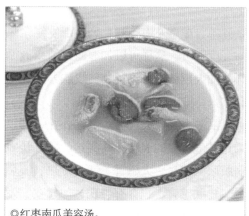

◎红枣南瓜美容汤。

寒冬，猪蹄黄豆煲让肌肤不再感冒

寒冷的冬季里，女性都裹上了厚厚的棉衣，身上是暖和了，可是面部皮肤还暴露在寒风中，脸上冻得红彤彤的。进到温暖的屋里，脸上就开始发烧，尤其是耳朵最热。一次两次还好，如果经常让面部肌肤承受这么大的温差变化，它也会"感冒"的，起皮、发红、脸色暗黄等问题就都出来了，其实这些就是皮肤生病的表现。

人的面部有着非常丰富的血管和神经，它们一方面负责输送营养，一方面又将多余的毒废物代谢出去。冬季天寒地冻，血液循环就会受影响，营养的输送和毒废物的代谢就会受到阻滞，这就是为何我们的肤色在冬季会变黑、筋肉会纠结的原因所在。怎么办呢？靠洗脸解决。先用温水洗脸，然后再用冷水轻拍脸部，这样不仅可以有效缓解冷空气给皮肤带来的不适，还可以起到收缩毛孔的作用。

此外，每天早晨起床前还可以做做面部按摩，将双手搓热后擦面，从脸部正中→下颌→唇→鼻子→额头，然后双手分开各自摩挲左右脸颊，到脸部发红微热的程度即可。这样可以加速面部的血液循环，加大皮肤的血流量，使皮肤升温、毛孔扩张、排出老旧的表皮细胞。

很多人在冬天都会两颊红扑扑，别以为这是气色好的表现，其实这两团红是脆弱肌肤的信号。人感冒了就会发热、流鼻涕，皮肤感冒了也会有表现，如起皮、发红、脸色暗黄等。所以，冬天里一定要护理好自己的皮肤，否则皮肤"感冒"了影响颜面不说，还很不好治呢。冬季，可以多食用胶原蛋白，像猪蹄、猪皮等食物中胶原蛋白就很丰富，冬季里煲一锅猪蹄黄豆，很不错的。

猪蹄黄豆煲

原材料：猪蹄300克，黄豆300克，葱1根。

调味料：盐5克，料酒8克。

做法：黄豆洗净，泡入水中至涨至二三倍大；猪蹄洗净，斩块；葱洗净切丝。锅中注水适量，放入猪蹄氽烫，捞出沥水；黄豆放入锅中加水适量，大火煮开，再改小火慢煮约4小时，至豆熟。加入猪蹄，再续煮约1小时，调入盐和料酒，撒上葱丝即可。

功效：猪蹄富含胶原蛋白质，有美容作用，而且还能补血、祛寒热、解药毒。民间一直有"冬食猪蹄胜补药"之说。大豆富含植物雌激素，有防治血脂增高、提高非特异性免疫的作用。

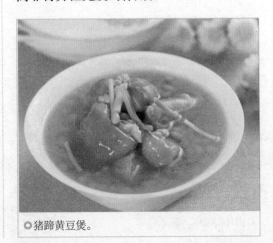

◎猪蹄黄豆煲。

"佐伯六式"，助你靓丽一冬

日本著名美容师佐伯千津创造了"佐伯六式"，是很不错的按摩手法，这里拿来与女性朋友们一起分享。

① 伸展

这是针对肌肤表面的最基本的按摩动作，在肌肤护理的各个方面都会用到。

具体操作：在眼睛周围，先用一只手的手指在太阳穴处向上提拉皮肤，然后用另一只手在眼角附近推展肌肤。注意不要让肌肉颤动，用指尖和手掌在整个面部从下向上按摩。用两只手掌在整个面部由内向外做推展按摩。

② 推按

这种按摩手法比伸展的力量要稍微强一点儿，可以使皮肤更好地吸收化妆品，并使淋巴液的流动更加顺畅。

具体操作：在嘴唇的周围有很多淋巴细胞，可以用手轻轻地推按，使淋巴液的流动更顺畅。眼睛周围也有很多淋巴细胞，在眉毛下面的凹陷处用大拇指轻轻地按压。在耳朵后面和耳下腺处经常有老化的角质，用手指肚轻轻推按可以清除。

③ 局部拉伸

这是针对皱纹和下垂等肌肤问题十分重要的按摩手法，可以修复肌肉不正常的地方。

具体操作：用手指纵向按压笑纹，同时用整个指肚对皱纹进行向上扩展和按压按摩。对于额头上的皱纹也采用这种方法，从额头正中向太阳穴的方向用手指进行扩展按摩。一只手按压太阳穴，另一只手的手掌沿着额头反向进行扩展按压。额头的皮肤也会下垂，因而可以用手掌按压额头，同时双手交替着向上按摩。

④ 弹钢琴式触击按摩

具体操作：在眼睛、嘴唇四周等皮肤比较薄的地方，针对一些细小的部位进行弹钢琴式的触击按摩。从嘴角到脸颊轻轻地做击打按摩，能够使这里的肌肉变得紧绷，同时使脸颊变得圆润。针对眼角的细小皱纹，也用弹钢琴式的触击按摩进行扩展，可以使血液循环畅通，从而使皱纹变浅。

⑤ 震动

利用整个手掌对头部及面部进行震动按摩。这种按摩手法能够令身心得到放松。

具体操作：用双手手掌按住太阳穴，轻轻地加以震动，可以使全身心得到放松。用双手手掌包住耳朵下方，慢慢地前后按摩，可以促进淋巴液流动。

⑥ 按压

这种按摩手法可以触及真皮部分，同时通过整个手掌将体温传导到面部肌肤。

具体操作：从脸部正中开始，按照由内到外、由下到上的顺序进行按摩。在此过程中可以不断提高面部的温度。

女人养颜新看点：冬日血型护肤术

大家平时都习惯了按照肤质和季节来保护肌肤，现在换一个方法，从血型来分析怎样保护肌肤，相信会有另一番效果。

常规的护肤方法我们已经知道很多了，可是你知道吗？血型不同，护肤方法也不一样。快来看看适合你的血型的冬季护肤方法吧。

① A型血

A型血的女性爱挑食、失眠或喜欢熬夜，往往是越到深夜大脑越兴奋，要知道睡眠不足可是美容的大敌！所以，从现在开始慢慢调整自己的生物钟，即使不困，到点了也要早点儿躺在床上。另外，还可以多吃些促进睡眠的食物，比如红枣。《本草纲目》说枣"主心腹邪气，安中，养脾气，平胃气"。所以对胃也很有好处。此外，一杯热牛奶也可以有此功效。睡前做个薰衣草的面膜也会很有好处。切忌睡前喝咖啡或浓茶。

② B型血

B型血女性的护养方法如下：

（1）对B型血的女性来说，控制甜食和淀粉类食物的摄入量很关键，但可以多吃一些新鲜的蔬菜，或者喝喝乌龙茶，都有减肥的作用。

（2）运动对她们来说是没有效果的，因为她们缺乏恒心，几天下来就喊着再也不锻炼了。想省事，那就每天洗完澡后用力地按摩你的周身吧，按到你手酸，顺便也消耗了许多热量。

（3）B型血女性在购买护肤品的时候千万不要受他人"蛊惑"而买了不适合自己的东西，适合的才是最好的。

③ AB型血

AB型血女性的免疫系统相对较弱，所以冬天很容易患感冒、生小病。所以这一类型的女孩在冬季一定要注意保暖，还要加强锻炼，增强自身的免疫力。在饮食上，尽量多吃富含维生素的蔬菜和水果，像橙子、柑橘之类的都可以。

④ O型血

O型血的女性要注意：

（1）选择一款适合自己的护肤品，并坚持用一定的时间，这样才会有好的效果。

（2）O型血的女性对食物不挑剔，所以使得这类女性比较容易暴饮暴食，这可是健康和美容的大忌。保持正常注意规律及适量的饮食，对你们来说很重要的。

四季养生小贴士

胶原蛋白是保持肌肤弹性的关键，能修复受伤的组织，加快细胞新陈代谢。食物中，鱼肉富含易于人体吸收的胶原蛋白，也可以通过长期食用口服胶原蛋白来增加皮肤弹性。

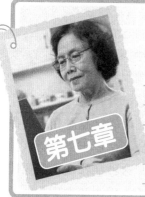

心安气顺，欢欢喜喜过寒冬

第七章

◎《黄帝内经·素问·四季调神大论》中说道："冬三月，此为闭藏。水冰地坼，勿扰乎阳，早卧晚起，必待日光，使志若伏若匿，若有私意，若已有得，祛寒就温，无泄皮肤，使气极夺。此冬气之应，养藏之道也；逆之则伤肾，春为痿厥，奉生者少。"可见在冬季人们要把神藏于内，不要暴露于外，这正和夏日里调养精神的方法截然相反。

冬季，要注重藏神养生

寒冷的冬季，很多老百姓最注重的是进补，其实我们的身体不仅需要补充能量，我们的精神也需要进行保养，否则容易出现包括抑郁症、恐惧症在内的症状，对健康十分不利。医学研究表明，冬季的寒冷气候会使人的新陈代谢等生理功能处于抑制状态，垂体、肾上腺皮质等内分泌功能容易紊乱，因而冬季是抑郁症的多发季节。同时，冬季的低温、干燥和较高的气压对冠心病、高血压、哮喘、脑动脉硬化等症有不利影响，患有这种病的人常有恐惧心理，因而情绪低落。大家都知道，很多老年人非常害怕过冬季，熬过一冬，开春大家基本上就轻松了，因此很多老年人把冬季当成一个"坎儿"，怕自己过不去冬季，因此产生消极情绪。

因此，这里建议大家冬天要养好精神，首先就是要藏神，要使自己处于心满意足的状态，以保证体内阳气的闭藏。同时要早睡晚起。中医历来强调"神藏于内"，如《黄帝内经》中指出："精神内守，病安从来"，说明藏神对身心健康有着十分重要的意义。

那么，冬季该怎样藏神呢？

一方面，要控制自己的欲望，少私寡欲。孔子说："大德必得其寿"。有良好的道德修养的人，他做事一定遵从内心的良心，清清白白，因此心中自然无愧，心境也会很平和，不会为个人的得失而大喜大悲，心理会保持在平衡状态，有益于养神、藏神。

同时，私心、贪心太重的人，因此对欲望的强烈追求，以及追求后的不可得，都会使他产生执着心，或忧郁、悲伤的情绪，从而扰乱清净之神。

另一方面，对不良情绪要注意引导。人在与人相处的过程中难免会碰到这样那样的不愉快事情，甚至会受到严重的精神打击，导致心理创伤。如果遇到了，一定要把积聚、压抑在心中的不良情绪，通过适当的方式宣泄、发泄出去，以达到心理平衡。

冬季，谨防季节性情感失调综合征

寒冬来临，不少人嗜睡或贪食，体重明显增加。同时人们的情绪会变得易怒、忧郁，身体疲劳，精力减退，注意力分散。很多女性会在月经来潮之前出现情绪低落、烦躁不安、精神抑郁、四肢沉重、轻度水肿、睡眠欠佳等症状，"经前综合征"在冬季会更加明显，而在春夏季会有所缓解。还有些老人面对草死树枯的冬季，容易触景生情，引发忧郁、凄凉等消极心绪。更严重者每到冬季抑郁症状加重，白天困倦无力，晚上睡眠不安，还喜吃甜食以致体重增加，而过了冬天上述症状便明显好转，循环往复。

其实这种周期性的情绪变化和生理功能失调就是"季节性情感失调综合征"（SAD）。一般多发于18～35岁之间，女性发病率要比男性高4倍。

现代医学研究表明，人的心理、生理与外界自然环境的变化息息相关。季节性情感失调综合征是由于严寒的气候作用于人体所致。这种症状发生的原因是寒冷使机体的新陈代谢和生理功能处于抑制和降低状态，体内调节物质代谢的环磷酸腺苷、环磷酸鸟苷的含量减少，核糖核酸和脱氧核糖核酸的合成代谢减慢，脑垂体、肾上腺皮质功能亦受到明显的抑制，使得血液循环变慢、脑部供血不足，植物性神经功能发生紊乱，因而出现了精神萎靡、注意力不集中等一系列征候。

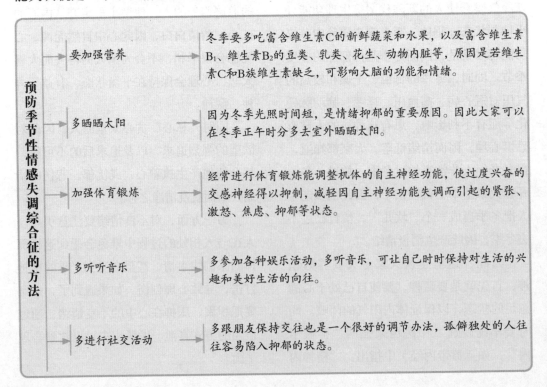

预防季节性情感失调综合征的方法		
要加强营养	→	冬季要多吃富含维生素C的新鲜蔬菜和水果，以及富含维生素B₁、维生素B₂的豆类、乳类、花生、动物内脏等，原因是若维生素C和B族维生素缺乏，可影响大脑的功能和情绪。
多晒晒太阳	→	因为冬季光照时间短，是情绪抑郁的重要原因。因此大家可以在冬季正午时分多去室外晒晒太阳。
加强体育锻炼	→	经常进行体育锻炼能调整机体的自主神经功能，使过度兴奋的交感神经得以抑制，减轻因自主神经功能失调而引起的紧张、激怒、焦虑、抑郁等状态。
多听听音乐	→	多参加各种娱乐活动，多听音乐，可让自己时时保持对生活的兴趣和美好生活的向往。
多进行社交活动	→	多跟朋友保持交往也是一个很好的调节办法，孤僻独处的人往往容易陷入抑郁的状态。

老年人要敞开心胸，祛除恐惧情绪

寒冬之际，很多人，尤其是老年人，会产生恐惧情绪。

恐惧是一种对人影响最大的情绪，几乎渗透到人们生活的每个角落。现实生活中，我们可以看到有的人的恐惧心理异于正常人。

恐惧是人们企图摆脱、逃避某种危险情境而又苦于无助的情绪，它往往是因为缺少处理或摆脱可怕情境的力量和知识造成的。恐惧状态下的人，他的精神和身体根本不能听任意识的调用。当一个人处于恐惧的情绪下，往往会出现血管收缩忽急忽缓、战栗、心脏猛跳、脸色变白，心脏以外各处皆呈血亏现象。如果刺激过强，可导致风瘫，严重者则会休克。

而这种恐惧心理对老年人的健康损害尤其大。特别是冬季来临，老年人会有冬天难熬的感觉，特别是那些上了年纪、又有些慢性疾病，如咳嗽、哮喘的老年人，他们由于长时间忧愁、烦闷、不安会加快自身的衰老和死亡速度，因此很多老年人的死亡就发生在冬天。

据心理学家研究，所谓"初生牛犊不怕虎"，婴儿除了害怕失去拥抱和大的响声之外，别无他惧。人们的许多恐惧心理都是后天习得的，所以也是可以克服的。有恐惧情绪的人只要下定决心，不断学习科学知识，调整心态，勇于实践，就一定可以消除心中的恐惧感。

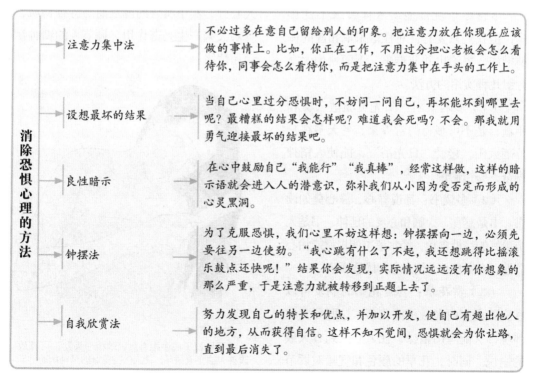

消除恐惧心理的方法		
	注意力集中法	不必过多在意自己留给别人的印象。把注意力放在你现在应该做的事情上。比如，你正在工作，不用过分担心老板会怎么看待你，同事会怎么看待你，而是把注意力集中在手头的工作上。
	设想最坏的结果	当自己心里过分恐惧时，不妨问一问自己，再坏能坏到哪里去呢？最糟糕的结果会怎样？难道我会死吗？不会。那我就用勇气迎接最坏的结果吧。
	良性暗示	在心中鼓励自己"我能行""我真棒"，经常这样做，这样的暗示语就会进入人的潜意识，弥补我们从小因为受否定而形成的心灵黑洞。
	钟摆法	为了克服恐惧，我们心里不妨这样想：钟摆摆向一边，必须先要往另一边使劲。"我心跳有什么了不起，我还想跳得比摇滚乐鼓点还快呢！"结果你会发现，实际情况远远没有你想象的那么严重，于是注意力就被转移到正题上去了。
	自我欣赏法	努力发现自己的特长和优点，并加以开发，使自己有超出他人的地方，从而获得自信。这样不知不觉间，恐惧就会为你让路，直到最后消失了。

几个窍门巧防冬季情绪"伤风"

冬天，寒风凛冽，室外活动减少。人人常常会感到情绪低沉，精神不振，浑身懒散。这就是"冬季抑郁症"，或叫情绪"伤风"。

冬季忧郁症常发生于30岁左右的已婚女性和老年男性的身上，特别是那些性格内向型的人更容易发生。这种症状的发生主要是由于有些人对大自然寒暑更替发生的不适引起的，大脑深处此时分泌的一种荷尔蒙对人体的生物钟和睡眠节律以及神经系统会产生一系列影响，从而轻微的使人精神萎靡不振，身体困乏，四肢无力，对工作和生活失去信心，特别是受到挫折以后容易丧失向困难挑战的勇气，严重的甚至会闪现出自杀的意念。

尽管冬季忧郁症给人体带来不良影响，但我们只要有针对性地采取相应的保健措施，根治也并非难事。下面就为大家介绍几种实用的方法。

（1）多晒太阳：阳光可驱散云雾和阴霾，是不可多得的营养素，冬天多在户外晒太阳，接受"日光浴"，能使人精神振奋，心情愉悦。

（2）多读书：都说养心、静心莫如读书。书是感官、大脑和心灵的延伸，书是人类最好的精神食粮，经常读书阅报就能怡心养性，充实身心，使人忘却忧愁烦恼。

（3）赏花草：喜爱花草的朋友可以在庭院和室内多栽植些花草，这既可美化环境，又能陶冶情操，让人感受到春天般的愉悦。同时，花草的颜色和气味对调节

人的自主神经功能和情志有良好作用。

（4）常梳头发：每天用梳子或手指有意识地梳理头发，这不仅是对头部的按摩，有助于改善大脑血液循环，对脑细胞产生良性刺激，而且更容易使人处于良好的精神状态，保持心情平稳。

（5）多运动：疾走、跑步、做操、打拳、冬泳等力所能及的体育运动能促进人体新陈代谢、血液循环和大脑兴奋，使人保持充沛的精力，是化解不良情绪的有效手段。

（6）吃香蕉、嗅柑橘：香蕉可调节人体内分泌系统，减少对情绪有不良影响的激素的分泌，使人感到快乐安宁。柑橘类水果不仅色泽艳丽，而且芳香扑鼻，沁人心脾，其中所含的挥发油等芳香物质，可对大脑产生兴奋作用，调节人的精神活动和情绪。

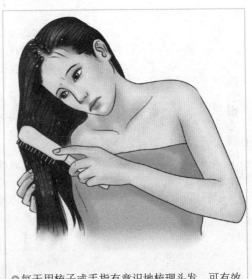

◎每天用梳子或手指有意识地梳理头发，可有效改善大脑血液循环，使人保持良好的精神状态。

身在职场，警惕"年关焦虑症"

进入冬季，又到了岁末年关的时节，对于上班族来说，这些日子不好过，因为单位又开始了一年的各类总结、评优、应酬、人事变动，这让很多职场人士感到无聊无助，并且烦躁恐慌，甚至出现注意力无法集中、肠胃不适、头痛、失眠，严重的甚至会有头晕、胸闷、心悸、呼吸困难、口干、尿频、尿急、出汗、震颤和运动性不安等一系列症状。这就是"年关焦虑症"。职场人士要想平安度过心理年关，不妨给自己备点儿精神年货。

首先要有一个"减压阀"：如果你发现年关临近时压力过大，可以去参与各种运动及娱乐活动，及时排遣不愉快的情绪。

其次要有一颗平常心：一是要保持一种平和的心态，维持正常工作状态，有条不紊地把自己手头的事情做好。二是要根据自身的能力和自己的机遇及状态等调整对生活的期望值，以积极向上的心态去面对工作和生活。三是要把精力稍作转移，如健康、家庭、亲人等，这样，我们才不会在面对激烈的竞争时容易心理失衡，才不会以为失去某一方面的优势就如同失去整个世界一样。

再次要有一些有益的爱好：例如，当感觉身心紧张时，强迫自己去听一些轻音乐，看看爱看的书。同时早起慢跑一会儿，对一天的精神稳定都有好处。

最后要有一群好朋友：压力过大时，千万不要"所有问题都自己扛"，要时时找一群知心的朋友进行倾诉，这样会减轻心里的压力。

另外，患有"年关焦虑症"的朋友还需从饮食上进行调理：平时可以多吃一些大蒜、香蕉、菠菜、鱼油等，多喝一些低脂牛奶。但有些食物也应避免食用：例如酒精、咖啡以及其他的垃圾食品等。酒精可能提供暂时的解脱，但隔天紧张又来袭，而且这些物质本身也损害健康。咖啡因可加剧焦虑症状。同时还需远离糖、白面粉制品、腌肉、辛辣刺激的调味料等。

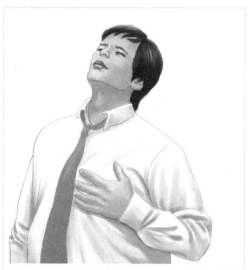

◎年关将至，要注意防止出现头晕、胸闷、心悸等"年关焦虑症"。

四季养生小贴士

测一测，你是否患有"年关焦虑症"？每到年关的时候你会：
（1）头晕眼花，心跳过速，对琐碎的事情极度烦躁。（2）胃口不好、消化不良，伴有失眠。（3）感觉被强迫、被压抑、被逼入绝境，充满担忧与恐惧。如果以上3个题目中你有两个回答都是"是"的话，你就一定要警惕了。

乐观向上，做冬天里的"向日葵"

英国作家萨克雷说："生活是一面镜子，你对它笑，它就对你笑，你对它哭，它也对你哭"。的确，如果我们心情豁达、乐观，我们就能够看到生活中光明的一面，即使在寒冷的冬季，我们也能感受到春天般的温暖。

一个心理健康的人，思想高洁，行为正派，能自觉而坚决地摒弃病态的想法。我们既可以坚持错误、执迷不悟，也可以痛改前非、改过自新，这都取决于我们自己。这个世界是大家创造的，因此，它属于我们每一个人，而真正拥有这个世界的人，是那些热爱生活、乐观向上的人。

也就是说，那些真正拥有快乐的人才会真正拥有这个世界。人的心理活动，没有一刻的平静，间或兴奋、欢乐，间或沮丧、消极。快乐的人也有不幸与烦恼。有的人大部分的生活被消极情绪占领，或哀叹不已、灰心丧气，或牢骚满腹、怨天尤人，而不善于解脱排遣。开朗人的特点是把眼光盯在未来的希望上，把烦恼抛在脑后。培养乐观、豁达的性格，将会对你终生有益。

遇到情绪扭不过来的时候，不妨暂时回避一下，打破静态体验，用动态活动转换情绪。只要一曲音乐，就能将你带到梦想的世界。如果你能跟随欢乐的歌曲哼起来，手脚拍打起来，无疑，你的心灵会与音乐融化在纯净之中。同样，看场电影，散散步，和孩子玩玩都能把你带到另一个情绪世界。

具有乐观、豁达性格的人，无论在什么时候，他们都感到光明、美丽和快乐的生活就在身边。他们眼睛里流露出来的光彩使整个世界都溢彩流光。在这种光彩之下，寒冷会变成温暖；痛苦会变成舒适。这种性格使智慧更加熠熠生辉，使美丽更加迷人灿烂。那种生性忧郁、悲观的人，永远看不到生活中的七彩阳光，春

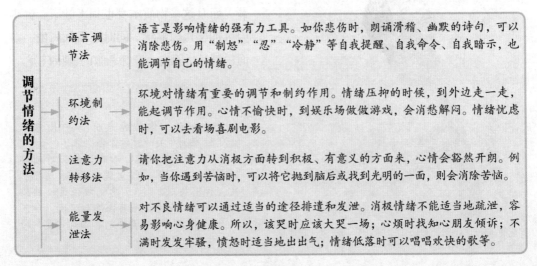

调节情绪的方法	语言调节法	语言是影响情绪的强有力工具。如你悲伤时，朗诵滑稽、幽默的诗句，可以消除悲伤。用"制怒""忍""冷静"等自我提醒、自我命令、自我暗示，也能调节自己的情绪。
	环境制约法	环境对情绪有重要的调节和制约作用。情绪压抑的时候，到外边走一走，能起调节作用。心情不愉快时，到娱乐场做做游戏，会消愁解闷。情绪忧虑时，可以去看场喜剧电影。
	注意力转移法	请你把注意力从消极方面转到积极、有意义的方面来，心情会豁然开朗。例如，当你遇到苦恼时，可以将它抛到脑后或找到光明的一面，则会消除苦恼。
	能量发泄法	对不良情绪可以通过适当的途径排遣和发泄。消极情绪不能适当地疏泄，容易影响心身健康。所以，该哭时应该大哭一场；心烦时找知心朋友倾诉；不满时发发牢骚，愤怒时适当地出出气；情绪低落时可以唱唱欢快的歌等。

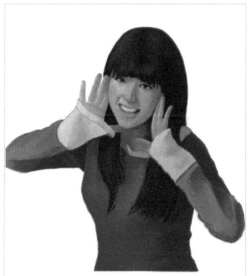

◎冬季是万物寂灭的季节，很容易让人产生悲观情绪，为了身心健康，我们要保持乐观的情绪。

日的鲜花在他们的眼里也顿时失去了娇艳，黎明的鸟鸣变成了令人烦躁的噪声，无限美好的蓝天、五彩纷呈的大地都像灰色的布幔。在他们眼里，创造仅仅是令人厌倦的、没有生命和没有灵魂的苍茫空白。

所以要保持乐观的心态，微笑着面对生活，还必须注意以下几条原则。

① 要朝好的方向想

有时，人们变得焦躁不安是由于碰到自己所无法控制的局面。此时，你应承认现实，然后设法创造条件，使之向着有利的方向转化。此外，还可以把思路转移到别的事上，诸如回忆一段令人愉快的往事。

② 不要过于挑剔

大凡乐观的人往往是"憨厚"的人，

而愁容满面的人，又总是那些不够宽容的人。他们看不惯社会上的一切，希望人世间的一切都符合自己的理想模式，这才感到顺心。挑剔的人常给自己戴上是非分明的桂冠，其实是在消极地干涉他人的人格。怨恨、挑剔、干涉是心理软弱、"老化"的表现。

③ 偶尔也要屈服

当你遇到重创时，往往变得浮躁、悲观。但是，浮躁、悲观是无济于事的。你不如冷静地承认发生的一切，放弃生活中已成为你负担的东西，终止不能取得的活动希望，并重新设计新的生活。大丈夫能屈能伸，只要不是原则问题，不必过分固执。

④ 要意识到自己是幸福的

有些想不开的人，在烦恼袭来时，总觉得自己是天底下最不幸的人，谁都比自己强。其实，事情并不完全是这样，也许你在某方面是不幸的，在其他方面依然是很幸运的。如上帝把某人塑造成矮子，但却给他一个十分聪颖的大脑。请记住一句风趣的话："我一直为自己没有鞋而感到不幸，直到遇到一个没有双足的人。"生活就是这样捉弄人，但又充满着幽默，想到这些，你也许会感到轻松和愉快。

总之，尽管屋外寒风凛冽，但只要有阳光，我们就要做一棵向日葵，舒适地开放在冬日暖阳里。

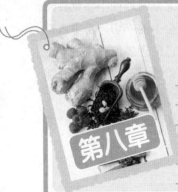

冬季防病祛病，与健康不见不散

第八章

◎随着冬天的临近，人们的活动由于寒冷"指数"的升高而变得越来越少。与此相反，许多"喜冷"的疾病却开始"活跃"起来，企图趁着寒冷破坏人们的健康和生活；同时，很多人由于体质和生活习惯等原因，有些冬季季节病容易在此时"复苏"。因此，患有这类疾病的朋友在日常的生活中要特别留心，积极防治冬季的高发疾病。

秋冬交替时间，谨防旧病复发

有的人平时身体很好，可是每当秋去冬来的这个换季时节，这些人就像变了个人，身体不是出现这病，就是出现那病。特别是每当有强冷空气侵袭，气温骤降之日，更是旧病复发，就似一位"天气预报员"。

发生在这种人身上的这种疾病现象，医疗气象学上称之为气象病或季节病。临床上常见的慢性支气管炎、支气管哮喘、风湿病、类风湿性关节炎、冠心病以及部分皮肤病即为此类。

有关研究表明，季节病的发病率、发作期均具有明显的季节倾向，在季节交替时最易发生。如冠心病、脑溢血的发作以冬春季多见，夏季很少。支气管哮喘最易在秋冬交替时发作。慢性肾炎、溃疡病多发于11月至翌年3月。幼年型糖尿病在7~8月发病率最低，而11月则显著增高。据观察，58%的神经官能症患者可在3天前预感天气的变化，尤其对寒潮的入侵较为敏感。长江中下游地区流行的俗谚"菜花黄，痴子忙"，说的是每年春末夏初的季节转换时节，精神病容易发作。

为何季节交替时容易旧病复发？这与气象的变化对人的生理影响有关。以深秋初冬为例，由于北方寒流同南方的暖空气展开了"拉锯战"，天气阴晴无常，忽冷忽热。即使是在晴天，也是中午前后气温较高，早晚和夜间气温较低。尤其是凌晨4~5点，气温降至最低值，比中午时分要低10℃以上，所谓的"罗衾不耐五更寒"正是指这种情况。温度、湿度变化幅度过大，常常会诱发和加重一些慢性病症，如气管炎、冠心病等。

中医认为，"人与天地相参，与日月相应也"。温、热、凉、寒的变化，改变着人体脏腑、经络、气血等方面的功能，这就使一些慢性病患者，对气候变化非常敏感。不过，这也给人们提供了一个十分有用的信息，那就是如果能掌握这些疾病的季节性发病规律，预先知道什么季节、什么气候容易发生什么疾病，就对及早预防十分有利。

防治冻疮，让手、脚、耳朵安全过冬

冻疮，是冬天困扰很多人的疾病，它往往是在不知不觉中发生的。开始，局部皮肤发红或发紫有肿块，发痒或刺痛，随后可出现水疱，最后破皮、糜烂或结痂。冻疮好像不能去"根"，往往会复发，年复一年。专家指出，对付冻疮关键在于预防，而且是越早越好。

尽管许多人明知道自己容易长冻疮，但还是不注意预防。每当寒冷季节到来，冻疮发作以后，才想起保暖防寒或上医院治疗，而那时已经错过最佳治疗时机。

众所周知，冻疮是人体的暴露部位受到寒冷刺激而发生的。不过在人们的想象中，发生冻疮的高峰，应该出现在冬季的严寒期内，而实际情况并非如此。专家指出，手、脚受到冻伤，特别是脚的冻伤病人则多发生在秋末冬初天气还不太冷的时段。如果属于抗寒能力较差或寒冷过敏型体质者，在气温骤降的情况下，血液要比一般人以更快的速度集中于内脏器官，以保证机体正常工作，但手、脚、耳等边缘部位的血液却因急剧减少，供血不足，致使手、脚、耳等部位的皮肤和表层肌肉温度下降，这样就极容易导致冻疮的发生。因此，有人提出预防冻疮的最佳时机是秋末冬初。

预防冻疮的具体方法是从秋末冬初开始就用冷水浸泡往年常长冻疮的部位，如手和脚。开始每天浸泡半小时，以后浸泡一小时，其次是注意局部保暖，如天气寒冷时外出要使用口罩、手套、防风耳套、围巾等。鞋子也应穿得暖暖的，但不宜过紧。另外，到了秋末冬初的季节，可适当吃些牛肉、羊肉等温补食品以增强身体的耐寒能力。如果是中医诊断为阳虚内寒的人，可及早内服六味地黄丸之类的中成药物以做预防。

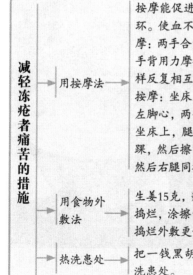

减轻冻疮者痛苦的措施	用按摩法	按摩能促进手脚的血液循环，特别是微细血管的血液循环。使血不瘀滞，从而加速痊愈。具体做法是：①手按摩：两手合掌、反复搓摩，使其发热，然后左手紧握右手手背用力摩擦一下，接着右手紧握左手手背摩擦一下，这样反复相互共摩擦15～20次（一左一右为一次）。②脚心按摩：坐床上，屈膝，脚心相对，左手按右脚心，右手按左脚心，两手同时用力，反复按摩15～20次。③腿按摩：坐床上，腿伸直，两手紧抱左大腿根，用力向下擦到足踝，然后擦回大腿根，一下一上为一次，共擦15～20次，然后右腿同样做15～20次。	这三种办法是用于冻疮初起时。若是冻疮溃烂，可用鸡蛋、黄油外涂，每日2～3次；蜂蜜60克，加入猪油15克，调匀成膏，涂敷患处，每日2～3次。
	用食物外敷法	生姜15克，辣椒15克，白萝卜30克，水煎洗患处；鲜山药捣烂，涂擦于患处，干即更换，或加蓖麻子仁数粒，一同捣烂外敷更好；用醋煮热，趁热湿敷患处，每日三次。	
	热洗患处	把一钱黑胡椒研成粉末后，加水适量煎煮，然后趁热洗患处。	

寒冬来袭，防治流感须多管齐下

流感是通过空气飞沫或直接接触患者唾液、鼻腔分泌物而感染的呼吸道传染病。专家指出，流感和感冒是不同的。

感冒俗称伤风，医学上称为急性鼻炎或上呼吸道感染，它的主要特征是病原体复杂多样，多种病毒、支原体和少数细菌都可以引起感冒，每次发病可以由于不同的病原引起，一个人在一年中可以多次患感冒，一般没有明显的全身症状，而主要有打喷嚏、流鼻涕等症状。

流感则完全不同，病原为独特的流感病毒，它的流行一般发生在冬春两季，发病没有诱因，一年中不会多次发病。它最大的特点是发病快、传染性强、发病率高，症状一般来势凶猛，患者常会有高热、打冷战、头痛、全身关节痛等严重的全身症状，严重的还会并发肺炎、心肌炎，甚至死亡。

① 一般预防

患者是主要的传染源，自潜伏期末即有传染性，病初2~3天传染性最强。病毒存在于患者的鼻涕、口涎、痰液，并随咳嗽、喷嚏排出体外。同时还应注意：由于部分免疫，有些人感染后可能不发病，成为人群的隐形传染源。因此，要勤开窗通风，尽量少去人多密集的公共场所。冬春季还可以在家中熏醋。

② 流感也可以用药物预防

将板蓝根、大青叶各50克，野菊花、金银花各30克，四味中药同放入大茶缸中，用热开水冲泡，片刻后饮用；或者用贯众、板蓝根各30克，蒲公英15克，青茶5克，三味用开水冲泡后代茶饮。

以上两方清热解毒功效良好，具有较

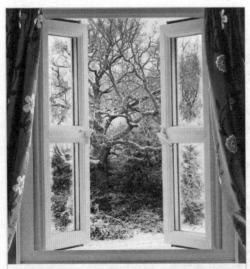

◎为预防病毒滋生繁衍，冬季应勤开窗通风，或者在家中熏醋。

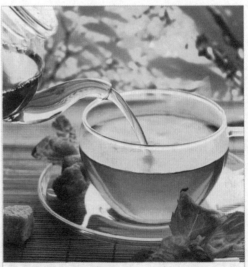

◎流感来袭时，也可以饮用自制的清热解毒药茶，同样能起到预防的效果。

强的抗病毒功效，可用于预防流行性感冒。

③ 疫苗预防

目前，接种流感疫苗是预防流感最有效的一种手段。流感疫苗可分为减毒活疫苗和灭活疫苗。前者可由鼻腔喷雾吸入，引起人体呼吸道轻度感染而产生免疫力。接种对象是健康的成年人或少年儿童，禁用于老人、婴幼儿、孕妇和患有较严重慢性疾病或接受免疫抑制剂治疗的患者。灭活疫苗适用于老人、儿童等。

一般而言，老年人、体弱多病者往往因身体免疫力低而更容易患流感，因此，这部分人需优先考虑流感疫苗接种。由于流感疫苗是用鸡胚制备出来的，所以对鸡蛋过敏者不应接种。另外，发热、急性感染者、晚期癌症患者和心肺功能衰竭及严重过敏体质者也不要接种流感疫苗。

接种疫苗后须在接种地点观察15分钟到30分钟。接种部位24小时内要保持干燥和清洁，尽量不要沐浴。接种后如接种部位发红，有痛感、酸痛、低烧等，这些情况都属正常，一般24小时之后会自然消失。如果出现持续发热等现象，可以就近到医院就医，并向接种单位报告。

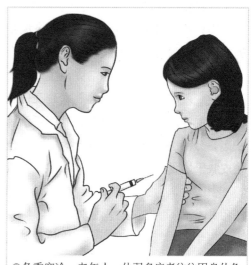

◎冬季寒冷，老年人、体弱多病者往往因身体免疫力低而更容易患流感，可以考虑流感疫苗接种。

四季养生小贴士

得了流感，饮食方面应该注意以下几点。

（1）食水果：含维生素C、维生素E及红色的食物，有增强身体抵抗力的功能。这些水果有西红柿、苹果、葡萄、枣、草莓、橘子、西瓜等。

（2）少油腻，这些食物有白米粥、小米粥、小豆粥、配合甜酱菜、大头菜、榨菜或豆腐乳等小菜，以清淡、爽口为宜。而这些又是容易消化的东西，可以多吃。

（3）补足水分，要多喝酸性果汁如山楂汁、猕猴桃汁、红枣汁、鲜橙汁、西瓜汁等以促进胃液分泌，增进食欲。使我们的身体有足够的能量来抵抗流感。

（4）少量多餐。退热后往往食欲较好，但是我们也不能立即进食太多。这时可以改为半流质饮食，如面片汤、清鸡汤龙须面、小馄饨、菜泥粥、肉松粥、肝泥粥、蛋花粥等。如果发现自己饿的话，就吃多次，而不应该一下子进食很多。

同时我们可以适当地辅以中药如鱼腥草、板蓝根、穿心莲、大青叶等用水煎服，会取得好的效果。

冬季防皮肤瘙痒症，一药一茶解君忧

每逢冬季，很多人的皮肤都会发生瘙痒、脱皮屑等现象，双腿和双臂最为常见。而中老年人和皮肤干燥型的人就更加严重，有的人经常把皮肤抓破了。这就是冬季皮肤瘙痒症。

为什么冬季特别容易发生皮肤瘙痒呢？在冬天的时候，气候寒冷，以刮来自内陆的北风为主，即使在南方也主要刮北风，空气就特别干燥。而天气寒冷又使人体皮肤的汗腺和皮脂腺收缩，处于不活跃状态，分泌的汗腺和皮脂腺大大减少，也使皮肤干燥脱屑。

中医学认为，这种病是血虚不足，阴津亏损，因而生风发痒。现代医学则认为，由于冬季气候寒冷干燥，人体皮肤也变得干涩粗糙，甚至表皮脱落，使皮内神经末梢更容易受刺激而发痒。特别是老年人，由于皮肤分泌功能减退，所以一到冬季就容易发病。

一旦发病，可以试服养血滋阴的中药：何首乌、生地黄、胡麻仁各15克，当归、白芍、玉竹、白鲜皮、地肤子、秦艽、苦参各10克，以上药物共煎水，分3次服。另外配合针刺曲池、血海、足三里、三阴交等穴位。

在服药的同时，还应注意以下几点。

（1）在室内可给空气加湿，可买空气加湿机，也可用土办法，譬如，在地面上洒水，在室内种植物等，这在北方采用得相当普遍。

（2）最好穿着柔软宽松的棉织品内衣内裤，减少对皮肤的刺激。

（3）经常在皮肤上搽一些甘油、冷霜之类，以滋润皮肤。

（4）洗澡水温度不要太高，别用碱性强的肥皂和烫水擦洗，以免刺激皮肤而

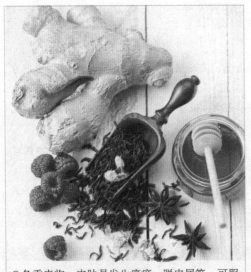

◎冬季来临，皮肤易发生瘙痒、脱皮屑等，可服用养血滋阴的中药为你提供帮助。

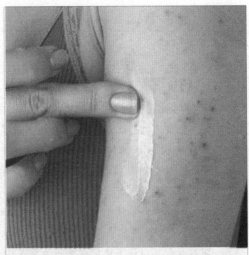

◎冬季气候寒冷干燥，人体皮肤也变得干涩粗糙，皮内神经末梢更容易受刺激而发痒，可在皮肤上搽一些甘油、冷霜滋润皮肤。

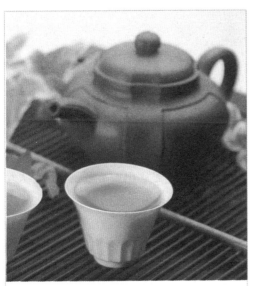

◎茶叶中含有保护人体皮肤的微量元素锰，常喝茶也可摆脱冬季瘙痒的困扰。

更加瘙痒。

（5）冬季可适当多吃些富含油脂的食物，以植物脂肪为好。如果是肥胖或血脂高的人就更不适宜食用动物脂肪了。

另外，常喝茶可摆脱冬季瘙痒的困扰，这是因为茶叶中含有保护人体皮肤的微量元素锰。锰对皮肤的保护作用体现在三方面。

（1）锰能参与人体内很多酶促反应，促进蛋白质代谢，并能促使一些对皮肤有害物质的排泄，从而减少皮肤所受到的不良刺激。

（2）锰可促进维生素B_6在肝脏中的积蓄，加强皮肤抗炎的功能。

（3）锰可以增强多糖聚合酶和半乳糖转移酶的活性，催化某些维生素在人体内的代谢，这有利于皮脂代谢的正常进行，防止皮肤干燥。

茶叶中锰含量相当高。每克干茶中的含锰量因品种而异，如绿茶中的西湖龙井茶为1.4毫克、庐山云雾茶为1毫克；青茶中的安溪铁观音茶为1毫克；黄茶中的蒙山黄芽茶为0.65毫克；红茶中的祁门红茶为0.6毫克。茶汤中的含锰量多少也因茶而异。1克茶叶用100毫升开水浸泡10分钟，西湖龙井茶汤中的含锰量为0.506毫克，庐山云雾茶汤为0.4毫克，安溪铁观音茶汤为0.238毫克，蒙山黄芽茶汤为0.198毫克，祁门红茶茶汤为0.017毫克。

如果人们每天饮用4～6克绿茶泡的茶汤，便可以从茶中摄取到人体所需锰量的1/3，甚至更多。这对保护皮肤、防冬痒无疑是有益的。

四季养生小贴士

对皮肤瘙痒认识的误区：

误区之一：多搓洗。皮肤是洗得很干净，同时把皮肤表面具有护肤作用的脂膜也都去除了，缺少脂膜保护的皮肤，更容易发生干裂，从而加重皮肤瘙痒症状。

误区之二：热水洗烫。当时皮肤不痒了，但过后不久皮肤瘙痒反而更加重了。

误区之三：搔抓是止痒的最好方法。对于轻微的瘙痒，轻轻抓个一两下也就过去了，但对顽固性的皮肤瘙痒，反复搔抓的结果，就造成明显的皮肤损伤。

对皮肤瘙痒一定要引起足够的认识，不能简单处理，应该对症治疗。

♥ 冬季要严防死守脑血管病

冬季是脑血管病高发季节，患者人数比其他季节多出3～5倍，因此，冬季应加强对脑血管病的防范。

脑血管病一般有以下几种先兆。

（1）突然发生眩晕。眩晕是脑血管病先兆中极为常见的症状，但若1～2天反复出现5次以上眩晕，发生脑出血或脑梗死的危险性增加。

（2）突然发生剧烈头痛。任何突然发生的剧烈头痛；伴有抽搐发作；头痛的性质、部位、分布等发生了突然的变化；因咳嗽用力而加重的头痛。如有上述情况之一，应及早到医院进行检查治疗。

（3）步态异常。步履蹒跚，走路腿无力是偏瘫的先兆症状之一。

（4）哈欠不断。患缺血性脑血管病者，80％发病前5～10天会出现哈欠连连的现象。

（5）高血压病人的鼻出血。这是值得引起注意的一种危险信号。数次大量鼻出血，再加上眼底出血、血尿，这种人可能在半年之内会发生脑出血。

（6）血压异常。血压突然持续升高到200/120mmHg以上时，是发生脑出血的先兆；血压突然降至80/50mmHg以下时，是脑血栓形成的先兆。

（7）其他先兆症状。除上述先兆症状外，呛咳、吞咽困难、突然出现半身麻木、疲倦、嗜睡、耳鸣等也是脑血管病的先兆表现。

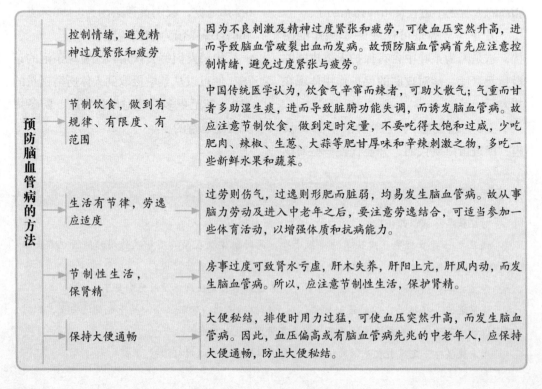

预防脑血管病的方法	控制情绪，避免精神过度紧张和疲劳	因为不良刺激及精神过度紧张和疲劳，可使血压突然升高，进而导致脑血管破裂出血而发病。故预防脑血管病首先应注意控制情绪，避免过度紧张与疲劳。
	节制饮食，做到有规律、有限度、有范围	中国传统医学认为，饮食气辛窜而辣者，可助火散气；气重而甘者多助湿生痰，进而导致脏腑功能失调，而诱发脑血管病。故应注意节制饮食，做到定时定量，不要吃得太饱和过咸，少吃肥肉、辣椒、生葱、大蒜等肥甘厚味和辛辣刺激之物，多吃一些新鲜水果和蔬菜。
	生活有节律，劳逸应适度	过劳则伤气，过逸则形肥而脏弱，均易发生脑血管病。故从事脑力劳动及进入中老年之后，要注意劳逸结合，可适当参加一些体育活动，以增强体质和抗病能力。
	节制性生活，保肾精	房事过度可致肾水亏虚，肝木失养，肝阳上亢，肝风内动，而发生脑血管病。所以，应注意节制性生活，保护肾精。
	保持大便通畅	大便秘结，排便时用力过猛，可使血压突然升高，而发生脑血管病。因此，血压偏高或有脑血管病先兆的中老年人，应保持大便通畅，防止大便秘结。

五步走，冬治肾病综合征

根据中医"肾主冬""冬至一阳生"和"顺时气而养天和"等相关理论，运用时间医学的概念，应该冬治肾病综合征，而12月21日正值冬至，是开始治疗的理想时机。

肾病综合征是全身气化功能障碍，脏腑功能低下而导致的疾病，故治疗时应采取多种手段，扶助患者的正气，增强其"正祛邪"的能力，使患者的内环境达到新的较低水平的平衡，使气化功能慢慢恢复正常，以达到恢复健康的目的。

肾病综合征是由多种病因引起的一种临床症候群，属于中医的"水肿""虚劳""腰痛"等范畴，主要表现为大量蛋白尿、低蛋白血症、高脂血症和不同程度的水肿四大症状，其特点是病程长、易反复、难治疗，有时还会伴有感染、静脉血栓形成和动脉硬化等并发症。

该病"其本在肾，其末在肺"，故临床上患者表现为头面部、四肢水肿明显，怕冷、四肢不温等肾阳虚衰之表征。水肿其实是全身气化功能障碍的一种表现，涉及多个脏腑，因此治疗时应采取多种手段，具体方法如下。

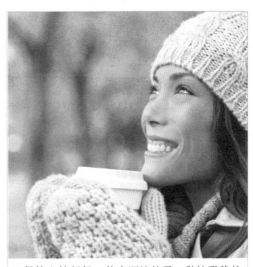

◎保持心情舒畅，使内环境处于一种较平稳状态，对于治疗肾病很有帮助。

❶ 调情志，做到"干、暖、慢、欢"

放下心中的包袱，保持心情舒畅，使内环境处于一种较平稳状态，对于治疗很有帮助。陆广莘教授经常要求患者做到"干、暖、慢、欢"。其中，"干"就是吃干饭，要细嚼慢咽，利于食物的充分吸收；"暖"就是要注意保暖，避免感受外邪；"慢"就是要求患者做事不急躁，保持平和的心态；"欢"就是要心情舒畅，乐观面对疾病。

❷ 药物治疗

在本病的用药方面，用古方，如瓜石汤、玉屏风散、四逆散、排脓散、过敏煎、甘麦大枣汤、四妙散等。

瓜石汤

组成：瓜蒌15克，石斛12克，玄参9克，麦冬9克，生地12克，瞿麦12克，车前子9克，益母草12克，马尾连6克，牛膝12克。

用法：水煎服。

功效：滋阴清热，宽胸和胃，活血通经。

玉屏风散

组成：防风30克，黄芪（蜜炙）60克，白术60克。

用法：研末，每日2次，每次6～9克，大枣煎汤送服；也可作汤剂，水煎服，用量按原方比例酌减。

禁忌：若属外感自汗或阴虚盗汗，不宜使用。

甘麦大枣汤

组方：炙甘草12克，小麦18克，大枣9枚。

用法：上三味加水适量，小火煎煮，取煎液2次，混匀。早晚温服。

功效：养心安神，补脾和中。

③ 花椒水泡脚

脚上有大量的穴位，也是神经会合的地方，用热花椒水泡脚后，患者全身往往会微微汗出，不但促进了患者的血液循环，提高了免疫功能，而且加强了患者的皮肤排泄能力，可以清除邪毒。

④ 每天用热水擦澡

患者每天洗澡时用热毛巾搓背，擦胸骨，以汗出、局部和全身发热为度。因为背部为督脉所在，前胸为任脉所经之处，督脉"总督诸阳"，任脉为"诸阴之海"，冲、任、督三脉一源而三支，与肝肾等脏关系密切，通过擦澡刺激任、督脉而提高患者的免疫力。

⑤ 防止疾病复发

经过一段时间的治疗后，病情处于较平稳的状态，继续治疗时要注意防止病情反复，以及注意避免容易引起患者病情变化的因素。常用的方法和方药有：

（1）平稳期，视具体情况服用乌鸡白凤丸、六味地黄丸、防风通圣散等。

（2）注意气候变化，防感冒，以免引起肾炎的发作或加重肾炎，要适当多饮水。

四季养生小贴士

肾病综合征患者往往以脾肾气虚为主，肾气亏虚，失于封藏，不能固摄，神疲乏力，在配合其他方法综合治疗时，饮食治疗也十分重要。

1.限制食盐。应根据病人水肿程度而定，高度水肿者忌盐，水肿减轻而未尽者低盐（每日3克左右），至水肿退尽，血浆蛋白接近正常时，可以给普通饮食。

2.加大蛋白质摄入量。肾病综合征有大量蛋白尿排出，低蛋白血症常使胶体渗透压下降，从而使水肿顽固难消，机体抵抗力也随之下降，故在肾病综合征的早期，无肾功能衰竭的情况下，应保证成人每日摄入0.7～1.0克/千克体重蛋白质，有助于缓解低蛋白血症及其并发症。

3.合理控制脂肪。肾病综合征病人常伴有高脂血症，轻微病变型病人因短期内就可好转，故脂肪摄入不受限制。对膜性肾病等难治性肾病综合征病人，长期高脂血症可引起动脉硬化，因此，应限制蹄髈、肥肉及富含动物脂肪的食物。

4.补充维生素、钙及微量元素。肾病综合征病人，由于肾小球基膜通透性增加，尿中除丢失蛋白外，同时可丢失与蛋白结合的某些元素，间接造成缺钙、镁等，对此可用药物或食物补给。

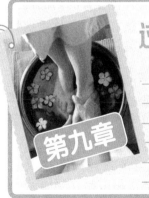

过好亥子丑三时，天天享受静美的"冬季"

第九章

◎秋风瑟瑟去，一转眼冬天来了。冬天是大自然休养生息的季节，我们人类也应顺天时，行天道。一天中的冬天就是亥子丑三时，因此在这3个时辰里最重要的事情就是休养。休，是休息；养，是滋养；在这3个时辰里休息就是最好的滋养。简单地说，就是好好睡觉，在这3个时辰里你睡得越香，睡得越好，你的身体就越健康。

亥时三焦经当令，性爱最佳进行时

晚上21～23点（亥时），这段时间是三焦经在我们体内当令。三焦经是手少阳三焦经的简称，主要分布在上肢外侧中间、肩部和侧头部。循行路线是：从无名指末端开始，沿上肢外侧中线上行至肩，在第7颈椎处交会，向前进入缺盆，络于心包，通过膈肌。其支脉从胸上行，出于缺盆，上走颈外侧，从耳下绕到耳后，经耳上角，然后屈耳向下到面颊，直达眼眶下部。另一支脉，从耳后入耳中，出走耳前，与前脉交叉于面部，到达眼外角。

什么是三焦呢？所谓的"三焦"是人体上、中、下三焦的总称。它作为六腑之一，可使各个脏腑间相互协调、步调一致，同心同德地为身体服务。华佗说："三焦者，总领五脏、六腑、荣卫、经络、内外左右上下之气也，三焦通，则内外左右上下皆通也，其于周身灌体，和内调外、荣左养右、导上宣下，莫大于此者……三焦之气和则内外和，逆则内外逆"，虽然文字古奥，但对三焦的这段阐述倒是通俗易懂。

三焦就是装载全部脏腑的大容器，也就是整个人的体腔。古人将三焦分为三部分：上焦、中焦、下焦。上焦是指横膈以上的部位，包括胸、头部、上肢和心肺两脏，是以心肺之气的"开发"和"宣化"，将气、血、津液和水谷精微等"若雾露之溉"布散于全身为其主要生理特点，故称"上焦如雾"。中焦是指横膈以下，脐以上的上腹部，是以脾胃的运化水谷，化生精微，"泌糟粕，蒸津液"为其主要生理特点，故称"中焦如沤"。下焦是脐以下的部位和有关脏器，如小肠、大肠、肾和膀胱等，其主要生理特点是传化糟粕和尿液，故称"下焦如渎"。总之，三焦就像是一场婚礼的司仪，一台晚会的导演，一个协会的秘书长，一个工程的总指挥。它使得各个脏腑间能够相互合作，步调一致，同心同德为身体服务。

不仅如此，因为亥时还是阴阳和合

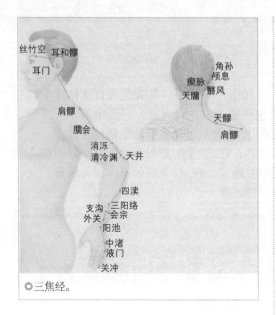

◎三焦经。

的时段，所以这个时候是性爱的黄金时刻，其实也就是通过男女的交合配合身体完成阴阳和合的这个过程，达到"三交通泰"。

中医一直都是讲究保精忌色，房事不能过度，但是在身体健康的情况下，和谐的性爱会令人身心欢愉，激发生机，只有益处没有害处。不过人的身体在非常健康的状态下，神清气爽、全身通泰，性事反而没有太大的吸引力了，那些经常有性欲的人，身体比较虚弱。这与我们现代流行的观点是不同的，现

在我们经常看到有宣传补肾的药品都是明示暗示，使用了该药品会让你重振雄风之类的，这是一种误导，只是把人们的注意力转移到性爱的欢愉上了，岂不知这样是对身体很大的伤害。大家要注意，千万不要为了那一时的快乐，无节制地透支身体，离疾病越来越近。

西医认为性爱的最佳时间应是在22：30，我们传统的中医认为最好是在22：00，西医没有给出明确的理由，中医的理由是为了达到阴阳和合，但为什么比西医认为的要早半个小时呢？这是因为下一个时辰就是胆经当令，应该是熟睡养阳的时候，如果22：30进行性爱，很可能到胆经当令的时候人体还处于兴奋状态，会睡不着，而22：00进行性爱，到下一个时辰开始的时候，人体就已经处于熟睡状态了，可以养住阳气。中医不是孤立地看问题，头痛医头、脚痛医脚，而是认为天地、阴阳、万物之间都是相互联系的整体，需要互相配合，才能和谐，所以人什么时候该睡觉，什么时候该吃饭，什么时候过性生活都是有讲究的，不能随着性子乱来，否则就会伤害身体。

四季养生小贴士

三焦经的终点叫丝竹空，就是我们的眼外角，鱼尾纹就长在这个地方，很多女士还容易在这个地方长斑，经常刺激三焦经可以减少鱼尾纹和防止长斑。同时，耳朵上的疾患如耳聋、耳鸣、耳痛等都可通过刺激本经穴位得到缓解；还可以和小肠经合治肩膀痛，还能治疗颈部淋巴结炎、甲状腺肿等发生在颈部的疾病；又可治疗肩周炎、网球肘和腱鞘炎。另外，三焦经还有一些意想不到的功效：例如掐中渚穴可以治小腿抽筋，支沟穴可以治胁痛岔气，液门可以治口干咽痛。

手少阳三焦经特效穴

调整身体内分泌的关冲穴

正坐，举臂屈肘，掌心朝下，放在自己胸前，用另一手的四指轻抬四指端，大拇指弯曲，用指甲尖掐按无名指的指甲旁的穴位。先左后右，每天早晚两穴位各掐按一次，每次掐按1~3分钟。

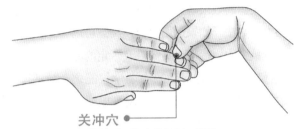

关冲穴
人体的手环指末节尺侧，距指甲角0.1寸（指寸）

摆脱便秘痛苦找支沟

正坐，手平伸，屈肘，掌心向着自己，指尖向上，肘臂大约弯曲成90度，用另外一只手轻握手腕下，大拇指在内侧，其余四指在手的外侧，四指弯曲，中指的指尖垂直下压，揉按穴位，有酸和痛的感觉。先左后右，每天早晚两穴位各揉按一次，每次揉按1~3分钟。

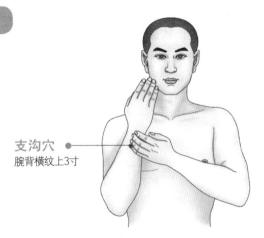

支沟穴
腕背横纹上3寸

护耳特效穴耳门穴

正坐，举起双手，指尖朝上，手掌心向内，轻轻扶住头，四指放在偏头处，大拇指的指尖摸到耳珠上缺口前，轻轻张开嘴，大拇指的指尖垂直揉按凹陷中的穴位，有胀痛的感觉。左右两穴位，每天早晚各揉按一次，每次揉按1~3分钟，也可以两侧同时揉按。

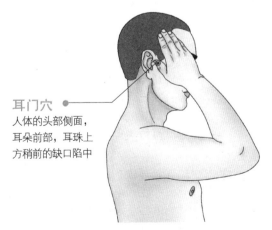

耳门穴
人体的头部侧面，耳朵前部，耳珠上方稍前的缺口陷中

睡前冥想一会儿，让你轻松入梦乡

冥想是一种停止左脑活动，而让右脑单独活动的思维方式。冥想的内容以图像和情景为主，冥想的效果是愉悦的感受，是释放压力最好的方法。如果运用得当，冥想可以是我们抵抗压力、忧郁、烦恼以及否定的心理和情感状态的最有帮助的心理学技能之一。在睡觉之前进行冥想，不仅可以缓解压力，还是促进睡眠的一个好方法，我们可以在冥想中进入梦乡。

冥想不等于胡思乱想，冥想的内容都是令人愉快的，而那些不愉快的内容，就不属于冥想的范畴。比如说，梦想自己变漂亮就是冥想，而恐惧和担忧则不是冥想。

由于冥想的一些特性，使它具备了很多意想不到的功效。一系列试验表明，治疗因情绪和心理带来的身体失衡，冥想比传统的药物治疗更有效。临床试验还证明，冥想是治疗内科疾病的有效方法。通过冥想，可以调节控制情绪的右半脑和控制智力的左半脑之间的平衡，从而增强人体的免疫能力，保证身体健康。

同时，冥想还可以控制血压，疏通血液循环，减轻病痛，缓解肌肉的紧张，减少荷尔蒙的分泌。所以，只要运用了基本的冥想技巧，身体定会比以前更健康。

但是冥想时一定采取适当的方式引导，如若不然心很容易乱，就会出现"走火入魔"的现象，不仅不会让你的压力释放、身体愉悦，反而让你精神很痛苦。

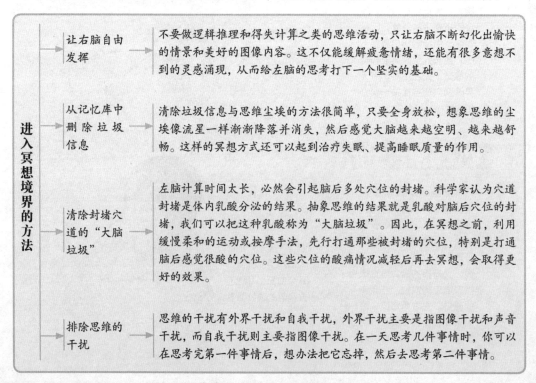

进入冥想境界的方法

让右脑自由发挥	不要做逻辑推理和得失计算之类的思维活动，只让右脑不断幻化出愉快的情景和美好的图像内容。这不仅能缓解疲惫情绪，还能有很多意想不到的灵感涌现，从而给左脑的思考打下一个坚实的基础。
从记忆库中删除垃圾信息	清除垃圾信息与思维尘埃的方法很简单，只要全身放松，想象思维的尘埃像流星一样渐渐降落并消失，然后感觉大脑越来越空明、越来越舒畅。这样的冥想方式还可以起到治疗失眠、提高睡眠质量的作用。
清除封堵穴道的"大脑垃圾"	左脑计算时间太长，必然会引起脑后多处穴位的封堵。科学家认为穴道封堵是体内乳酸分泌的结果。抽象思维的结果就是乳酸对脑后穴位的封堵，我们可以把这种乳酸称为"大脑垃圾"。因此，在冥想之前，利用缓慢柔和的运动或按摩手法，先行打通那些被封堵的穴位，特别是打通脑后感觉很酸的穴位。这些穴位的酸痛情况减轻后再去冥想，会取得更好的效果。
排除思维的干扰	思维的干扰有外界干扰和自我干扰，外界干扰主要是指图像干扰和声音干扰，而自我干扰则主要指图像干扰。在一天思考几件事情时，你可以在思考完第一件事情后，想办法把它忘掉，然后去思考第二件事情。

睡前热水泡脚，胜似常吃补药

"养树需护根，养人需护脚"。脚自古以来就有人体"第二心脏"之说。从养生理论看，脚离人体的心脏最远，负担却最重，因此，这个地方最容易出现血液循环不好的现象。医学典籍记载："人之有脚，犹似树之有根，树枯根先竭，人老脚先衰。"如何养护我们的"第二心脏"——脚呢？

最好的方法就是睡前用热水泡脚。在我国睡前泡脚的习俗很早就有，民间对睡前泡脚的俗语也有很多，如"睡前热水泡脚，胜似常吃补药""热水洗脚，胜吃补药"等。很多长寿老人都有睡前用热水泡脚的习惯，事实上我们每个人都应该学习这样的好习惯，它对我们的健康有良好的促进作用。

中医学认为，人体的三条阴经和三条阳经交汇于双脚，其中足少阴肾经位于足

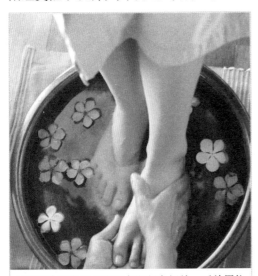

◎双脚为三条阴经和三条阳经交汇处，睡前用热水泡脚有利于气血运行和新陈代谢。

底，肾是人的根本，控制人的生长、发育、衰老，双脚离心脏远，血液供应少而慢，加上脚部脂肪层薄，保温能力差，所以脚最易受寒。双脚寒冷会反射性地引起上呼吸道功能异常，降低人体抵抗力。这时候病菌就会乘虚而入，使人患感冒、支气管炎等疾病。

热水洗脚时，不断用手按压脚心的涌泉穴，脚上经脉一通，能促进气血运行和新陈代谢，加快下肢的血液循环，消除下肢的沉重感和全身的疲劳，既能促进睡眠，又可以祛病强身。

热水泡脚还能达到防病治病的效果。头痛的人双脚在40℃左右的热水中泡15～20分钟，头痛会明显缓解。用热水洗脚时，不断用手按压脚心的涌泉穴和大脚趾后方足背偏外侧的太冲穴，有助于降低血压。长期坚持热水泡脚，可以预防风湿病、脾胃病、失眠、头痛、感冒等疾病，还能促进截瘫、脑外伤、中风、腰椎间盘突出症、肾病、糖尿病等病的康复。在冬天，用热水洗脚，能加速双脚与身体其他部位间的血液交换，对冻疮有一定的预防作用。失眠症和足部静脉曲张患者每晚用热水洗脚，能减轻症状，易于入睡。

当然，这里说的热水，也不能太烫，应根据季节的不同控制水温：冬季以不超过45℃为宜，夏季则可控制在50℃左右。

另外，儿童不宜常用热水泡脚，因为常用过热的水泡脚，会使儿童的足底韧带受热而变形、松弛，影响足弓发育。

子时胆经当令时，让阳气开始生发

熬夜的人都知道，即使晚上八九点钟的时候很困，但一过11点就清醒了，所以现在很多人都是11点以后开始工作，其实这是非常不好的习惯，因为这样做最伤胆了。

胆经是人体循行线路最长的一条经脉，它从人的外眼角开始，沿着头部两侧，顺着人体的侧面向下，到达脚的第4、第5趾，几乎贯穿全身。胆经的当令时间在子时，也就是夜里的11点到凌晨1点这段时间。经常熬夜的人会有体会，到夜里11点钟的时候，觉得很有精神，还经常会觉得饿，这就是胆经当令，阳气开始生发了。但是大家一定要注意，不要觉得这个时候精神好就继续工作或者娱乐，最好在11点前就入睡，这样才能把阳气养起来。

在十二生肖里，子为鼠，这时阳气虽小如老鼠，但异常活跃。这个时候，我们千万不要就此活跃起来，而要尽量把这一点点阳气养住，这样它才能够变大，第二天才会有精神，否则阳气刚升起来就把它耗尽，那么第二天肯定没有精神。

睡眠对于养阳气来讲至关重要，《黄帝内经》里有一句话："凡十一脏取决于胆。"其他脏器都取决于胆，取决于胆气的生发，如果胆气能生发起来，人体就会很好，所以人一定要让胆气生发起来并把它养好。另外，经过了白天的忙碌，身体已经不能承受过度的负荷，此时应该放松心情进入梦乡。如果这个时候不好好睡觉，其他脏腑迟早也会向你"抗议"，

甚至"罢工"，那个时候就算"补牢"也有些晚了，因为"羊"——脏腑已经"亡"了。

胆经如果不通畅，反应在人体的症状就是：皮肤无光泽、口苦、喜叹气、心胁痛不能转身、头痛、腮痛、腋窝肿、锁骨

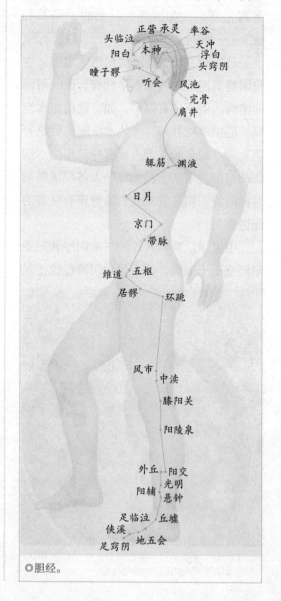

◎胆经。

窝中肿痛、大脖子病、脚面外侧发热、胸、胁、肋、大腿外侧、小腿和膝外侧、外踝前及关节都痛，足次趾和小趾不能活动等，这些都是胆经上的毛病。

另外，爱美的女生可能会有这样的体会，有时候眼睛周围会长一些小疙瘩，在眼角部位特别密集。每次"大姨妈"来之前，下巴、嘴巴两边还要长痘痘，过后退是退下去了，可是退不干净，还有小黑印。其实，眼角是胆经经过的地方，眼睛周围出现"小突起"，可能是胆经排毒排到这里了。这时候，也可采用我们下面的方法拍一拍胆经。

如何让胆气生发起来，让胆经通畅呢？你可以拍胆经。胆经的循行路线是从人的外眼角开始，沿着头部两侧，顺着人体的侧面向下，一直到达脚的小趾和小指旁倒数第二个脚趾（次趾）。中医认为，胆具有决断功能，胆气充实，则行事果断，脏腑气血功能发挥正常。反之，胆气不足的时候，人就会挠头。而人挠头的地方正是胆经经过的地方，挠头就是刺激胆经而帮助决断。如果认为挠头是个坏毛病，想改掉这个坏毛病的话，可以时常拍拍胆经，会有奇效。拍胆经的时间最好在子时，早睡的人可以提前一些。胆经在人体的侧面，拍的时候从臀部开始一直往下就可以了，每天拍够300下。

现代社会生活压力大，有人经常失眠，到晚上该睡觉的时候，反倒精神亢奋，怎么也睡不着，即使能睡一小会儿也是不停地做梦，很累很痛苦，更不用说养住阳气。其实这多是由于心肾不交造成的，心属火，肾属水，水火不相容，也就是说你的体内水和火正在交战、对峙，而火占了上风，扰动着你的头脑，让你处于兴奋的状态，自然睡不着，所以治疗这种失眠应该是让肾水上去，让你平静下来，才会有良好的睡眠。

总之，夜里11点到1点之间一定要睡觉，这样才能养住阳气。不要认为这段时间思维很活跃，非常适合工作，要知道，你这是在消耗身体宝贵的阳气，等于在拼命。

当然，这样说还不太准确，应该是在晚上11点的时候进入相对沉睡的状态。如果你入睡非常容易，倒下3分钟就能睡着，那么不妨在22：55上床；而如果你需要半个小时才能睡着，那么就得在22：30上床了。有的人觉得夜里工作质量是最高的，知道了上面的道理，你还会用人体最宝贵的东西——健康来换工作吗？如果你曾经有熬夜的习惯，而知道其中的危害之后想要改正，不妨根据自己的情况定一个固定时间，每天一到这个时间就上床，慢慢就会把这个坏毛病调整过来了。

四季养生小贴士

造成失眠的原因也可能是晚饭吃得太多，元气和气血都用来消化食物了，没有充足的阳气和丰盈的气血，人是肯定睡不好的。所以，晚上一定要少吃，不要消耗过多的阳气，这样才能保证睡眠。

足少阳胆经常见特效穴

清热醒脑风池穴

正坐，举臂抬肘，手肘大约与肩同高，屈肘向头，双手放在耳后，手掌心朝内，手指尖向上，四指轻轻扶住头（耳上）的两侧，用大拇指的指腹从下往上按揉穴位，有酸、胀、痛的感觉，重按时鼻腔还会有酸胀感。左右两穴位，每天早晚各按揉一次，每次按揉1～3分钟。

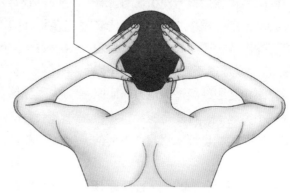

风池穴
人体的后颈部，后头骨下，两条大筋外缘陷窝中，相当与耳垂齐平

舒筋健膝阳陵泉

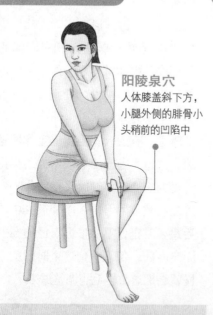

阳陵泉穴
人体膝盖斜下方，小腿外侧的腓骨小头稍前的凹陷中

正坐，垂足，大约成90度，上身稍微前俯，用右手的手掌轻握左脚膝盖的前下方，四指向内，大拇指向外，大拇指弯曲，用指腹垂直揉按穴道，有酸、胀、痛的感觉。先左后右，两侧穴位每次各揉按1～3分钟。

止痛、定咳足窍阴

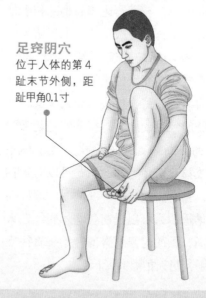

足窍阴穴
位于人体的第4趾末节外侧，距趾甲角0.1寸

正坐、垂足，抬起左脚跷放在座椅上，伸出左手，轻轻握住左脚的脚趾，四指在下，大拇指弯曲，用指甲垂直轻轻掐按穴位，用大拇指的指腹按揉穴位，会有酸、胀、痛的感觉。先左后右，两侧穴位每次各按揉1～3分钟。

440

丑时肝经当令，睡得酣甜全靠它

凌晨1～3点是肝经值班的时间，这个时段是肝脏修复的最佳时间，我们的思维和行动都要靠肝血的支持，废旧的血液需要淘汰，新鲜的血液需要产生，这种代谢通常在肝脏气血最旺的丑时完成，而且这个时候人体的阴气下降，阳气上升，所以我们一定要配合肝经的工作，好好地休息，让自己进入深度睡眠的状态，只有这样才能够使肝气畅通，让人体气机生发起来。另外，虚火旺盛的人在这个时候熟睡，还能够起到降虚火的作用。

中医理论认为，肝主要有两大功能，主藏血和主疏泄。肝藏血一部分是滋养肝脏自身，一部分是调节全身血量。肝脏自身功能的发挥，也要有充足的血液滋养，如果滋养肝脏的血液不足，人就会感觉头晕目眩、视力减退。当肝的藏血功能出现问题时，则可能导致血液逆流外溢，并出现呕血、衄血、月经过多、崩漏等病症。

肝主疏泄即肝气宜泄，也就是说肝气具有疏通、条达的特性。这个功能其实与肝主藏血的功能是相辅相成的。"气为血之帅"，肝气畅达，血就能顺利地流向身体各处；如果肝气瘀滞，则血流肯定不畅，不能供给全身，就会导致全身乏力、四肢冰冷等症状。如果肝气长期瘀滞，全身各组织器官必然长期供血不足，影响其生长和营运功能，这样，体内毒素和产生的废物不能排出，长期堆积在体内，就会发展成恶性肿瘤。肝经出现问题，人体表现出来的症状通常是：腹泻、呕吐、咽干、面色晦暗等。

如何配合肝经的工作呢？那就是睡觉，而且是深度睡眠。虽然睡觉养肝是再简单不过的事，但是对于应酬比较多的人来说，精神正处于很兴奋的状态，根本不可能睡觉，这就使得肝脏不得不继续输出能量来支持人的思维和行动，导致新陈代谢无法完成，这是非常伤肝的。所以丑时不睡觉的人通常面色黄灰，神情倦怠并且急躁。现在有很多得乙肝、脂肪肝的人，就是因为在丑时不注意养肝造成的。因此，无论如何，我们一定要在丑时进入深度睡眠，否则就会影响肝净化血的功能。

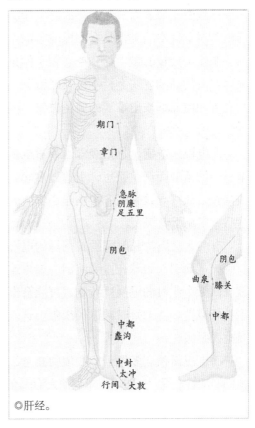

◎肝经。

久视伤肝血，丑时一到关掉电视

在《黄帝内经》中有"久视伤血"的说法，是指"肝开窍于目"而"肝受血而能视"。在日常生活中，电视作为一种大众化的传播媒体，已深入千家万户，适量掌握信息可以使人开阔眼界、增长知识，但过于沉湎电视，长时间看电视是非常伤肝血的，久而久之，各种疾病就会找上门了。比如说"电视系列病"，像电视斑疹、电视兴奋症、电视眼病、电视孤独症等。这些病是只有长期看电视的人才会得的，因此少看一时电视就少得一分病。

什么是电视斑疹？当人们打开电视时，由于内部电子流对荧光屏不断轰击，从而导致荧光屏表面产生大量的静电荷。静电荷对空气中的灰尘具有明显的吸附作用，灰尘中大量的微生物和变态粒子如果黏附在人的面部皮肤上，不能及时清除，极有可能使面部长出难看的黑色斑疹，医学称之为电视斑疹。

而电视兴奋症，是指经常因为看电视节目中的情节而产生联想，引起过度悲哀或兴奋，最终导致失眠，影响身心健康的症状，多见于老年人。

有的人会因为长时间看着闪烁的电视机荧光屏而引起眼球充血和流泪。如果连续看四五个小时的电视连续剧，可能会出现神经疲劳、视力暂时减退的现象。这就是电视眼病。

而电视孤独症多见于3～7岁的儿童，他们经常看电视，一般不愿意与他人沟通交流，性格非常孤僻，这是一种心理疾病。

除了以上几种疾病外，长时间看电视还容易导致肠胃病、感冒、肥胖症、尾骨病、颈椎病、糖尿病等。

为什么会有这样的结果呢？这正是我们前面所说的"久视伤血"造成的。事实上，不仅是看电视，看书、看报纸也一样，如果人们习惯于长时间地全神贯注看书读报，而且也不配合适当的休息与身体活动，或没有得到睡眠等因素的调节，久而久之，可导致血虚证等。精、气、神全力贯注的"视"，本身也是一种艰苦的劳动。在日常学习、工作和生活中，由于久视而缺乏活动常会出现面白无华或萎黄或自觉头晕眼花等血虚证，实是"久视伤血"之理。

因此，无论如何也要戒掉"电视瘾"，就是看书、工作也要注意适时休息眼睛，这样才不至于伤肝。

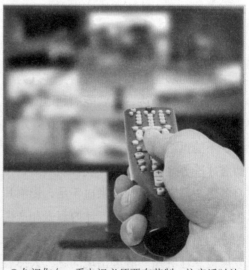

◎久视伤血，看电视必须要有节制，注意适时让眼睛休息。